高等学校"十四五"医学规划新形态教材

急救护理学

Jijiu Hulixue

主　　编　胡少华　董正惠

副主编　曹　岚　陈　雁　姜　艳　李洁琼

编　　委（按姓氏拼音排序）

曹　岚　中南大学湘雅医院

董正惠　新疆医科大学第六附属医院

冯　萍　南京医科大学附属南京医院

姜　艳　中国医科大学附属盛京医院

李洁琼　西安交通大学第一附属医院

刘　娟　南昌市第一医院

汤曼力　华中科技大学同济医学院附属同济医院

王学娟　贵州中医药大学第一附属医院

颜红霞　齐齐哈尔医学院附属第二医院

杨旻斐　浙江大学医学院附属第二医院

叶　芳　新疆医科大学第六附属医院

赵礼婷　北京大学人民医院

陈　雁　南京大学医学院附属鼓楼医院

费瑞芝　安徽医科大学第一附属医院

胡少华　安徽医科大学第一附属医院

姜文彬　青岛大学附属医院

李尊柱　北京协和医院

苏红侠　温州医科大学附属第二医院

王　婷　安徽医科大学第一附属医院

吴庆荣　新疆医科大学第六附属医院

燕朋波　天津市北辰医院

杨秀华　中国人民解放军陆军第九五八医院

张先翠　皖南医学院第一附属医院

编写秘书　王　婷　叶　芳

中国教育出版传媒集团

高等教育出版社·北京

内容提要

《急救护理学》共有十六章，包括急救护理学的概念和研究范畴、院前急救的组织与管理、急诊科的组织与管理、急诊分诊、急诊护理评估、急诊危重病人的院内转运、灾害救护、心搏骤停与心肺脑复苏、休克病人的急救与护理、卒中中心的设置与管理、创伤中心的设置与管理、胸痛中心的设置与管理、急诊重症监护、急性中毒病人的急救与护理、理化因素损伤的急救与护理及常见急救技术与配合。本教材配套数字课程，内容包括拓展阅读、课程思政案例、教学 PPT 和自测题，便于学生学习和教师教学。

本教材适用于专科起点本科学历教育，也可作为从事急救护理和危重症护理专业人员继续教育的参考书。

图书在版编目（CIP）数据

急救护理学 / 胡少华，董正惠主编 . -- 北京：高等教育出版社，2023.12

ISBN 978-7-04-060573-0

Ⅰ. ①急… Ⅱ. ①胡… ②董… Ⅲ. ①急救 – 护理 – 高等学校 – 教材 Ⅳ. ① R472.2

中国国家版本馆 CIP 数据核字（2023）第 097981 号

策划编辑 瞿德竑 崔 萌　　责任编辑 瞿德竑　　封面设计 张雨微　　责任印制 刁 毅

出版发行 高等教育出版社
社 址 北京市西城区德外大街4号
邮政编码 100120
印 刷 北京市大天乐投资管理有限公司
开 本 889mm×1194mm 1/16
印 张 23.5
字 数 610 千字
购书热线 010-58581118
咨询电话 400-810-0598

网 址 http://www.hep.edu.cn
http://www.hep.com.cn
网上订购 http://www.hepmall.com.cn
http://www.hepmall.com
http://www.hepmall.cn

版 次 2023年 12 月第 1 版
印 次 2023年 12 月第 1 次印刷
定 价 59.00元

物 料 号 60573-00

新形态教材·数字课程（基础版）

急救护理学

主编　胡少华　董正惠

登录方法：

1. 电脑访问 http://abooks.hep.com.cn/60573，或微信扫描下方二维码，打开新形态教材小程序。
2. 注册并登录，进入“个人中心”。
3. 刮开封底数字课程账号涂层，手动输入 20 位密码或通过小程序扫描二维码，完成防伪码绑定。
4. 绑定成功后，即可开始本数字课程的学习。

绑定后一年为数字课程使用有效期。如有使用问题，请点击页面下方的“答疑”按钮。

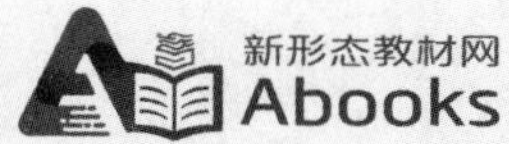

关于我们 | 联系我们　登录/注册

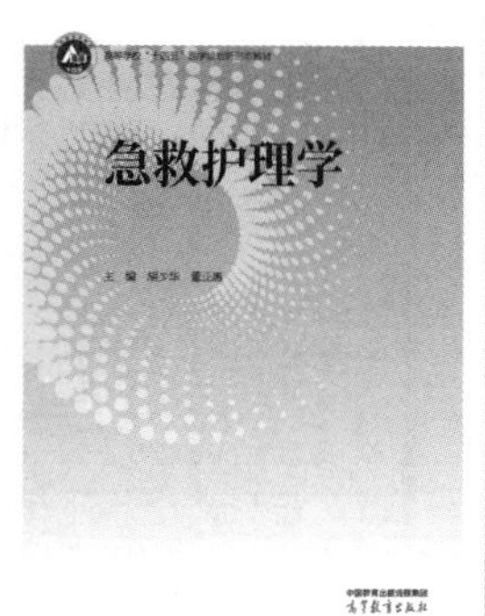

急救护理学

胡少华　董正惠

开始学习　收藏

急救护理学数字课程与纸质教材一体化设计，紧密配合。数字课程包括拓展阅读、课程思政案例、教学PPT和自测题等，在提升课程教学效果的同时，为学生学习提供思维与探索的空间。

http://abooks.hep.com.cn/60573

高等学历继续教育护理学专业
系列教材建设委员会

序　言

以南丁格尔灯光为信，以希波克拉底誓言为约。百余年来，“提灯女神”的特有灯光不断汇聚，驱散了伤者的阴云，燃起了患者对生命的炽烈渴望。为更好继承与发扬南丁格尔精神，培养出更多高质量的护理人才，充分发挥教材建设在人才培养中的基础性作用，促进护理学专业的教育教学改革，温州医科大学牵头多所医学院校的护理同仁，共同打造以临床护理岗位需求为导向、以提升岗位胜任力为核心、符合现代护理教育发展趋势、信息技术与教育教学深度融合的针对护理学专业的新形态系列教材。

当前护理学专业系列教材缺乏针对提升学生自主学习和理论联系实际解决临床问题能力的内容，教材案例往往缺乏临床真实情境，部分内容拘泥于临床典型症状，限制学生思维的发展，难以满足高等护理教育与医院临床实践的需求。本系列教材结合护理工作程序，在保持注重教材基本理论知识、基本思维方法和基本实践技能的基础上，突出教学内容的精炼、易学、实用等特色，着力于学生职业能力和素质培养训练。

本系列教材紧扣国家护士执业资格考试要求及护理人员培训要求，以临床情境贯穿教材，采用“纸质教材 + 数字课程”的形式，突出医学理论与护理实践相结合、护理能力与人文精神相结合、职业素质与医德素养相结合，以启发学生理解和分析问题为本，培养学生的创造性思维，以及发现和解决问题的能力。系列教材涵盖《护理学基础》《健康评估》《内科护理学》《外科护理学》《妇产科护理学》《儿科护理学》《精神科护理学》《急危重症护理学》《急救护理学》《社区护理学》《老年护理学》《康复护理学》《护理心理学》《护理人际沟通与礼仪》《护理科研与论文写作》共 15 种，数字课程内容丰富，包括教学 PPT、彩图、自测题、动画、微视频、微课、基础与临床链接、典型案例及拓展学习内容等，充分满足学生泛在学习。

在此，特别鸣谢北京协和医学院、中南大学、延边大学、首都医科大学、中国医科大学、重庆医科大学、安徽医科大学、新疆医科大学、齐齐哈尔医学院等院校同仁对本系列教材编写工作的大力支持。

高等学历继续教育护理学专业
系列教材建设委员会
2022 年 11 月

前 言

急救护理学是研究各类急性病、急性创伤、慢性疾病急性发作及各类危急重症病人的抢救与护理的课程，是一门综合性很强的学科，具有其专业独特的逻辑性思维和临床护理工作方式。随着急救医学、重症医学、灾害医学的发展和各种仪器设备的不断更新，急救护理学的范畴也日趋扩大。为适应新型冠状病毒感染疫情防控提出的新挑战、实施健康中国战略的新任务、世界医学发展的新要求，编写了这本适用于高等院校专科起点本科学历教育的教材《急救护理学》。本教材引入了当前急救护理发展的新知识、新技术，为培养符合社会需要的急救护理人才打下良好基础。

本教材以专科知识为起点，达到本科教育水平，在注重知识系统性的同时，兼顾知识的衔接。根据专升本学生对常用急救技术和监护技术有所了解，但对某些相关知识欠缺的特点，更加注重培养学生的综合救护能力。本教材力求突出国内外急救护理最新理论和技术的进展，体现先进性、科学性、创新性和实用性，精选教材内容，夯实基本概念和基础理论，拓展急救护理学的知识体系和实践范围。教材适当增加了临床案例与思考，以提高学生自主学习和理论联系实际解决临床问题的能力。

在教材结构上，增加了情境导入、情境问题与思考，引导学生了解各章节需掌握的重点、难点内容，更好地理论联系实践；同时还提供了配套同步自测题和教学 PPT 课件。在教材内容上，结合当前国内外护理的发展现状及最新指南，对教材内容进行了调整，如增加了“急诊危重病人的院内转运”“卒中中心的设置与管理”“创伤中心的设置与管理”“胸痛中心的设置与管理”，单独成章；第三章“急诊科的组织与管理”，对急诊科的药品管理内容进行了完善；第七章“灾害救护”，增加了不同类型灾害的致伤特点及救治措施，如新发传染病的救护、重特大交通事故的救护、有毒气体泄露的救护等；第八章“心搏骤停与心肺脑复苏”，根据《2020 AHA 心肺复苏和心血管急救指南》进行编写；第十四章“急性中毒病人的急救与护理”，增加了毒蛇咬伤中毒的救护、毒品中毒的救护等；第十六章“常见急救技术与配合”，增加了气道异物清除、骨髓腔内输液技术等。在教材板块上，增加了“课程思政案例”“拓展阅读”等，坚持正确的政治方向和价值导向，以增强学生救死扶伤、人文关怀的理念，帮助学生把握学科发展的最新动态，提高学生理论联系实际、解决临床问题的能力。

本教材不仅适用于高等学历继续教育专升本层次的学生使用，也可作为从事急救护理和危重症护理专业人员继续教育的专业参考书。

本教材编委来自全国高等医药院校及医疗机构，在急救护理领域具有较高的学术水平和非常丰富的临床护理与教学经验。本教材承蒙全体编者的精诚合作，在编写、审定和出版过程中，充分发挥学术、临床与教学的优势，传承与创新并举，严谨求实，反复精修；并得到各参编院校及众多专家的热情指导和帮助，在此深表谢意！限于水平，疏漏和不当之处难免，敬请广大读者指正。

胡少华　董正惠

2023 年 9 月

目 录

▶▶▶ 第一章

绪　论

【学习目标】

知识：

1. 掌握急救护理的原则。
2. 掌握急救护理学的工作范畴。
3. 掌握急救医疗服务体系的概念与组成。
4. 熟悉急救护理学的相关概念。
5. 熟悉急救医疗服务体系的管理。
6. 熟悉国内外急救护士资质认证条件。
7. 了解急救护理学的起源与发展。
8. 了解急救护理人员的素质要求。

技能：

1. 学习过程中培养急救护理能力。
2. 正确运用急救护理技能抢救生命。
3. 能应用急救医疗服务体系工作流程开展急救工作。
4. 学习过程中培养爱伤意识、批判性思维及应急应变能力。

素质：

1. 对急救护理工作具有高度的责任感和使命感。
2. 具备急诊科护士的基本素质。
3. 具备初步的护患沟通能力，在急救过程中具备人道主义精神。

情景导人

国道上一大型货车突然完全失控，在撞倒中心隔离墩后驶入对向车道，与一辆满载乘客的中巴车迎面相撞，并双双坠下路基 3 m 的水塘，部分乘客被抛出车窗外而落水。附近村民目睹了车祸经过，紧急拨打“120”急救电话。

随着医学科学的发展和社会对急救医学的需要，急救医学已成为一门独立的新型综合性临床学科。急救医学的建立与发展促进了与之相适应的急救护理专业的形成与发展。急救护理学在抢救病人生命、提高抢救成功率、促进病人康复、减少伤残率、提高生命质量等方面发挥着越来越重要的作用。如何快速、高效地救治各类急危重症病人，反映了一所医院或一个地区，乃至一个国家的医疗卫生保障事业的发展水平。因此，加强急救护理学的教育势在必行。

第一节 概 述

情境一：

急救护理人员到现场后发现：一名伤员被从水中救起后不省人事，检查无呼吸、颈动脉搏动消失；一名伤员头颈部受伤，颈后疼痛、活动受限，躯体被卡在变形的车座之间；一名伤员神志清楚，下肢小腿前面见创面约 8 cm×5 cm，疼痛明显，可见渗血。

请思考：

1. 急救护理工作有何特点？
2. 急救护理工作应遵循什么原则与思维方法？

急救护理学是现代护理学的重要组成部分，是以挽救病人生命、提高抢救成功率、促进病人康复、减少伤残率、提高生命质量为目的，以现代医学科学、护理学专业理论为基础，研究各类急危重症病人抢救、护理和科学管理的一门综合性应用学科。近年来，随着灾难事故的增多、人类疾病谱的改变、人口和家庭结构的变化等，急救护理学在社会医疗服务工作中发挥了越来越重要的作用。

一、急救护理学的基本概念

（一）急救护理学的概念

急诊医学（emergency medicine）是随现代医学的发展而逐步发展起来的一门新兴学科。1979年国际上正式承认它是一门独立的学科。急诊医学是研究和处理各类疾病急性发病阶段的病因、病理和抢救治疗的学科，主要由院前急救、院内急诊、危重病监护医学等学科融合而成，其与临床各科间存在相互交叉、相互渗透、相互影响、相互促进的横向协作关系。随着急诊医学的日趋完善，将在社会医学保健工作中发挥出越来越重要的作用。

急救护理学（emergency nursing）是急诊医学的重要组成部分，是以现代医学科学、护理学专业理论为基础，研究各类急性病、急性创伤、慢性疾病急性发作及各类急危重症病人的抢救与护理的一门学科，具有专科性、综合性和实践性的特点。其目的是挽救病人生命，提高救治成功率，减少伤残率，促进病人康复。它已成为护理学专业中的一个重要组成部分。随着急诊医学的发展，急救护理学的研究范畴也在不断延伸。狭义上来看，急救护理学的范畴仅包括院前急救护理、急诊科急救护理和急诊重症监护；广义上来看，急救护理学还包括灾害救护、传染病防控、急诊护理管理、急救护理科研等。

（二）急救护理工作的特点

急救护理工作不同于其他护理工作，其主要区别在于急诊病人的特点、急救服务环境和提供急救服务所需的特有知识体系。急诊病人可以是所有年龄段的病人，其特点是所患疾病和病情的多样性与复杂性。急诊病人就诊没有计划性或损伤的发生没有预见性，到达急诊科时往往没有完整或明确的病史，可因轻微不适或危及生命的急重症或意外情况等而突然就诊。急诊护士在接待这些病人时需进行分诊，在极其有限的短暂时间内分清病人病情的轻重缓急，充分利用急诊科的资源，安排病人到合适的区域为其提供高质量的急救护理服务。由此可见，急救护理的知识体系包括多层面的学科，其实践范围跨度大，内容涉及多学科，而且实践性强。急救护理工作具有以下特点：

1. 工作的急迫性　急诊病人发病急骤、来势凶猛、时间性强，故急救护理工作突出一个“急”字，特别是抢救必须争分夺秒，迅速处理。所以急诊护士应有巨大的潜能，投入高速度、高效率的工作。

2. 伤病的突发性　急诊病人病情变化快，来诊时间、人数、病种及危重程度均很难预料，因此随机性大、可控性小。尤其遇到交通事故、急性中毒、传染病流行等情况，病人常集中就诊，所以急诊护理工作十分繁忙，但要做到紧张而有序。

3. 学科的复杂性　急诊病人病种复杂，疾病谱广，几乎涉及临床各科疾病，常需多科人员协作诊疗。因此，要有高效能的指挥组织系统和协作制度。

4. 救护的连续性　急救工作具有较大的流动性，急救地点可发生在各种不同的场所，经过现场紧急处理后的病人往往还需要送往医院进一步救护。因此，无论是院前急救还是院内救治，都应该是一个连续的统一体，需保持救治工作的连续性。

5. 工作的社会性　急诊病人涉及法律及暴力事件多，如服毒自杀、车祸、打架斗殴所致的刀伤等，急救活动可能会涉及社会各个方面。护理人员要遵守医疗法规并要有高度的自控力，防止发生医患冲突。

（三）急救护理的原则

时效观念（赢得宝贵时机）和生命第一原则（挽救生命）是急救护理的两大根本原则。急救护理学与其他专科不同之处在于，其认识规律与处理原则都紧密围绕着时效观念和生命第一原则而展开。对健康危机状况的评估、护理、评价都是一种依赖时效的过程，通过护理干预为后续的专科治疗与护理、康复创造条件。

（四）急救护理的思维方法

1. 批判性思维　面对复杂的急救情境，应灵活应用已有知识和经验对问题的解决方法进行选择，并作出合理的判断。应运用确切和有把握的操作技术，似是而非、没有把握的操作最好不要进行（如气管插管、气管切开等），应呼叫专业人员，以免延误抢救时机。

2. 降阶梯思维　根据病情危重程度，分清轻、重、缓、急。首先判断病人是否存在危及生命的情况，并立即解除。优先处理病人目前最紧急、最严重的问题。重在解除病人痛苦，充分满足病人期望，尽量使之得到最全面和最好的急诊处理。处理好整体与局部的矛盾。

3. 预见性思维　急救护理应根据病人的情况和护理自身的规律独立分析、思考问题，正确认识抢救和确诊的因果关系，应能预见性地动态评估病情、恰当应用抢救器材、合理应用抢救药物等。

4. 求异思维　在急救护理过程中，应运用求异思维及时发现问题，可以为病人争取抢救时机。求异思维应基于丰富的专业知识，促进定势思维向求异思维转化。对于基本规律已揭示出来的现象领域，没有必要利用求异思维。急诊科可组织误诊病例分析讨论，以提高急救人员的求异思维能力。

二、急救护理学的起源与发展

急救护理学是随着急诊医学、危重病医学的发展及现代科技的不断进步、新兴医学与护理学理论的不断形成而发展起来的。

（一）急救护理学的起源

人类在自然界生存，会遇到自然灾害、意外伤害和疾病等各种危及生命和健康的情况。前人在自身生存和与疾病斗争的过程中积累、总结了许多经验，形成理论后再经过反复实践，逐渐发展成为急诊医学。急诊医学在其形成和发展的过程中始终涵盖着护理学的内容，也就开始了急救护理的实践。当时医护没有明确分工，在许多古代医学文献中有不少名医治疗、护理的记载。中国古代对急症最早的论述见于春秋战国时期的《黄帝内经》。《黄帝内经》奠定了中医急诊学的理论基础，书中详细论述了相关急症的疾病名称、临床表现、病因病机、诊治要点，同时对中医急诊学临床辨证思维有了纲领性的认识。《素问・至真要大论》提出："病有盛衰，治有缓急，方有大小。"东汉张仲景所著的《伤寒杂病论》开创了急诊辨证论治的先河，并创造性地提出应用人工呼吸的方法抢救自缢病人。晋代著名医家葛洪所著的《肘后备急方》是第一部中医急诊手册，该书收集了魏晋南北朝时期治疗急症的经验，包括内、外、妇、儿、五官各科，尤其在治疗抢救方面，提出了"急则治标，因证而异，针药摩熨"的综合治疗学术思想，首次记载了蜡疗、烧灼止血、放腹水、小夹板固定等急救技术。此外，唐代孙思邈的《备急千金要方》、元代危亦林的《世医得效方》，都记载了多种急症的医方和救治方法。急救医学的起源及发展更重要的方面是源自战争，战地救护一直是急救的主要内涵。春秋战国时期就有当时的方士或巫医随军出征，担任"队医"，并逐步形成战伤救护条例和措施。"军医"一词始于后唐清泰三年（936 年），军队医院正式设立始于宋代（1126 年），随后战地救护逐步得到进一步发展。历史上这些丰富的医学遗产，为中医药学在急诊医学理论和急救方法上积累了独特的理论和实践经验，为祖国急诊医学和急救护理学的发展奠定了基础。

近代急救护理的起源可追溯到 19 世纪中叶，国际护理事业的先驱弗罗伦斯・南丁格尔（Florence Nightingale，1820—1910）在 1854—1856 年克里米亚战争期间对伤病员的救护。1863 年，南丁格尔根据自己的工作体会，提出要在手术间附近设一个房间，以便于随时观察病情，使手术后的病人在此得以恢复，这就是"监护病房"的雏形。南丁格尔是现代护理学的创始人，也为急救护理学的发展奠定了基础。

（二）国际急救护理学的发展

19 世纪时医院已变得日益盛行，紧急照料正是在这种背景下成长起来的。那时人们为了治疗往往要等上几个小时，甚至即使危在旦夕，也可能仍需等待；因为当时人们信奉的首要原则是“先来者，先处理”。这种状况是不能接受的，由此催生了急救护理史上值得庆祝的一大进步，即分检术在急诊科的应用。分检术首次用于急诊科是在 1963 年美国耶鲁的 Newhaven 医院。急救护理史上另一个里程碑是急救护士团体的出现。20 世纪 70 年代以来，很多国家发展起来急诊医学的组织，以传播急救护士的术语和专业思想，同时训练各行业的人员作为二线急救组织成员。

从 20 世纪 60 年代开始，由于电子技术的蓬勃发展，电子仪器如心电示波器、电除颤器、人工呼吸机、血液透析机迅速出现并应用于临床，使得护理技术进入了有抢救设备的新阶段，为急救护理成为一个专科做好了物质上的准备。同时，现代监护仪器设备的集中使用，也促进了加强监护病房（intensive care unit，ICU，又称重症监护室）的建立。到 60 年代末，美国大部分医院至少有一个 ICU。70 年代中期，在德国召开的由国际红十字会参与的一次医学会议上，提出了急救事业国际化、国际互助和标准化的方针，统一了紧急呼救电话、急救车上的抢救设备装置并交流急救经验等。1972 年美国医学会正式承认急诊医学为一门独立医学学科，1979 年国际上正式承认急诊医学为医学科学中的第 23 个专业学科。1970 年，由 Anita 领导的急诊室护士组织（The Emergency Room Nurses Organization）和 Judith 及其同事创立的急诊科护士协会（The Emergency Department Nurses Association）正式合并为急诊科护士协会。随着急诊护理内容的不断扩大，其实践并不局限于急诊科，1985 年该组织更名为急诊护士协会（The Emergency Nurses Association，ENA）。1985 年首次国际急救护理大会在伦敦召开，有超过 600 名护士代表 28 个不同国家参加了这次大会。20 世纪 90 年代，急诊医疗服务体系得到迅速发展，使急救护理学的研究范畴拓展到院前急救、灾难救护、院内急诊和危重病救治等多项内容。

（三）我国急救护理学的发展

我国急救护理事业的发展也经历了从简单到逐步完善形成新学科的过程。20 世纪 50 年代，各医院将危重病人集中在靠近护士站的病房以便于观察和护理；将外科术后病人集中送到术后恢复室护理，病情稳定后再转回病房。20 世纪 70 年代末期，随着心脏手术的开展建立了冠心病监护病房（CCU）。20 世纪 80 年代，国家卫生部相继颁发了“关于加强城市急救工作的意见”和“医院急诊科（室）建设方案”等文件，要求医院成立急诊科（室），促进了我国急救事业的发展。

1981 年，我国第一本有关急救的杂志《中国急救医学》创刊。1983 年，卫生部和教育部正式承认急诊医学为独立学科。1986 年 1 月，邮电部和卫生部相继发布“关于启动 120 特种服务号码为全国急救中心（站）的统一号码”。1986 年 11 月，全国人大通过了“中华人民共和国急救医疗法（草案）”，规定“市、县以上地区都要成立急救医疗指挥系统，实行三级急救医疗体制”。北京、天津、上海、杭州、沈阳等地区较早较快发展了急救医学工作。北京、重庆先后建立设施完备和队伍固定的急救中心，广州成立了急救指挥中心。急救医疗体系逐步建立健全，由院前急救、急诊科（室）、重症监护室构成，拥有现代化的急救车和抢救仪器设备，具有现代化灵敏的有线或无线通讯设备，使抢救半径缩短到 5 km 左右。天津建立起具有较大规模实验条件的急救医学研究所，第二军医大学附属长征医院（现海军军医大学第二附属医院）、上海第二医科大学附属瑞金医院（现上海交通大学医学院附属瑞金医院）、上海医科大学附属华山医院

（现复旦大学附属华山医院）等开始建立急救医学的医疗、教学、科研基地。1987年5月，中华医学会急诊医学分会成立，标志着急诊医学在我国成为一门独立的新兴学科，随之急诊医学教育开始得到应有的重视和发展。

1988年，第二军医大学（现海军军医大学）开设了国内第一门“急救护理学”课程。1989年，卫生部将医院建立急诊科和ICU作为医院评定等级的条件之一，明确了急诊和危重症医学在医院建设中的重要地位，急救护理学随之也进入了快速发展时期。恢复高等护理教育后，教育部将“急救护理学”确定为护理学科必修课程之一。2011年，国家执业护士资格考试首次将“急救护理学”纳入考试范畴，标志着急救护理教育进入了一个崭新的阶段。中华护理学会及护理教育中心举办了多次急救护理学习班，为开展急救护理工作及急救教育培训了人才。随着医院急诊科、ICU、CCU的崛起，急救网络基本健全，急救护理队伍已经建立起来，标志着我国急救医疗事业进入了新阶段。

第二节 急救护理学的研究范畴

情境二：

急救护理人员发现落水的伤员被救起后意识丧失，检查无呼吸、颈动脉搏动消失，立即对其实施心肺复苏术，对出血伤员进行止血包扎，对骨折伤员进行固定。然后将伤员搬运至救护车，利用车上设备对伤员实施生命支持与监护，送往附近医院急诊科进行进一步治疗。

请思考：

1. 急救护理工作范畴包括哪些？
2. 急救护理工作需要护士具备哪些素质？

近年来，随着城市交通事业迅猛发展、人口老龄化、社区医疗服务的完善及现代化仪器设备的不断更新和出现，急救护理学的研究范畴也在不断扩大和发展，主要包括以下几个方面。

一、院前急救

院前急救（prehospital emergency）是急救医疗服务体系（EMSS）的第一步，是指到达医院前急救人员对急症、创伤病人开展现场或转运途中的医疗救治。其主要任务是：①对急症、创伤病人进行现场生命支持和急诊处理，快速稳定病情和安全转运；②对突发公共卫生事件或灾难事故现场实施应急医学救援；③在特殊重大集会、重要会议、赛事和重要人物活动中承担意外救护的准备；④承担急救通讯指挥，即联络急救中心（站）、医院和上级行政部门的信息枢纽。

从护理工作的实际出发，院前急救的范围应侧重于以下几个方面。

（一）检伤分类

对急危重症病人进行现场评估和检伤分类。急救现场复杂多变，病情、伤情错综复杂，这些都给现场救护人员增加了工作的复杂性和救护难度。作为一名急救护士，要具备较全面的知识和应变能力，对各种伤病员快速、准确地进行评估和伤情严重程度的分类，以提高救护速度和救护质量。

（二）现场救护

护士必须有高超的技术和有效的抢救手段，如基础生命支持（basic life support，BLS）和高级生命支持（advanced cardiac life support，ACLS），改善危重病况，预防并发症，加强途中监护与救治。

拓展阅读 1-1
灾害或事故现场止血带的选择与使用

（三）急救科普

应向全民普及急救知识和技能。为使伤病员到医院就诊前，现场第一目击人能对伤病员进行妥善处理，降低病死率，提高治愈率，普及全民急救知识是当务之急，通过初级医学教育，从而使急救知识普及化。

二、医院急诊

医院急诊（hospital emergency）是EMSS中最重要而又最复杂的中心环节。医院急诊的救治能力及质量是医院管理、医护人员素质和急救技术水平的综合体现。急诊科（emergency department，ED）是医院急症、创伤救治的首诊场所，其主要任务是担负急诊伤病员的院内急诊早期救治和部分危重症病人的急诊监护治疗，又直接面向社会承担大量急诊病人的门诊工作，准备应对随时可能发生的成批量伤病员的急救。充分利用好有限的急诊资源是医院急诊工作中需要特别注意的问题。组织协调好医院各专业科室参加急诊会诊、救治，尽快收容危重伤病员入院治疗也是急诊工作的职责。医院急诊的工作范畴包括以下几方面。

（一）急诊科救护

急诊科救护是院前救护的延续，是医院医疗护理服务的窗口，工作范围跨度大，涉及多学科。急救护理的特点是应急性较强，不能计划和预测什么时间有多少病人和多少种疾病的病人来诊。护士的任务是立即评估病人，对病情严重程度迅速做出判断、分诊、提供多方位的急救护理、对危重病人进行抢救。因此，要求急诊护士具有综合性医学基础知识、高水平的专业技能，思维敏捷，有迅速应变能力，对病情观察有预见性，能迅速做出判断和积极处理。熟练掌握急救程序、心肺复苏技术、心电监护、呼吸机、除颤器、输液泵的使用与气管内插管、心电图描记等操作和配合。具备良好的专业素质，牢固树立“时间就是生命”的观念，全力以赴抢救病人的生命，保证抢救工作的质量。

（二）中毒急救

有毒物质进入人体，短时间内产生一系列病理生理变化，出现症状甚至危及生命的过程称为急性中毒。随着生产的发展和生活的多样性，能引起中毒的动、植物和化学物质日益增多，导致急性中毒的发病率呈上升趋势。因此，研究各种急性中毒的原理及救护是急救护理学的重要内容之一。

（三）急救护理管理

急救护理中管理非常重要，能否排除抢救护理的各种障碍，协调好各方面的关系，直接关系到抢救工作能否顺利进行。急诊科是急危重症病人集中的场所，如何根据本地区、本单位的工作特点和规律，对急救护士的业务、仪器设备、医院感染进行科学、规范的管理，控制护理缺陷，提高急救部门对大规模抢救任务的应急能力和急危重症病人的综合救护能力，这是急救护理管理工作的重点内容。

三、危重症监护

危重症监护（critical care）是设置独立的急诊危重症监护病房（emergency intensive care unit，EICU），在急诊抢救和观察区域内能实现完备的监护和抢救的医疗功能，即经过危重症监护培训的医护人员，在严重伤病发生后的“黄金时间”内给予恰当救治，及时抢救生命及进行器官功能支持，注重对急危重症病人连续的急救，适时收入院进行后续治疗，以提高危重病人救治质量和效果。其工作范畴包括以下几个方面。

（一）危重症识别

早期识别危重病（亚临床型和临床型）病人尚缺乏敏感或特异的方法。大多情况下，识别危重病取决于医生的临床经验、灵感和识别能力。可根据病人生命体征和重要器官功能变化识别多器官功能障碍综合征（multiple organ dysfunction syndrome，MODS）高危病人，及时采取预防与治疗措施。

（二）监护治疗

生理功能监测结果可为临床判断提供客观依据，及时发现病人生命体征的变化、危及生命的电生理异常和内环境紊乱，以及根据监测的病理生理学参数纠正临床判断的失误，修正治疗方案。监护内容包括：危重病人血流动力学监测，以有创方法为主；呼吸功能监测，以无创方法为主；以及肾功能、胃肠道运动功能、凝血功能、神经系统功能监测等。

（三）安全转运

急诊危重症监护病房病人常因诊断和治疗的需要进行院内转运。一般来说，病人平均需监护 3～7 日，少数病人需 2～4 周，待病情稳定后转到亚监护或普通病房继续治疗。重症病人的转运应由接受过专业训练的医务人员完成。保证病人转运途中的安全是治疗护理的重要内容之一。

四、灾害救护

灾难医学（disaster medicine）是一门研究在各种灾难情况下实施紧急医学救援和医学准备的学科，是急诊医学的一个重要组成部分。灾难救护是灾难医学的实践，可分为灾前准备、灾时救援、灾后重建三个部分。另外，对灾难的预测、预防、准备工作，灾后防疫及心理危机干预也是灾害救护的重要内容。

（一）灾前准备

灾前准备是为了减少灾害风险、提高抗灾能力所进行的准备工作。减少灾害风险是一个跨领域、复杂的发展问题。它需要政治和法律上的承诺、公众的理解、科学知识、认真的发展规划、对政策和法律一丝不苟的执行，不仅包括恢复和重建，而且包括在防灾、备灾和应急措施的减灾大循环背景下，建立以人为本的早期预警系统及有效的备灾和反应机制，开展风险评估，教育和采取其他主动积极的、综合全面的、顾及多种危害和吸收多部门参与的方针并开展演练活动。

（二）灾时救援

灾害是一种客观存在的自然社会现象。不论是自然灾害还是人为灾害，均具有突发性、破坏性和受害者呈群体性等特征。一旦灾难发生，救援时应做好下列工作：寻找并救护伤病员；检伤分类，根据不同病情，给予不同处理；进行现场必要的急救，包括对伤员进行心肺复苏、止血、包扎、固定和转运等救护措施；转运和疏散伤病员。

（三）灾后重建

灾害发生后，由于清洁水源的破坏、流动人口的增加、媒介生物的孳生、灾民的营养缺乏和卫生状况恶化等因素，某些传染病流行的风险急剧上升，加之灾害给人们带来严重的精神和心理健康威胁，因此，灾害事件之后，预防传染病及解决受灾人员的心理问题等灾后重建工作是灾害救护的重要组成部分。

课程思政案例 1-1
坚守抗疫一线的“人民英雄”张定宇

第三节　急救医疗服务体系

随着经济社会的迅速发展，城镇化水平逐渐提高，城市规模不断扩大，人口趋于集中；社会车辆激增，交通高度发达，交通事故频发；人口结构改变，老龄化加速，加之自然或人为灾害事故频繁出现，社会对急救医疗服务需求日益增加，要求急救医疗服务系统能够快速接诊病人、医院急诊科能接收更多的病人、危重症病人生存率不断提高，并提供高质量的医疗服务。于是，为适应社会经济发展对急救医疗服务体系的建设提出的更高要求，新型社会化急诊概念得到进一步发展。

一、急救医疗服务体系的组成

急救医疗服务体系（emergency medical services system，EMSS）是集院前急救、院内急诊科诊治、加强监护病房（ICU）救治和各专科的“生命绿色通道”为一体的急救网络，即院前急救负责现场急救、紧急转运和途中救护，医院急诊科和ICU负责院内救护。它们既有各自独立的工作职责和任务，又相互紧密联系，构成一个科学、高效、严密的组织和统一指挥的急救网络。这条急救生命绿色通道对急危重症病人一律实行优先抢救、优先检查、优先住院及手术的原则。完整的EMSS应包括完善的通讯指挥系统、现场急救组织、有监护和急救装置的运输工具，以及医院内急诊服务和重症监护单元的强化治疗。为了实现各区域急救机构的一体化管理，将综合医院与院前急救部门组成上下相通、纵横相连、布局合理的急救网络。各级急救组织在急救网中担负相应的工作任务。在城市各级卫生行政部门和所在单位的直接领导下，落实现场急救、途中转运急救和医院各方面的急救工作。有现代化的通讯联络系统和统一的呼救信号，急救总站或中心负责接收全市的“120”信号，根据伤病员所处的位置及抢救半径指挥调遣联网医院救护车立即赶赴现场，对伤病员进行初级救护，并将病人送至医院进行进一步的诊治，全过程要求在 10～15 min 内完成。

EMSS 既适合于日常急诊医疗工作，又适合于大型灾害或突发公共事件的急救。主要应对重大交通事故、楼房倒塌、爆炸、地震、水灾、火灾等突发公共事件及灾难事故造成的群体伤员的紧急医疗救治。首先在事故现场或发病之初对伤病员进行初步急救，即人群自救互救；随后由携带抢救设备的急救人员和救护组来到现场参加现场急救；然后用配备监护和急救装置的运输工具快速安全地将病人转运至医院急诊科进行医院急救，使其接受进一步抢救和诊断，待其生命体征稳定后再转运至重症或专科监护单元，接受进一步支持治疗。

EMSS 的主要目标是建立一个组织结构严密、行动迅速并能实施有效救治的医疗组织，为病人提供快速、合理、及时的处置，然后将病人安全转送到医院，使其在医院内进一步得到更有效的救治。各国政府机构逐步认识到发展 EMSS 的迫切性和重要性，发达国家非常重视发展和完善 EMSS 体系。法国是最早组建 EMSS 的国家，美国、日本、德国等国家都先后完善了 EMSS 体系。1968 年美国麻省理工学院提议建立“急症医疗系”，1970 年日本规定急救车标准，1973 年美国总统颁布了急救医疗体系法案，1980 年德国运用直升机亦称“空中救护车”运送伤病员，德国已成为世界空中急救最发达的国家。目前，急救医疗服务已向国际化、全球化发展。国际 SOS（国际莫尔斯电码救难信号）救援中心现已在多个国家和地区设有办事机构和急救中心，其专业的工作方式、应对突发事件的快速反应能力、全球网络化的密切配合等优势对 EMSS 发挥了重要的支持作用。全球性的医疗服务网络已经形成。

我国 EMSS 最早起源于抗日战争和解放战争时期对伤员的战地初级救护和快速转运。20 世纪 50 年代，我国部分大、中城市成立了院前急救的专业机构——“救护站”，其功能只是对病人进行简单的初级救护和单纯转运。1980 年 10 月，国家卫生部颁发了新中国成立后第一个关于急救的文件《关于加强城市急救工作的意见》。随后，我国的 EMSS 进入快速发展阶段，建立了日益完善的城乡急救组织。目前，我国二级以上的医院设有急诊科，地市级城市设有急救中心或急救站，三级综合性大医院都建立了 ICU，并配备一定的专业医护队伍。全国统一急救电话号码“120”。1995 年 4 月，国家卫生部发布了《灾难事故医疗救援工作管理办法》，2003 年“非典”疫情发生后在国务院、卫生部的支持下，由急救、灾害救援医学专家每年举办一次现代救援医学论坛，有力促进了我国 EMSS 的发展。2014 年中国成立首个专业航空医疗救援机组，预示我国将逐步建立高效、快捷的直升机医疗急救体系。在医学技术飞速发展的今天，空中救护车服务已经成为一个全球性的行业。

二、急救医疗服务体系的任务

急救医疗服务体系的任务包括：①为院外呼救者提供院前急救，这是院前急救主要和经常性的任务，稳定病情、减轻病痛、预防并发症、维持生命体征及挽救生命，并且提供转运和转送途中的抢救治疗等。②突发公共卫生事件或灾害性事故发生时的紧急救援，需要与现场其他救灾队伍如消防、交通、公安等部门密切配合，并做好自身安全防护措施，做好现场伤病员分类和现场救护，并根据不同情况及时分流。③执行特殊任务时的救护值班任务，如国际比赛、大型集会、重要会议、外国元首来访等救护值班。④普及急救知识和技能、培训急救专业人才的任务，大力开展急救知识和初步急救技能训练的普及工作，使在现场的第一目击者（first responder）能首先给伤病员进行必要的初步急救，有条件的急救中心可承担一定的科研教学任务。⑤通讯网络中的枢纽任务，院前急救的通讯网络在整个急救过程中不仅承担着急救信息的接收任务，还承担着传递信息、指挥调度及与上级领导、救灾急救指挥中心、急救现场、急救车、医院急诊科的联络功能，起到承上启下、沟通信息的枢纽作用。

EMSS 的主要目标是组成强有力的组织指挥系统和科学应急救援网络，动员一切可以借助的卫生资源，以及通讯、交通、能源、建筑、保险、气象、供水等部门力量，为应急救援提供有力保障。

三、急救医疗服务体系的管理

健全、规范、完善的急救医疗服务体系的管理是提高急诊、急救工作的前提和保障。急救医疗服务体系的管理主要表现在 6 个方面。

（一）建立急救信息网络

现代急救医疗把通讯、运输、急救技术并称为院前急救的三大要素，其中通讯是第一要素。发达的通讯网络，是提高急救应急能力的基础。急救通信网络包括急救中心和急救呼叫、急救车以及医疗机构间的交互联系，利用现代通讯信息系统使急救通讯半径能满足急救医疗服务半径的需要，以确保在任何时间、地点和情况下通讯畅通无阻。随着信息技术的进步、远程医疗的开展，急救医疗服务半径得到扩展。国内院前急救信息传递由最初的完全依赖电话通信，逐渐过渡到受理调度指挥系统、卫星定位系统、地理信息系统相结合的框架式的指挥系统。

拓展阅读 1-2
翼龙无人机打通紧急救援网络保障通道

随着科学技术的不断完善，目前正尝试应用立体网络急救指挥信息系统，该系统由交互式语音系统、受理调度指挥系统、有线和无线数字集群通信系统、卫星定位系统、地理信息系统、车载急救信息传输系统和数字视频监护系统共同构建。近年来互联网 + 医疗健康工作的不断推进伴随着云计算、大数据、人工智能、物联网等技术的快速发展，尤其是 5G 网络技术出现，使院前急救信息化水平进一步提高，通过远程诊疗可视化、设备数据信息化实时传输，专家指导实时共享，实现真正意义上的院前院内无缝衔接，危重病人生命安全有了可靠保障。

（二）改善院前急救运输工具

院前急救运输工具目前仍以救护车为主，救护车按照其功能应配备必要的设备，常见监护型救护车可实施心电监护、血氧饱和度等监测，输液和气管插管、心脏除颤等抢救措施。救护车及其装备水平现在已成为衡量一个国家或地区急救水平的标志，有条件的城市，已开展空中急救。在偏远地区、沿海地区、林区、牧区应根据急救需要发展急救直升机或快艇。国家已对运送病人的急救交通工具制定统一规定标准。在遇到特殊紧急情况时，有关部门应向具有急救直升机或快艇以上快速运输工具的机构提出呼救，请求援助，各级政府和急救医疗指挥系统有权调动本地区各部门、单位、部队及个体运输工具，执行临时性急救运送任务，各机构应积极予以支援。各级卫生行政部门要制定急救运输工具的使用管理制度，保证其正常良好的运转。

拓展阅读 1-3
航空医疗救护——空中救护车

（三）现场急救人员的组成和保障物资的供应

现场急救人员应是现场的第一目击者、城市急救医疗单位人员、二级或三级综合医院的各级医务人员和红十字会初级卫生人员。第一目击者应正确进行呼救，并参与初步急救。调集的医务人员，要求有较丰富的临床经验和较强的应急能力及熟练的急救操作技能，有扎实的基本功，必要时配以药剂人员，以加强药品供应和管理。

卫生行政部门对救护车、通讯设施、急救医疗的器械、仪器设备和药品、相应的物资要统一要求，实行规范化管理。各医疗单位应根据统一要求配备齐全，放置固定地点，指定专人管理，定期检查、定期维修、定期更换，用后及时补充，平时准备就绪，处于备用状态。

（四）组织现场救援行动与转运

当遇到突发公共事件面临大批伤员的现场急救时，区域急救中心与各种事故报警台、公交、地铁、机场等部门建立联动机制，承担所辖区域院前医疗急救工作和重大意外突发事件的应急指挥、统一调度辖区内的卫生资源、现场急救、伤员转送工作。这是一个复杂的系统工程，涉及一体化指挥、专业化救治、多元化技术的高效运用，相关人、财、物的整合及多部门的快速协同动员。医疗救援应遵循现场急救的原则，在现场负责人的统一指挥下根据伤情进行检伤分类，同时提供必要的抢救处理措施，以安全快捷的方式转送。

（五）开展社会急救知识普及工作

利用报刊、电视、电台、宣传栏、讲座、网络等手段，积极普及急救知识，提高全民的急救意识及现场急救能力，如徒手心肺复苏、止血、包扎、骨折固定、搬运等基本急救方法。社会各部门或单位，接到急救求援信号时，必须从人力、物力、财力上给予援助，广大群众在各种场所发现的急危重病人，都有义务向急救部门呼救、予以现场急救或送往医疗单位。在易发生灾害的地区及工伤事故的厂矿，应组织专业性救援队伍或群众组织，当地的铁路、民航及交通运输部门也要同当地卫生部门建立急救医疗协作关系，发现急危重症病人或发生意外伤害事故时，在专业队伍尚未到达现场之前能正确、及时地进行自救和互救。

（六）加强医院急诊科（室）的建设，提高其应急能力

医院急诊科（室）应有明确的分区，要有专门的医护人员编制、一定规模的装备和对内、对外的通讯联系设施。加强急诊科（室）的业务管理，首先要提高急诊科（室）医护人员的急救意识和群体素质，建立健全急诊科（室）的各项规章制度，推行急诊工作标准化管理，完善急诊科（室）的硬件设施。三级医院急诊科除完成规定的急诊服务范畴，应成立创伤中心，有处理多发伤的收治团队，能立即手术和监护；有胸痛中心，对急性冠脉综合征病人行介入治疗；有卒中中心，对急性缺血性脑卒中病人做溶栓治疗。并不断完善创伤中心、胸痛中心、卒中中心工作制度、工作流程，持续提高危重病人抢救成功率。

第四节 急救护理人员的素质要求及资质认证

情境三：

急诊科抢救室值班护士小张、小赵，接诊该病人。小张迅速上前接诊病人，一边关切地询问病人情况，一边动作快速轻柔地将病人转移到抢救床上。通知值班医生的同时，已经将心电监护为病人连接上，并不断安抚家属情绪。待医生到达，小赵已经在做心电图、各种采血管准备就绪。同时小张仔细告诉家属何处、如何办理就诊手续，手续办完后在抢

救室外等候。小赵为病人建立静脉通道，穿刺未成功，小张赶紧过来帮忙，以防影响对病人的抢救用药。

请思考：

1. 急救护士应具备什么样的素质？
2. 如何培养急救护士素质？

急救护士素质的高低直接关系到急诊急救工作能否顺利开展，影响急诊工作效率和效能，对提高急救成功率、降低危重病人死亡率、保障急救病人生命安全等多个方面有着举足轻重的作用。对急救护士的培养，特别是急救护理所需要的特殊素质的培养就显得尤为重要。

一、急救护理人员的素质要求

由于急诊病人往往病情变化急骤、时间性强，这就要求医生和护士具有良好的心理素质和临床应变能力，且能够果断决策而且要求不论何时何地何种情况要有招之即来、来之能救的素质。

（一）思想道德素质

急救护士应具备高尚的医疗道德。对病人要有深切同情心，牢固树立“时间就是生命”的观念，具有急救意识和应变能力，高速度、高效率抢救病人的生命。同时要具有高度的责任心和慎独精神，对待工作认真负责，任劳任怨，不怕脏、不怕累、不怕危险，有献身精神，真正做到以病人为中心。如果护士在工作中疏忽大意或掉以轻心，就会增加病人的痛苦，丧失抢救、治疗病人的时机。

（二）业务素质

1. 有扎实的专业理论知识　急救护士应具有扎实的基础理论和专业理论知识。急诊病人病情复杂，涉及内、外、妇、儿等各专科，同时还会涉及伦理学、社会学、心理学等多方面的知识，急救护士要善于将各学科知识融会贯通，与实践结合，认真总结成功的经验和失败的教训，善于分析在抢救中遇到的各种问题，提高分析问题、解决问题的能力。还应注重本领域知识更新，不断拓宽知识领域。

2. 有娴熟的护理操作技能　如吸痰、吸氧、心肺复苏、电除颤、洗胃、动脉采血等及与医生的配合技术如气管插管术等。技术精湛，动作娴熟，争分夺秒抢救病人生命。

3. 能熟练使用多种急救设备　如基础生命支持、高级心血管生命支持、高级气道辅助建立、机械通气技术、血流动力学监测甚至高级创伤生命支持，掌握抢救仪器及监护设备的性能与使用方法，能正确分析、判断常用的监测数据。在急救过程中能及时、准确、迅速地完成各项急救技术。

4. 具有敏锐的观察力　善于捕捉有用的信息，有批判性思维，勇于技术创新，在某些情况下，医生未到达之前需要护士作出常规预处理，如建立静脉通道、吸氧、吸痰和止血等。

5. 具备一定的法律意识　由于急诊科工作的特殊性，医患关系的日趋复杂性，要求护士既要尊重病人的权利，又要保护自身安全利益。

（三）心理身体素质

急救护士应保持良好的精神、心理状态和稳定的情绪。始终保持头脑清醒，思维敏捷，有条不紊，善于分析思考问题，能从复杂多变的状态中作出快速准确判断，妥善处理各种问题。急危重症病人的病情危重、变化快，抢救工作紧张激烈，随时可能出现大批的病人，面对突发事件，急救护士要具备随机应变、应急救治的能力。急诊工作负荷大，要求急救护士具有充沛的精力，因此，急救护士必须拥有健康的体魄，有较强的耐力与体力，能吃苦耐劳。平时，要注意锻炼身体，只有做到身心健康，才能胜任急诊急救工作。

（四）沟通技巧

急救护士应与团队其他成员进行清晰、准确、完整、及时的有效沟通。同时急救护士应善于应用各种沟通技巧，加强与病人及家属的沟通。首先，护士要对病人诚恳正直，态度和蔼、语言亲切，给病人和家属留下良好的印象。其次，护士要理解、同情病人的感受，善于倾听、观察感受病人及其家属，能准确转化其提出的问题，建立良好的关系并取得信任。及时给予人文关怀。消除病人和家属的不良心理反应，满足病人家属的合理要求。护士要能经得起病人及其家属焦虑、易激的询问、质疑甚至情绪发泄，使其适当宣泄，缓解心理压力，配合医生与护士积极应对应激事件。为达到高效沟通，可以采用 CICARE 沟通模式。CICARE 沟通模式共分为 6 个步骤，即接触（connect）—介绍（introduce）—沟通（communicate）—询问（ask）—回答（respond）—再见（exit）。CICARE 沟通模式是在交流中融入了“经常去帮助、总是去安慰”的人文关怀理念，能有效改善病人的就医感受，缩短护士与病人家属的距离，推进高效的护患沟通。

（五）团队协作能力

护士是参与急危重症病人救治的主要成员之一。在急危重症病人的救治过程中，特别是大规模急危重症病人的抢救，是一个系统工程，要求团队各方面人员协调一致高效工作。抢救工作中护士要与医生及其他医务人员密切配合，在涉及病人紧急救治、专科医生会诊、健康教育和治疗等内容时，护士应有效协调团队其他成员，进行信息互动与传递，保持与病人和医生或团队其他成员的有效沟通，使抢救团队成员始终协调一致、齐心协力抢救病人，相互提供及时高效的支持，才能提高抢救成功率，否则很容易影响整体抢救效果。

课程思政案例 1-2
急诊科护士郭琴

二、国内外急救护士资质认证

急救护理学要深入发展，就要做好急救护理人才培训及其资质认证工作，这是急救护理事业发展的一个重要基础条件。

（一）国内外急救护士培训

1. 国外急救护士培训　发达国家十分重视对急救护士的在职培训工作，认为急救护士除了接受正规教育外，还要经过数年实践磨炼和一定时长的继续教育，才能逐渐成熟并充当急救专业技术骨干力量。美国急救专科护士的培训始于 20 世纪 30—40 年代专科护士培训工作开始后，90 年代后美国护理学会确立了护士在职培训的工作范围，包含岗前培训、岗位业务培训、继续教育三个方面。岗位业务培训主要帮助护士获得、维护、拓展使其能胜任所在单位岗位职责所需要的各种能力。急救护理学会开设了大量的急诊急救继续教育项目，以提升急救护士的护理实践、教育、管理、研究水平。此外，许多大学还专门开设了急救专科护士研究生项目。加拿大、英国等国家在20世纪60年代也开始实施专科护士培养制度，兼有专科证书课程和研究生学位课程两种形式。日本急救医学会护理分会则在1981年制定了急救护理专家的教育课程和实践技能标准，急救护理专家的教育主要在日本护理学会的研修学校中实施。

各国培训内容及培训重点也有不同。例如，美国急救专科护士证书课程主要包括急诊突发事件的评估及确定优先事项、对医疗和心理紧急情况的快速反应及救生干预、创伤护理核心课程、高级心脏生命支持术、儿科急诊护理、急诊护理程序等。日本急救护理专家教育主要是进行急救能力的培养，包括抢救技术能力、病情分类、治疗顺序、把握病人及家属需求并给予援助；教育课程包括理论和专业技术课程，专业技术课程有抢救、分诊和应急沟通技能。

2. 我国急救护士培训　我国急救护士培训工作起步较晚，但近年来逐渐受到重视。目前，《急救护理学》已是各高校护理专业必修科目，适合在职护士的各类继续教育项目也较为丰富。随着我国护理学科的快速发展，专科护士培训成为一种更高层次的培训形式。近年来，中华护理学会和各省市急诊护理工作委员会积极开展专科培训和学术活动，培养了大批急救护理人才，加快推动了急救护理学的发展。2005年，《中国护理事业发展规划纲要（2005—2010年）》中提到“护理在急诊重症、疑难病症患者的救治方面发挥重要作用”，“2005—2010年内分步骤在重点临床专科护理领域，包括重症监护、急诊急救等专科护理领域开展专科护士培训，培养一批临床专业化护理骨干，建立和完善以岗位需求为导向的护理人才培训模式，提高护理队伍专业技术水平”。在此思想指引下，我国安徽、江苏、上海、北京等许多地区尝试开展了急诊急救护士培训。《中国护理事业发展规划纲要（2011—2015）》指出：“十一五”、“十二五”期间，各省（自治区、直辖市）按照卫生部要求，大力开展重症监护、急诊急救等领域的专科护士规范化培训，护士队伍专业技术水平不断提高。2011—2015年，要建立专科护理岗位培训制度。在此思想引导下，中华护理学会和我国多省、市地区将急诊专科护士培训工作作为急救护士的常规要求，并对培训形式和要求进行了积极的尝试。《护理事业建设发展“十三五”规划纲要（2016—2020年）》又提到继续落实专科护士培训制度，重点在重症监护、急诊急救等领域集中培养“知识全、专业精、技能高”的临床护理骨干，帮助提高护士队伍专业技术水平。《全国护理事业发展规划（2021–2025年）》指出要加强急诊急救专科护士培养，切实提升专科技术水平。在此思想引导下，国家卫生与计划生育委员会制订统一的培训大纲和培训标准，加强培训基地建设，同时制订具体培训计划，规范培训内容和要求。培养大批高质量的急诊专科护理人才，急救护理学得到快速发展。

国内对急救专科护士的培训主要以在职教育为主，培训时间为3个月，采取全脱产学习方式，培训内容包括理论教学与临床实践，其中1个月进行理论、专业知识的集中学习，2个月在中华护理学会认证的基地医院进行临床实践技能学习。培训的主要内容包括：急诊医学与急诊护理概论，急诊分诊，急诊室的医院感染预防与控制原则，常见危重症的急救护理，器官衰竭病人的急救护理，急诊重症病人的监护技术，急救中常见的护理操作技术，急、危重病人的心理护理及沟通，急诊护理管理，突发事件的急救，院前急救等。

（二）国内外急救护士资质认证

1. 国外急救护士资质认证　很多发达国家对急救护士已实行资质认证（certification）制度。在美国，要求注册护士在完成规定2年的全职护理实践后，再完成专科护理领域2 000 h的临床实践及 30 h 的专科护理领域继续教育时数，通过认证考试获得证书后方可成为专科护士。在日本，要求具有取得执业资格后 5 年以上的临床护理经验，3 年以上的专科护理经验，完成至少 6 个月的专科护士培训课程，并通过认证考试。加拿大、英国、瑞典、奥地利、丹麦等国家对急救护士的资质认证也有各自的要求。

为了保证护理工作质量，这些国家还对证书的有效期做了具体规定。延续认证周期通常为 5 年，要求 5 年内完成规定的专科护理实践时数，以及专业发展继续教育时数。还包括学术演讲、成果发表和课题研究、专业实践指导、咨询、志愿服务等学习情况。这种非终身制的资格审查机制使专科护理人员有了危机感，促进其自身知识的进一步更新完善，使得专科护士拥有较强的核心能力和岗位胜任力，推动临床急救护理工作向更高方向发展。

2. 我国急救护士资质认证 2005 年、2011 年国家卫生行政部门开始对专科护士培训提出明确要求，全国各地陆续开展专科护士培训和认证。2006 年在上海市护理学会牵头下，上海市最先开始进行急诊适任护士认证工作，对上海各级医院在急诊科工作 2 年以上的注册护士，分期分批进行包括最新专科理论学习、医院实训基地临床实践在内的培训，考核合格发放适任证书。安徽省立医院也在 2006 年建立了第一个急诊急救专科护士培训基地，已培养大量急救专科护士。2009 年浙江省卫生厅制定下发《浙江省专科护士培训方案（试行）》，逐步完善专科护士人才培养体系。目前，在全国范围内已普遍开展急诊急救专科护士的培训和认证工作，虽然没有统一完善的资格认定体系，但对于急诊专科护士培养日趋成熟已经取得了一定的成效。

（三）急救专科护士发展前景

2011 年护理学被列为一级学科，中国护理研究生教育趋势而上，全国已有 150 多所护理研究生培训院校，培养出大批的护理高级人才。随着科技的发展、健康服务需求的日益增加，临床护理专家（clinical nurse specialist，CNS）、高级实践护士（advanced practice nurse，APN）应运而生，其具有研究生学历，拥有深厚的专科知识、复杂问题的决策能力及扩展临床实践的才能。随着急救急诊专科 CNS、APN 的出现，在临床实践中，其出色的管理、科研、教育、咨询能力能满足病人对医疗服务更高的期望，有利于提高病人健康状态，对急诊护理专业发展起到有力的推动作用。

（胡少华 吴庆荣）

数字课程学习

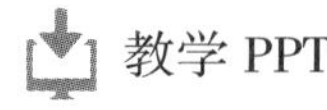
教学 PPT　　自测题

▶▶▶ 第二章

院前急救的组织与管理

【学习目标】

知识：

1. 掌握院前急救的概念、原则、特点及现场救护。
2. 熟悉院前急救的重要性、转运途中及院前急救服务模式的注意事项。
3. 了解院前急救的任务、模式、流程，院前救护的环境、病情评估及院前急救常见隐患及防范措施。

技能：

1. 学习过程中培养应对急救及特殊事件的现场急救和处理能力。
2. 正确运用所学知识为急救病人实施判断、抢救、监护、护理。
3. 运用所学知识，采取及时有效的急救措施和技术，最大限度地减少疾苦，降低伤残率，减少死亡率。

素质：

1. 对院前急救任务具有高度的责任感和使命感，服从命令，随时解决病人的问题。
2. 培养护理人员的急救意识，提高院前急救水平及应急能力，降低风险事件。

第一节 概 述

急救医疗服务体系（EMSS）是集院前急救、院内急诊科诊治、加强监护病房（ICU）救治和各专科的“生命绿色通道”为一体的急救网络，即院前急救负责现场急救和途中救护，急诊科和ICU负责院内救护，它既适合于平时的急诊医疗工作，也适合于大型灾难或意外事故的急救。院前急救针对病人自发病或受伤开始到进入医院就医这一阶段的救治，是急救医疗体系中的第一个重要环节，也是院内急救的基础，及时、有效、准确、合理的救护，对于维持病人生命、防止再损伤、减轻病人痛苦、提高抢救成功率、减少致残率，具有极其重要的意义。

一、院前急救的基本概念

（一）院前急救的概念

院前急救（prehospital emergency）也称院外急救（out hospital emergency），是指在医院之外的环境中对各种危及生命的急症、创伤、中毒、灾难事故等伤病员进行的现场救护、转运及途中监护的统称，是在伤病员发病或受伤开始到医院就医之前这一阶段的救护。

其含义有广义与狭义之分，广义的院前急救指由救护人员或目击者对伤病员进行的救治活动，而狭义的院前急救则指具有通讯器材、运输工具和医疗基本要素所构成的专业急救机构，在病人到达医院前所实施的现场抢救和途中监护的医疗活动。广义与狭义概念的主要区别在于是否有公众参与。为了实现非医务人员和专业医务人员的救护相结合，应大力开展急救知识和初步急救技能的普及工作，使在现场的第一目击者能首先给伤病员进行必要的初步救护。

（二）院前急救的重要性

院前急救是急救医疗服务体系的重要组成部分，也是首要环节。院前急救对伤病员在第一现场进行救护，使伤病员在发生危急情况的第一时间得到及时救治，并快速、安全地转送病人，为挽回病人的生命赢得了宝贵的抢救时机，为在医院内作进一步救治打下了基础。反之，如果现场抢救行动迟缓、措施不当，甚至不做任何处理，只是等待专业救援人员的到来或盲目地转送，可能会导致严重后果，给病人留下严重的后遗症、残障，甚至危及生命。

急危重症病人的最佳抢救时间十分紧迫，如窒息、心搏骤停、严重创伤、急性心肌梗死等，若病人得不到及时有效的救治，就会失去最佳抢救时机。据世界卫生组织的统计证实：在全球范围内，有20%的创伤病人因未能及时进行现场急救而死亡；有40%~60%的心肌梗死病人在发病最初的几小时内死亡，其中70%的病人尚未赶到医院即死于发病现场。根据现代医学急救的观点，猝死病人抢救的最佳时间是4 min，严重创伤病人抢救的黄金时间是30 min。大量研究显示，院前急救质量可从根本上影响病人的转归，尤其是处理致死亡和残疾的首要原因的创伤时，院前救治更是必不可少。由此可见，加强院前急救建设，对提高伤病员的抢救成功率，减少伤残率和死亡率，是至关重要的。

院前急救也是一项服务于广大人民群众的公益事业，需要得到政府和社会各界的重视、支持和帮助，尤其是大型灾难事故的医疗救护及战地救护，需要动员社会各界的力量，有领导、有组织地协调行动，以最小的人力、物力、财力，在最短的时间内争取最大的抢救效果。

（三）院前急救的任务

1. 为院外呼救病人提供院前急救　这是院前急救主要和经常性的任务。呼救病人一般分为三类：一类是有生命危险的病人，如急性心肌梗死、窒息、大出血、昏迷、急性呼吸道阻塞、急性中毒、严重创伤等，占 10%～15%，其中要就地进行复苏抢救的特别危重病人不足 5%；另一类是病情紧急但短时间内不会发生生命危险的病人，如骨折、急腹症、普通外伤等，占呼救病人中的 70%～80%，现场处理的目的在于稳定病情、减轻病人在转运过程中的痛苦及避免并发症的发生。第三类是慢性病病人，占呼救病人的 10%～15%，此类病人不需要现场急救，只需要提供救护车转运服务。

2. 突发公共卫生事件发生时的紧急救援　突发公共卫生条件包括自然灾害、事故灾难、公共卫生事件和社会安全事件。此类情况的救援，除了平时急救的要求，还应与其他救灾人员如消防、公安和交通等部门密切配合，同时也要注意自身的安全。当有大批伤员时，需加强伤员的分类和现场救护，合理分流和运送。

3. 特殊任务时的救护值班　主要指在当地举办大型集会、重要会议、体育活动或重要外宾来访等特殊情况时进行救护值班。

4. 通讯网络中的枢纽任务　院前急救的通讯网络在整个急救过程中不但承担着急救信息的接受任务，还承担着传递信息，指挥调度及与上级领导、救灾急救指挥中心、急救现场、救护车、医院急诊科的联络，起到承上启下、沟通信息的枢纽作用。

5. 急救知识的科普教育　急救知识的科普教育可提高民众的急救意识及自救互救能力，使他们成为能开展院前急救的“第一目击者”，提高院前急救医疗服务的成功率。因此，院前急救机构有义务通过广播、电视、报刊等途径向公众普及健康知识和急救知识，以提高全民自救互救水平。

（四）常态普通事件院前急救流程

一次完整的院前急救主要包括以下过程：伤病员或目击者呼救，急救中心接受呼救和调度出车，急救人员乘救护车出动，救护车行驶到达现场，急救人员接近伤病员，对伤病员现场诊治，把伤病员搬运至救护车，转送医院行驶及途中的监护，抵达医院交接，急救人员向调度汇报完成任务及救护车返回（图 2-1）。

1. 接受呼救　接到呼救电话，接听者应立即根据呼救人提供的信息，以 GIS 电子地图、GPS 卫星定位及车载系统等信息为参考依据，迅速由计算机辅助决策系统制定急救预案，指定出车单位及派往医院，利用网络技术与计算机广域通讯网络，及时给相应出车单位下达出车派遣命令，通知相关急救站医院做好接治病员的各项预备工作，提供一个快捷、有效、系统的 120 急救指挥调度系统。现代急救指挥系统通讯网会自动显示呼救方位与救护车的动态变化，自动记录呼救时间，自动同步录音。病人或家属呼救时，计算机会自动将电话号码、家庭住址、来电时间和呼救者记录在案，并显示在屏幕上，调度员与呼救者对话也会自动录音。这不仅能提高调度的效率，也可降低医疗纠纷的发生率。

2. 迅速出诊　调度员通知车队及医护人员出诊，要求 3 min 内必须出发。到达现场的速度要快，携带的药品和器械、设备要尽可能符合病人病情急救的需要。途中要联系呼救者，告知医护人员正以最快速度前往，同时指导其进行简单有效的自救互救，如指导哮喘急性发作者采取端坐位改善呼吸等。

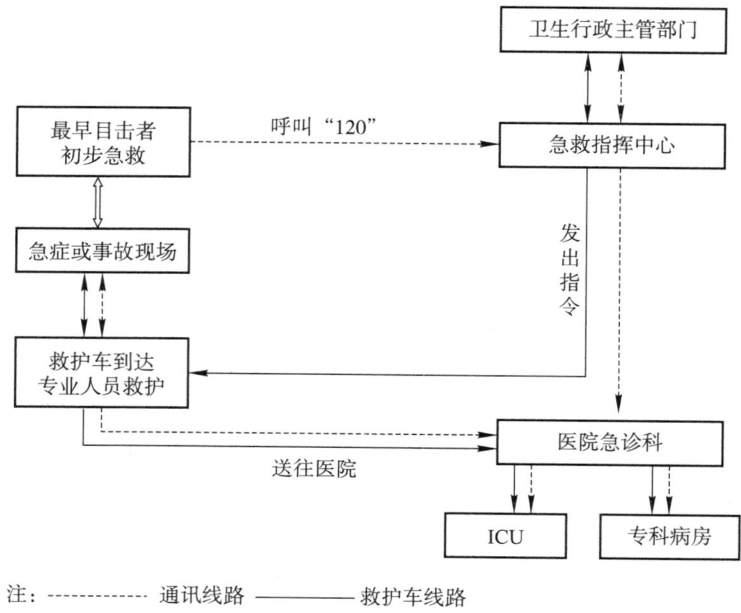

图 2-1 我国急诊医疗服务体系常态普通事件院前急救流程图

3. 现场救护 在现场急救过程中，如遇到困难和危险应及时上报，请求支援。

（1）进入事故现场前应彻底全面对周围环境进行评估，在排除现场危险因素后，迅速将病人转移至安全地域。

（2）迅速对病人进行病情评估，对可能立即危及生命的情况给予最简单、有效的处置，保证病人的基本生命安全。检伤分类原则上尽量不移动病人身体，尤其对不能确定伤势的创伤病人，因盲目移动有时会加重病情。

（3）根据评估结果对病人进行相应的现场处置。重点观察病人意识、呼吸、心跳、瞳孔等情况。对意识丧失、呼吸心搏骤停者，立即行心肺复苏。意识、呼吸与心跳存在者，应根据受伤、病变部位不同摆好正确体位。

4. 安全转运 经过现场初步处置后，尽快根据病人病情以就近、就急、就能力原则转送至相应医院进行进一步救治，途中要严密观察生命体征的变化，持续抢救性工作，最大限度地保证病人转运途中生命安全，并与院方联系，为院内救治争取时间。

5. 交接 到达医院后，与接诊医护人员交接病人救治过程、处置情况、病情变化，并填写院前急救记录单，双方确认签字。

6. 整理 整理出诊物品，按规定进行清洁、消毒、灭菌，并及时补充备用。填写并完善各种记录，整理归档。

（五）突发公共事件的紧急救援

1. 突发公共事件的分类

（1）自然灾害：主要包括水旱灾害、气象灾害、地震灾害、地质灾害、海洋灾害、生物灾害和森林草原火灾等。

（2）事故灾难：主要包括工矿商贸等企业的各类安全事故、交通运输事故、公共设施和设备事故、环境污染和生态破坏事件等。

（3）公共卫生事件：主要包括传染病疫情、群体性不明原因疾病、食品安全和职业危害、动物疫情，以及其他严重影响公众健康和生命安全的事件。

（4）社会安全事件：主要包括恐怖袭击事件、经济安全事件和涉外突发事件等。

2. 突发公共事件的特点

（1）突发性：对能否发生，什么时间、地点、方式爆发、程度等都始料未及，难以准确把握。来源于三方面因素：有些突发事件由难以控制的客观因素引发，有些爆发于人们的知觉盲区，有些爆发于熟视无睹的细微之处。

（2）复杂性：往往是各种矛盾激化的结果，总是呈现出一果多因、相互关联、牵一发而动全身的复杂状态。多变性，处置不当可加大损失，扩大范围，转为政治事件。突发事件防治的组织系统也较复杂，至少包括中央、省市及有关职能部门、社区三个层次。

（3）破坏性：以人员伤亡、财产损失为标志，包括直接损害和间接损害，还体现在对社会心理和个人心理造成的破坏性冲击，进而渗透到社会生活的各个层面。

（4）持续性：整个人类文明进程突发事件从未停止过。突发事件一旦爆发，总会持续一个过程，表现为潜伏期、爆发期、高潮期、缓解期、消退期。持续性表现为蔓延性和传导性，一个突发事件经常导致另一个突发事件的发生。

（5）可控性：控制指掌握住使之不超出范围。从系统论看控制是对系统进行调节以克服系统的不确定性，使之达到所需要状态的活动过程，是人类改造自然、利用自然的重要内容和社会进步的重要标志。

（6）机遇性：突发事件存在机遇或机会，但不会凭空掉下来，需要付出代价。机遇的出现有客观原因，偶然性之后有必然性和规律性。只有充分发挥人的主观能动性，通过人自身的努力或变革，才能捕捉住机遇。但突发事件毕竟是人们不愿看到的，不应过分强调其机遇性。

3. 突发公共事件紧急救援的组织与指挥

（1）启动“指挥预案”：迅速成立各级指挥部，形成责任明确的各级指挥员，充分发挥各成员的职责。

（2）启动“汇报及请示预案”：尽快取得上级的领导和支持。

（3）启动“先遣队预案”：尽快派出先遣队救护车。

（4）启动“预备队待命预案”：随时准备增援。

（5）启动“联络预案”：建立通畅的上情下达通道。

（6）启动“现场医疗救援环境创建预案”：建立临时现场急救点。

（7）启动“协调预案”：强调多部门的协调和协作。

（8）启动“专家预案”：充分发挥专家的专长和作用。

4. 突发事件紧急医疗救援的工作流程（图 2–2）

（1）受理呼救，判断灾情：受理突发事件呼救电话是紧急医疗救援的第一步，首先接到呼救电话的调度员（简称首调）责任重大，应该在 1 min 之内完成对突发事件呼救信息的采集与核实，以及对灾害种类与灾情性质和程度的判断与评估，然后立即向指挥长报告。其主要工作内容如下：

1）信息收集：①事故信息：事件的性质及原因、事件发生时间、事件发生确切地点、事件、涉及范围、灾害事件描述等；②病人信息：病人数量，伤员一般情况，如姓名、性别、年龄、身份；③伤情信息：受伤原因、性质、程度、生命是否受到威胁，失踪人数等；④呼救人信息：呼救人的身份、联系方式及主叫号码；⑤环境信息：事故现场周围环境情况，包括环境

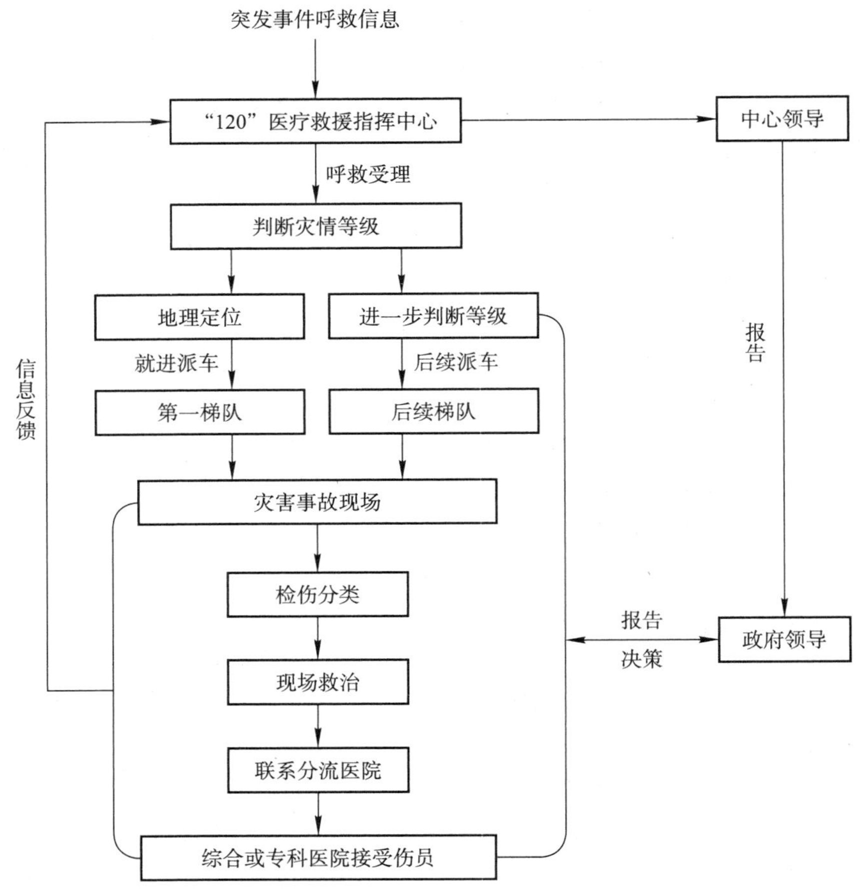

图 2-2 我国急诊医疗服务体系突发事件院前急救流程图

条件、气象条件、交通情况，事故对现有建筑物、公路的破坏程度，以及供水、供电、供气、供热和电信设施损坏的程度等。

2）情况评估：包括受灾情况的定量评估或烈性传染病暴发的判断。

（2）请示汇报，启动预案：应对突发事件，实行首调负责制，迅速向上级汇报后，派出第一支梯队，首调在收集信息的同时，询问呼救者是否已经求助相关部门，如车祸是否已经求助“122”、社会治安事件是否已经求助“110”等。由于事故及灾害等事件发生后，很多人在突然的打击下往往会忘记某些重要的事情，此时首调应立即通知相关部门参加救援。当首调对突发事件做了前期处理后，应立即指导呼救者该做什么和不该做什么，如果情况紧急，应在派车的同时，尽快开通其他专线指导在场人员实施紧急避险和现场自救。

（3）梯队组成，驰援现场：大型事故及灾害发生后，各种救援梯队相继建立并在指挥部的命令下开赴事故现场，此时各梯队的急救人员应注意要首先了解灾情，明确任务，并确保各类装备置于完好备用状态，最后尽可能得到相关部门的协助。

（4）进入现场，紧急救治：突发事件紧急医疗救援的医疗行为主要包括搜寻伤员、解救脱险、检伤分类、现场救治和监护运送。现场医疗救治的实施由医疗救援总指挥或指定人员负责组织，包括成立搜寻组、检伤分类组、复苏组、紧急外科处置组、手术组和转运组等，实施规范的医疗救援行为。

（5）迅速撤离，安全分流：组织有序的病人分流后送是现场急救后的必要步骤，急救医护人员要在运送途中密切观察病人伤情变化，包括病人的生命体征、气道的通畅情况、有无活动性出血等，出现异常时应及时处置，并认真记录整个过程，确保治疗的连续性，同时便于与院内救治的交接。

（6）无缝交接，救援总结：院前急救与院内救治的衔接必须是无缝隙的，病人必须按照现场指挥部的要求转运到指定医院，医院必须按约定接收病人，运送方与接收方医护人员快速交接伤情，双方共同签收交接记录，运送完毕向指挥中心汇报运送结果，医院向指挥中心汇报接收结果。整个救援结束后应尽快对处置过程进行认真总结。

二、院前急救的原则与特点

院前急救的核心是采取及时有效的急救措施和技术，最大限度减少病人的痛苦、降低致残率、减少死亡率。

（一）院前急救的原则

1. 先排险后施救　急救人员到达现场后应先进行环境评估，先排除危险因素后再实施救护。如因电击伤导致的意外事故现场，应先切断电源或用绝缘物挑开电线后再行救护；如为有害气体造成的中毒现场，施救者首先应做好自身防护，将病人脱离险区后再行救护，以保证救护者和伤病员的安全。

2. 先重伤后轻伤　指先抢救危重病员，后抢救较轻者。面对大批伤病员时，在有限的时间、人力、物力情况下，应根据分检与评估情况，遵循“先重后轻”原则的同时，重点抢救有可能存活的伤病员。

3. 先抢救后转运　针对危重伤病员，应先抢救，经过现场初步紧急处理后，方可在严密的医疗监护下转运至医院。

4. 急救与呼救并重　遇到成批伤病员又有多人在现场的情况下，抢救与呼救应该同时进行，以便尽快争取到外援。如现场只有一人的情况下应先施救，后在短时间内进行电话呼救。

5. 转送与监护急救相结合　在转运途中要密切观察伤病员的病情变化，必要时给予相应的急救处理，如气管插管、球囊 - 面罩通气、心肺复苏术等，使其安全到达目的地。

6. 院前院内紧密衔接　院前急救措施应规范记录，并做好与院内交接，以防止前后重复或遗漏，从而保证急救工作的连续性。

（二）院前急救的特点

院前急救的对象、环境、条件与医院急诊科大不相同，因此有其自身的特点。明确院前急救的特点对于组织急救工作，提高急救效率具有重要意义。

1. 突发性　院前急救具有时间突发性、地点和人员不确定性、涉及学科不确定性等特点，从而增加了院前急救的难度。

2. 社会性　当公共场所有人突然发生晕倒或突发某种状况时，病人的生命往往掌握在目击者手中。由此可见，院前急救需要全社会公众参与。通过广泛宣传急救电话，在急救中心或分中心定期及不定期举办急救知识与技能科普培训等，可促进公众自救互救水平的提升。

3. 复杂性　需急救的病人疾病谱广，病情复杂，多学科、跨系统、跨专业，均未经分诊、筛选。如急性心肌梗死、张力性气胸、脑出血、小儿高热惊厥、急产、严重损伤等，包括内科、外科、妇科、产科、儿科等多个专业学科，要求急救人员专业知识广博，救护人员在较短时间内对病情进行评估、检伤分类，并对病人采取及时合理的救治，因此救护人员必须掌握全面的救护知识与技能。

4. 紧迫性 院前急救的这一特点不仅表现在病情急、时间急，而且表现在心理上的紧急。时间就是生命，要求救护人员尽快到达现场，并且充分注意病人及其家属心理情绪，必须迅速反应，争分夺秒赶到病人的身边，以高度的责任感认真对待每一位病人。突发急症和突发性灾害事故发生后，病员病情复杂，危重，需紧急抢救，各项应急反应必须有“紧迫的时间”观念，都要围绕“急”和“快”的这一特点，严格要求，严密安排，严抓落实。因此要求救护人员常备不懈，保持车辆完好状态，做到随叫随出。

5. 艰难性 院前急救的现场是各种各样的，病人涉及的学科种类多、伤情重，而院前急救条件简陋、急救物品不齐全、地区偏远、路途偏远、天气变化等因素都增添了院前急救的困难，加上院前急救基本都是“单兵作战”，因此强调院前急救必须做好各项充分的物资准备，若救护车辆、通讯器材遇到意外的困难应及时与指挥中心或医院联系，确保病人和工作人员人身安全。

6. 风险性 院前急救的风险来自两个方面：环境风险和人为风险。环境风险如灾害现场，人为风险如精神病病人、酒醉病人行为失控，随时可能伤及急救人员。因此，急救人员到达救治现场，应先评估环境风险和人为风险，只有排除风险，保证救护者和伤病员的安全后方可进行施救。

课程思政案例 2-1
抗疫英雄

7. 灵活性 院前急救常常是在道路、家庭等环境下进行的，而救护车所备的抢救器材和药品有限，因此在抢救工作中应灵活机动统筹兼顾。先救命、救急，其他可缓一步的治疗措施，待转运至医院内再进行。否则，就会失去最佳抢救时机，危及生命。

三、院前急救模式

院前急救在不同国家和地区有着不同的模式和特点。目前世界上主要存在两类院前急救模式，即“法德模式”和“英美模式”，前者的特点是“将医院带给病人”，后者是“将病人带往医院”。

（一）国外模式

1. 法德模式 也称执业医师模式，主要由资深的急诊执业医师和护士为主进行急救任务。理念是当病人出现紧急情况时，医院应走向病人而不是病人走向医院，强调尽可能将急诊科的医疗救护功能移到事发现场，在现场进行有效救治，以节省转送时间。法德模式的显著特点是“救”，强调就地治疗、迅速救治伤员和稳定病情，随行的救护车就是一个流动的ICU。采用此模式的国家还有奥地利、挪威、波兰、比利时、瑞典等。如法国院前急救医疗系统（含创伤和非创伤性急症）的法文缩写名称为SAMU，它是一种以医师为主的全国性服务。发生急救事件时，SAMU派出移动ICU抢救车（UMH）负责抢救危重病人，同时，消防部门也积极参与到院前急救中，并且该部门经常作为第一救助者最快到达现场，给予病人最基本的抢救治疗，如吸氧、颈部固定等。此外，法国院前急救体系中还包括红十字会、公民保护协会、私人救护车公司及家庭医师等辅助部分。

2. 英美模式 也称非执业医师模式，即消防、医疗、警察等合一的运行模式。主要由急诊医疗技术员、受过一定医学训练的消防救险人员等进行急救任务，其现场急救以维护生命体征为主，不主张采取过多的药物治疗，以快速到达医院为目的。英美模式的显著特点是“急”，依赖先进快速的急救工具，一般采取“拉起就走”的方式，以最快的速度送往医院救治，随行救护车上仅有医护人员和简单的医疗抢救用品。如美国的救护主要侧重连续性的照护，如一位重症病人需要短时间内转院，并在路程中需要不间断的心电监护、机械通气，这时就可以由医院的急诊科医护人员进行转运服务，这种转运并不限于救护车，有时甚至会起用直升机等更快速便捷的交通工具。这种模式的医疗背景深厚，对病人来说是高品质的保障，但是受限于医疗资源的有限性，其运营成本高昂。

（二）国内模式

我国由于幅员辽阔，各地经济发展不平衡，院前急救模式尚未统一，处于多种模式并存的状态，具有救治与转送结合的特点（表 2-1）。

表 2-1　我国院前急救模式的类型和特征

类型	特征和职能
独立型	急救中心受地区或市卫生局领导，有独立的院前急救及院内治疗体系，日常工作是受理相应区域的急救呼救电话并提供院前急救服务，有自己的救护车和院前急救人员，同时有自己的院内病房，能够收容一定数量和某些种类的病人
依托型	急救中心依托一所大型综合医院，属于该医院的一个职能部门（急诊科），日常工作范围是提供院前急救服务并把病人运送至本单位诊疗
指挥型	急救中心是自成体系的独立指挥系统，而无自己的现场急救人员、设备、救护车和院内病房，日常工作是受理急救呼救电话并协调、调动该地区其他医疗部门的医务人员和救护车提供院前急救服务
院前型	急救中心有自己的指挥调度系统及院前急救人员、设备和救护车，急救单元及救护车通常分散在各个医疗单位附近，日常工作是提供院前急救服务，并将病人运送至各个医院，急救中心本身无收容病人住院诊疗的能力

第二节　院前急救的组织形式

目前世界各国都已建立应急救援体制，但存在着较大的差别。坚持应急救援体系建设的科学理念，科学的应急救援队伍建设理念，对我国应急救援事业的发展与完善至为关键。应急救援队伍可分为专业应急救援队伍和非专业应急救援队伍。社会医疗机构和企业自身救援救护机构共同承担着灾难事故等突发事件的救援救护工作。

一、国外院前急救组织形式

1. 美国　从 20 世纪 70 年代起，急救医疗工作逐渐发展起来，建立起新的体系，即急救优先分级调度系统（medical priority dispatch system，MPDS），该系统有 40 多个询问预案，这些预案可以对病情做出较为准确的判断，为下一步的电话生命支持及出诊抢救提供有利条件。将医院前阶段和医院内的急救工作、康复工作结合在一起，培养了一批新型的急救医务人员，其中有急救护士、医生助理、急诊科护士及急救科医生。

1973 年开始采用“911”作为全国通用的急救电话号码，救护车上有急救医助随车出诊。救护人员使用遥控装置，与中心保持联系，并佩戴证章标志。在利用直升机进行救援方面，美国的使用率远较德国、法国等欧洲国家低，原因是可以就近派车或使用民间的直升机。

美国急救人员的培训包括急救医师、急救技术人员和急诊科护士的培训。急救医师已被公认为医疗专业人员中的一个成员，急救技术人员主要负责医院前阶段的抢救和运送工作。这类人员按其技术水平分为三类：随车急救护士、中级急救护士和急救医生助理。采用随车急救护士和医生助理提供现场救护，这一措施不仅能迅速提高救治能力，而且节省了大量培训经费，急救医师只在必要时才随车出诊。在许多医院，医生不是整天在医院上班，急诊科护士往往成为第一个提供急救医疗服务的人，而且他们可经常通过对讲机和遥控系统给现场的急救人员提供服务。

1995 年，美国高速公路交通安全管理局制订了一系列关于紧急医疗调度的条例和标准，并督促运输部门建立急诊医疗服务体系，为所有紧急医疗调度提供了基本的法律依据。美国国民对急诊医疗需求日益增长，在 10 年间上升了 26%，但是急诊医疗服务系统却没有相应增加，造成了急诊看病等候时间常常为数小时，延误了大量病人的治疗时机。在这种社会背景下，美国出现了独立急诊室的概念。独立急诊室并非医院，没有病房和手术室，但有常用的检查设备，如 CT、B 超、X 线等，它常坐落于人口日益增长的郊区和城郊结合部，远离大医院，为社区居民提供快捷、方便的急诊服务，有助于减轻大医院急诊室的压力。目前，全美国 16 个州都有这样的独立急诊室。尽管并未在全国完全普及，但独立急诊室的数量增加速度相当可观。

2. 英国　急救医疗发展较早，1948 年即开始实行“国家卫生服务制”，向所有居民免费提供医疗服务，包括急救医疗在内（外国居民和旅游者可以享受免费的急救和急诊服务），成为欧洲唯一的国家医疗制国家。1974 年“国家卫生服务制”改进，采用了分级规划和管理的方法，在全国范围内对医疗急救服务实行分级规划管理，成立了 53 个急救站，统一实行“999”急救专用电话，要求急救车 3 min 内出动，7 min 内到达事发地点。急救工作的特点是服务项目种类繁多，急救站不仅为急症病人和意外事故伤员服务，而且负责转送非急症的病人。院前急救中心接到求助电话后将病人信息输入计算机，按特定系统分析处理结果将病情分为红、黄、绿 3 个等级，红色代表最危重病人，黄色代表危重病人，绿色代表一般急诊病人，按分级派遣直升机、急救小车、快速摩托车等。在急救过程中，实施“产妇”和“意外事故伤”优先原则。

英国有统一的紧急情况下出车的标准要求，例如伦敦急救站内建立的中心调度室，通过急救专用电话“999”，可以接收整个伦敦地区的急救呼叫，并调动救护车；救护车的装备有统一规定，必备的药品和器械有氧气、镇痛剂和复苏装置，必需的设备有 100 多种。一些城市正成立专科急救小组，提供医院院前阶段的急救服务，在英国东北部的布里斯托尔市还设有流动复苏小组。

3. 日本　急救医疗体系主要由 3 个部分组成，即急救病人运送系统、急救病人治疗系统及急救医疗情报联络系统。急救病人运转工作由消防机构负责。消防机构的急救服务是唯一的全日制服务单位。消防部门设有急救队，每个急救队通常配备一辆急救车，3 名急救人员，其任务是把病人从现场运送到医疗机构。急救医疗机构的职责是收治由消防机构等运来的病人。急救医疗情报系统通过电子计算机将本地区的医疗机构及消防总部联系起来，其职责是及时了解并掌握各医疗机构的情况，收到呼救通知时，立即根据所报病情，选择最恰当的医疗机构，并通知家属或急救队将病人送去。

4. 法国　院外急救体系被称为“装在轮子上的急诊室”，目的是要把最有效的救治带到危重病人的身边，待病人生命体征平稳后，直接转入相关科室或重症监护。急救服务系统是法国院外急救工作的主体，由国家统一规划和管理，并有相关法律为依据，统一急救呼叫号码是“15”，救护车只抢救和转运危重症病人，以急救服务系统为核心，全社会共同参与急救工作。急救服务系统负责受理市民的急救呼叫，调动急救资源、信息汇总、指导救治，与警察消防等相关部门进行沟通，并指派不同系统的救护车出警，消防队救护车承担危重症的早期复苏和救治、交通事故的现场抢救和转运；私人救护车服务系统能够进行初级生命支持，为移动不便的病人提供搬运服务，全科医生值班系统承担着社区医疗服务和轻症病人的救治及健康教育工作；红十字会志愿者和军队市民安全保卫系统主要承担大型集会的救护工作。根据病人病情，通过计算机网络，了解巴黎各大医院急诊室的情况和各专业科室床位使用情况，联系最适合的医院的专科病房或科室，如手术室、导管室或急诊室。

5. 德国　急救工作中大部分病人的运送工作由红十字会完成，急救中心是一个设备先进的指挥系统，全国使用“110”急救电话呼叫。急救中心有 4 条线路与警察队相通，负责调度所在地的救护车和直升机，并协调医院接收伤病员的工作。救护车服务分固定与临时两种。无论是从陆地还是从空中运送伤病员，德国的工作都是高效率的，空中救援是德国急救工作的一大特点，被认为是当今世界空中急救在组织管理上最有成效者。

二、我国院前急救组织形式

我国的院前急救机构有多种组织形式，既有独立的现代化的急救中心或院前医疗救护站，也有由现有医院承担的急救中心。主要可分为以下 5 种模式。

1.“北京市急救中心”型模式　有独立的急救中心。以具有现代化水平和专业配套设施的独立型的北京市急救中心为代表，实行院前急诊科—ICU 急救一条龙的急诊医疗体系。急救反应时间是衡量急救医疗服务系统功效的重要指标。北京市急救中心在新建社区和近郊区扩建、兴建急救点，努力达到急救半径 3.5 km，急救反应时间 5 ~ 10 min，接近发达国家的急救反应时间 4 ~ 7 min 的水平。

2.“上海医疗救护中心”型模式　不设床位，以院前急救为主要任务。以上海市的医疗救护中心为代表，医疗救护中心在市区和郊县都设有救护分站，院前急救系统拥有救护车队，组成急救运输，市区急救半径为 3 ~ 5 km，平均反应时间为 10 min。

3.“重庆急救中心”型模式　附属于一所综合性医院的院前急救，或由全市数所医院组成的急救医疗协助。以重庆市为代表，该模式具有强大的急救中心，形成了院前急救、医疗监护运送、院内急救、ICU 等完整的急救医疗功能，其特点是院前、院内急救有机结合，有效地提高了伤病员的抢救成功率。

4.“广州急救指挥中心”型模式　建立全市统一的急救通讯指挥中心，负责全市急救工作的总调度，其下以若干医院的急诊科为相对独立的急救单位，按医院专科性质和区片划分分片出诊。以广州市的急救通讯指挥中心为代表。

5. 小城市的“三级急救网络”型模式　Ⅰ级急救点设在乡、镇卫生所，Ⅱ级急救站设在区卫生院，Ⅲ级急救中心设在城市的综合性医院。但是，我国地域广阔，在偏远地区、农村尚无院前急救组织。

我国急救管理模式在院前主要强调迅速转运伤病员，通过急救电话快速判断派出救护车的类型（普通救护或抢救救护），急救伤员的检查治疗、辅助检查与鉴别诊断都主要在医院急诊室完成，这一点与美国急救模式相似，但我国院前急救的救护车中均配有一名医师和一名护士，在危重病人转运至医院之前，医护人员将根据具体情况给予一定的紧急医疗救治，此种方式又与法国急救模式相似。因此我国的院前急救管理模式介于美国和法国模式之间。

三、我国院前急救事业的发展

1987年我国成立中华医学会急诊学会，经过30余年的发展，我国所有省会城市及50%以上的地级市都建立了具有地方特色的医疗急救中心，全国县级以上的公立医院均建立了独立的急诊科，并形成了院前急救—院内急诊—急诊重症监护室的生命绿色通道。

中国急救医疗服务体系（EMSS）的模式为：院前急救—医院急诊科—危重病房（ICU）。20世纪80年代卫生部、邮电部共同开设了全国特种医疗急救电话“120”，全国大部分市县地区开通了“120”急救专线电话。由于我国各地急救体系方式的多样化，国内的许多城市尚未实施院前急救调派原则，缺乏询问现场医疗信息的统一标准，急救指挥调度中心基本按照“有电话必受理、有呼救必派车”的原则，调度人员针对呼救电话，从最近站点派出一辆救护车到达现场，既可能出现病情轻的病人在救护车赶到后拒绝上车，也可能出现多个呼救电话同时打入时，因救治力量不足导致真正的危重病人得不到及时救治的情况。在全国范围内，这种院前急救工作不规范的局面，急救资源的不足与使用浪费的矛盾日益突出，在很大程度上影响了院前急救医疗服务体系的建设与发展。我国的院前急救组织须满足以下标准。

（一）布局合理、急救半径小的急救网点

急救网点布局合理，救护半径小，以便接到呼救后的急救人员能在最短的时间内赶到现场，展开急救工作。一般拥有30万以上人口的地区，应建有1个院前急救中心。要求急救半径城市为3～5 km，农村为10～15 km；急救反应时间市区15 min以内，郊区30 min以内。

（二）良好的通讯网络

现代化通讯设施是院前急救三大要素之一，建立健全灵敏的通讯网络是提高急救应急能力的基础，大面积的通讯网络覆盖，可为大众提供获得急救医疗服务的入口、及时派遣适当的车辆和人员、及时通知医院及在线医疗控制。

1. 统一急救电话号码　设置全国统一的急救电话“120”。1998年，我国建立一套社会化的公共救助体系，建立了城市应急联动中心（city emergency response center，CERC）。利用集成的数字化、网络化技术，将110报警、119火警、120急救、122交通事故，统一纳入指挥调度系统，使统一应急联合行动成为现实。此模式可以有效的方式进行院前指挥调度，组织伤病人员的抢救、搬运运送、疏导协调，为后续治疗赢得时间。

2. 重要单位、重点部门和医疗机构争取设立专线电话　以确保在紧急情况下随叫随通。中心计算机处理急救信息，指令性派出急救单元实施院前急救，尤其是在应对重大突发事件方面，发挥独特的效能，可以最快的速度、最短的时间，组织调集大量医护人员进行现场援救。

3. 无线电联络通讯　具有专用频道，能够快速、机动、灵活地随时指挥调度，急救部门应实现有线、无线通讯转换，使急救通讯半径能满足急救医疗服务半径的需要。

4. 全球导航定位系统（GPS）　充分展现急救医疗体系现代化、高科技、高效率、快速反应能力。通过空间固定不动的卫星，全天候为海上、陆地、空中和空间的用户提供高精度的三维位置、三维速度和时间信息。利用GPS技术结合电子地图（GIS）、声像传感系统（CCS）可迅速建立指挥调度系统，使急救调度人员很容易掌握救护车的位置、速度和状态。使用GPS的优势表现为：①提高救护车使用率，在尽可能短的时间内，调动距离院前最近的救护车赶赴现场。

②提高急救出诊速度。③通过大屏幕显示，可直观院前全过程，便于掌握第一手资料与切实的指挥，提高抢救成功率。

（三）安全有效的运输工具

交通工具是执行紧急救护任务必不可少的运输设备，目前国内外均主要以不同档次的救护车为主。地面救护车辆应该从简单的运输车辆发展到复杂而有效的“流动急诊室”，应尽量配齐各种常用急救药品、物品、器械及仪器设备，并保持车辆及用品完好。地面运输适合大部分病人或伤者，尤其是在城区或近郊地区。在时间紧急时可以考虑空中运输。

拓展阅读 2-1
5G 为远程会议赢得生命加速度

（四）经过专业培训的急救人员

急救人员的急救技术水平在很大程度上会影响院前急救的成功率。院前急救人员应由素质优秀的医护人员组成，应有良好的职业道德与业务能力，能熟练掌握急救知识与操作，掌握相关医学知识，具有较强的独立分析问题、解决问题的能力。

按照我国院前急救大体上分为“120”院前急救独立分科型和依附于急诊科型两种情况，院前急救人员分为专职化院前急救队伍和急诊科兼院前急救队伍。院前急救人员上岗前必须通过岗前培训和考核，但目前国内并没有统一的岗前培训专用教材和培训师资标准，岗前培训项目与课时欠统一，考核评估系统也没有统一标准。专职化院前急救队伍人员相对固定，一般由医生、护士、驾驶员组成，应急反应迅速，现场配合较好，但存在年龄结构偏低、院前急救从业时间短、学历层次不高的情况。急诊科兼院前急救队伍一般由急诊科值班医生、护士、司机临时组成，应急反应慢，在现场诊治、动手操作、沟通能力等方面相对较差。除了急救专业人员，社会公众往往是第一目击者，对他们进行培训也至关重要。总之，我国院前急救队伍的不稳定，急救人才的缺失已经成为制约院前急救发展的瓶颈。

（五）科学合理的器械装备

救护车是用于运送急救资源、抢救病人和运输病人的专用车辆。应根据院前急救工作的实际情况，在保证临时够用的前提下，科学合理地配备。一般普通急救车应装备有：①担架与运送保护用品，包括普通或折叠式担架、床垫、床单、枕头、被子、胶布等；②止血用品，包括止血带、止血钳等；③人工呼吸器具，包括简易人工呼吸器、开口器、压舌板、医用氧气等；④绷带和夹板，包括三角巾、急救包、纱布等；⑤手术器械，包括手术刀、剪刀、镊子等；⑥急救用具，包括救生带、安全帽、救生具、非常信号用具、病人标记卡片等；⑦护理用品，包括瓶皿、纱布盘、洗手盆、胶皮手套、便器、冰袋、体温计、血压计、消毒棉等；⑧消毒药，包括碘附、酒精、双氧水等；⑨一般消毒液，包括含氯消毒液、手消毒剂、次氯酸盐消毒剂、肥皂液等；⑩洗眼用品和必要的药物等。监护型救护车除普通救护车配备外，还应配备心电监护仪、除颤（起搏）器、气管插管装置、呼吸机、吸引器、氧气瓶、抗休克裤、血糖测定仪、铲式担架、小手术包，以及适当增加各类药品和固定器材。

（六）对大型抢险救灾的指挥和组织能力

统一领导和调度是大型抢险救灾工作迅速而有条不紊进行的重要保证。权威的管理组织或指挥中心应依附于当地卫生行政管理部门的直接领导或依附于当地政府统筹安排的协调机构，这样有利于协调救护人员、车辆、伤病员与各医疗单位，为伤病员的救援提供可靠的组织保证。

四、院前急救的护理管理

院前急救是急诊医疗服务体系的重要环节，院前急救护理工作更是其中非常重要的一部分，也是院前救护工作成功的重要保证，配合医生采取及时有效的急救措施和技术，可以最大限度地减少伤病员的痛苦，降低伤残率，减少病死率，为进一步救治打好基础，因此对院前急救护理人员的综合素质要求很高。护理人员需要扎实的医学知识和专业技能，还要具备良好的心理身体素质和职业道德。

（一）院前急救人员的组织管理

目前，无论哪一种形式的急救机构，院前急救护理人员都接受科主任和护士长的双重领导，每辆救护车配备 1 名医生，1 名护士。根据院前救护的工作特点，要求院前救护的护理人员做到以下几方面：

1. 救死扶伤的人道主义精神、高尚的护理道德修养和团结协作精神及良好的心理素质。作为一名院前急救护士，要有救死扶伤的人道主义精神、高尚的护理道德修养及献身精神。有高度的责任心和同情心，能设身处地为病人着想，想病人之所想，急病人之所急，帮病人之所需。同时还应当具备良好的职业心理素质，这样才能随机应变处理好各种复杂情况。对病人一视同仁，态度热情和蔼。对危重病人只要有百分之一的抢救希望，就应作出百分之百的努力。

2. 坚守岗位，随时做好赶赴现场的准备。时刻做好准备，不可有一丝松懈，强化应急能力，突出一个“快”字，争取一次成功，尽量减轻病人的痛苦，为病人赢得救治时机。

3. 掌握检伤分诊技术，熟练配合医生完成现场救护，具有严谨的工作作风。护士在抢救工作中必须动作迅速、敏捷，操作准确，以免失去抢救时机。在特殊情况下，能独立判断处理各种紧急情况，对急诊病人的各种偏激表现要有敏锐的观察力，既要做好自己的本职护理，掌握院前急救中病人常见急症的病因、病理、症状，又要能熟练配合急救医生进行全程的急救。

4. 掌握常见急症的救护理论和技术，有扎实稳固的基础和高级生命急救的基本理论及操作技术，如静脉穿刺、心肺复苏、导尿、吸痰；血糖仪、心电监护仪、呼吸机和除颤器的使用等均需要熟练掌握。

5. 掌握急救药品的作用机制、给药途径和注意事项。

6. 在执行任务时必须服从统一命令，不得擅自离岗，随时解决病患的问题。

7. 具备良好的沟通与协调能力。院前急救是一种群体合作的活动，护士在工作中涉及医生、司机、病人及家属的广泛关系，能否协调好这些关系，对医疗群体内部的向心力和凝聚力、对整体救护工作的秩序和质量有很大影响，这就要求护士具备与病人及家属良好的协调与沟通能力。急救护士还应注意与急救司机的关系，在长途转运中，司机在整个运送过程中要注意力集中，安全、快速，这要求护士要关心和提醒司机。只有处理好以上各种关系，才能同心协力，把院前急救工作做好。

（二）院前急救药物、器械、医疗设备的管理

院前急救所有药品、器材和设备，必须登账记录，做到账物相符。制定一系列的管理制度，有专人负责急救物品、设备、物品的保管。药品器材管理员随时查看药品、物品有效期，及时更换，以保证完好、齐全，处于良好的备用状态。急救药品、器材做到专人管理，班班交接，定期检查维修和随时补充更换，以保证完好、齐全，处于良好的备用状态。出诊人员必须保证

急救药品、物品及急救器材完好率100%。

1. 急救药品固定数量，每班认真交接，妥善保管。每班清点抢救物品及药品，保持抢救物品完好率100%。定期检查急救药品医疗器械、无菌物品有效期，按时更换以免过期。抢救车使用后器械、物品、药品及时消毒、补充。

2. 用药均依据医嘱使用，抢救时保存用药后的空瓶，以备查询。

3. 救护车装备要定期维修、保养，保证良好运转。

4. 毒麻药品务必妥善管理，防止丢失。用后及时补齐。

（三）院前急救常见的隐患

1. 出诊前常见的隐患

（1）呼救电话接听不详：如调度员接听电话时，现场、地点未询问清楚，病人病情及对方联系方式不清楚，造成救护车空跑或延时达到现场，会延误病人的抢救。

（2）出诊速度缓慢：院前急救面对的是急诊病人，时间就是生命。少数急救人员急诊抢救意识不强、出诊慢，会导致未在预定时间到达；个别医护人员思想上有松懈，无集体观念，往往就会导致出车时间延误；出诊途中交通阻塞以致出诊延时等，这些因素都是导致出诊延误的重要原因。

（3）出诊抢救物品不齐全：出诊前未将病情询问清楚，导致物品或药品准备不充分、不齐全；估计失误，出现抢救物品、仪器少带或未带。这些均会导致抢救效果不理想，甚至因抢救不及时造成病人死亡，引起医疗纠纷。

2. 现场急救常见的隐患

（1）医务人员责任心不强：对病人检查抢救不及时，引起病人和家属不满，从而引发医疗纠纷。

（2）医务人员抢救技术欠熟练：急救技术掌握不熟练、不能正确运用抢救器械、疾病处理不得当，会影响病人病情和预后而导致纠纷，直接影响院前急救的医疗护理质量。

（3）知情同意落实不够：在转运过程中未向病人及家属交代途中可能出现的危险，如窒息、休克、呼吸心搏骤停等，造成病人及家属的不满而引发医疗纠纷。

（4）到达现场后未实施抢救：医护人员到达现场对已死亡的病人未进行常规抢救或对已死亡的病人检查不仔细，未留有效检查记录，引发病人家属不满或医疗纠纷等。

3. 转运途中易出现的隐患

（1）搬运困难延误抢救：出诊一般有1名医生和1名护士，由于人员较少，出诊现场复杂，或是高楼或是地下通道等，搬运病人十分困难，延误抢救时间。

（2）途中观察病情不仔细：病人在转运途中，医务人员未随时观察抢救措施进展情况及病人病情变化，病人液体外渗致肢体肿胀，使输液中断，影响治疗效果，甚至病人呼吸骤停时间不确切，引发医疗纠纷。

4. 运输故障

（1）救护车保养不到位：救护车出现故障或油量不足，在转运途中因维修、加油，延长转运时间而耽误对病人的进一步抢救。

（2）救护车驾驶员技术欠娴熟：驾驶员技术欠娴熟或睡眠不足、精神欠佳，影响正常安全行驶。

5. 院前医疗文书常见的隐患　院前急救病历是病情和诊疗、急救处理全部过程的原始记录，是急救中心处理医疗差错、医疗纠纷的依据，同时也是病人抵达医院进一步抢救的参考依据。院前急救病历是重要的客观依据并具有法律效力。由于院前急救工作环境嘈杂，病人病情急，时间紧迫，常出现以下隐患：

（1）时间记录不准确：出诊时间、接诊时间、到达医院时间记录不准确、不及时，医护记录时间不一致，有时因忙于抢救未记录时间。

（2）抢救措施记录不完全：院前急救在紧急情况下常常执行口头医嘱，抢救记录常出现漏记、记录不详细、记录不及时、未及时补记等现象。

（3）记录不规范：语言描述不准确、未使用医学术语、过于简单等。

（四）现场管理策略

随着院前急救事业的发展，院前急救工作由急救运输型向急救医疗型转化，专业性越来越强。因此，分析院前急救常见的隐患，采取对策，制定防范措施，预防院前急救事故、纠纷的发生，对提高院前急救的医疗质量有重要的现实意义。

1. 提高院前急救人员的业务素质　因院前急救工作的不可预知性，急救医护人员应具备较全面的工作技能。要求急救人员掌握较全面的医学知识和熟练的抢救技术，要有敏锐的观察力，熟练掌握抢救流程。加强急救人员专科理论知识和急救技能培训，按照专业特点、业务层次，因人施教。增强急救人员的急救意识，提高院前急救水平，定期对出诊人员进行心肺复苏、中毒的抢救、气管插管、人工呼吸、心电监护、复合外伤处理的培训、演练及考核，以提高急救队伍的应急能力。定期对护理人员进行心肺复苏、休克及急诊六大病种病人的抢救流程、气管插管、人工呼吸、电击除颤、静脉留置针、复合外伤的处理、现场病人搬运术的培训和考核。

2. 加强院前急救的规范化管理　急救中心应加强规范化建设，形成包括急救通讯、急救运输、急救医疗等一整套急救工作的操作规范。

（1）规范接线调度："120"急救电话是生命线工程，调度员必须熟练掌握本市的地理交通，在指令中简洁、明确地表达现场位置及地址，以缩短出诊时间，合理调配急救资源。受理呼救电话时要求用简单和蔼的语言在短时间内问清伤（病）员的人数、病情、联系方式。

（2）确保院前急救的人力保障：在排班中由具有丰富院前急救经验的医生与护士组成小组，使伤（病）员得到及时救治。

（3）健全医疗急救网络：建立健全医疗急救网络，缩短院前急救的医疗服务半径、缩短反应时间，急救人员接到报警后 5 ~ 10 min 赶到现场，争取宝贵的抢救时间。

（4）建立联系协调机制：在出诊过程中及时与"120"指挥中心和对方联系，通过救护车车载卫星定位（GPS）将途中发生的意外情况（如交通阻塞、车辆故障）及时汇报，以便协调解决。

（5）强化救护车辆的运行管理：加强驾驶员的安全和急救意识教育，增强责任感，提高遵守操作规定和交通规则的自觉性。建立救护车维护修理的管理制度，密切配合抢救，确保安全、快速地将病人转运到医院。

（6）增强法律和维权意识：定期组织急救人员学习相关法律知识，增加急救人员法律意识及维权意识。

（7）提高护理记录书写质量：急救记录在医院纠纷中起到非常重要的作用，因此，护士应客观、真实、准确、及时、完整、规范地书写护理文件，不得有遗漏、涂改，确保护理书写质量，特别是时间，护士书写完毕要签全名，保证护理文书真实完整，举证有据，杜绝医疗纠纷发生。

第三节　院前急救护理的基本程序

情景导入

伤员，男性，35岁，在高速公路上驾车发生车祸，意识清楚，诉颈部疼痛，腰部以下感觉异常，现伤员坐在驾驶位，头部靠在椅背上，需要立即对伤员予以现场处置并转运。

请思考：

1. 到达现场后怎样对病人进行急救？
2. 如果您是现场急救护士，可以做哪些事情？

一、出诊评估

（一）环境评估

无论急救现场在家庭，还是在户外，急救人员到达救治现场后首要的任务是对现场环境进行快速评估，判断是否存在对救护者、病人或旁观者造成伤害的危险因素，以确保安全，防止进一步损伤。如为有毒环境，应做好毒物防护措施；触电者，须先切断电源等。

（二）病情评估

1. 初步评估　急救人员到达急救现场，要快速判断有无病情危重者。一般通过意识、循环、气道、呼吸等方面进行评估。

（1）意识：判断病人神志是否清醒。对于成人，大声呼唤病人姓名或轻拍病人肩部，观察病人能否睁眼、说话。对于婴幼儿，用手轻拍足跟或掐捏合谷穴，观察患儿有无哭泣。若无反应，说明意识丧失，为危重症病人。

（2）循环：主要检查脉率与脉律。扪及桡动脉、股动脉或颈动脉是否搏动或听诊心脏。病人缺氧、失血、疼痛、心力衰竭、休克时脉率加快、变弱，心律失常时出现脉律不规则。如摸不到桡动脉搏动，提示收缩压降至80 mmHg以下；如触不到股动脉搏动，提示收缩压下降至70 mmHg以下；如触不到颈动脉搏动，提示收缩压下降至60 mmHg以下。还可观察病人指端毛细血管再灌注时间（正常在2 s内可再充盈），也可通过触摸病人肢体皮肤，了解皮肤温度、有无发热、有无湿冷，并观察有无发绀、花斑出现，以此了解末梢循环，判断血液循环情况。

（3）气道：保持气道通畅是维持呼吸的必要条件。如病人有反应但不能说话、咳嗽，出现呼吸困难，可能存在呼吸道梗阻，必须立即检查并解除梗阻。

（4）呼吸：检查者将自己的面颊部靠近病人的口鼻处，通过一听（有无呼吸音）、二看（胸廓有无起伏）、三感觉（面颊部有无呼吸气流感）的方法来判断病人有无自主呼吸。对呼吸存在的病人应进一步评估呼吸活动的情况，即呼吸频率、节律、深浅度，有无呼吸困难、被动呼吸体位、发绀及三凹征。若呼吸已停止，应立即行人工呼吸或呼吸气囊辅助呼吸。

救护人员到达现场通过初步评估，首先应迅速而果断处理直接威胁病人生命的伤情和症状，急救的同时迅速对病人进行全身检查。

2. 次级评估　迅速而轻柔地进行全身检查。检查中，随时处理直接危及生命的症状和体征。

（1）体表：检查病人体表有无破损及出血。

（2）头颈部：触摸病人头皮、颅骨，是否有损伤或骨折。检查耳、鼻有无出血或液体流出。观察眼球及晶体是否正常，有无结膜出血、角膜异物等。观察口唇有无发绀，口腔内有无异物或牙齿脱落。检查颈部有无损伤、出血、僵直、活动受限等。

（3）胸部：观察呼吸状态、两侧胸廓是否对称。检查胸部有无肋骨骨折或开放性伤口。询问是否存在胸痛及疼痛的程度。

（4）腹部：检查有无伤口出血、腹胀、疼痛及疼痛的性质，腹部有无膨隆、包块，是否存在腹式呼吸、压痛、反跳痛和腹肌紧张等。

（5）脊柱及骨盆：对于急性创伤的病人，不可盲目搬动病人，应先检查脊柱及两侧软组织有无畸形、压痛、肿胀等。两手分别放在病人髋部两侧，轻轻挤压骨盆有无疼痛，检查有无骨盆骨折。观察外生殖器有无损伤。

（6）四肢：检查有无畸形、肿胀和疼痛，关节活动是否正常，观察肢体皮肤颜色、温度及末梢循环情况。

二、现场救护

现场救护的主要目的是挽救生命、缓解症状、减轻痛苦、稳定病情、增加病人生存能力和机会，防止二次损伤或尽量减轻伤残及并发症，并在保证安全的前提下，将所有伤病员尽快运送到有条件收治的医院。处置方法要简单易行、快捷有效，常规的现场急救措施主要包括给病人以合适的体位、胸外心脏按压、人工呼吸、气管插管、止血、包扎、骨折固定、建立静脉通路和观察维持生命体征等。

1. 协助病人取合适的体位　对意识丧失者，应将头偏向一侧，防止舌根后坠或呕吐物等阻塞呼吸道引起窒息。对需行心肺复苏者，在其身体下垫硬木板，开放气道，应取去枕平卧位，头向后仰，以利于人工呼吸。对于一般危重病人，根据病情取舒适卧位，如屈膝侧卧位、半卧位、平卧位、半坐位等，同时注意保暖。

2. 维持循环系统功能　对心搏骤停的病人，应立即行胸外心脏按压，建立人工循环。如有条件，应尽早行心脏电除颤、心电监护及药物治疗等。

3. 维持呼吸系统功能　随时注意清除口腔、咽喉和气管内的异物及痰液等，保持气道通畅。对缺氧者及时给予氧气吸入。必要时给予环甲膜穿刺、球囊–面罩辅助呼吸、气管插管等。迅速有效地处理胸部损伤。

4. 建立有效的静脉通路　建立静脉通路最好采用静脉留置针或骨髓腔穿刺术，可保证快速输入药物，维持有效循环血量和保证治疗药物及时进入体内，而且在病人躁动、体位改变和转运中不易造成血管刺穿。

5. 外伤的处理　对于各种外伤，有针对性地采取止血、包扎、固定等措施。现场处理主张不冲洗、不还纳、不随意上药等。

6. 对症救护处理　如降温、止痛、止咳、止喘、解痉、止血、引流和解毒等，以稳定病情，减轻症状，预防并发症。

7. 维持中枢神经系统功能　在现场急救实施基础生命支持的同时，即开始脑复苏。及早头部降温，以提高脑细胞对缺氧的耐受性，保护血–脑屏障、减轻脑水肿、降低颅内压和减少脑细胞的损害等。可采用物理降温方法，如冷敷、冰帽、酒精擦浴等，将体温降至33～34℃为宜。还可应用脱水药降低颅内压等。

8. 正确松解或去除病人的上衣、裤、鞋 对于猝死、创伤、烧伤及骨折等病人的现场急救，为方便抢救和治疗，需适当脱去病人的某些衣物、鞋和帽。在此过程中要掌握一定的技巧，如脱上衣应先健侧后患侧，情况紧急时，可直接用剪刀剪开衣袖，以赢得抢救时间；脱长裤时，如不能确定下肢有无骨折，应将病人呈平卧位，解开腰带和纽扣，从腰部将长裤退至髋下，保持双下肢平直，不可随意抬高或屈曲，将长裤平拉脱出；脱鞋袜应托起并固定住踝部，解开鞋带，向下再向前顺足型方向脱下鞋袜；脱除头盔应用力将头盔的边向外侧扳开，再将头盔向后上方托起，即可去除。

9. 对疑有脊柱损伤者应立即予以制动 对颈椎损伤者，有条件时应用颈托保护颈椎。根据病人颈围的大小、颌底至胸骨顶间的距离选择合适尺寸的颈托。固定后嘱病人勿自行拆卸，以免颈椎移位加重病情。对疑有胸、腰椎损伤的病人，搬运由 3～4 人完成，严防躯干前屈或扭转，应使脊柱保持平直，将伤员安置在硬质担架上。

10. 病人心理关怀 由于突遇意外伤害或急症，病人及其家属往往没有心理准备，可出现紧张、焦虑和恐惧等各种心理反应，此时急救人员应保持镇静，适时与病人或家属进行沟通。紧张有序的救护活动本身也可以使病人产生心理慰藉和信任。对于病人家属，应客观介绍病人病情，以取得其合作与理解，使抢救工作得以顺利进行。

三、转运和途中监护

院前转运（pre-hospital transfer）是对已经做了现场初步急救处理的伤病员在急救人员的监护下运用专业的运输工具转送至医院的过程。快速、安全的转运可使病人尽早接受专科治疗，对减少伤残率、提高抢救成功率起着重要的作用。但要避免不重视病情而一味强调迅速转运，如外伤大出血未先进行止血处理就运送可导致失血性休克，甚至死亡；脊椎骨折未进行初步固定就搬运和转运，可导致截瘫等严重的并发症发生；对心搏骤停的病人未先进行现场初步心肺复苏就转运，使病人失去宝贵的抢救时机等。因此，在危重病人转运之前作相应的紧急处理极其重要。同时，要做好医疗监护运输，才能使病人安全到达目的地。

（一）运输工具

根据运输工具的不同，可分为陆地转运、水路转运和空中转运。

1. 陆地转运 最常见，常用的转运工具是专业救护车。根据院前需要，救护车均配备药品、急救器材设备，且能满足现场抢救和运送伤病员途中急救需要，以保证伤病员安全运送到医院进行抢救治疗。车载药品及耗材使用后及时补充；急救仪器设备及时维修保养，接到急救指令立即出诊，不再携带急救设备器材而奔波。

2. 水路转运 多用救护船，迅速动用救生直升机、救生舰船（艇）实施海上救护。帮助遇难者撤离现场、船上抢救救治、安全运送至陆地医院。实施水路急救是在特殊环境下的救援工作，船舶自身摇摆不定，如果风浪较大，船上救治难度更大，因此对急救人员及驾驶员的要求较高，除提高业务素质、身体素质外，还需要加强船上工作训练，以适应船上工作。

3. 空中转运 交通工具主要是直升机或飞机，能够快速救治病员，空中转运能争取时间，跨越不良环境路径运送急救人员、病人及急救物资器材。直升救护飞机在急救领域发挥了重要的作用，但它的不足首先是舱内空间的限制，仅能提供除飞行员以外的 2 名急救人员；其次是进行抢救操作不如救护车内自如舒展，还有投资较大、费用昂贵、设备及人员训练都较复杂，易受气象条件及建筑物等限制，不利于作业。所以直升机只能是地面救护车的重要补充，不会也决不能代替救护车。

（二）准备工作

1. 转运时机 转运前应首先对威胁病人生命的损伤或病情紧急处置，并待病人生命体征相对稳定后再转运。但特殊情况下，在病人病情危急且现场又不具备抢救条件或者在转运途中可以进行处置时，应考虑边运送边救治。搬运前需再次测量各项生命体征，并评估、记录病情。

2. 运输准备 运输工具的可靠性、适用性及稳定性必须有保证；转运途中使用的监护设备、抢救仪器设备及急救物品必须齐备并性能良好，处于备用状态；有足够的急救药品、液体，确保途中使用。

3. 病情通报 救护人员应做好转运前的解释工作。向病人、家属或有关人员说明病情、途中可能出现的情况及发生意外的危险，取得同意、理解与合作，并在知情同意书上签字。

4. 通讯联络 必须通畅、可靠。利用通讯工具与急救中心或接收医院联系，通报病情，以便医院做好接收病人的准备。

5. 正确搬运 搬运是医疗救护运送的关键环节之一，甚至关系到院前急救的最终成败。需要掌握正确的搬运方法，避免因搬运增加伤病员的痛苦。并根据病情选择合适的搬运方法和搬运工具，避免病人发生“二次损伤”，造成不应该的损失。

（1）危重病员搬运前再次检查或观察，确认其生命体征是否平稳。

（2）对神志清醒的病员予以嘱咐安慰，说明配合要点，争取配合。对神志恍惚、烦躁不安的病员可事先给予安定镇静药物。

（3）外伤病员应固定好伤肢残端，避开损伤部位，避免重要器官部位受到挤压；出血、骨折病人应先止血、包扎、固定后再搬运；颈、腰椎、骨盆骨折的病人选择平整的硬质担架床，三人以上同时搬运，避免继发脊髓损伤。

（4）搬运时手法要轻柔，用力要均衡，步调一致。尽量保持平稳减少颠簸震动，防止病人跌落。如遇地面崎岖难行、过道狭窄、车船舱内或夜间等特殊环境，更要保护好伤病人员。

（5）运送路途较远的病人，需选择合适的交通工具，必要时可选择空运等。

（6）搬运过程中随时观察病情，处理随时可能发生的意外情况。若发现心搏骤停等病情变化应立即就地抢救。

（三）转运途中的观察与护理

1. 转运途中的观察 严密观察病人病情和生命体征变化，包括昏迷过程、昏迷程度、体温、脉搏、呼吸及神经系统症状、体征等。如观察伤病员的神志意识、面色、表情，评估呼吸是否平稳、是否缺氧，监测脉率、末梢血氧饱和度及血压情况，遵医嘱静脉药物治疗。观察各种引流管的固定及引流情况，机械通气病人注意观察气道、呼吸机运转及氧气供应情况等。对于颅脑损伤者还应观察瞳孔是否等大等圆、对光反射情况，外伤包扎固定后观察伤口敷料情况及远端血供情况。

2. 转运途中的护理

（1）体位：根据不同的伤病、配合不同运输工具以摆放合适体位。一般病人取仰卧位或坐位；恶心呕吐者应取侧卧位；颅脑损伤、昏迷者，应垫高头部，并将头转向一侧；胸腹部受伤者可用支架或用被褥将上半身抬高取半卧位；脊柱损伤者应保持脊柱轴线稳定，将其身体固定在硬板担架上搬运，对已确定或疑有颈椎损伤者应用颈托保护颈椎。

（2）持续生命支持：通过心电监护、给氧、保持呼吸道通畅、机械通气、保持静脉通畅给药、密切观察生命体征等不间断的有效救护措施，给病人以持续生命支持。转运途中保持管道通畅，防止坠落、脱出、移位、扭曲和阻塞等情况的发生。

（3）病情变化或特殊情况应随时处理：如转运途中突然出现呼吸、心搏骤停，立即就地抢救行心肺复苏，同时呼叫附近医务人员协助救护，必要时考虑停车抢救。

（4）做好转运中记录：记录内容包括监测指标数值、意识活动状态、检查或治疗情况及转运过程中救治处理情况等。

3. 注意事项

（1）担架行进中，病人脚在前，头部应在后，以便随时观察病情变化。在行进途中注意安全，防止前后左右摆动、上下颠簸增加病人痛苦。担架上最好增加两条保险带，将病人胸部和下肢与担架固定在一起，松紧适宜，以防病人摔伤，并注意防雨、防暑、防寒。

（2）空中转运，因高空温度、湿度较地面低，应注意保暖和气道湿化。一般病人宜横放，休克病人宜头朝向机尾，以免飞行中引起脑缺血。对气管插管的气囊，在空运中为避免气压降低引起膨胀而压迫气管黏膜造成缺血性坏死，气囊内空气注入量应较地面减少。

（四）病人的交接

救护人员将病人送到医院，根据病人情况进行详细交接。

1. 普通病人的一般交接　交接病人的姓名、性别、年龄、院前诊断、神志、生命体征、目前用药情况，检查输液及各种管道的通畅、皮肤及其他特殊情况。出诊护士和接诊护士在“120”病人交接记录本双签名，时间记录到分钟。

2. 危重病人的交接　院前人员应提前通知接诊医院做好接收及抢救准备。到院后“120”出诊护士和接诊护士一起转运病人至抢救室或诊室后进行详细交接，应先行抢救，然后再交接。

3. 特殊病人的交接

（1）意识模糊、昏迷无陪护病人的交接：除以上的交接内容外，出诊医生、护士和接诊医生、护士还应与保卫科工作人员一起交接病人身上的一切物品。

（2）“三无人员”的交接：出诊护士应交代接诊护士接车地点、时间、报警人、出诊当时情况，同时通知医务科或总值班。

4. 交接内容　交接登记内容包括：日期，交接时间，病人姓名，性别，年龄，初步诊断，急救措施，心电图，吸氧浓度，静脉给药的药物名称、浓度和剂量，简易呼吸器等相关设备，同时还有按照病情分级（轻、重、危重）详细记录，以及出诊医院、出诊医生签名、接诊医院、接诊医生签名。最后，双方确认无误后签字。

（董正惠　叶　芳）

数字课程学习

教学 PPT　　自测题

第三章
急诊科的组织与管理

【学习目标】

知识：

1. 了解急诊科的运作模式、科室的布局与设置、急诊护理风险管理。
2. 掌握急诊护理工作范畴、急救绿色通道、急诊护理人员的分层培训与岗位管理。
3. 熟悉急诊科制度、人员、设备、药品、信息管理及护理质量持续改进等相关知识。

技能：

1. 熟悉急救绿色通道的运行过程，并能初步掌握护理应急预案中的应急准备。
2. 学习培养组织协调、团队协作及应急处置能力。

素质：

1. 有敏锐的观察能力及组织协调能力，在学习过程中强化急救意识。
2. 有独立思考的能力，在学习过程中发现问题、解决问题。

情景导入

2021年2月某日夜间，一条城市公路上8辆车连环相撞，部分车辆被牢牢卡住，其中有4辆车变形严重，造成乘客受困，生命安全遭受着极大的威胁。调度指挥中心派遣附近几家医院的医护人员赶赴现场。急救人员到现场后经过现场分诊和处理，将伤员紧急转运至医院。

急诊科（emergency department，ED）是医院急症诊疗的首诊场所，也是社会医疗服务体系的重要组成部分。急诊科实行全年，24 h开放，承担来院急诊伤病员的紧急诊疗服务，为抢救伤病员生命，以获得后续的专科诊治提供支持和保障。急诊科的工作不仅关系到病人的生命安危，也是直接反映医院管理、医疗技术、服务水平的窗口。因此，在急诊临床实践中应以急诊医疗护理工作质量为中心，建立科学的管理模式、完善管理体系和组织制度、构建合理的设置布局、加强质量管理和队伍建设，才能有助于促进急诊科工作的不断发展，保证急诊医疗护理工作的高质量和高效率运行。

第一节　急诊科的组织机构及工作范畴

情境一：

某三级医院接到通知，预计接收车祸群发伤伤员10例，在院领导及医务科的统一指挥下，医院立即启动了院内突发群体伤事件应急预案，调配全院各科机动班立即到位，进行快速有效的救治。

请思考：

这是医院急诊科护理工作范畴中的何种任务？

急诊科的建设与发展关系着急诊医学的前途与命运，合理的急诊模式将有利于急诊医学的发展和成熟。目前，我国医院急诊科的组织结构因各地、各医院规模大小、服务半径、地区人口密度、医院急诊工作量、医院人员总编制情况不同而有所区别。现代急诊科不仅要有设施齐全的设备，还要培养一支梯队合理的急诊专业医生团队、急诊专科护理队伍，这对推进我国急诊医疗服务体系的发展具有非常重要的作用。

一、急诊科的组织机构

（一）急诊科的运行模式

1. 国际急诊运行模式　由于历史的原因，不同国家、同一国家不同医院的急诊科医生的专业知识与技术类型不同，医院内急诊运行模式有很大不同，主要形成的运行模式有：急诊医学专业模式、多学科模式、跨专业模式，这3种模式的主要区别在于提供急诊医疗服务的医生的类型不同。

（1）急诊医学专业模式：目前绝大多数国家制定新的医院内急诊运行模式时采用急诊医学专业模式。它是由经过急诊临床专业训练的一组急诊医生提供所有专科病人的急诊医疗服务，所有医生均是急诊科编制。执行急诊医学专业模式后，急诊科只提供一组医生就能完成各专科急诊病人的诊断和治疗，解决了分科急诊模式中的人力资源不足与资源浪费的问题，提高了急诊科医生的整体工作效率。

（2）多学科模式：为数不少的国家，特别是在西欧（如法国、德国）采用多学科模式作为院内急诊运行模式，由来自不同医学专业的医师提供急诊医疗服务。多学科模式的主要特点是急诊医学不是一门独立的医学专业，急诊临床工作的医生通常是麻醉科医生、内科医生、外科医生、妇产科和儿科医生，近年来该模式在世界上的影响力在逐渐减弱。

（3）跨专业模式：一些国家（如比利时、日本、约旦、以色列等）采用跨专业模式作为院内急诊的运行模式。从事急诊工作的医生最初已经完成其他医学专业训练，再通过培训项目、进修项目或读研究生等方式，接受急诊医学教育和训练。跨专业模式的优势为在缺乏正规的急诊医学住院医师培训项目时，能有足够的医师从事急诊临床工作。不同专业的临床医师聚在急诊工作，可以相互学习、相互弥补来完成医疗工作。但这一模式很可能会限制急诊医学的发展，因为医生在临床工作和学术研究时常会把思维停留在他们原来的医学专业方向上。

2. 国内急诊运行模式　因受各地经济、人口等条件限制，我国各地区急诊医学发展不平衡，急诊科的运行大体有 3 种类型，分别为依托型、半自主型和完全自主型。

（1）依托型：完全依靠各专科医师负责急诊诊治任务。

（2）半自主型：部分急诊科医师、部分专科医师共同完成急诊诊治任务。

（3）完全自主型：由急诊科医师负责全部急诊诊治任务。

目前多数学者倾向于建立完全自主型急诊模式，并且有利于形成“院前急救—门诊抢救—EICU—恢复病房”一体化诊疗模式，这种诊疗模式便于院前急救与院内急救的统一，有利于急危重症病人一体化治疗与观察，既节省人力物力，又可提高救治成功率，实现生命绿色通道。

（二）急诊科的人员组织架构

我国综合医院急诊科为独立科室，一般实行院长领导下的科主任负责制，急诊科主任负责本科室的医疗、教学、科研、预防和行政管理工作，是急诊科诊疗质量、病人安全管理和学科建设的第一责任人。急诊科护士长在护理部及急诊科主任的领导下负责本科的护理管理工作，是急诊科护理质量管理的第一责任人，应当由主管护师及以上任职资格和 5 年以上急诊临床护理工作经验的护士担任。急诊诊室、抢救室、留观室、综合病房、急诊重症监护室等区域实行主治医师负责制，主要负责相关区域的临床和管理工作，组织指挥急危重症病人救治，参与急诊科研和教学工作。

综合医院还应成立急诊领导小组，由院长担任组长，成员包括主管业务副院长、医务处负责人、急诊科主任和科护士长、护士长、各临床科室主管急诊工作的科主任及总住院医生，有关专家、科主任负责业务技术指导。遇有重大抢救时，可调动全院的力量，配合急诊科（室）进行抢救工作。

二、急诊科的工作范畴

急诊科主要工作范畴和任务是担负急诊伤病员的院内急诊早期救治和部分危重症病人的急诊监护治疗，也可根据所在区域特点承担院前急救；需合理处置和分流病员，准备应对随时可能发生的成批量伤病员的急救，充分利用好有限的急诊资源；组织协调好医院各专业科室参加急诊会诊、救治，尽快收容危重伤病员入院治疗。

1. 接诊各类紧急就诊的病人和院前救护转运的伤病员 急诊科护理工作的服务对象多为突然发病的急诊病人和院前急救中心转运到医院的病人。急诊护士接诊病人后，应及时准确地做好预检、分诊工作，有效分流非危重症病人，使急危重症病人得到快速有效的诊治和护理。

2. 负责急危重症病人的抢救护理 制定并实施各种急危重症急诊病人的抢救措施和护理常规，对生命受到威胁的危重病人进行及时有效的抢救与护理，并组织协调院内人力、物力配合抢救。

3. 承担灾害性事故的急救工作 突发群体性意外伤害、灾害性事件严重威胁病人的生命安全，急诊医护人员须立即启动院内应急管理机制，有组织地进行灾害性事故的救护活动，包括院前救护、伤病员转运、院内救护等各个环节的工作。

4. 开展急救护理的科研、教学和培训工作 急诊医学的发展对急诊护士提出了更高的要求，因此急诊护士需要不断进行专业培训，以更新救护知识，提高急诊护理工作质量。急诊护士处于急诊病人救治与护理临床实践第一线，需要归纳总结各种急危重症病人病情发生发展、救治的经验，开展急危重症护理的科学研究，并承担急救护理的教学工作，以促进急危重症护理专业的发展。

5. 开展急救知识和技能的普及、宣传工作 急诊医疗服务体系不是一个孤立的系统，提高全民急救意识和初级急救知识也是其重要部分。作为专业急救人员，急诊医护人员还担负着向基层卫生组织向普通民众宣传普及急救知识和技能的工作，是公众急救知识与技能培训的主导者和引领者。

第二节 急诊科的布局与设置

情境二：

10例伤员转运至医院急诊科，其中男性8例，女性2例，年龄20～77岁；经预检分诊护士初步评估，头部外伤伴意识障碍3例，疑似颈椎损伤1例，多发伤2例，四肢及面部轻度擦伤2例，胫腓骨骨折1例，胸部损伤伴休克1例。

请思考：

作为预检分诊护士，你将安排上述伤员进入急诊科哪些区域进行救治，哪些病人需要立即开通绿色通道进行救治？

医院急诊科的设置与布局应遵循急诊诊疗护理工作的规律与特点，具备与医院级别、功能和任务相适应的场所、设施、设备、药品和技术力量，以保障急诊工作及时有效开展。因此，急诊科的布局应便于快速诊治处置急诊病人，最大限度缩短病人就诊时间。现代化急诊科还应加强信息化平台建设，不断提高就诊效率，优化就诊流程，改善急诊医疗护理服务质量。

一、急诊科的布局

急诊科应当具备与医院级别、功能和任务相适应的场所、设施、设备、药品和技术力量，以保障急诊工作及时有效开展。因此，急诊科应合理设置就诊区域，配备完善的急诊硬件，建立科学的管理制度，不断提高急诊工作效率和抢救成功率。

（一）总体布局

急诊科只有合理布局，才能最大限度地利用急诊资源，为抢救病人争取时间。

1. 急诊科的标识　急诊科应当有醒目的路标和标识，以方便和引导病人就诊，与手术室、重症医学科等相连接的院内紧急救治绿色通道标识应当清楚明显。在医院挂号、化验、药房、收费等窗口应当有抢救病人优先的措施。各功能部门的标志醒目，最好采用灯箱，方便夜间寻找。在通往抢救室的路途中，可采用一定的方式，如沿墙或地面涂上色标、悬挂醒目指示牌，建立快捷急救通道等。在急诊大厅应有急诊科各个层面的平面图。

2. 急诊科的平面布局　急诊科应设在医院内便于病人迅速到达的区域，并邻近大型影像检查等急诊医疗依赖较强的部门。急诊科入口应当通畅，设有无障碍通道，方便轮椅、平车出入，并设有救护车通道和专用停靠处；有条件的可分设普通急诊病人、危重伤病病人和救护车出入通道。急诊科的各功能部门的布局应以减少交叉穿行、减少院内感染和节省时间为原则，选择最佳方案。预检分诊台、候诊室、各科诊室、抢救室、急诊危重症监护病房（EICU）、清创手术室、检验室、X线检查室、心电图室、药房以及挂号收费室等以一楼平面展开为宜；在规模较大的急诊科，可将输液室、观察室、隔离室、急诊病房、EICU、手术室及其他功能检查部门设置在最邻近的楼层，与预检分诊台、抢救室同层应设有宽敞的急诊大厅，方便家属等候。

（二）区域布局

急诊科内部按功能可分为医疗区和支持区，应合理布局，尽量缩短急诊抢救和检查距离半径。

1. 医疗区　包括预检分诊处（台）、急诊抢救室、诊疗室、清创室、急诊手术室、治疗室和处置室、急诊观察室、EICU、急诊病房等。

（1）预检分诊处（台）：设在急诊科入口最醒目的位置，救护车到达时护士能一目了然，光线充足便于检查病人，有保护病人隐私的设施。预检分诊处对来诊的病人根据临床表现和轻重缓急程度进行分类、登记，引导急救途径和联系诊室及医生，就诊记录可实行计算机信息化管理。分诊处应有足够的使用面积，备有电话、血压计或电子血压计、听诊器、脉氧仪、手电筒、体温计、压舌板、就诊登记本和候诊椅等常备物品，有条件者可配置对讲机、信号灯、呼叫器等；另外，为方便病人还应放置平车、轮椅、饮水设施及公用电话等，并配备有导医或导诊员。

（2）急诊抢救室：应邻近急诊分诊处，房间宽敞明亮，门宜高大，以便搬运抢救病人。并根据需要设置相应数量的抢救床，具有必要时实行紧急外科处置的功能。抢救室内设置需遵循以下原则：①应有足够的空间；②配有基本的急救器械与检查器械，如呼吸机、心电图机、除颤仪、输液泵、洗胃机、气管插管和气管切开用物等；③各种抢救药品、物品要实行“五定”，即定数量、定地点、定人管理、定时检查、定期消毒，处于备用状态；④有足够的照明设施，采用旋转式无影灯，可调方向、高度和亮度；⑤有足够的电源，避免抢救设备电源反复拔插，避免电线交错及多次连接；⑥设置抢救床，床旁设有中心吸氧装置、负压吸引系统、心电监护仪和轨道式输液架。

（3）诊疗室：一般综合性医院急诊科应设立内科、外科、耳鼻喉科、妇产科等分科急诊诊室，外科诊疗室应设在所有诊察室中最靠近大门处，以减少血迹污染；眼科、耳鼻喉科、妇产科应有配置特殊设备的诊疗室。传染病和肠道急诊均应有隔离区。有条件的医院还可增设神经内科、创伤骨科、脑外科等专科诊室。全部病人由急诊医生首诊，先给予必要的诊治处理，然后分流。部分疑难、危重病人由专科会诊解决。

（4）清创室：应紧靠外科诊疗室或与诊疗室成套间，配备开展外伤清创缝合及急诊小手术的器械及物品。

（5）急诊手术室：是为保证快速处置外伤病人，减少伤残率而设置的部门，应紧靠外科诊室。室内应设手术床，配备完善的洗手设置和相应的手术包、手术器械及必要的麻醉、消毒、抢救设备，能适应急诊应急的各种手术或清创。

（6）治疗室和处置室：急诊科应有独立的治疗室和处置室，治疗室应设在各诊察室中央，便于病人治疗，应备无菌物品柜、配液台、治疗桌及消毒用品，用于各项治疗前及输液前的准备。处置室是用于存放和中转病区污染物品的主要场所。

（7）急诊观察室：急诊科应根据急诊病人流量和专业特点设置观察床，收住需要在急诊临时观察的病人，观察床数量根据医院承担的医疗任务和急诊病人量确定。观察床单元配备物品齐全，要有中心供氧装置、负压吸引装置、轨道式输液架等设施。

（8）急诊监护室（EICU）：为严重创伤、中毒、各种休克、心力衰竭、急性呼吸衰竭等各种急危重症病人提供优质的监护和强化治疗，位置应选在急诊科较为中心位置或相对独立的单元，经抢救处理后，可直接将病人转入 EICU。室内配备监护仪、除颤起搏器、呼吸机、心电图机、供氧装置和负压吸引装置等设备，随时掌握病人的生命体征变化。

（9）急诊病房：目前一些医院已经开始通过设立急诊病房缓解急诊病人入院难的矛盾，弥补医院某些专科设置的缺失，促进急诊病人分流。急诊病房住院的病人疾病谱广泛，涉及多专科，在病人的安排上尽量将不同系统疾病的病人分别安置，防止院内交叉感染，这对病房管理和护理工作提出了更高的要求。

2. 支持区　包括急诊医技部门、辅助及支持部门等。

（1）急诊医技部门：应设置药房、检验室、X 线检查室、CT 室、心电图室、超声室等，有条件的医院可设置数字减影血管造影（DSA）室、胃镜检查室等部门。

（2）辅助及支持部门：包括挂号处、收费处及安保、后勤等部门。目前，已有部分医院对急诊后勤实行了社会化管理，卫生工作、病人运送等杂务均由经过培训的非医务工作者来完成。

（三）空间布局

急诊诊治区域可分为红区、黄区、绿区三个区域。

1. 红区　包括急诊抢救室、急诊重症监护室（EICU）或与急诊科一体化管理的综合重症监护室（GICU），适用于病情评估为 1 级和 2 级病人的抢救。

2. 黄区　包括急诊病房和留观室，适用于病情评估为 3 级病人的诊治，对生命体征变化的病人应立即转入红区。

3. 绿区　包括普通急诊诊疗区和各专科急诊检查室及辅诊室等，适用于病情评估为 4 级病人的诊治。

二、急诊科的设置

（一）急诊科的人员设置

医生、护士的人员编制一般根据医院急诊科规模、就诊量、观察床位数、日平均抢救人数以及急诊科教学功能等，按一定比例配备。急诊科应当有固定的急诊护士，且不少于在岗护士的 75%，护士结构梯队合理。

1. 护患配比 急诊门诊病人与护士比为 10∶1；急诊留观室护士与实际留观人数比为 0.5∶1，急诊抢救室和监护室护士与病床比为（2.5～3）∶1。

2. 急诊护士 应当具有 3 年以上临床护理工作经验，经规范化培训合格，掌握急诊、危重症病人的急救护理技能，以及常见急救操作技术的配合及急诊护理工作内涵与流程，并定期接受急救技能的再培训，再培训间隔时间原则上不超过 2 年。

3. 急诊科护士长 三级综合医院急诊科护士长应当由具备主管护师以上任职资格和 2 年以上急诊临床护理工作经验的护士担任。二级综合医院的急诊科护士长应当由具备护师以上任职资格和 1 年以上急诊临床护理工作经验的护士担任。护士长负责急诊科护理管理工作，是护理质量的第一责任人。

（二）急诊科仪器设备及药品设置

1. 仪器设备 包括心电图机、心脏起搏 / 除颤仪、心肺复苏机、简易呼吸器、呼吸机、心电监护仪、负压吸引器（有中心负压吸引可不配备）、给氧设备（中心供氧的急诊科可配备便携式氧气瓶）、洗胃机。三级综合医院还应配备便携式超声仪和床旁 X 线机。有需求的医院还可以配备血液净化设备和快速床旁检验设备等。

2. 急救器械 包括一般急救搬动、转运器械和各种基本手术器械等。

3. 抢救室急救药品 包括心肺复苏药物、呼吸兴奋药、血管活性药物、利尿及脱水药物，抗心律失常药物，镇静药，止痛、解热药，止血药，常见中毒的解毒药、平喘药、纠正水电解质酸碱失衡药、各种静脉补液液体、局部麻醉药、激素类药物等。

（三）通讯及信息设备设置

急诊科应设有急诊通讯装置（电话、传呼、对讲机）。有条件的医院可建立急诊临床信息系统，为医疗、护理、感染控制、医技、保障和保卫等部门提供信息，并逐渐实现与卫生行政部门和院前急救信息系统的对接。此外，伴随着通信技术在中国的迅猛发展，一些前沿急诊急救设备作为医疗与信息化的结合产物，逐渐出现并应用于临床，例如结合 5G 通讯技术，搭载人工智能、AR、VR 和无人机等应用的“5G 急救车”，能够大大缩短抢救响应时间，为病人争取更大生机。

三、急救绿色通道

急救绿色通道（green channel of emergency department）是指医院为急危重症病人提供快捷高效的服务系统，包括在接诊、分诊、检查、治疗、手术及住院等环节上，实施快速、有序、安全、有效的急救服务。急救绿色通道的建立是救治危重症病人最有效的机制，能有效缩短救治时间，降低伤残率和病死率，提高生命的救治成功率和生存质量。

（一）建立急救绿色通道的目的

为急危重症病人提供接诊、分诊、检查、诊断、抢救全程医疗服务行为，使急危重症病人得到及时、规范、高效、周到的医疗服务，有效分流非急危重症病人，最大限度争取抢救的时间，提高抢救成功率，减少医疗风险。

（二）进入急救绿色通道的疾病范围

进入急救绿色通道的病人包括各种急危重症需紧急处理的病人，包括但不仅限于以下急诊病人：

1. 各种急危重症病人　休克、昏迷、心搏骤停、严重心律失常、急性严重脏器功能衰竭的生命垂危者。

2. 就诊时“三无”人员　无姓名（不知姓名）、无家属陪同、无治疗经费但需急诊处理的病人。

3. 批量病人　群体性（3 人以上）伤、病、中毒等情况。

（三）急救绿色通道设施要求

1. 方便畅通的通讯设备　综合医院设立急救绿色通道专线，选用现代化的通讯设备及技术，如对讲机、有线或移动电话、物联网技术等，以方便接收院前急救的信息，联系院内相关科室医护人员参与急救，有效缩短发病到入院规范化治疗时间，实现预防—院前急救—院内闭环全程质量与效率的有效管理。

2. 简单醒目的标识　在急救绿色通道的各个部门应设有醒目的绿色牌或箭头指示，并附有急救绿色通道病人优先的告知，如预检分诊处、抢救通道、急诊抢救室、急诊手术室、急诊药房、急诊化验室、急诊医学影像中心、急诊观察室、急诊输液室等。在急诊收费处、急诊化验室、急诊药房可设立绿色通道病人专用窗口。

3. 规范清晰的分区和流程　在医院急诊大厅设立简单清晰的急救绿色通道流程图，方便入院病人及家属快速进入急救绿色通道的各个环节。实施急诊分区救治，建立住院和手术的“急救绿色通道”，建立创伤、急性心肌梗死、脑卒中等重点病种的急诊服务流程与规范，需紧急抢救的危重病人可先抢救后付费，保障病人获得连贯医疗服务。

4. 完备的急救医疗设施　绿色通道的抢救工作应设有专人负责管理，确保急救设备完好，急救药品齐全并在有效期内，可随时对危重症病人实施抢救。急救绿色通道所需的设备包括：可移动的推床或抢救床、可充电或带电池的输液泵、常规心电图机、便携式多功能监护仪、固定和移动吸引设备、气管插管设备、除颤起搏设备和简易呼吸囊、面罩、人工呼吸机等。

（四）急救绿色通道保障制度

为切实做好急诊病人的抢救治疗工作，提供快速、有序、有效和安全的医疗服务，保证病情急、危重的病人能够得到及时、有效的抢救治疗，需严格执行以下急救绿色通道保障制度，并定期评价急诊体系对紧急事件处理的反应性、急诊高危病人在“急救绿色通道”平均停留时间，根据评价结果持续改进质量。

1. 急救绿色通道首诊负责制　首诊负责制包括医院、科室、医生三级。首诊负责制是指第一位接诊医生（首诊医生）对其所接诊的病人，特别是急危重症病人的检查、诊断、治疗、会诊、转诊、转科、转院等工作负责到底的制度。第一个接诊急诊入院病人的科室和人员为首诊室和首诊人员。首诊医护人员根据病人病情决定启动急救绿色通道，通知通道相关环节做好准备。遇有大批伤病员、严重创伤、重症病人的情况时，应及时报告科主任和护士长、医疗管理部门或相关院领导，组织和协调抢救。急救绿色通道运作时，首诊医护人员要随时确保各环节的顺畅交接和协调。

2. 急救绿色通道记录制度 首诊医护人员应详细记录纳入急救绿色通道的病人姓名、性别、年龄、住址、就诊时间与方式、生命体征、初步诊断、陪同人员的联系电话等。对于“无姓名、无地址、无联系方式、无家属陪同、无费用”的“五无”病人，应及时报告，积极寻找家属及联系信息。进入急救绿色通道的病人，其辅助检查申请单、处方、住院单等单据上应加盖“急救绿色通道”的专用章，以保证病人抢救运输的通畅。

3. 急救绿色通道转运制度 急救绿色通道病人在进行检查、转诊、住院和手术时，首诊医护人员须提前电话通知相应环节的人员做好接收准备，并全程陪同转送。交接病人时应明确交代病人病情、已进行的相关治疗和检查、注意事项、可预见的各种情况等。

4. 急救绿色通道备用药品管理制度 急诊科应备有常规的抢救药物并定期检查和更换，保证药品在使用有效期内。麻醉药品和精神药品等特殊药品，应按照国家有关规定管理。急诊科药品实行“五定”制度（定数量、定地点、定人管理、定时检查、定期消毒），并有专人或班次负责保管、定期清点，以保证齐全，随时可用。

（五）急救绿色通道人员要求

综合医院设有急救绿色通道抢救领导小组，由医院业务院长领导，急诊科主任、护士长和各相关科室领导组成。各级急救绿色通道岗位职责明确，担任急救绿色通道的各环节人员须有五年以上的急诊工作经验，具备高度责任心、技术熟练，能胜任各个环节的工作，经过急救技术操作规范的培训合格后上岗。急救绿色通道专业医护人员须定期开展业务学习、危重病例、疑难病例讨论与相关培训，以提升急诊急救水平。

（六）急救绿色通道运行过程

1. 接诊医生根据病人的病情或符合急救绿色通道范围的病人，决定启动急救绿色通道服务。

2. 可在其处方、检查申请单、治疗单、手术通知单、入院通知单等医学文件的右上角标明“急救绿色通道”，先进行医学处理再进行财务收费，不得以任何理由拒绝或推诿急诊病人，对危重急诊病人按照“先及时救治，后补交费用”的原则救治，确保急诊救治及时有效。

3. 急诊服务流程体系中每一个责任部门（包括急诊科、各专业科室、各医技检查部门、药剂科，以及挂号与收费等），各司其职，确保病人能够获得连贯、及时、有效的救治。

第三节 急诊科的护理管理

情境三：

由于时处夜间，医院人力资源相对较少，急诊科管理人员和医院管理人员在接到通知后立即启动应急预案。

请思考：

1. 如果您作为急诊科护理管理者，应如何启动绿色通道应急预案？
2. 在此次事件救治完毕后，如何进行护理质量持续改进？

急诊护理工作质量管理是急诊科管理的核心，是不断完善和持续改进的过程。建立和完善急诊护理核心制度、监督评价和持续质量改进机制，规范护理行为，是提高护理服务水平，保证急诊护理质量，加强基础质量、环节质量和终末质量管理，为病人提供优质、安全护理的保证。

一、急诊科的制度管理

制度管理在急诊科质量管理中具有重要作用，是提高医疗质量和发展专科技术的重要保证，急诊制度管理标准化、规范化与急诊临床工作的质量及管理质量密切相关。

1. 组织实施　急诊护理工作对急诊病人采取的是分科就诊、集中抢救、集中观察的护理方式，急诊管理人员的组织能力与业务水平直接影响急诊病人的救治成功率，应具备健全的管理组织。

2. 基本原则　包括建立健全规章制度、优化急诊工作流程、实行分级分区就诊、定期评价与反馈。

（1）建立健全规章制度：制度建立和执行是质量管理的核心。特别是保证护理质量、护理安全的核心制度，如分诊制度、首诊负责制度、病人身份识别制度、危重病人抢救制度、口头医嘱执行制度、危急值报告制度、危重病人交接班制度、查对制度及危重病人特检、入院转运制度等。

（2）优化急诊工作流程：优化各种急危重症抢救流程。进行各个方面的优化：①救治流程：分诊台设在醒目位置。当病人进入急诊区域时，分诊护士要对其进行快速评估，依病情决定就诊的优先顺序及接诊方式；②抢救流程：抢救室护士接到分诊护士的抢救通知后立即进入抢救状态，分工合作，实施抢救；③转归流程：当给予病人急救处理病情缓解后，可转入专科病房、急诊监护室或观察室。转运时，护士应准备好相应的抢救用物及药品，电话通知接收科室做好接诊准备，对病人的病情进行简单介绍，转送途中密切监测病情变化。

（3）实行分级分区就诊：将急诊病人的病情分为"四级"，即：Ⅰ级是濒危病人，Ⅱ级是危重病人，Ⅲ级是急症病人，Ⅳ级是非急症病人。从功能结构上将急诊科分为三大区域：红区为抢救监护区，适用于Ⅰ级和Ⅱ级病人的处置；黄区即密切观察诊疗区，适用于Ⅲ级病人，原则上按照时间顺序处置病人，当出现病情变化或分诊护士认为有必要时可考虑提前应诊，病情恶化的病人应被立即送入红区；绿区为Ⅳ级病人诊疗区。实行"三区四级"，按轻重缓急优先就诊顺序，保障急诊病人医疗安全。

（4）定期评价与反馈：包括：①制定急诊护理质量管理与控制标准、考核方法和持续改进方案；②急诊护理质量控制过程中，有检查、分析、评价，对存在的问题有结论、有处理意见及改进措施，并及时反馈。

（一）急诊工作制度

1. 急诊科医护人员必须坚守岗位，随时准备抢救病人。值班人员如因事离开，必须向上级汇报，并找人代班，代班人员到达后方能离开。

2. 急诊科医护人员对急诊病人的救治处置与护理应具有高度责任感、认真严肃的工作态度，并能迅速准确做出判断和处理，不应出现各科室相互推诿的现象。

3. 急诊各辅助诊疗科室均应指派急诊值班人员，坚守岗位，密切配合临床抢救工作，接急诊通知后，必须立即赶赴现场，优先检查并尽快出具结果。

4. 急诊病人是否需住院或留观，由急诊医师决定，特殊情况可请示上级医师。对急诊留观病人，首诊科室必须严格执行查房制度，所涉及各科均应主动巡视病人，并做好交接及记录。

5. 急诊病人住院及检查，应由急诊科工作人员或家属陪送，危重症病人必须由医护人员陪送，说明可能出现的危险或意外，获取家属的知情同意和配合。住院病人应先办理住院手续后住院，若病情危重须先送抢救室抢救者，可先抢救后补办住院手续。

6. 急诊科医师应积极主持病人的抢救工作，如需请他科会诊，须提出会诊申请，接到通知后的各专科会诊医生应在规定时间内赶到急诊科进行会诊，商定处理办法，不得延误。

7. 急诊科须充分做好急救药品器材的准备，固定存放位置，专人管理，每天检查，及时补充、更新和消毒。

8. 护士应对药品、物品、病人严格交接，对留观病人进行床旁交接，交接班时应注意查对，将重点交接事项记入交班本并签名。

9. 对疑难、危重的急诊病人，急诊值班医师必须及时呼叫当天最高级别医师来现场指导，协助抢救。

10. 凡因交通事故、斗殴致伤、服毒、自杀等涉及法律者，应立即上报医务处或院总值班，并通知公安部门及有关单位来人处理，并留下陪送人员。

11. 遇传染病或疑似传染病的病人，应按照院感要求做好防护，严格执行消毒隔离制度，确定传染病应及时上报。

（二）预检分诊制度

1. 急诊预检分诊工作应由高年资且通过急诊预诊专业知识与技能培训，熟悉业务、责任心强的护士担任。

2. 严格执行岗位责任制和值班交接班制度，不脱岗、不闲谈，如临时有事离开时必须由能力相当的护士代替。

3. 预检护士应仪表端庄，主动接待病人，准确记录病人详细信息，根据病人主诉和主要症状、体征，按分诊标准正确分诊，合理安排就诊。

4. 预检护士应主动迎诊“120”急救车送来的病人，做好交接。急危重症病人立即送入抢救室，先抢救后缴费。

5. 预检护士应根据病人的病情及疾病范围及时开启急救绿色通道。

6. 严格执行传染病管理相关制度，遇发热且伴有呼吸道症状者，按照发热病人就诊流程，做好人员防护。

7. 遇有大批外伤、中毒、严重工伤事故、交通事故等突发事件应立即通知急诊科领导及医务部门，以便组织抢救。对涉及刑事、民事纠纷的伤病员除向医务部门汇报外，还应向有关公安部门报告。

8. 对于短时间内反复急诊就诊或辗转几个医院均未收治的病人，即使其临床表现可能不符合急诊条件，也应适当放宽，给予合理的解释，不能贸然回绝，避免延误。

9. 做好急诊就诊的各项登记及记录工作，要求记录及时、准确、完整，对无家属病人应尽快与家属或单位取得联系。

（三）急诊首诊负责制度

1. 凡第一个接待急诊就诊病人的科室和医师为首诊科室和首诊医师。首诊医师对所接诊病人，特别是对急危重症病人的检查、诊断、治疗、转科和转院等工作负责到底。

2. 急诊病人由预检护士引导至急诊专科诊察室，首诊医师应当做好病历记录，完善有关检查并给予积极处理。若确属他科情况，应进行必要的紧急处置后，及时请相关科室会诊，并在病历上做好记录。

3. 凡遇有多发伤、涉及多专科疾病或诊断未明的病人，首诊科室和首诊医师应承担主要诊治责任，并及时邀请上级医师或相关科室会诊。在未明确收治科室时，首诊科室和首诊医师应负责到底，必要时，由急诊科组织会诊，协调解决，有关科室均应配合。

4. 如病人确需转科，且病情允许转运时，由首诊科室和首诊医师负责联系安排，如需转院，且病情允许转运时，由首诊医师向医务部门汇报，落实好与接收医院的急诊急救转接服务。

（四）急诊抢救制度

1. 危重病人抢救工作应分工明确，统一协调　特殊病人或需多学科协同抢救的病人应及时报告医务处、护理部和分管副院长，以便组织有关科室共同进行抢救。

2. 对危重病人不得以任何借口推迟抢救　必须全力以赴、分秒必争，做到严肃、认真、细致、准确，各种记录及时全面。涉及法律纠纷的，要报告有关部门。

3. 加强抢救配合　参加危重病人抢救的医护人员应服从主持抢救工作者的医嘱，但对抢救病人有益的建议，可提请主持抢救人员认定后用于抢救病人，不得以口头医嘱形式直接执行。

4. 严格执行医嘱查对制度　参加抢救的护士应在护士长的领导下，执行主持抢救人员的医嘱，并严密观察病情变化，随时将医嘱执行情况和病情变化报告主持抢救者。执行口头医嘱时应复诵一遍，并与医师核对药品后执行，防止发生不良事件。

5. 严格执行交接班制度和查对制度　日夜班应有专人负责交接和查对，对病情抢救经过及各种用药要详细交代，所用药品的空安瓿经两人核对后方可弃去。各种抢救物品、器材用后应及时清理、消毒、补充、物归原处，以备再用。房间进行终末消毒。

6. 及时向病人家属或单位讲明病情及预后　以期取得家属或单位的配合。

7. 多学科协作，后勤部门紧密配合，提高抢救成功率　抢救期间，药房、检验、放射或其他科室，应满足临床抢救工作的需要，不以任何借口加以拒绝或推迟，总务后勤科室应保证水、电、气等的供应。

（五）急诊护理应急预案

急救绿色通道的病人具有起病急、病情危重、变化快、死亡率高的特点，为保障急救绿色通道内的急危重症病人及批量伤（病）员得到及时有效的救治和迅速有序的处理，需要针对各种具体情况预先制定急诊护理应急预案。

1. 编制目的 为急救绿色通道的护理应急管理提供一个完整的、可操作的实施方案，提升急诊团队快速反应急救处理能力，切实保障急危重症病人及突发事件所致的批量伤（病）员的急救绿色通道的畅通，提高危重病人的抢救效率。

2. 基本原则

（1）科学规范，明确具体：急诊护理应急预案包含常见急症的应急预案、突发事件的应急预案（停水、停电等）、灾难批量伤（病）员的应急预案等，要求内容科学规范、明确具体，标准化、程序化。

（2）统一指挥，分级负责：急诊护理应急预案应明确在启动、响应、增援过程中各级人员的职责，要求领导小组统一指挥，各级负责人员分级负责。

（3）培训演练，快速反应：定期举办应急演练训练，做好应急队伍建设，使应急人员熟练掌握急救措施、急救程序、急救配合及各自的职责，保证急诊应急工作协调、迅速、有效开展。

3. 常见急诊应急预案类型

（1）常见急症应急预案：包括院内常见急症的病情评估、急救处理措施及处理流程，如心搏骤停、过敏性休克、急性中毒、消化道大出血的应急预案等。

（2）突发事件应急预案：包括请示报告制度、病人安全处理措施、评价与反馈等，如突发公共卫生事件、停水、停电、工作场所暴力的应急预案等。

（3）成批伤病员应急预案：包括急救组织体系、人员物资增援方案、检伤分流、急救绿色通道实施、各级各类人员的职责，以及应急预案的启动、运行、总结、反馈等。

4. 应急准备

（1）人员准备：根据不同应急事件合理调配人力资源，遇成批伤病员抢救时有条不紊开展团队协作，特别是应急人员的准备，可根据伤（病）员人数及病情成立数个急救医疗小组，每组均由医生、护士、工人组成，保证应急措施的时效性。

（2）物资准备：充足的物资是实施应急预案的先决条件和基础，除急诊科正常使用的抢救物品、药品、器材外，另增备隔离衣、手术衣、无菌手套、消毒剂等。应急物资必须要处于良好的待用状态，并指派专人定期检查、试用、维护和管理。大量使用抢救药品、器材时，由医院突发性事件指挥小组调配。

（3）环境准备：急救区域的合理划分是应急预案顺利实施的保证。个体区域的准备，有利于重症病人监测及急救措施的及时应用。整体区域的准备，可将伤（病）员按照轻重缓急分为轻伤区、中伤区、重伤区安置，让相对有限的医疗资源最大化地有效应用，使应急工作有序、有效进行，保障病人的安全。

（4）启动与运行：由院领导和各职能部门负责人、急诊科主任、科护士长、护士长及各相关临床专科的专家等共同组成急救应急组织体系。各部门统一指挥，统筹安排，各司其职，密切协作，确保急救工作有序进行。

（六）涉及法律问题的伤病员处理办法

1. 接诊因自杀、自残、他杀、交通事故、斗殴致伤及其他涉及法律问题所致伤害的病人，预检护士应立即应急处理，并通知科主任、护士长和医务处，同时报告公安或交通部门。

2. 医护人员应本着人道主义精神，积极救治，同时应增强法律观念，提高警惕。

3. 对病人的病情检查应全面仔细，各类医疗文件记录应实事求是、准确、清晰，注意病历资料的保管，切勿遗失或被涂毁。

4. 医生开具诊断证明时，要实事求是，并经上级医师核准，对医疗工作以外的其他问题不要随便发表意见。

5. 留取服毒病人的呕吐物、排泄物，并送毒物鉴定。

6. 与陪送者共同清点昏迷病人的随身财物，有家属在场时应交给家属，若无家属，可由值班护士代为保管，但应同时有 2 人共同签写财物清单。

7. 涉及法律问题的病人在留观期间，应与公安部门联系，由亲属或公安人员陪守。

二、急诊科的人员管理

急诊病人病情变化急骤、情况复杂，急诊护理工作以急危重症的救治与护理为核心内容，要求护士具有快速判断、准确评估和及时干预的能力，因此对急诊护士的基本素质和工作能力提出了更高的要求。

（一）基本素质要求

1. 全面的理论知识和熟练的急救技能　急诊病人的人数众多、病种复杂多变，病情严重程度较高，需要护士具备随机应变、应急处置的能力，如掌握基础生命支持、高级心血管生命支持、高级气道辅助建立、机械通气技术、血流动力学监测、高级创伤生命支持等相关知识和技能。

2. 稳定的心理素质和良好的身体状态　急诊工作节奏快，抢救任务重，经常面临重大突发公共事件如交通事故、重大疫情、地震等意外灾害事故的应急救治，这就要求急诊护士必须具备稳定的心理素质应对各种复杂的突发状况，良好的身体状态适应高强度的工作。

3. 认真负责的工作态度和高度的法律意识　急诊护士应具备高度的责任心，有慎独精神、职业使命感和奉献精神。急诊护理工作具有高风险性，护士执业过程中应严格遵守法律法规、规章制度和诊疗技术规范，提高法律意识，运用法律手段保护自己及病人的合法权益。

4. 掌握沟通交流的艺术和具备团队协作精神　急诊病人和家属情绪紧张、焦虑、易怒，易引发医疗纠纷；又因常涉及多学科的有效沟通和高效协作，需要急诊护士善于倾听、观察和感受病人及家属的需求，能敏锐洞察主要矛盾和妥善处理问题，建立良好的关系并取得信任。

（二）分层培训和岗位管理

急诊科大量的护理工作需要不同层次的护士完成，护理岗位的技术含量和风险性必须与其相应的核心能力相匹配，才能最大限度地满足临床的实际需求。为了提高急诊护士的岗位胜任力，近年来，分层培训在急诊护理的应用越来越广泛。分层培训是根据各层级护士能力、知识和技能水平不同，制定针对性的培训目标、内容及形式，并且在每一层级的培训阶段，均进行针对相应核心能力要求的考核和评价。分层级培养和发展护士核心能力，将会优化护理人员的能力结构，为护理人员整体素质的提高提供一个良好的平台。

1. 能级界定　目前多数医院按照护士专业成熟度和岗位能力分为 N_0、N_1、N_2、N_3、N_4 五个级别。

（1）N_0：通常指毕业后 2 年内的护士，是护士基本护理能力建立的阶段。

（2）N_1：是指护士实现急诊专业化的阶段，在责任组长的监督下可以独立发现、分析和解决岗位中的问题，建立急诊专科护理知识和技能体系。

（3）N_2：是指经历过专科培训后能够独立承担责任护士工作，能够独立发现、分析、解决工作中的问题，建立预见性思维，拥有独立的专业知识和技能体系。

（4）N_3：是指经历了适任阶段后，能够在独立完成自己工作的同时承担临床带教工作，能够管理团队且协同团队共同工作，游刃有余地处理临床中各种各样的问题。

（5）N_4：是指对急诊科某一或某几个领域的知识和技能能够非常熟练地应用，能够判断出相关问题所在的原因，并找出针对性措施改善临床实践。

2. 培训内容

（1）N_0：职业素质培训，包括护理概况、护士素质与行为规范、护士职业防护、护理相关法律法规及规章制度、沟通技巧、健康教育方法和技巧等；临床护理技能培训，包括基础操作、抢救药品及仪器的使用等。

（2）N_1：抢救预案流程、急救绿色通道、专科护理、护理新进展、重症护理及教学管理等，如危重症的护理、危重病人的抢救配合、各类仪器的使用、用药指导等。

（3）N_2：突发事件处理、危重病人病例分析讨论，专业技能、沟通技巧、个人应对，运用各种工具分析护理过程中存在的问题等。

（4）N_3：疑难重症护理、管理、教学、科研等。

（5）N_4：专业发展能力、新技术开展，指导开展护理管理和护理科研工作，组织各类大型培训交流会议等。

3. 岗位管理　遵循能级对应、动态调整的原则，对护理人员实施分层使用和管理，有利于积极充分地发挥各层级护理人员的潜力，优化护理人员的配置，提高护理人员的工作积极性和工作效率。

（1）岗位分类：急诊护士岗位按照工作量、技术难度、专业要求和工作风险细化为三类：一类岗位，专业技术难度大，风险大，工作强度高，如急诊预检分诊、急诊抢救室、急诊监护室；二类岗位，专业技术难度较大，风险较大，工作强度较高，如留观室、输液室等；三类岗位，专业技术难度较小，风险较小，工作强度较低，如急诊清创室等。

课程思政案例 3-1
抗击非典精神的继承者，中日医院急诊科的“铿锵玫瑰”

（2）绩效考核：完善绩效考核制度，将护士收入与医疗服务的数量、质量、技术难度、成本控制、满意度等挂钩，做到多劳多得、优绩优酬，提高临床一线护士待遇水平。绩效考核内容主要包括：医院和科室各项指令的执行落实情况；本岗位护理工作量、护理质量与工作效率，护理差错与护理事故发生情况及任务目标完成情况；个人业务技术水平和服务能力等。

三、急诊科的设备管理

（一）急诊设备管理的必要性

医疗仪器设备对提高医院诊断和治疗水平、提高抢救成功率、提升医院社会效益和经济效益、保障和支撑学科发展等方面发挥着越来越重要的作用，医疗设备管理程序的设定与完善是医院医疗设备整体管理工作实施的核心与支撑。急诊科作为医院抢救病人最集中、危重病人最多、各类仪器设备使用最密集的科室，如果仪器设备管理不当，将直接影响抢救、诊疗水平，甚至引发不良事件，危及病人健康和生命安全。

（二）急诊设备管理的要求

1. 专人管理，账务相符　科室领用的医疗仪器设备和卫生材料、器械，应由护士长或科主任指定专人负责保管。科室建立分账，做到账物相符，由保管设备的专人兼管账本和有关资料。

2. 按规程操作 各种仪器均应有操作规程，并挂在仪器上明示。操作时应遵守规程，违章操作造成设备损坏，视为事故，按事故的性质进行处罚。

3. 定点安置、定时检查 各种仪器设备应定点放置，标明仪器名称和编号，每班进行清点、检查并登记，及时充电，损坏物品应及时报修、补充，丢失及时追查。

4. 使用、维修后及时登记 建立使用登记本，登记设备的日工作量、发生故障的维修情况、技术状态、维修费用和添置零配件的费用。

5. 按说明保养，定期检修 对科室固定的仪器设备，按说明书要求定期进行清洁和保养，发现难以处理的问题应立即报告临床医学工程处。

6. 合理使用，降低成本 低值易耗品的管理应坚持勤俭节约、防止积压、修旧利废为原则，由护士长统一领导分工管理，专人负责，耗损则以旧换新。需新添置的贵重器械、仪器设备，必须由科主任填写申请单，个人不得私自向临床医学工程处申请购买器材。

四、急诊科的药品管理

随着急救医学的不断发展，各种危重病的抢救成功率逐步提高，为确保抢救工作中用药的及时、准确、安全，加强急救药品的管理显得越来越重要。

（一）急诊科急救药品管理制度

1. 急救药品需设立固定基数。

2. 急救药品要放在固定的抢救车内，并设置专人清点。抢救药品只能供病人按医嘱使用，其他人不得私自取用、借用。

3. 每班交接班时要认真清点药品基数、有效期，并填写点物本。

4. 抢救药品使用后要在本班内及时补齐，如因特殊原因不能在本班内补齐，要做好交接班。

5. 清点药品发现与基数不符，要查明原因并及时补充。

6. 急救药品每月进行全面清点，检查药品品质、有效期，并及时处理相关问题，确保药品安全使用。

（二）急诊科药品安全使用原则

1. 必须使用有效期内的药品，不得使用字迹不清的药品。

2. 使用前必须检查药品有无变色、沉淀，否则不得使用。

3. 瓶装液体使用前，必须检查有无沉淀，瓶子有无裂缝，瓶口夹缝处有无絮状物，特别是含淀粉成分的液体，如代血浆等，检查无絮状物、无变色方可使用。

4. 甘露醇有结晶不得使用。

5. 瓶子标签上已标有病人姓名，但因病情变化需要停止使用未开封的液体，应将姓名完全划去后放回原处，以备再用。

6. 需要避光保存的药物，必须避光保存。使用时也应采取避光措施。

7. 低温保存的药品应置于冰箱内保存，取出用后及时放回。

五、急诊信息化管理

护理信息系统作为医疗信息化的重要组成部分，日益受到国内外学者及护理管理人员的重视，科学设计的护理信息系统可有效提升护理质量和护理水平。急诊就诊病人流动性大、病情复杂，是医疗体系中风险最高的部门，急诊护理信息化建设和发展有利于实现急诊救治护理过程中信息的互联互通，提高护士工作的准确性和效率，减轻护士工作负担，从而提升急诊护理质量，改善病人就医体验。

（一）急诊护理信息系统

1. 预检分诊信息系统　分诊作为急诊工作的第一关，直接决定医疗质量和效率，对整个急诊科运作和发展有重要作用。国内部分地区或医院借鉴国外成熟模式制定了适合自身情况的分诊系统并伴有信息化管理的研发和应用，主要包括病人基本信息录入与生命体征采集、病人分级与分流去向、自动评分、数据库资料收集与统计查询等功能。通过对现代信息化技术，尤其是数据库技术的应用，实现急诊预检分诊的自动化、移动化、可视化，减少医疗人员因疾病症状相似、医学知识缺乏、病人主诉不清等引起的过度分诊或分诊不足，提高危重病人分诊准确率。

2. 抢救护理信息系统　与“120”急救车智能化系统对接，医护人员根据高速数据视频传输的病人救治信息，提前做好准备工作。在病人到达急诊抢救区后医护人员与“120”急救人员交接抢救情况的同时，完成病人基本信息核对及相关状况评估。专业化的评分系统使医护人员在短期内可以快速地获取病人的病情严重程度，从而尽早预测病人转归，积极救治，减少风险。抢救护理信息系统还能全面收集临床信息，对床旁监护仪、呼吸机等仪器实时进行数据采集，直观详实地展现病人的体征数据，并将每个环节的诊疗护理记录录入电子病历中，自动生成护理记录单，为诊疗决策提供重要依据。

3. 留观护理信息系统　可实现病人出入科管理、医嘱处理、费用管理及病人治疗过程中的生命体征、出入量等护理信息记录等功能。病人可通过床旁呼叫系统，直接与护士对话，床旁分机可显示病人住院信息、护理信息等。呼叫系统还应设有请求增援功能，有利于护士在操作困难及抢救中呼叫其他医护人员，优化抢救流程，提高团队协作能力及抢救成功率。

4. 急诊移动护理信息系统　是病人身份识别、急救措施和护理信息采集和记录的管理系统。护士在床旁用PDA扫码病人腕带或信息卡信息，进行身份确认，输入病人的生理评估数据，同时，浏览医嘱信息并及时执行和电子化确认。移动护理信息系统不仅能够确保抢救和护理措施及时间的准确性，避免护理差错的发生，还可减少护士书写记录单的时间。

5. 急诊护理质量管理系统　是收集质控信息和评价急诊科护理质量的系统。该系统依据质量评价指标体系对各项急诊护理工作数据进行自动统计、分析和存储，并生成各类统计分析图表，如急诊各级病人人数与比例、急诊护士分诊准确率、病人在急诊滞留时间、抢救成功率等。急诊护理质量管理系统与急诊移动护理信息系统之间的数据交换，可获取急诊不同区域和护士个人的工作量信息，为急诊护理工作量调整和工作质量评价提供客观资料。

（二）急诊护理信息化管理

急诊护理信息化是提升急诊护理管理水平的有效途径，急诊护理信息化管理应充分利用信息技术优质高效的特性，使急诊护理工作更为高效。

1. 强化急诊护士的信息意识　急诊科护士要有强烈的信息意识，注重信息的收集、整理和利用，将采集到的数据综合起来用以分析具体的问题，为护理决策提供参考，从而使病人和医院受益。

2. 加强急诊信息化知识与技术培训　通过分层与全员培训方式推广急诊信息化系统，促使急诊护士掌握计算机操作的基本流程，了解信息系统软件的各项功能，培养护士使用信息化系统的习惯，提高急诊护理服务的效率。

3. 制定急诊信息化管理规范　急诊信息化建设是一个不断完善的长期工程，急诊护理人员在信息化建设过程中，不断明晰自身需求，协助信息管理人员改进急诊信息化系统，提升急诊信息化系统的实用性，同时注重急诊信息化系统的安全性，制定急诊信息化系统故障应急预案，确保信息化系统安全。

六、急诊护理风险管理

急诊护理风险管理是加强对急诊护理工作中涉及的病人、家属、护士可能造成伤害事件的潜在风险进行分析、评估和管理，强化全体医护人员的风险意识，并采用有效的风险控制措施，减少急诊护理风险的发生。

（一）急诊护理风险因素的识别

急诊护理的风险因素主要可以分为三大类：环境因素，即风险原因来自疾病、观念行为、医疗政策等问题；系统因素，即风险原因来自机构内部结构或流程设计等问题；人员因素，即风险原因来自教育训练、相关人员等问题。

1. 环境因素　病人就医习惯导致大型综合性医院急诊科拥挤状况严重，医疗人员难以第一时间接触到危重病人；人口老龄化加重、独居老人增加，造成分诊问诊困难；医疗体系不完善，下级医院难以发挥相应作用，导致轻症和重症病人混杂就诊。

2. 系统因素　急诊区域多为 24 h 开放式空间，家属及其他院外人员进出未受管制，医护人员工作不断受到干扰；预检分诊标准设计不良；候诊病人缺乏适当监测；空间设计不合理，检验检查路线太长；电子化病历系统不完善；监测仪器设备不足；病人床位分布混乱，难以辨识；放射科即时影像报告支持不足；实验室诊断的品质、时效不佳；感控措施落实不佳；未制定转运标准流程等。

3. 人员因素　急诊医护人力不足；分诊人员、转运人员缺乏专业训练；医护人员沟通能力不足；医师经验不足致错误诊断、延迟诊断或诊断不完整；医护人员缺乏团队合作训练；专科会诊不及时等。

（二）急诊护理风险防范措施

1. 强化急诊医护人员风险意识和法律观念　急诊科应定期组织和开展急诊护士学习相关法律知识，如《医疗事故处理条例》《护士管理办法》《传染病防治法》等法律知识。护士要认识到急诊护理风险可控制的因素是主观因素，做到知法、懂法、守法，自觉遵守医疗法律法规，可避免差错事故和护患纠纷的发生，从而降低急诊护理风险。

2. 落实急诊科护士业务考核和培训　从护理风险发生的情况看，除护理程序外在的风险外，护理系统内部的人为因素及系统因素也会增加风险。在这些内部因素中，护理技术水平因素和道德因素对风险的发生有着极其重要的影响。应加强对急诊科护士的急救知识技能考核，对急救护理技术水平相对欠缺的护士应进行强化培训。组织各级各年资急诊科护士学习急救护理最新进展、新业务，开展疑难病例护理查房和讨论，以提高急诊科护士整体急救护理技术水平。

3. 建立完善的护理评估和监控体系　由急诊科主任、护士长、医生、护士组成护理风险监控小组，对急诊科医疗护理工作过程中潜在的风险做出分析、评估和预测，特别对于危重症病人的抢救与监护，制定相应的防范和处理措施，预防和减少风险事件。

4. 健全护理管理机制与护理风险告知制度　科学、完善、合理的规章制度是防范差错事故及纠纷的良好基础，严格执行规章制度是防范差错事故的保证。从急诊护理工作的每个环节入手，制定出每项护理操作过程中须遵守的制度和应采取的措施，对控制急诊护理风险尤其重要，如“护理风险的告知制度”“护理质量管理关键过程流程”等。

七、急诊护理持续质量改进

持续质量改进（continuous quality improvement，CQI）是在全面质量管理基础上发展的，是以系统论为理论基础，强调持续的、全程的质量管理，是在注重终末质量的同时更注重过程管理、环节控制的一种质量管理理论。

（一）持续质量改进常用工具

1. 目标管理　根据重成果的思想，先由企业确定提出一定时期内期望达到的理想总目标，然后由各部门和全体员工根据总目标确定各自的分目标，并积极主动想方设法使之实现的一种管理方法。

2. 品管圈　是指同一工作现场内、工作性质相类似的基层人员所组成工作小组，在自我和相互启发下，活用各种质量控制手法，全员参与，对自己的工作现场不断地进行维持与改善的活动。

3. PDCA 循环　是计划（plan）、执行（do）、检查（check）、处理（action）四个阶段的循环反复过程，是一种程序化、标准化、科学化的管理方式。

4. 根本原因分析　是一项结构化的问题处理方法，用以逐步找出问题的根本原因并加以解决，而不是仅仅关注问题的表征。根本原因分析是一个系统化的问题处理过程，包括确定和分析问题原因，找出问题解决方法，并制定问题预防措施。

5. 追踪方法学　从病人和评审者的双重视角评价医院内各部门、各专业之间的沟通与合作是否能够满足病人的医疗需要，医疗服务质量与安全是否达到高标准的要求，最终使病人获得优质的医疗护理服务。

6. 5S 管理　是日文 SEIRI（整理）、SEITON（整顿）、SEISO（清扫）、SEIKETSU（清洁）、SHITSU KE（修养）5 个管理工作的简称，指通过规范现场环境、物品，营造规范化的工作环境，规范组织中每位成员的行为要求，培养员工良好的工作习惯，提高工作效率和服务品质。

7. 失效模式与效应分析（failure mode and effects analysis，FMEA）　是国外最常用的定性医疗风险评估方法，是一种主动风险评估方法，前瞻性分析系统流程中可能出现的故障及其失效模式，主要改进流程的设计过程，能在不良事件发生前，系统、全面、稳定地找出潜在的根本原因，保证流程预期目的的实现。

（二）急诊护理持续质量改进方案

急诊护理具有自己的特殊性和时效性，与其他护理专业相比具有明显的非同质化，特别是在突发抢救、转运过程等环节，都面临着巨大的挑战和存在不可预估的风险。应针对急诊护理的不同环节，开展并实施有针对性的质量改进方案以提高护理质量和应对紧急医疗事件的能力。

护理敏感性指标是对护理质量的量化测定，从护理的结构、过程和结果三个方面反映了护理质量。科学地构建和使用急诊护理敏感指标是检测和评价急诊护理质量的重要手段，对急诊护理质量管理向精细化、规范化、同质化发展具有正向引导作用。急诊护理敏感指标主要包括：抢救设备、物品和药品完好率，护理人员培训及考核合格率，分诊实施率及准确率，疼痛评估覆盖率，病人转运不良事件发生率，急救绿色通道平均停留时间及合格率，胸痛病人首份心电图报告时间 < 10 min 合格率，急性脑卒中病人头颅 CT 检查 < 25 min 合格率，抢救成功率等。

护理质量监控应根据指标阈值来观察和评价敏感指标的动态变化，分析是否存在严重的异动。一旦出现异动，应立即分析根本原因，找出系统问题并实施整改。此过程常用的持续质量改进模式是 PDCA 循环管理，即按照计划（plan）、执行（do）、检查（check）、处理（action）四个阶段来进行质量管理，并循环不止进行下去。例如当分诊准确率低于阈值时，应分析相关原因，找出主要影响因素，拟定对策（如修订分诊判断知识库，开发计算机自动辅助分诊系统等）、制订计划并实施方案，观察是否达到预期目标。如有问题尚未解决，或者又出现了新问题，再进入下一次循环，每循环一圈就使质量水平和管理水平提高一步，周而复始，呈阶梯式上升，从而持续改进急诊护理质量。

拓展阅读 3-1
急诊专业医疗质量控制指标

（陈 雁）

数字课程学习

教学 PPT　　自测题

第四章

急诊分诊

【学习目标】

知识：

1. 掌握急诊分诊的概念。
2. 掌握急诊分诊的方法。
3. 掌握急诊分诊的流程。
4. 熟悉急诊分诊处的设置。

技能：

1. 学习过程中掌握病情严重程度分类标准。
2. 运用正确的急诊分诊方法为急诊病人进行急诊分诊。
3. 正确运用所学知识，熟练操作急诊分诊流程。
4. 学习过程中培养降阶梯思维，准确识别高风险病人，提升预检风险识别能力。

素质：

1. 有主动服务意识，在预检分诊中体现人文关怀。
2. 对急诊分诊有深入理解，根据病情轻重缓急维护和谐的分诊秩序。

情景导入

2021 年 2 月某日，一名 89 岁男性病人由“120”急救中心送入急诊。病人主诉夜间感心前区不适约 1 h，时有压榨感，口服硝酸甘油 1 片不能缓解，由急救人员从家中护送转运至急诊。

急诊分诊（emergency triage）是急诊病人入院必经的窗口环节。急诊分诊的有效性、准确性直接影响病人后续的诊疗活动。如何使急诊病人能在较短时间内完成快速评估，有效分类，使危重病人得到及时救治，轻症病人有序候诊，是急诊护士必备的基本知识和技能。同时合理利用急诊资源，快速救治急诊病患，有序安排救治顺序也能提升急诊服务满意度。

第一节 概 述

情境一：

该病人既往有冠心病病史 10 余年，发病时伴有心前区疼痛，已口服硝酸甘油片，疼痛未缓解。

请思考：

如果您是分诊护士，需要进行哪些评估？

一、急诊分诊的概念

（一）分诊

分诊“triage”一词，最早源于法文“trier”，意为“分类、选择、精选”，最早在 17 世纪用于咖啡豆和羊毛的筛选分级。在法兰西战役中，拿破仑的首席医生巴瑞男爵将该词语引入军队，以建立战时流动医院的形式，对遭受创伤的伤病员进行分类救治，并根据其伤情轻重缓急确定救治的顺序。

在两次世界大战时期，应用于西方战地的伤病员分拣时，最初的军用分诊目的主要是尽可能让更多的战士重新投入战役，伤情较轻，最不严重的伤口可能会获得最为优先的诊治权。在民间的医疗救护中，更强调的是让最多数量的人员，获得生存的机会，对于伤病情最为严重同时有实际挽救希望的损伤常常进行优先治疗。

在 20 世纪 60 年代，分诊的概念逐渐引用至医院急诊室的病人分拣。在不断的循证研究和临床实践中，分诊进一步科学化、系统化、标准化。

（二）急诊分诊

急诊分诊是指病人到达急诊室后，由分诊护士快速、准确地评估其病情严重程度，判断分诊级别，并根据危急程度安排就诊先后次序及就诊区域，采用科学的方法合理分配急诊医疗资源的过程。从临床实践狭义角度上来看，急诊分诊是指一种根据病人的主诉及主要症状、体征分清疾病的轻、重、缓、急及隶属专科，同时进行初步诊断，安排救治程序及分配专科就诊的技术，也可称为分诊（类）法（categorization methods）。广义上来看，急诊分诊是指所有对医疗稀缺资源进行分配时所作出的决定，是一个综合各种因素进行的医疗决策过程，又可称为分诊决策（triage decision）。

分诊的概念也包含了通过流程的改进替代容量扩充，来实现病人管理，以期达到在分类（sort）的同时，兼顾分流（stream）的目的。基于相应的流程进行规范的分类、分流，同时还应考虑病人的救治过程中需要涉及的医疗资源。在医疗资源相对充足的状况下，常见于院内的急诊分诊，其目的是通过有效的分诊、分类，将病人按照不同等级，分类分区就诊，充分利用现有的资源，平衡医疗干预，包括人力资源、空间资源、急救物资和设备资源，给每一位病人提供最佳的治疗。然而，在医疗资源严重短缺的情况下，常见于灾难灾害的现场急救，其分诊的目标则是希望通过简单分类，快速治疗的检伤分类原则，将仅有的现场急救资源集中利用，以期给最多数量的伤病员给予最力所能及的治疗，使更多的人能够存活。

随着互联网时代的到来以及道路交通设施建设的提升，医疗救援的概念不断延伸和扩展，急诊分诊的概念不再局限于现有医疗资源的分配，其内涵进一步充实和丰满。现代急诊分诊的概念囊括了急诊预检分诊、急诊预检分诊分级标准、时效性把握、急诊分诊原则等概念，具体概括为以下几方面：

1. 急诊预检分诊　是指对急诊病人进行快速评估、根据其急危重程度进行优先顺序的分级与分流。

2. 急诊预检分诊分级标准　是一种以病人病情急危重程度而制定的等级标准，亦是辅助分诊人员分诊的工具。依据《急诊预检分诊专家共识（2018 版）》，级别的确定是依据客观指标，联合人工评级指标共同确定疾病的急危重程度。每级均设定相应的响应时限和分级预警标识（颜色）。该标准包括预检分诊级别、级别评定标准指标、响应时限与再评估时间。

3. 响应时限　是指急诊病人可等待的医疗处置时间，即病人从分诊评估结束到医生接诊前的最长等候时间。

4. 候诊时间　是指急诊各级别病人实际等候就诊的时间，原则上此时间应小于所对应级别设定响应时限的上限。

5. 急诊预检分诊原则　是指急诊预检分诊不仅要对众多急诊病人进行分流，同时还要依据病人急危重程度进行分级。急诊预检分诊要以分诊原则为主导，并贯穿于整个预检分诊过程中，以使分诊人员在短时间内实现快速、准确、安全、高效的分诊，切实保证急危重症优先就诊、准确快速分级分区、动态评估及时预警、以人为本有效沟通。

（三）分诊不足与分诊过度

在急诊分诊过程中，对病人的病情严重程度判断不足，将重症伤病员误拣为轻症伤病员，造成病人诊疗滞后，病情未获得及时的干预和处置，视为分诊不足（undertriage），可能会导致病残率和病死率显著增高。如果在分诊过程中，将轻症病人错误地分拣评定为较高级别的重伤员，提前消耗或过度使用了急救资源，视为分诊过度（overtriage），此时会导致医院和医护人员负荷过重，应急能力下降并增加经济负担。常见于紧急救援现场的检伤分类，在灾难现场、人员物资匮乏的环境刺激下，容易影响决策判断，应尽量避免。

二、急诊分诊的作用

急诊分诊是急诊病人入院的初步筛查环节，其作用主要体现在以下几个方面：

（一）急诊服务窗口

急诊作为急诊病人入院的第一环节，也是体现急诊服务的窗口。近年来，随着社会经济的迅猛发展，人民生活水平和就医需求成比上升，急诊滞留、就医拥堵的现象日趋严峻，相关的就医体验问题不断凸显。主动服务、耐心倾听、细致解答是体现人文关怀的优质举措，如绿色通道的设置、便民措施的提供、候诊秩序的维持、先就诊后付费的流程简化，最大限度地落实“最多跑一次”的政策理念，发挥窗口效应，提升就医体验，进而提高病人及家属的满意度。

（二）院前急救的桥梁纽带

急诊作为医院的应急部门，在应对各类突发事件及急危重症病人的处置中，发挥着至关重要的纽带作用。目前国家尚无统一的院前－院内信息交互系统，信息的传递存在滞后和断链的现象。现有的部分“120”急救中心尝试开发独立的院前－院内信息一体化系统，打通院内外救治过程中信息传递的滞后点。急救信息的畅通交互，有利于第一时间的病情交接，有效的信息传递，为急诊救治赢得充分的应急准备时间，提升急救效率，达到事半功倍的效果。同时，对于院际转诊的病人，急诊分诊工作的前移延伸，在转运过程中涉及的病情、药物使用、转运线路、转运时限提早对接，有助于院内专家进行病情预判和制定初步的救治计划，保证病人到达目的地医院后，能有便捷的通道快速接诊，有充足的人力、物资应对处置，尤其是对于群体事件的应急准备，可以有的放矢地高效应对。如道路交通伤处置时，应用的急诊院前－院内“医警联动”系统，通过电子化设备渠道，传输车祸现场画面图像，院内医护人员提前进行伤员的初步评估并判断伤情严重程度，采集病人基本信息，提前建立身份档案，快速推进后续诊疗举措。这一功能的实现，有赖于急诊分诊的桥梁纽带作用。

（三）有序安排救治，合理分配资源

急诊分诊的关键作用，在于把急诊病人按照病情的轻重缓急，有序引导和开展诊疗工作。根据分诊标准通过人为方式，将急诊病人进行分级分类分区救治，针对不同疾病严重程度的病人，有目的性地规划和利用实际急诊环境的空间、人力、物资等所有资源储备，优化资源分配方案，充分调动和利用现有资源，给每一位急诊病人提供最适宜的诊疗程序和最需要的医疗资源。改变传统的以入院时间先后为基准的就诊流程，根据病情严重程度，在对应时限范围内，对病人开展及时的有效救治。

（四）落实紧急处置，保证院内医疗可及性和连续性

分诊护士作为病人急诊入院的第一评估者，应果断地对病人的急性症状做好相应的紧急处置。例如，对于开放性创面，应做好临时的压迫、包扎和固定。对于活动不便的病人，提供轮椅、平车等诊疗转运工具，防止意外跌倒等对病人造成二次损伤。对于部分在诊疗区候诊的病人，应做好病情观察和再评估，承担院内医疗可及性和连续性措施的落实，对非急诊就诊范畴的病人安排部门转诊。

课程思政案例 4-1
6·13温岭槽罐车爆炸事故

三、急诊分诊处的设置

急诊分诊处的设置应标识醒目，物资配备便捷有序，最大限度发挥其桥梁纽带中枢的作用，尽可能提升就医体验和满意度，切实保障病人获得高品质的急救服务，真正体现快速、畅通、规范、高效的急诊服务理念。同时，大规模综合、专科医院的急诊科，除了承担日常普通急症病人的诊治与急重症病人的抢救等常规诊疗工作外，还是救治各类突发公共卫生事件受伤病人的重要场所。如何设计“平战结合”的急诊布局，做到快速高效安全分流和紧急处置各类急危重病人，是医院医疗服务水平与管理水平的重要标志。

（一）环境设置

急诊分诊处一般设置在急诊科入口相对醒目的位置，便于和院前急救的有效衔接。有条件的医院可设置独立的救护车专用通道，方便接收和转运病人。其次，应配备有宽阔的前厅，相对独立的空间，避免人流交汇。分诊台周边还应预留空间，利于平车、轮椅等转运工具的快速通行，同时拓展观察视角，便于分诊工作的开展，使病人获得最大程度的照护。同时，宽阔的前厅预留还能作为群体急救事件中，各部门支援人员列队分组的备战平台。此外，急诊分诊处还应设置醒目的人性化标识和指示，便于病人快速寻找预检处，分诊护士也能第一时间关注每一位就诊病人，根据需求主动提供服务。

（二）设备设置

急诊分诊应配备有基础的评估工具、转运设备、应急物资、办公用品及便民设施等多种设备。评估工具包括生命体征监护仪、血压计、体温计、听诊器、无菌敷料、骨折固定用品等。应急物资包括突发公共事件所需的所有物资，如检伤分类标识牌、应急人员特制马甲及臂章、临时紧急分区标识牌等。办公记录用物包括计算机、电话、手机、院前－院内联动系统等。便民设施包括老花镜、纸杯、洗手液、一次性口罩等。在应对灾难等突发紧急事件时，则应在上述分诊设备的基础上，增加移动分诊台的设置，以达到快速分诊、迅速分流的目的，最大限度调动和使用有限的急诊资源。

（三）人员设置

急诊分诊岗位的人员设置，必须有能胜任急诊分诊岗位的护士。该护理人员必须具备相关急诊分诊素养，坚守岗位工作，因故临时离开时，需由护士长安排其他能胜任的护士替代。

四、急诊分诊护士的资质要求

急诊分诊护士通常是第一个接触病人和家属的医护人员，必须具备专业的医疗护理知识、丰富的工作经验、敏锐的直觉和判断力、熟练的评估技巧及良好的沟通能力，需要对医院的行政体系有一定程度的了解，其分诊技术水平直接影响病人的救治效果。因此，急诊分诊岗位要求的胜任人员，应为集观察者、评估者、协调员、急救员、联络员等多种角色职能于一体的专业急诊护理人员，以得心应手地应对各类日常急诊急救分诊及突发事件的检伤分类和应急协调。主要体现在以下几个方面：

（一）工作年限

基于急诊分诊岗位的作用，其涉及的工作职责，包括交接、评估、协调、转运等各个环节，需要有专业的急诊素养为基础。应由具有5年以上的急诊工作经验，以及丰富的临床知识，并通过相关急诊分诊专业培训考核者担任。

（二）基本技能和专业技术

急诊分诊护士应具备较高的职业技术职称，以及较高的工作能级。依据各大医院护士能级分类标准规定，建议安排高能级护士担任，如N_3及以上层级护士。同时，应具备扎实的急诊急救专业素养，优先推荐急诊专科护士胜任。

1. 独立胜任能力 急诊分诊护士需要具备独立自主的岗位胜任能力，才能高效准确应对各种分诊场景，正确执行急诊病人的分诊。分诊护士的独立胜任能力具体体现在急诊室危重病人照护方面。分诊护士需要掌握基础的分诊技巧和方法，能进行准确的病人病情评估，及时发现并处理病人的潜在问题，能正确评估和确立病人的健康问题，并能提供符合病人需求的个性化护理。

2. 基础照护能力 分诊护士应掌握急危重病的护理基础照护技能，能严格按照护理标准，为病人提供急诊救护和优质护理。对于儿童、老人等特殊危重症病人能熟悉相关疾病的异常信号，并能正确实施相应的护理措施。

3. 感控防治能力 分诊护士应有较强的感控意识，能正确执行各项医疗处置。对于特殊感染病人，能正确执行隔离护理及防护措施，提供病人以及照顾者感染控制的卫生教育。

4. 应急急救能力 分诊护士必须熟悉临床急症的紧急处理原则及救治流程，并能正确执行各种应急预案。熟练掌握各类临床技能，熟练操作常规急救设备（如各种监护设备的使用、心电图机的使用等），具有急危重症病人的护理知识储备，能独立准确分诊护士急救技术（如伤口包扎、骨折临时固定等）。

5. 组织协调能力 分诊护士工作安排思路清晰，能熟练组织团队急救，合理安排团队成员正确执行定位抢救，指导和监督危重病病人的安全转运措施的落实，带领低年资护士执行急诊重症病人的照护和专科性救治。

6. 沟通交流能力 具有良好的沟通能力，能在工作中建立良好的人际关系；能洞察和识别不同就诊人群的需求，给予相应的疏导支持；和医生团体建立良好的工作关系，加强医护的协作配合；和临床各部门维持良好的协作关系，延伸医疗程序，保证护理诊疗的可及性和延续性。

（三）核心能力

严谨的急诊思维是急诊分诊护士专业素养的体现，包括降阶梯思维、批判性思维等，保证分诊护士应急状态和及时的应对能力。同时，分诊护士还应保持较强的责任心、敏锐的观察能力，以及良好的心理素质、应变能力和心理疏导能力。

第二节 急诊分诊分级

情境二：

某医院以该胸痛病例为例，进行科室护理人员预检分诊培训，通过情景模拟教学、理论讲授、操作系统展示、上机实操练习、分组讨论等形式，熟悉常规急诊急救流程、分析常见分诊问题及突发公共事件的应急流程。

请思考：

1. 常用的急诊分诊方法有哪些？
2. 病情严重程度分类系统的具体内容有哪些？

急诊分诊分级是分诊护士根据病人的主诉和症状，通过专业的评估方式、系统的方法进行询问，针对病人现有的临床问题，进行病情严重程度的分级，并有目的、有重点地针对病人的临床问题，引导病人和（或）家属提供疾病相关信息，并将相关的主诉以其原本表达的字句记录于护理记录中，用以明确病人急诊就诊主要原因的工作程序。急诊分诊分级的有效落实，依赖于熟练应用相应的急诊分诊方法、急诊分诊程序，并熟悉急诊分诊全流程的运作。

一、急诊分诊方法

SOAP 公式是临床上常用的分诊技巧，为四个英文单词第一个字母的缩写整合。具体内容如下：S = subjective（主观感受），是指收集病人的主观感受资料，包括主诉及发病时伴随的症状；O = objective（客观现象），是指收集病人的客观资料，包括病人体征，以及异常征象；A = assess（评估），是指将收集来的资料进行综合分析，得出初步判断；P = plan（计划），是指根据判断结果，进行专科分诊，按照病人的轻、重、缓、急有计划地安排就诊。

在分诊过程中，常见的急诊分诊方法有以下几种：

（一）观察

急诊分诊护士可运用眼、耳、鼻、手等感官配合快速收集病人的客观资料。

1. 快速观察　以搜集病人评估的第一手视觉客观资料，了解病人的一般状况、精神状态、意识水平、面部表情及面色、皮肤及口唇颜色、步态、神情、肢体活动情况、有无创伤等，并熟悉各部位异常改变所代表的意义。

2. 听诊判断　用耳朵辨别和评估身体各个不同部位发出的声音，如咳嗽、呼吸音、心音、肠鸣音等，并熟悉声音异常改变所代表的意义。

3. 异味辨识　用鼻子去辨别病人身上散发出的特殊异常气味，了解其所提示的急症。

4. 体征评估　用手去感知和触摸病人的动脉搏动，了解其频率、节律以侧面判断血管的充盈度。对于腹部体征的评估，同样需要用手去感知和评估，以了解疼痛涉及的范围及严重程度。另外，通过触摸病人的皮肤，还能了解病人的体温状况。

（二）问诊

问诊是急诊分诊的重要沟通环节，内容主要包括病人的病史、既往史、伴随症状、接触史、创伤机制等。问诊应简洁、明确，具有针对性，急诊分诊护士应将该病人的主诉以其原本表达的字句记录在护理记录中，并进行系统地询问，避免遗漏有意义的信息资料。意识水平有障碍的病人，可由病人的亲属、朋友、警察、救护人员或协助转送人员提供相关资料，以便做出正确的评估和判断。对于急诊分诊中的问诊技巧可参照以下模式：

1. OLDCART　用于评估病人的各种不适症状，由各个英文单词首字母组成。O（onset）：是指发病时间，即“何时感到不适？”；L（location）：是指疾病部位，即“哪儿感到不适？”；D（duration）：是指持续时间，即“不适多长时间了？”；C（characteristic）：是指具体不适的特点，即“怎样不适？”；A（aggravating factor）：是指加重因素，即“是什么引起不适？”；R（relieving factor）：是指缓解因素，即“有什么因素可舒缓病人的不适症状？”；T（treatment prior）：是指来诊前治疗，即“入院前有没有服用过药物或接受过其他治疗？”

2. PQRST　用于病人的疼痛评估，是五个英文单词首字母组成的缩写。P（provoke）：是指诱因，即疼痛发生时的诱因，以及加重和缓解疼痛的因素；Q（quality）：是指性质，即疼痛的性质，如钝痛、绞痛、点击样痛、刀割样痛、烧灼样痛、针刺样痛等；R（radiation）：是指放射痛，有无放射痛存在，向哪些部位放射；S（severity）：是指疼痛的程度，疼痛的程度如何；T（time）：是指时间，疼痛开始、持续、终止的时间。

3. AMPLE　用于创伤病人的创伤机制评估，由以下五个单词的英文首字母组成。A（allergies）：是指过敏史；M（medications currently used）：是指当前正在服用的药物；P（past illness/pregnancy）：是指既往疾病史，对于女性病人还应关注妊娠史；L（last meal）：是指创伤发生前，最后一次进餐的时间；E（event/environment related to the injury）：是指与创伤相关的事件或环境。

（三）倾听

病人和（或）家属的主诉是急诊分诊的重要参考依据，是病人到急诊就诊的主要原因。分诊护士务必重视和关注主诉的内容，耐心倾听，细致分析，结合观察评估所收集的一般资料，才能果断进行准确地判断。

（四）评估查体

1. 基础评估　病人基础生命支持情况，即 ABCD，A = airway（气道）、B = breathing（呼吸）、C = circulation（循环）、D = disability（意识）。明确各部位评估时，是否存在需要立即干预的阳性体征，如判断气道的通畅度，是否存在梗阻或高风险梗阻因素；呼吸困难的病人，评估是否存在威胁生命的胸部急症；明确病人是否存在开放性损伤、休克、意识障碍等。确立威胁病人生命的最关键首要问题，进行即刻的处理，利于下一步分诊程序的快速推进。同时，通过各类监护仪器和设备进行测量，评估病人的体温、血压、呼吸、脉搏、血氧饱和度等情况，进一步明确病情判断的准确性，避免遗漏。

2. 阳性体征评估　依据病人和（或）家属的主诉，重点检查主诉不适部位的阳性体征。根据查体情况，记录局部疼痛分值。常用的疼痛评估方法有数字评分法（numerical rating scale，NRS）、面部表情评分法（faces pain scale，FPS）。数字评分法（NRS）用 0 ~ 10 分代表不同程度的疼痛，0 分为无痛，1 ~ 3 分为轻度疼痛或者疼痛程度尚不影响睡眠，4 ~ 6 分为中度疼痛或疼痛明显使睡眠受到干扰，7 ~ 9 分为重度疼痛或疼痛导致不能入睡或睡眠中痛醒，10 分为无法忍受的剧烈疼痛。

3. 创伤评估　对于创伤病人，依据 CRASHPLAN 顺序，进行快速全面的创伤评估。C = cardiac（心脏）：检查心率、心律快慢，提示和判断有无休克征象；心音低钝遥远，提示和判断病人有无心包积液。R = respiratory（呼吸）：检查呼吸频率、节律、深度，评估是否存在呼吸困难、急促的表现，确认和判断病人是否存在气胸、血胸等危及生命的胸部急症。A = abdomen（腹部）：评估观察腹部有无隆起，判断是否存在压痛、反跳痛等腹膜刺激征，有无提示腹腔积液的移动性浊音，有无血尿、血便。S = spine（脊柱）：评估局部是否存在肿胀、畸形、移位，有无后突、侧弯、错位，有无提示脊髓损伤的大小便障碍，有无下肢运动、感觉障碍。H = head（头颅）：评估和判断病人的意识水平、瞳孔变化，且是否伴随存在恶心、呕吐等提示颅内高压的症状。P = pelvis：评估和判断骨盆有无开放性损伤，是否存在畸形，评估骨盆挤压试验、骨盆分离试验。L = limbs（四肢）：观察和评估病人有无四肢的畸形、肿胀、疼痛、关节脱位、关节活动障碍、弹性固定等骨结构受损的表现。A = arteries（动脉）：触摸感知动脉搏动，初步快速判断病人的血压水平及出血情况。可触及颈动脉搏动时，提示病人血压大约为 60 mmHg；可触及股动脉搏动时，提示病人血压大约为 70 mmHg；可触及桡动脉搏动时，提示病人血压大约为 80 mmHg（1 mmHg = 0.133 kPa）。N = nerves（神经）：综合评估和判断病人的肢体神经反应，以及姿势水平情况。

对于创伤病人伤情的判断，常用的评分方法是 CRAMS 评分。该评分法是主要采用循环、呼吸、运动、语言四项生理变化加解剖部位的一种简易快速、初步判断病人伤情的方法。每个项目正常记为 2 分，轻度异常记为 1 分，严重异常记为 0 分，总分≤8 分提示重伤。CRAMS 由 5 个英文单词首字母组成，分别对应以下内容：C = circulation（循环）：毛细血管充盈正常和收缩压 > 100 mmHg 记为 2 分，毛细血管充盈延迟和收缩压 85 ~ 99 mmHg 记为 1 分，毛细血管充盈消失和收缩压 < 85 mmHg 记为 0 分。R = respiration（呼吸）：正常记为 2 分，急促、浅或呼吸频率 > 35 次 / 分记为 1 分，无自主呼吸记为 0 分。A = abdomen（腹胸部）：无压痛记为 2 分，有压痛记为 1 分，肌紧张、连枷胸或穿通伤记为 0 分。M = motor（运动）：运动自如记为 2 分，对疼痛有反应记为 1 分，无反应或不能动记为 0 分。S = speech（语言）：正常记为 2 分，谵妄记为 1 分，讲不清完整的词语记为 0 分。

4. 心理评估　分诊护士对于就诊的每一位病人均应提供心理状况的评估。医疗评估应以病人需求和身体状况为基础，以抢救病人生命为前提，根据病人需求给予心理评估，尤其是存在自杀自残倾向或精神状态异常的问题时，应做好相应的判断，进一步指导后续的诊疗。

二、急诊分诊程序

依据《急诊预检分诊专家共识（2018 版）》将病人的病情严重程度分为 4 级：1 级为急危病人，2 级为急重病人，3 级为急症病人，4 级为亚急症或非急症病人。各级别设置了响应时间标准，指导不同级别的病人进入相应的就诊区域，急诊区域用颜色区分。

（一）分诊评估

1. 危急征象 / 情况指标

（1）1 级急危病人：预检护士首先评估“病人是否存在危及生命的情况？”采用 ABC 评估法，具体如下：A = airway（气道评估）病人气道是否通畅？B = breathing（呼吸状况）病人可以呼吸吗？C = circulation（循环状况）是否可触及病人脉搏？

如果病人“有”上述情况之一，则判定该病人的急诊分诊级别为 1 级，分诊结束，立即安排抢救。如果病人无符合上述危急征象 / 情况的指标，分诊护士继续对病人进行进一步的评估。确认病人是否存在其他危急征象或情况，如抽搐持续状态、脑疝征象、过敏性休克、急性中毒危及生命、特重度烧伤、低血糖伴神志改变、胸痛 / 胸闷（疑急性心肌梗死 / 疑主动脉夹层 / 疑肺栓塞 / 疑张力性气胸）等。如果符合其中任一条目，该病人分诊级别即为 1 级，分诊结束，立即抢救。如果不符合上述任一条目，病人则进入生命体征 / 主诉症状的评估。

（2）2 级急重病人：急诊分诊护士评估病人是否符合“高风险或潜在危险情况”指标。如疑似急性冠脉综合征，活动性胸痛，但情况稳定；有急性脑梗表现，但不符合 1 级指标；腹痛（考虑绞窄性肠梗阻）；糖尿病酮症酸中毒；精神障碍（有自伤或伤人倾向）等。创伤病人，有高危险性受伤机制，如 3 m 以上跌倒；乘客甩出车外；同乘人员严重受伤或死亡等；凡预检护士认为病人存在高风险，但不需要立即进行抢救生命的处置等。符合以上任一条目者，预检分诊级别则判定为 2 级。

（3）3 级急症病人：该病人存在急性症状和急症问题，但目前明确没有危及生命或致残危险者，急诊分诊级别判定为 3 级。

（4）4 级亚急症或非急症病人：病人目前有轻症或没有急性发病情况，无或很少不适主诉；特殊门诊病人（如高血压、糖尿病、癫痫等慢性病病人在节假日或夜间门诊停诊时来院配药等）。此类病人预检分诊级别均判定为 4 级。

拓展阅读 4-1
产科急诊预检分诊分级标准
拓展阅读 4-2
儿科急诊预检分诊分级标准

2. 单项客观指标　包括收缩压（systolic pressure）、脉搏（pulse）、呼吸频率（respiratory rate）、经皮血氧饱和度（percutaneous oxygen saturation，SpO_2）等指标。

（1）1 级：如果急诊分诊护士评估病人不符合上述 1 级的危急征象 / 情况的任一指标，则进入生命体征等单项客观指标的进一步评估。如病人符合以下任一项条目（表 4-1），即判定为急诊分级 1 级，分诊结束。

表 4-1　单项客观指标评估

体温	脉搏	呼吸频率	收缩压	经皮血氧饱和度
< 32℃ 或 > 41℃	< 40 次 / 分 或 > 180 次 / 分	≤8 次 / 分 或≥36 次 / 分	< 70 mmHg 或 > 220 mmHg	< 80%（创伤病人 < 90%）

（2）2 级：如病人符合心率 41 ~ 150 次 / 分或心率 141 ~ 179 次 / 分，收缩压 70 ~ 80 mmHg 或收缩压 200 ~ 219 mmHg，经皮血氧饱和度 85% ~ 89%，疼痛评分 8 ~ 10 分（NRS）等以上任一条目者，即判定为急诊分诊 2 级，分诊结束。如果急诊分诊护士评估病人不符合上述急诊分级 2 级的危急征象的任一条目者，则进入生命体征等单项客观指标的进一步评估。

（3）3 级：疼痛评分 4 ~ 6 分（NRS），病人如符合该条目者，即判定为急诊分诊 3 级，分诊结束。

3. 综合指标　即改良早期预警评分（modified early warning score，MEWS）（表 4-2）和 AVPU 法（A：alert 警觉；V：verbal 言语刺激有反应；P：pain 疼痛刺激有反应；U：unresponsive 无反应）。

1 级：AVPU 反应评分为 P 和 U，改良早期预警评分≥6 分，即判定为急诊分级 1 级。

2 级：AVPU 反应评分为 P 和 U，改良早期预警评分 4 ~ 5 分，即判定为急诊分级 2 级。

表 4-2 改良早期预警评分（MEWS）

项目	分值						
	3	2	1	0	1	2	3
呼吸（次/分）	≥30	21～29	15～20	9～14		<9	
体温（℃）		≥38.5		35～38.4		<35	
收缩压（mmHg）		≥200		101～199	81～100	71～80	≤70
心率（次/分）	≥130	111～129	101～110	51～100	41～50	≤40	

3 级：改良早期预警评分 2～3 分，有急性症状和急诊问题，但目前明确没有危及生命或致残危险者，即判定为急诊分级 3 级。

4 级：改良早期预警评分 0～1 分或病人有轻微症状，AVPU 反应评分为 A 或 V，即判定为急诊分级 4 级。

（二）病情分级

结合国际分类标准及我国大中城市综合医院急诊医学科现状，对全国范围的急诊分诊分级现状及需求，进行循证研究和专家咨询，根据病情危重程度进行分诊分级的判定，并将急诊医学科从功能结构上分为“三区”，将病人的病情分为“四级”，简称“三区四级”分类。

1. 红区　即复苏与抢救区，安置针对明确有危及生命情况的病人。该区域应该配备有完善的紧急抢救的资源，包括先进和完备的设备设施、高年资或具有较强的急诊急救能力的人力资源、通畅及先进的信息资源等。进入该区域的病人，应当立即或尽快接受医生的诊治，务必保证病人安全，稳定生命体征，以抢救生命为先，为进一步的诊断和治疗创造有利条件。该区域不适宜进行长程生命支持和系统疾病的检查，如病人病情平稳或危急征象得以处置，应转运至其他相应单元进行下一步住院或手术或病情观察的处置。病情分级为 1 级、2 级的病人，应即刻进入红区进行复苏、抢救处置，以稳定病情。其中 2 级病人的响应时间应在 10 min 之内。

2. 黄区　即候诊与观察区，安置针对目前没有明确危及生命的情况，但不能排除病情随时变化的病人。该区域应配备有常规生命体征检查的仪器设备、基本诊疗的器械。要求有定时巡视的医护人员，以便随时发现病人病情变化。病情分级为 3 级的病人，应该安置在黄区进行候诊、诊治。且该级别的病人，其候诊时间应不超过 30 min。在空间布局和设置上，可根据医院的实际情况，如诊疗区域配备有氧气、吸引器等设备装置，且有相应的人力资源，并能提供黄区病人同质化的照护时，则 3 级病人可安置在该区域。

3. 绿区　即快速处置区，安置轻症病人。该区域用于安置轻症病人，需要配备有常规生命体征测量设备，以做好诊疗区病人候诊超时或病情变化时二次评估，以便尽早发现尽快处理和干预。病情分诊分级为 4 级的病人安置在绿区就诊。

三、急诊分诊流程

急诊分诊流程应简洁、明确，当病人进入急诊区域就诊时，急诊分诊护士应立即启动急诊分诊流程，并且一般要求在 3～5 min 内完成。完整的分诊流程应包括接诊、分诊、处置转运三个方面。

（一）接诊

分诊护士应热情接待到达急诊科的病人，并快速接诊就位。不同的病人可采取不同的接诊方式进行安置。如果是由救护车或其他交通工具送来的病人，需要急诊分诊护士到门口甚至相应的转运交通工具上去评估和协助病人转入急诊。一般急诊病人，可坐着候诊。对于传染病或特殊疾病流行期间，还应先做好必要的流行病学筛查，必要时须先测量病人的体温，再做下一步的急诊分诊。如病人存在相应传染性疾病的阳性体征或流行病学筛查阳性者，应根据医院部门的具体规定，安排疑似或确诊传染病的病人，由做好隔离防护的专人将病人引导到隔离区域候诊或转诊，以减少传染的机会。如遇危重病人的救治，应立即安排并开通绿色通道，遵循先抢救后补办手续的原则展开救治。确保危重病人的病情评估、疾病救治、转运检查安全高效开展。

（二）分诊

急诊分诊过程具体包括：分诊问诊、测量生命体征、身体评估、分级分区和分诊记录。根据病人的主诉、症状，运用急诊分诊的技巧进行问诊，按照相应的分诊标准对病人的主诉阳性部位进行评估和查体。通过生命体征检测设备，测量相应的生命体征等客观资料，包括血压、脉搏、体温、呼吸、血氧饱和度、格拉斯哥昏迷评分、疼痛评分、跌倒评估等。同时快速、熟练及有目的地进行身体评估，观察病人的外表、皮肤颜色及温度、步态行为、语言状况，如是否存在面色苍白、坐立不安。接触病人身体时，是否有皱眉等不适情况发生。依照收集到的病人的主观和客观资料信息，对病人进行相应的分诊分级以及分科分区。

（三）处置转运

根据分诊分类结果，按照病人的基本情况，利用相应的转运工具安置病人至相应的急救区域就诊或指引病人至相应的候诊等待区域候诊。最后，遵循不同的医疗单位、不同的格式和要求，以清晰而简单为原则，实事求是地将相应的分诊信息资料完整记录在计算机或纸质病历中。基本记录内容包括：病人的一般信息、到达急诊的日期与时间、主诉 / 症状、生命体征、分诊科室、入院方式、疼痛评分、预检分诊分级等。

（四）特殊病人处置流程

1. 传染病病人　医疗机构发现传染病确诊或疑似病例时，应及时快速安排病人、病原携带者至相应隔离区域进行隔离处置。隔离期根据医学检查结果确定。对于疑似病例，在确诊前应在指定场所单独隔离。拒绝隔离或隔离期未满擅自脱离隔离治疗的病人，可由公安机关协助采取强制隔离治疗措施。

2. 精神疾患病人　普通诊疗区应设有专用的防暴间，以提供安静、舒适、相对独立的空间安置此类病人。分诊过程中，尽可能减少对病人的刺激，防止病人自伤或伤害他人。房间设计应尽可能减少竖直棱角，采用软质墙面，物品精简放置，杜绝安全隐患的尖锐物品带入。

3. 妇科病人　妇科疾患常涉及病人的月经史、性生活史等敏感隐私话题。在性教育尚未完全普及的社会背景下，羞于谈“性”的观念会阻碍分诊的顺利进行，病史采集的难度会随之增加。对于此类病人的评估，应提供相对私密的独立空间，缓解病人的焦虑情绪，耐心引导和倾听，必要时可要求家属回避。

4.“三无”病人 对于由他人陪送而来的“三无”病人，进行分诊后应做好保护工作，神志不清的“三无”病人应由两名以上的工作人员对病人随身财物整理清点记录并签名后，由保卫科人员进行保存，必要时由公安机关协助联系并寻找病人家属。

5. 交通事故 / 刑事案件 医疗机构如涉及交通事故、刑事案件伤病员的救治时，应在分诊的同时提供相关线索和信息，配合交警部门和公安机关做好相应的事故 / 案件调查。

（五）分诊质量监控

急诊分诊的准确率，直接反映了分诊护士业务能力及医疗服务质量。针对日常的分诊工作，应进行质量的把控和评价。通常用信度来评估不同分诊人员采用同一标准对相同病人分诊结果的一致性，以反映分诊标准的稳定性。此外，还可应用效度评价病人分配的分诊级别与病人病情真实情况之间的一致性。

（杨旻斐）

数字课程学习

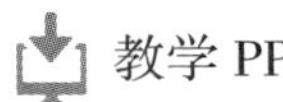

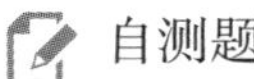

第五章

急诊护理评估

【学习目标】

知识：

1. 掌握急诊护理初级评估和次级评估内容。
2. 熟悉急诊护理评估思维特点和实践要求。
3. 熟悉运用初级评估快速识别危重病人的生命状况。
4. 熟悉运用次级评估判断疾病类型与损伤指征，确定急救级别。
5. 了解急诊护理评估的概念，初级评估和次级评估的现状与意义，护士在急诊护理评估的作用。

技能：

1. 具有对不同类型急症病人进行护理评估的能力。
2. 具有对病人确定分诊级别并按需救护的能力。
3. 具有对急诊病人突发情况应变的能力。

素质：

1. 以病人为中心，有爱心、有耐心，对急诊工作具有高度的责任感和使命感。
2. 有独立思考的能力，在救护过程中发现问题、解决问题。
3. 具备一定的统筹及组织协调能力。

情景导入

2021年8月3日上午9：05，病人张某因车祸致全身多处疼痛伴活动受限1 h余，由“120”送至我院急诊科。

随着现代医学模式的转变和护理学科的发展，以病人为中心、护理程序为指导的整体护理工作模式已广泛开展。护理评估是护理程序的首要环节，全面、系统、正确的护理评估是保证护理质量的基石。现国内急诊科病人就诊量逐年增加，具有病情危急、病种复杂的特点，给医护人员的诊断和决策带来了一定的难度。因此，急诊护士能否及时、全面地对病人做出正确评估直接关系到病人的救治结果，如何提高急诊护士的护理评估能力成为护理管理者需要解决的问题。

急诊护理评估亦称急诊病人评估（patient assessment in emergency department），是常规收集主观和客观信息的过程。急诊护理评估分初级评估和次级评估两个阶段。系统的急诊护理评估方法对立即识别危及生命的状况、判断疾病或损伤的症状及决定就诊、救治级别至关重要。

第一节 急诊护理评估思维特点

情境一：

急诊护士小张接到病人后，反应迅速，有条不紊地对危及病人生命的症状做出初步评估和正确判断，并采取适当的救治措施，为挽救病人生命争取宝贵的时间，为医生诊治提供有效的信息。

请思考：

1. 您认为接诊此类病人时，急诊护士应该具有怎样的急诊护理评估思维？
2. 如果您是当班的急诊护士，您认为应如何开展急诊护理评估实践工作？

急诊病人常因各种急症就诊，病情来势凶猛，严重者甚至在短时间内死亡。因此，急诊护士护理评估思维有着自身的特点，需与医生的临床思维具有一致性，一般认为临床诊断过程是一个认识思维的过程。但也可能因主观因素对认识过程的限制，导致诊断结果有所差异，从而影响后续的治疗与护理。已有研究表明，80%的医疗失误是由于思维（mental）和认识（cognitive）错误导致，技术错误（混乱的检查结果和书写错误等）占比只有20%。一个不善于思考问题的人，会遇到许多取舍不定的问题；相反，正确的思维能发挥巨大作用，可以决定一个人应该采取什么样的行动。汉·班固《白虎通·三纲六纪》：“若罗网之有纪纲而万目张也。”汉·郑玄《诗谱序》：“举一纲而万目张，解一卷而众篇明。”故临床思维方法，是临床护理实践过程中的精髓部分；树立正确的临床护理思维方法，是抓住主要矛盾的充分体现，也是解决临床问题的关键所在。因此，急诊护士除了要有高度的责任心、广博的专业知识、熟练的专业技能和丰富的临床经验，还要掌握并自觉运用科学的思维方法，在接诊病人时抓住主要矛盾，寻找威胁病人生命的最主要问题，分清轻重缓急，可以边评估边处置。

一、急诊护理评估思维具体特点

（一）时效性

时效性是急诊护理评估思维的一个突出特点，尤其是急危重症病人，其对时效性的要求更加凸显。急诊病人发病急骤、变化迅速，时间性强。无论是急性发病还是慢性病急性发作，还是意外事故，均系发病突然。急诊护士常是接触病人的第一个专业人员，应在最短时间内迅速敏捷、有条不紊地对危及病人生命的症状做出初步评估和正确判断，并采取适当的处置和抢救措施，为挽救病人生命争取宝贵的时间。

（二）针对性

在复杂疾病的发展过程中，虽说矛盾并存，但有主次之分。主要矛盾引起一系列的变化和相应的症状体征，决定着疾病的发展过程和发展方向。此外，人体也是多层次的统一，各个层次的功能相互作用、相互影响。疾病过程亦是如此。这就要求急诊护士在疾病的评估过程中需运用降阶梯思维模式去思考问题，抓住主要矛盾及关键层次，即在急诊护理评估中，要求突出需要解决的主要矛盾，而不苛求立刻得到病人完整的信息。有些特殊病人，如昏迷、中毒等病人，短时间内无法提供确切的病史信息，可针对其主要症状，进行及时诊治，待病人情况稳定后，再进一步收集资料，为病人后续治疗和分流提供准确依据。

（三）动态性

疾病是一个发展变化的病理过程，因此，对于疾病认识和评估也是一个发展变化的过程。要把握具体病例的矛盾特殊性和病程的演变规律，往往只有在疾病的运动中才能实现。有些疾病的特征病象并不表现在整个病程，只是在其发展的某一阶段才表现出来；有些疾病之间的相互区别，使得只有当疾病演进到一定程度时才能看得出来；有些疾病过程中会出现假象，只有反映疾病本质的主要征象出现时才能识别清楚。因此，急诊护士要对病人的病情及潜在的危险有所预判，并采取相应的医疗护理措施予以动态评估，如设定可控的最短响应时限、危重病人实时监测生命体征、设立巡回评估岗位等，以及时发现急诊病人的病情变化、识别影响临床结局的紧急程度指标和实现及时预警的效果。急诊病人的病情随时变化，随着初步治疗和检查的进行，一些开始未出现或未发觉的情况也会逐渐出现。此时，应重新进行初级评估以增补和修正既往病人资料，必要时采取紧急抢救措施。

二、急诊护理评估实践要求

（一）区分四条界限

四条界限即致命与非致命、即死与非即死、器质性与功能性、传染性与非传染性。前三条界限的区分目的是突出急诊的专科急救功能，最后一条界限的区分目的主要在于防止急性传染病的漏诊和传播。

课程思政案例 5-1
生命的“吹哨人”

（二）重视生命体征

生命体征虽然只有呼吸、心率、血压、体温四项，却能非常直接地反映病情的严重性。对于生命体征的异常变化，急诊医务人员都应予以重视，并积极采取相应处理措施。对于突发急症的病人来说，其病情不稳定，有潜在生命危险的可能，尽管确诊疾病很重要，但往往在疾病未确诊前，生命体征已出现变化，这时应当遵循先救命后治病的基本原则，一边稳定病人生命体征，一边协助医生进行确定诊断，不可错失抢救时机。

（三）合理安排检查顺序

当病人面对多项检查时，急诊护士应与医生充分沟通，合理确定检查顺序，可基于以下几点综合考虑：①病人最可能的病因有哪些？②哪种疾病最需要首先被诊断，否则将危及生命？③能为病人提供的最方便的检查是什么？

（四）警惕高危疾病

急诊科的主要任务是抢救生命，对于有致命危险的高危急症，如中毒、异位妊娠、致命外伤、颅内出血、急性心肌梗死、主动脉夹层、张力性气胸、肺栓塞、喉头水肿、食管异物等，急诊护士应随时保持高度的警惕性。

（五）有效沟通

“有效沟通”是急诊评估的重要保障，应贯穿始终，保障整个流程的顺畅。沟通的有效性主要体现在两方面：

1. 病人或家属的沟通　①“以人为本”的理念和“以病人为中心”的服务思想。基于病人文化层次和社会观念的不同，护士需从诊疗和病人的权利等方面换位思考，为病人提供安全、安静、合理化的救护环境。对待病人要耐心、细心、态度和蔼。②了解病情要全面且抓住重点，沟通中引导并发现病人的主要及紧急的临床问题。③病人具有“知情权”，要交代清楚病人的危重程度与就诊级别、就诊区域与候诊时间、已经采取的或即将采取的医疗照护措施等。

2. 与医务相关人员的沟通　①与各区域接诊的医生或护士进行病人信息的完整交接，尤其是病人病情危重程度、急需采取的诊疗措施、特殊事宜及注意事项等；②与院内各部门的沟通，如医务处、病案室、化验室、警务处等；③与院外机构的沟通，如“120”、“119”、派出所、卫生行政部门等。

拓展阅读 5-1
降阶梯思维模式

第二节　初级评估

情境二：

经评估，该病人生命体征：T：36.7 ℃，BP：115/70 mmHg，P：100 次 / 分，R：18 次 / 分，SPO_2：99%。病人神志清，痛苦面容，对答切题，双侧瞳孔约 2.5 mm，对光反射灵敏，颈软，无抵抗，胸廓对称无畸形，胸壁压痛（+），腹部平软无压痛，右小腿有开放性伤口，末梢血运感觉可，余肢未见明显异常，骨盆挤压及分离试验（+），鞍区感觉存在。急诊护士立即开通静脉通道，密切监测生命体征，暂禁饮食，心理护理。给予伤口清创，固定带制动。护送做 B 超、X 射片、CT 检查。

请思考：

1. 护士需要对病人初步进行哪些评估？
2. 护士在进行初级评估时，发现病人意识模糊、血压低、呼吸微弱，该如何处理？

初级评估的主要目的是快速识别有生命危险需要立即抢救的病人，其评估内容包括：气道及颈椎、呼吸功能、循环功能、神志状况和暴露病人 / 环境控制，可简单记忆为 ABCDE。如果发现其中任何一项不稳定，均应立即送往抢救室。

一、气道及颈椎

评估病人是否有气道阻塞或异物、气管移位、颈椎损伤，若有以上问题，需立即解除危及生命的状况。其中气道评估是急诊气道管理的重要组成部分。首先，检查病人是否能说话、发音是否正常以及音色与年龄是否相符，判断气道是否通畅。观察有无可能造成气道阻塞的原因，例如舌后坠、松脱牙齿 / 口腔内异物、呕吐物 / 分泌物、出血块、口唇及咽喉部肿胀等，其中舌后坠是意识模糊病人气道阻塞的最常见原因。同时急诊气道管理有其特殊性，包括没有充足的时间进行详细的病史询问、体格检查和辅助检查来评估病人；病情多变，突发事件多，常常需要非计划性紧急建立人工气道；急诊病人病情危重，氧储备能力差，对人工气道建立时限要求高，且经常存在不能配合、生命体征不平稳、气道分泌物多、容易呕吐误吸等情况；目前国内急诊配备的气道管理工具相对单一和陈旧，遇到困难气道插管时手段有限；急诊从业人员气道管理经验参差不齐。基于此，中国急诊气道管理协作组于 2016 年发布了《急诊气道管理专家共识》，提出“优先维持通气与氧合，快速评估再干预，强化降阶梯预案，简便、有效、最小创伤”的原则，即 CHANNEL 评估原则，具体如下：

C（crash airway，崩溃气道）：崩溃气道是指病人处于深度昏迷、濒临死亡、循环崩溃时，不能保证基本的通气氧合，此时需按紧急气道处置。

H（hypoxemia，低氧血症）：急诊气道管理首先需要纠正低氧血症。对于自主呼吸节律尚稳定的病人，可以经鼻导管或面罩进行氧疗；若自主呼吸不稳定或通气氧合情况仍不正常，需给予球囊面罩通气。

A（artificial airway，人工气道）：根据病情判断是否需要建立人工气道。无创气道包括经口 / 经鼻建立气管插管、声门上技术（喉罩等），有创气道包括气管切开、环甲膜穿刺 / 切开等。

N（neck mobility，颈部活动度）：颈部评估中应高度重视病人有无颈椎损伤，颈椎创伤后易引起呼吸衰竭，且高位颈椎解剖特殊，在处理时谨慎对待，不恰当处理可能会导致病人突然死亡；气管插管时需颈部后仰调整至口、咽、喉三轴线趋于一致，若存在颈部活动受限、颈部损伤、颈部制动、体位配合困难等，直接喉镜插管可能暴露困难，可使用可视喉镜或纤支镜辅助插管。

N（narrow，狭窄）：各种原因导致气管内径减小甚至完全阻塞，包括气管外组织压迫（如肿瘤、局部脓肿、血肿）、气管内异物、气管自身病变（如局部放疗、瘢痕挛缩），这类情况会增加气管插管的难度。

E（evaluation，评估）：经口气管插管要求口轴、咽轴、喉轴尽可能调整在同一直线上，可以用 3-3-2 法则（图 5-1）评估这三轴线的相关性。3：张口度大于 3 横指；3：下颏至下颌舌骨处大于 3 横指；2：甲状软骨上窝至下颌舌骨处大于 2 横指。对于不能达到 3-3-2 原则的病人，

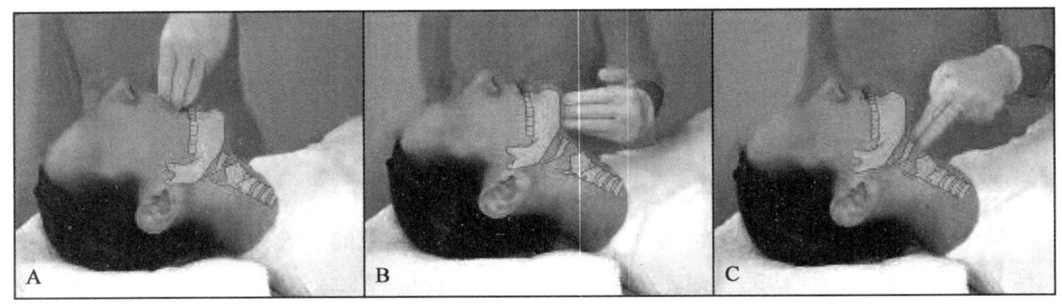

图 5-1 3-3-2 法则

提示应用直接喉镜暴露声门困难。

L（look externally，外观）：若病人存在颈部粗短、过度肥胖、下颌短小、尖牙过长、外伤畸形等可能会引起插管或通气困难。

开放气道可采用仰头 / 抬颌法或推（托）颌法，或通过负压抽吸分泌物或异物、口咽通气道 / 鼻咽通气道、止血等措施保持气道通畅，对于气道阻塞、换气不良或无意识病人，应做好气管插管准备。

二、呼吸功能

检查病人是否有自主呼吸，临床通过视诊、触诊、叩诊、听诊检查病人的呼吸情况来评估病人呼吸功能。

1. 视诊 用眼睛观察病人全程或者局部表现，检查病人呼吸频率是否正常，是否有呼吸困难，是否有辅助呼吸肌参与运动，是否有呼吸三凹征，是否有发绀表现，是否有缺氧导致面色、甲床发绀现象，胸部是否有穿透伤、连枷胸，胸廓是否有“吮吸样”伤口等。

2. 触诊 用手掌平放于病人胸壁，检查病人是否有气管移位、肋骨骨折，触摸病人皮肤是否有皮下气肿。

3. 叩诊 用一个手指紧贴胸壁平置，用另一只手的手指叩击，一般有 3 种叩击音，即清音、鼓音和浊音。正常肺区的叩击音为清音。若在正常肺区叩击呈浊音，则见肺不张、肺炎、胸膜炎和胸膜增厚等。若叩击音为鼓音，则见肺气肿和气胸。

4. 听诊 用听诊器紧贴于胸壁上，听呼吸音是否发生改变，听心音节律是否正常。对于病因暂时未明确的急性呼吸困难病人，首先应迅速对其气道、呼吸和循环状况进行评估，生命体征不平稳时应立即监测生命体征，开放静脉通道并吸氧。首先尽可能选择高流量吸氧，其次是面罩或者简易呼吸器。

如果病人没有呼吸或者呼吸不正常，应立即送入抢救室，必要时进行辅助呼吸。辅助呼吸时，注意有无张力性气胸症状，即逐渐加重的呼吸困难、心动过速、血压下降、颈静脉怒张、胸部叩诊呈鼓音、气管向健侧移位、潮气量逐渐下降等表现，紧急时立即排气减压。有开放性伤口时，可使用凡士林纱布覆盖封闭胸部伤口。

三、循环功能

通过检查病人的脉搏、血压、外周灌注情况来评估病人的循环功能。

（一）检查脉搏情况

首先检查病人有无脉搏，成人正常范围是 60 ~ 100 次 / 分。当病人脉搏细弱，提示病人出现休克等循环不良情况，严重时由于心肌缺氧、收缩乏力，会导致脉搏无力细如线状，桡动脉、足背动脉等周边动脉摸不清。

（二）测量血压情况

血压能反映心输出压力和周围阻力，但应注意血压有时不能反映早期周围循环灌注不良状况。血压的变化与循环血量之间是存在关系的，当病人血容量减少≤20%（800 mL 以下）时，收缩压正常或略低，舒张压升高，脉压减小；当病人血容量减少 20% ~ 40%（800 ~ 1 600 mL）时，收缩压为 70 ~ 90 mmHg，脉压减小；当病人血容量减少≥40%（1 600 mL 以上）时，血压会进行性下降，甚至测不出。要注意测量血压时不能只测量一侧肢体，例如主动脉瘤的病人，应测量四肢血压才能准确判断循环功能，在病人进行转运时也可测量手指血压。

（三）评估外周灌注

外周灌注指标包括皮肤感觉、颜色、体温与四肢皮肤温度、毛细血管充盈时间等。皮肤颜色、湿度和温度可帮助判断创伤病人有无潜在出血和循环血量情况。休克早期病人皮肤苍白、手足湿冷；休克期病人皮肤黏膜发绀、四肢湿冷，会出现深静脉瘪陷、毛细血管充盈时间延长；休克晚期病人皮肤、黏膜发绀加重或有花纹、四肢厥冷，甚至会有出血症状如皮肤黏膜出血点或瘀斑等。

四、神志状况

评估病人是否清醒，可应用“清、声、痛、否”（AVPU 法）简单快速评估其清醒程度。如有意识改变，应查看瞳孔大小和对光反射，或应用格拉斯哥昏迷评分（Glasgow coma score，GCS），并需进一步评估病人的神志状况。

（一）AVPU 法

AVPU 法可以简单快速地评估病人的清醒程度，其中“清”（alert）为清醒，“声”（vocal）是对语言刺激有反应，“痛”（pain）是对疼痛刺激有反应；“否”（unresponsive）意味着不清醒，或对任何刺激没有反应。评估方法：通过和病人交谈，询问其名字、目前所在地点、时间、发生了什么事，呼唤病人主动进行睁眼、闭眼、活动肢体，用力摩擦胸骨、抓捏病人等疼痛刺激，观察病人的语言表达及运动反应，把意识状态分为四级：A 级：病人能准确回答问题；V 级：如果病人不能准确回答问题，则大声呼唤病人，观察病人对声音有无睁眼运动或呻吟等反应，若对声音刺激有反应，则评分为 V，提示病人出现意识障碍，处于嗜睡状态；P 级：如果病人对声音刺激无反应，则用疼痛刺激病人，捏病人斜方肌或压迫眶上神经，若病人有运动或发生反应，则评分为 P，提示病人意识障碍较 V 级进一步加深；U 级：如果病人对疼痛刺激也无反应，则评分为 U，提示病人处于深昏迷。

（二）瞳孔

当病人有意识改变时，应查看瞳孔大小和对光反射，在自然光线下，正常瞳孔直径为

2～5 mm，对光反射正常。①瞳孔缩小：瞳孔直径小于 2 mm 为瞳孔缩小，瞳孔直径小于 1 mm 为针尖样瞳孔，单侧瞳孔缩小常提示同侧小脑幕裂孔疝早期；双侧瞳孔缩小，常见于有机磷农药、氯丙嗪、吗啡等中毒。②瞳孔变大：瞳孔直径大于 5 mm，一侧瞳孔扩大、固定，常提示同侧颅内病变（如颅内血肿、脑肿瘤等）所致的小脑幕裂孔疝的发生；双侧瞳孔散大，常见于颅内压增高、颅脑损伤、颠茄类药物中毒及濒死状态。正常瞳孔对光反应灵敏，处于光亮处瞳孔收缩，昏暗处瞳孔扩大。当瞳孔大小不随光线刺激而变化时，称瞳孔对光反应消失，常见于危重或深昏迷病人。

（三）格拉斯哥昏迷评分

格拉斯哥昏迷评分包括睁眼反应、语言反应和肢体运动三个方面，三个方面的分数总合即为昏迷指数。最高分为 15 分，表示意识清楚；13～14 分，为轻度意识障碍；9～12 分，为中度意识障碍；8 分以下，为昏迷；分数越低则意识障碍越重。

对于神志不清的病人，尽快将病人送入抢救室，保持呼吸道通畅，维持呼吸功能，给予吸氧、心电监护，做好各项检查，密切观察病情。对于情绪不稳定、躁动或易怒的病人，应注意保护病人、自身和周围人员安全，尽可能进行分隔候诊，并做好 CT 检查的准备。

五、暴露病人 / 环境控制

评估时需移除病人的衣物以评估和识别任何潜在的疾病或损伤症状时，难免暴露病人隐私。急诊室作为医院的一个特殊救治场所，具有急危重症病人多、环境拥挤、开放式结构、人员流动大等特点，难以达到一对一的就医环境，急诊室的这种特殊性使得病人的隐私更加容易暴露。病人一旦隐私权得不到尊重和保护将影响其对医疗护理服务的满意度，甚至因为害怕隐私被泄露而隐瞒真实信息或拒绝接受检查，将有可能影响对疾病诊断和治疗的正确性。因此，急诊医护人员应尽最大努力通过环境控制、尊重和保护急诊病人的隐私权，实施人性化救护。保证急诊室温湿度适宜，对畏寒、畏热的病人应给予加盖被服或降温处理。

第三节 次级评估

情境三：

第二次评估，该病人 BP：90/60 mmHg，P：130 次 / 分，R：22 次 / 分，SpO_2：97%。影像学检查示：肝右后叶斑片状低密度影，挫伤可能；脾周围斑片状稍高密度影，脾挫伤可能；第 4、5 腰椎左侧横突、骶骨左侧附件、左侧耻骨上下支骨折。腹部穿刺抽到不凝固血液。积极完善术前准备，送至急诊手术室。

请思考：

1. 初级评估后，病人生命体征稳定，护士需要再次对病人做哪些次级评估？
2. 护士在进行次级评估过程中，需要注意哪些问题？

初级评估后，病人的初步情况稳定，没有生命危险，应该进行次级评估，次级评估的目的是识别疾病与损伤的指征，评估内容包括：问诊、测量生命体征和重点评估。可以同时进行，在 3～5min 内完成分诊级别的确定。

一、问诊

问诊（inquiry）是护士通过对护理对象或知情者进行有目的、有计划的系统询问，从而获得护理对象健康相关资料的交流过程。其目的是了解病人就诊的原因，全面系统、真实准确的问诊则需要掌握相应的技巧、熟悉问诊的内容以及丰富的临床经验和相应的理论知识作为基础。问诊时应与病人有适当的目光接触，以示尊重。问诊前，先称呼病人，后介绍自己。如有陪诊者，亦应打招呼，留意其与病人的关系。尽量用开放性的问题问诊，但如果求诊者答非所问，则需用引导性的问题进行提问，缩小范围，有效控制时间。要尊重病人的隐私和秘密，交谈时避免应用医学术语，注意病人用词，细致记录。如有疑问，及时澄清，需要时作概述总结。

留意陪诊者是否抢答问题，如情况允许，应先倾听病人的回答，再听陪诊者回答，注意比较参考。儿童、老人、外地人士表达能力稍差时，允许陪诊者或翻译帮助回答。注意病人及陪同者的情绪反应、面部表情，灵活提问。如为创伤，认真询问受伤过程，以评估直接、间接和相关伤势。

二、测量生命体征

生命体征包括体温、脉搏、呼吸、血压、血氧饱和度，是反映病人当前生理状况资料中最重要、最方便收集的信息，也是应病人的疾病需要进行监测的重要指标。生命体征的测量可在次级护理评估之前进行，特别是同时救治危重或受伤病人的时候。

拓展阅读 5-2
改良早期预警评分在急诊护理中的应用进展

（一）体温

对所有急诊病人均应测量体温，因为有时体温异常可能是病人的唯一线索。早期的体温评估管理，以维持热量的平衡，可以达到和维持正常体温的目的。

1. 体温升高　先发热后有意识障碍，见于严重感染性疾病。先有意识障碍后发热，见于出血性脑卒中、蛛网膜下腔出血或其他继发感染。

2. 体温降低　多见于急诊创伤后自发性低体温，按其严重程度分为3类：轻度低温（36℃～34℃），中度低温（34℃～32℃），重度低温（低于 32℃）。

（二）脉搏

注意评估脉搏的频率、节律、强弱、紧张度、波形是否规律，以及心率和脉率的差异等。排除心理或环境因素，正常范围以外的脉搏可能是异常生理情况的迹象。心动过缓可见于颅内压增高、房室传导阻滞、吗啡类中毒、毒蕈中毒，心动过速见于感染、震颤性谵妄、心力衰竭、血容量不足等。应注意避免对电子技术的依赖而削弱触摸脉搏对评估心律失常的作用，注意异常脉搏时应测量 1 min，脉搏细弱难以触诊时，应测心尖冲动 1 min。

（三）呼吸

对主诉呼吸系统问题（如哮喘、慢性阻塞性肺疾病、肺炎、创伤、气胸、血胸、胸骨或肋骨骨折、肺栓塞、药物中毒病人），应评估呼吸频率、节律、深度、声音、形态、对称程度及辅助呼吸机应用等情况。其中呼吸频率是病情恶化最敏感的标志，也是诊断问题的第一个观察指标。准确的评估有时需要观察 1 min 完整的呼吸状况。呼吸过快见于发热、疼痛、甲状腺功能亢进等，呼吸过缓见于颅内压增高、巴比妥类中毒。

（四）血压

正常人的血压波动范围较小，保持相对恒定状态。当血压超过正常范围即为异常状态。血压升高见于高血压脑病、脑血管意外、肾病等，血压降低见于各种原因休克。对于出血、休克、创伤或药物中毒等急诊病人，必要时测量左、右上肢血压，计算脉压、休克指数（shock index，SI）。脉压降低说明心排血量降低，周围血管阻力代偿性增高。SI 正常值为（0.5 ~ 0.7），SI = 1 时，血容量减少为 10% ~ 30%，属轻度休克；SI = 1.5 时，表示血容量减少为 30% ~ 50%，属中度休克；而 SI = 2 时，表示血容量减少 50% ~ 70%，属重度休克。

（五）血氧饱和度

血氧饱和度（SpO_2）是呼吸循环的重要生理参数之一，能够快速提供客观数值，实时监测病人的氧合；有助于评估呼吸或血流动力学受损、意识改变、严重疾病或损伤等，有助于判断疾病的严重程度或治疗的有效性。近年来研究发现，脉搏血氧波形（pulse oximetry plethysmographic waveform，POP）能借助脉搏氧饱和度检测设备实时、持续地监测病人外周循环状态改变，对急危重症病人的监测有一定的临床价值。

三、重点评估

重点评估的内容主要是采集病史和“从头到足”的系统检查。不同的病变可能有相同的症状，分诊护士需要结合病人主诉和生命体征与检查所见，必要时应用其他检查结果进行综合分析和判断，对于重点系统的视、触、叩、听必须全面深入。遇病情变化或有疑问时应重新评估。

（一）精神

1. 精神状态　病人是否不清醒、混乱、不合作、有敌意、昏睡、歇斯底里。
2. 说话能力　病人是否没有条理、不流利、不清楚、哭泣。
3. 行为　病人是否有暴力倾向、自杀、伤人、自闭、抑郁、躁狂、强制性重复、自大。
4. 外表　病人是否清洁、不修边幅、衣着不恰当。

（二）脑

检查头、面和颈部外形是否对称、有无损伤及异常运动；评估意识情况、格拉斯哥昏迷评分；失去知觉时事后记忆如何；注意有无四肢无力、头痛（发作频率、程度和形式）、头晕、恶心、呕吐、步态异常、血肿（位置、大小）等。

（三）眼、耳、鼻、喉、口腔

1. 眼　通过对面部和眶周区域进行检查做出初步诊断；观察瞳孔大小、形状、对光反应和双侧对称性；眼部活动是否受阻、是否影响视力。必要时进行眼部影像学检查，包括眼部 B 超（明确或可疑开放性眼外伤者禁忌此项检查）、CT、MRI（明确或可疑眼眶、眼内磁性异物者，或体内有不可取出的磁性金属植入物者，禁忌此项检查）、X 线检查等。

2. 耳　评估有无外伤、耳痛、耳漏、耳聋、耳鸣和眩晕等。尤其当病人有头痛或者既往有耳道流脓史而近期无耳漏时，应警惕耳源性颅内并发症或脑脓肿。

3. 鼻 评估鼻外形是否正常；有无鼻塞、鼻漏、鼻出血、打喷嚏和异物等。

4. 喉 评估有无咽喉痛、异物感、声音嘶哑、说话困难、吞咽困难、异物、气管移位等。

5. 口腔 评估口腔卫生情况，有无张口困难、牙痛、齿龈红肿或出血等。

（四）心脏

评估有无胸痛、气促、出汗，测量心率或脉搏强弱等，有无恶心、面色苍白、颈静脉怒张、下肢水肿，舌下是否含服过硝酸酯类等药物。

（五）胸、肺

评估有无呼吸气促、出汗、呼吸费力、喘鸣、咳嗽、咳痰（颜色、性状），评估呼吸频率（过慢 / 过快）、呼吸深浅、胸廓起伏是否对称。对外伤者应注意有无伤口或胸壁挫伤、开放性气胸及大范围连枷胸等。

（六）胃、肠

评估有无恶心、呕吐（次数、颜色）、腹泻（次数、颜色）和排便习惯，有无褐色呕吐物、黑粪，有无背痛（位置）、腹痛（位置及有无压痛、反跳痛、肌紧张）。观察腹部情况（软 / 硬、平 / 胀）、肠鸣音（有 / 无及快 / 慢）。询问有无胃、肠手术史。

（七）泌尿系统

评估有无尿频、尿痛或膀胱周围痛、血尿情况（显著 / 不显著、有无血块），有无排尿困难、少尿、腰痛或肾区叩痛。

（八）生殖系统

评估女性病人的经期情况（最近一次 / 前一次、持续时间、量、周期）。如为妊娠期，需评估其胎数、周数、预产期或生产 / 流产史，注意胎儿有无活动（有 / 没有）、胎心或阴部出血情况（血流量、卫生巾用量、血块）、阴部分泌物情况（颜色、量、臭味），有无破水、腹痛（频率、程度、压迫感）等。

（九）骨骼与肌肉

评估有无红、肿、受伤、变形、骨折、关节脱位、局部疼痛、活动受限；触摸有无脉搏、检查毛细血管充盈时间，可应用 6P 法进行评估。

（张先翠）

数字课程学习

教学 PPT　　自测题

第六章

急诊危重病人的院内转运

【学习目标】

知识：

1. 了解急诊危重症病人标准化分级。
2. 熟悉急诊危重症病人分级转运原则。
3. 掌握急诊危重症病人分级标准。
4. 掌握急诊危重症病人标准化分级转运方案及实施步骤。

技能：

1. 学习过程中培养应对不同伤情急诊危重症病人的转运能力。
2. 正确运用所学知识对急诊危重症病人进行评估、分级、转运。
3. 学习过程中培养爱伤意识、批判性思维、创新性思维及应对突发情况的应变能力。

素质：

1. 高度重视急诊危重症病人院内转运工作，具有评估病情、统筹安排的能力。
2. 有独立思考能力，在院内转运过程中发现问题、解决问题。

情景导人

病人，男性，34 岁，因从 5 m 高处不慎坠落，头部着地，由工友急送至医院抢救室，来时病人呈深昏迷状态，双侧瞳孔等大等圆，光反射迟钝，可见病人头部有一 5 cm×10 cm 皮肤裂伤，右侧前臂畸形肿胀，右侧胸部有 4 cm×5 cm 皮肤淤青，右小腿开放性骨折。到达抢救室后测得病人血压 80/52 mmHg，心率 120 次 /min，呼吸 18 次 /min。

急诊科是医院急危重症病人最集中、病种最复杂、时间最紧迫、突发事件最多、抢救和管理任务最重的科室。病人经过急诊科初步抢救、复苏后，陪同病人进行进一步的辅助检查或护送病人入科的过程必然要涉及对病人的转运，虽然病人在院内转运时间一般较短，但转运过程中病人可能出现病情及生命体征变化，增加病人并发症发生风险，因此安全转运是急诊护理过程中的关键所在，此环节也是极易引发纠纷的敏感区。本章节将从概述、急诊危重病人标准化分级、标准化分级转运方案的实施三部分来详细阐述急危重症病人院内转运相关知识。

第一节 概 述

情境一：

该病人到达抢救室后立即给予心电监护、吸氧、建立静脉通道、头部伤口清创、加压包扎止血，右前臂骨折处固定，右小腿止血、包扎、固定等对症处理，由于病人胸腔穿刺抽出不凝血，伤情危重，需立即转运至手术室行手术治疗。

请思考：

1. 院内转运有哪些特点？
2. 病人转运时有哪些禁忌证和风险因素？

急诊科是抢救危重症病人的重要场所，也是诊疗及护理的重要平台。在院内诊疗的过程中常常需要对危重病人进行转运，院内转运是急危重症病人抢救中不可分割、不可忽略的重要组成部分和环节，成功的院内转运可有效降低急诊危重病人的病死率。鉴于急诊危重病人具有病情危重、变化快，常常依赖生命支持手段，转运难度大等特点，有文献报道院内转运死亡率高达 9.6%，因此规范院内安全转运流程，提高医护人员对院内转运途中危险因素的识别及处置能力显得十分重要。

一、基本概念

（一）急诊危重病人概念

在原有（或没有）基础疾病的前提下，由于某一或某些原因造成危及病人生命，器官功能短暂或较长期发生紧急病理、生理障碍，需要进行紧急和持续有效的气道管理，以及呼吸、循环等生命支持手段的病人。

（二）院内转运的概念及特点

在同一医疗单位不同医疗区域之间的转运称为院内转运，安全转运是为了达到或完成更好的诊疗措施以期改善预后。

急诊危重症病人院内转运是抢救危重病人的重要环节和基本保障，具有一定的难度及独特性：①病情危急、变化快，具有一定的不确定性和不可预见性。②病情危重，需要多种生命支持手段。③病情紧急，评估时间有限，需要在短时间内采取有效措施。④转运工作繁杂且风险较大，意外事件及并发症增多。

二、院内转运工具的选择

1. 轮椅　按类型可分为普通轮椅和特殊轮椅。适用于神志清楚，生命体征平稳，可以坐立的病人。

2. 转运床　分为普通转运床和重症转运床。适用于神志不清，生命体征不平稳，脊柱损伤，不能坐立的病人。

3. 医用过床易　也叫医用转移板、医用过床器，分为常规型和高落差型。医用过床易的临床应用可减轻护理人员的劳动强度，避免搬运过程中不必要的损伤，提高护理质量。

三、急诊危重病人院内转运目的及禁忌证

1. 转运目的

（1）明确疾病诊断和采取进一步治疗方案，如进行 MRI、CT、X 线、彩色多普勒超声等各项辅助检查，为临床诊断与治疗提供依据；

（2）现治疗单元条件受限，需将病人转移到最佳治疗地点；

（3）送往手术室接受手术治疗。

2. 出现下列情况时，禁止转运

（1）心搏、呼吸停止。

（2）有紧急气管插管指征，但未插管。

（3）血流动力学极其不稳定，未使用药物控制病情或使用药物后血流动力学仍然不稳定者一般不予转运，但需要外科手术紧急干预者可在充分准备及沟通下，由医护人员快速安全护送至手术室行手术治疗。

四、影响院内转运的风险因素

（一）转运人员因素

1. 人员配置　由不具备足够急救知识及技能的低年资护士、规培护士、实习护士、规培或实习医生转运，医护人员配置不足或安排不合理。

2. 技术操作　由于运送或搬运方法不当，如脊椎骨折病人未使用脊柱板进行有效固定，颅脑损伤病人头未偏向一侧，颈椎损伤病人未给予有效颈部固定，骨盆骨折病人转运前未进行骨盆固定等，以致在转运途中造成二次伤害，使病情加重。

3. 责任心　观察病情不仔细，转运途中管道脱落、液体外渗、心搏骤停等情况未及时发现而发生意外。

4. 意识缺乏 服务意识不强，与病人及家属沟通时，态度冷淡，语言生硬，引起不满；风险意识滞后，在进行各种操作时，未及时告知，造成医疗纠纷；法律意识淡漠，一旦出现护理纠纷或争议，不能冷静应对和及早识别处理。

（二）评估准备因素

1. 病情评估不到位 转运人员对病人病情不熟悉，重要监测指标结果不了解，转运前不能对病人病情进行准确评估或未进行仔细评估，未制定周密的转运计划，导致出现病情变化发现不及时、处理不及时的危险。

2. 仪器药品准备不充分 未评估多功能监护仪、氧气枕、简易呼吸器、微量泵等仪器设备性能是否良好，未检查便携式呼吸机的氧源、电源是否充足，抢救药品未根据病人病情给予充分准备，随车抢救用物配置不齐全，导致转运途中存在风险。

3. 转运工具准备不充分 转运前未检查转运工具性能是否良好，床挡是否处于可用状态，导致转运途中轮椅、转运床不能正常使用，延误病人转运或存在跌倒、坠床风险。

4. 医患沟通不到位 转运前医护人员未向家属及病人充分交代病情及转运途中可能存在的危险，未履行相关签字手续。当病人病情突然发生变化甚至危及生命或突然死亡时，家属没有足够的思想准备而引发医患纠纷。

（三）病人本身因素

危重病人通常存在重要器官功能衰竭、生命体征不平稳、复合性外伤等情况，在转运途中随时可能发生病情变化。同时危重症病人的管道相对较多，如氧气管、气管插管、静脉通道、留置胃管及各种引流管等，在转运过程中极易发生扭曲、滑脱和移位，造成严重后果。

（四）自然环境因素

自然环境因素，如遇大风、雨雪等恶劣天气，医护人员未充分评估天气影响，导致病人转运存在不安全因素。夜间转运道路不平、灯光不明亮、检查科室分散，转运途中不方便观察病人病情变化、各种管道是否通畅、固定是否妥当等也容易引起转运不良事件发生。

（五）转运制度因素

未制定切实可行的转运制度或制度欠完善，或医护人员未严格执行医疗护理核心制度，影响病人安全转运。

（六）沟通协调因素

转运前科室与科室之间没有进行有效沟通，导致病人到达接收科室时病人的床单元、监护设备和吸氧装置等准备不完善，不能及时、顺利地接受监护和治疗，影响安全转运。

转运后与接收科室交接不到位，到达病区后未与病区护士详细交接病人的病历、病情、诊断、治疗、用药、检查、管道等情况，使接收科室的医护人员不能尽快掌握病人详细信息，从而影响后续治疗及护理。

课程思政案例 6-1
保家卫国，戍边卫士——祁发宝团长等护国卫士

第二节 急诊危重病人标准化分级

情境二：

责任护士小李进行转运评估，包括病人、转运人员、仪器、药品、转运环境和时间，并将评估结果及相应风险准确告知病人或家属。

请思考：

1. 结合病人病情，该病人转运分级为哪一级？为什么？
2. 病人转运前，请制订转运方案。

急诊危重病人标准化分级是根据急诊危重症病人的特点以及院内转运的临床实践，从病人的生命体征、意识状态、呼吸支持、循环支持、主要临床问题及转运时间六个方面进行准确评估，制定“降阶梯预案、充分评估、优化分级、最佳路径、动态评估”为原则的分级转运方案，确定转运分级所需配备的人员和装备，以实现资源优化、安全转运。

一、分级转运原则

（一）降阶梯预案

负责转运的医护人员需关注病人转运过程中的主要临床问题，根据病人的临床表现、生命体征和实验室检查结果等预判可能出现的最高风险，按相应分级进行转运人员、装备和药品耗材的准备，并选用充分有效的应对手段，以保证转运安全。

（二）充分评估

转运评估是保证病人转运安全的重要举措。在病人转运前充分评估有利于：①准确了解转运风险。②确定可行转运方案。③合理选择风险应对措施。

院内转运评估包括病人、转运人员、仪器、药品、转运环境和时间，医护人员应将评估结果及相应风险准确告知病人或家属。为了保证转运安全及转运护理质量同质化，管理者应对所有转运人员进行岗前培训，培训考核合格后方可参与转运。

（三）优化分级

急诊危重病人转运数量和病情危重程度的不确定性，决定了急诊资源配置的难度及资源优化的重要性。分级转运综合考虑了病人的生命体征、意识、呼吸、循环等多方面因素，决定转运级别，人员、物品配备，保障病人转运安全，实现动态环境下的急诊资源优化配置。

（四）最佳路径

急诊危重病人院内转运路径贯穿于整个转运过程。转运前，充分评估病人、有效沟通、按分级标准安排相应的人、材、物，包括转运路线、转运专梯等；转运中，实时评估与监测，并做好应对突发事件的准备，为保证转运中安全可根据转运分级准备相应的随车药品、耗材及设备；转运后，医务人员再次评估病人的病情及医疗护理措施，并进行评价，确保医疗护理的连续性及持续质量改进。

（五）动态评估

急诊危重症病人具有病情急、变化快及不可预见性，应将动态评估贯穿整个转运过程，将转运方案形成闭环管理，注重每个阶段的持续评估，将“结果导向”转变为“过程导向”，对转运流程进行多环节、多方位、无缝隙动态评估，力求将转运风险降至最低。

二、分级标准

急诊科承担了大量危急重症病人的救治工作，是院内抢救病人的核心科室之一，绝大部分重症病人需急诊检查后收治到相关科室，为保证病人转运安全及合理分配医疗资源，依据病人生命体征、呼吸循环支持等六个方面的具体内容，按转运风险由高到低分为：Ⅰ级、Ⅱ级、Ⅲ级。

Ⅰ级：病人具有随时危及生命的临床问题，采取相应医疗支持后生命体征仍不平稳；格拉斯哥昏迷评分（GCS）<9 分；需要人工气道，呼吸支持条件高，呼气末正压（PEEP）≥8 cmH_2O、吸氧浓度（FiO_2）≥60%；应用 2 种及以上血管活性药物治疗。

Ⅱ级：病人具有可能危及生命的临床问题，采取相应医疗支持后生命体征相对平稳，格拉斯哥昏迷评分（GCS）9～12 分；需要人工气道支持，呼吸支持条件不高，呼气末正压（PEEP）<8 cmH_2O、吸氧浓度（FiO_2）<60%；应用 1 种血管活性药物治疗。

Ⅲ级：病人呈慢性病程，生命体征尚平稳，格拉斯哥昏迷评分（GCS）>12 分，无人工气道支持及血管活性药物治疗。

危重病人转运分级标准见表 6-1。

表 6-1　危重病人转运分级标准

评估项目	Ⅰ级	Ⅱ级	Ⅲ级
生命体征情况	在生命支持条件下，生命体征不平稳	在生命支持条件下，生命体征相对稳定	无需生命支持条件下，生命体征尚平稳
意识状态（GSC 评分）	昏迷，GCS<9 分	轻度昏迷，GCS 9～12 分	GCS>12 分
呼吸支持情况	人工气道，呼吸支持条件高，呼气末正压（PEEP）≥8 cmH_2O、吸氧浓度（FiO_2）≥60%	人工气道，呼吸支持条件不高，呼气末正压（PEEP）<8 cmH_2O、吸氧浓度（FiO_2）<60%	无人工气道，可自主咳痰
循环支持情况	泵入 2 种及以上血管活性药物	泵入 1 种及以上血管活性药物	无需血管活性药物
临床主要问题	急性心肌梗死、严重心律失常、反复抽搐、致命创伤、夹层、主动脉瘤等	有以下症状和诊断：心电图怀疑心肌梗死、非 COPD 病人 SaO_2<90%、外科急腹症、剧烈头痛、严重骨折、持续高热等	慢性疾病
转运时间	≥20 min	≥10 min 且<20 min	<10 min

注：前 5 项为主要评价项目，依据 5 项中的最高级别进行分级；转运时间为次要指标，可据实际情况进行相应调整；1 cmH_2O = 0.098 kPa。

三、标准化分级转运方案

标准化分级转运方案是确保转运操作规范和有效的关键，可大幅降低转运风险，进一步优化急诊资源，同时也是检查和评价转运效果的标准。根据急诊危重症病人的特点和临床工作实际情况，制定标准化分级转运流程，包括评估分级，沟通解释，充分准备，正常转运，应对管理标准化，总结评价。

（一）评估分级

评估分级由转运决策者（抢救室主班及主治医师以上医生）负责，从病人病情和预计转运时间进行评估，确定转运分级。分级标准按照转运风险由高到低分为Ⅰ、Ⅱ、Ⅲ级，按照所有评估项目对应的最高风险等级确定分级等级，例如，病人生命体征Ⅱ级、呼吸支持情况Ⅰ级、意识情况为Ⅲ级，则病人转运分级确定为Ⅰ级。转运等级越高转运风险越大，病人在转运前医护人员需充分获取病人病历资料和客观数据，达到精准分级的目的，从而大大降低病人在转运过程中发生意外的可能性。

（二）沟通解释

病人在转运前急诊医护人员应根据转运分级与病人及家属进行有效沟通，急诊医护人员不仅是抢救生命的使者，同时也必须具备良好的沟通协调能力，良好有效的沟通可大大减少医、护、患之间的矛盾，提高病人及家属满意度。

1. 与病人家属沟通　告知病人家属可能存在的转运风险，获取家属的知情同意及配合，并签署院内转运知情同意书。

2. 与团队内部沟通　转运前，参与抢救的医护人员间应充分沟通，由抢救组组长对医护人员进行转运能力评估，并根据病人病情确定参与转运的医护人员，明确转运人员的职责，参与人员相互配合，确保转运顺畅、安全。

3. 与接收部门沟通　详细告知接收部门病人的病情及预计转运时间，做好相应准备工作。在病人转运前，应提前让接收科室明确掌握病人的病情和基本资料，如病人的姓名、性别、年龄、体重、病情、生命体征、已实施的处置措施、药物使用情况等，以确保病人在到达后可及时得到有效救治，缩短抢救时间。

（三）充分准备

1. 转运人员准备　根据转运分级，选定相应的医护人员，做好转运人员分工，明确职责。根据急诊的特殊性，护士群体相对固定，熟悉工作流程及应急方案，由转运护士来担当领队，负责转运过程中的协调管理工作。

2. 转运装备准备　为了保证危重病人转运途中安全，可根据病情准备相应的急救药品、仪器及抢救用物，以便在转运途中使用。

3. 病人准备

（1）处理原发病：转运前应尽可能维持病人呼吸、循环稳定，针对性地对原发病进行处理。如呼吸困难或血氧饱和度较低的病人应保持呼吸道通畅，必要时给予气管插管；外伤出血病人应给予出血部位有效包扎、止血；失血性休克病人应积极给予限制性液体复苏；心力衰竭病人应给予强心、利尿治疗。

（2）病情再评估：转运前按照转运分级再次评估病情（主要包括生命体征、意识、呼吸及循环情况等），尽量在病人病情稳定的情况下转运。对有意识的病人应做好安抚、解释工作，使病人能够配合医护人员的治疗及护理；对躁动病人在转运前可根据病情给予镇静镇痛治疗，在转运过程中使用约束带及使用床档给予保护，防止病人坠床跌倒等意外发生。

（3）气道准备：如病人在抢救过程中已采取气管插管、呼吸机辅助呼吸等急救措施，转运前应详细检查人工气道是否已得到安全固定，是否处于最佳位置，以防相关设施在转运途中脱落，耽误抢救时间或危及病人生命。对气道分泌物较多的病人，转运前给予有效吸痰，防止转运期间因痰液堵塞气道引起呼吸不畅，导致病人呼吸心跳停止。

（4）管道准备：对病情危重、失血过多的病人要至少建立 2 ~ 3 条静脉通路，从而保证转运期间心脏供血，维持循环稳定。各种引流管应保证固定良好，引流通畅，防止各种交叠、扭曲、脱落、堵塞等情况发生。

（5）骨折固定：骨折病人要防止转运过程中再次受到损伤，转运前妥善固定骨折部位。对骨盆骨折病人转运前给予骨盆带固定，以免搬运中将稳定性骨折变为不稳定性骨折，导致病人短时间内失血过多，从而威胁病人生命。

4. 接收方准备　告知接收方病人的病情及生命体征、所用仪器设备、用药情况及到达时间等，使其做好充分接收病人的准备。

（四）正常转运

所有转运准备工作就绪后，可实施正常转运，转运时要确保病人及医护人员安全。

1. 确保病人安全　参与转运的医护人员必须各司其职、密切配合，在转运过程中持续监测病人生命体征，发现异常及时报告、处理；病人在转运过程中要注意各种管路连接的有效性，避免牵拉松脱；保证各种仪器正常工作；力求在最短时间完成转运工作。

2. 确保医护人员安全　转运仪器须规范放置，防止被仪器砸伤；同时，在转运途中也要特别注意行人、路面情况，避免发生意外事件。

（五）应对管理标准化

应对管理标准化主要是转运过程中对突发事件的应对与控制。病人在转运途中，不可预见的危险因素较多，作为负责转运的医护人员应具有良好的心理素质及应变处置能力，对出现的突发情况沉着应对，给予正确、有效处置，防止病人病情恶化，将转运风险降到最低。

1. 病人病情加重，根据不同转运级别的处理原则　转运分级为Ⅰ级的病人就地抢救；转运分级为Ⅱ级的病人进行初步处理后如病情平稳可继续转运，否则须尽快返回病室抢救；转运分级为Ⅲ级的病人须尽快返回病室处理。

2. 未能检查需要等待的病人的一般处理原则　转运分级为Ⅰ级的病人允许等待时间不得超过 5 min；转运分级为Ⅱ级的病人允许等待时间不得超过 10 min；转运分级为Ⅲ级的病人允许等待时间不得超过 20 min。

（六）总结评价

转运完成后，采用 PDCA 管理工具对整体转运工作进行综合评价，为后续完善转运方案及病人治疗决策提供依据。再次评价病人转运的获益与风险，评估病情是否稳定，并对转运人员组成的合理性、计划措施的针对性和预见性、沟通的有效性进行评价。

第三节 标准化分级转运方案的实施

情境三：

经评估，该病人身上带有气管插管、呼吸机辅助呼吸、静脉输液等通路，需携带的急救仪器包括充足的氧源、转运呼吸机、简易呼吸器、口咽 / 鼻咽通气道、气管插管用物、压舌板、舌钳、便携式吸痰器、微量泵等。

请思考：

1. 如何为病人实施安全的院内转运？
2. 如果转运途中病人呼吸、心搏骤停，需采取怎样的急救措施？

急危重症病人院内转运分级方案的具体实施根据病情分级分为Ⅰ级转运、Ⅱ级转运、Ⅲ级转运，不同级别的转运都有其相应的标准和要求，为了保证转运安全，医护人员熟练掌握各级转运的具体实施方案显得尤为重要。

一、Ⅰ级转运

拓展阅读 6-1
危重病人院内转运过程中常见隐患及应对措施

（一）评估分级

根据病人病情进行综合评估，确定院内转运等级。Ⅰ级转运病人病情危重，情况复杂，对参与的转运人员、设备、耗材、药品、转运工具等应进行充分评估。

（二）沟通解释

由急诊抢救室医师根据病情，评估病人转运的必要性及相关危险因素，决定是否给予转运，并将决策结果告知病人及病人家属，取得病人及家属的同意，签署院内转运知情同意书。

（三）充分准备

实施转运前，医护人员应对转运相关事宜进行周密部署，Ⅰ级转运病人病情危重，需对转运的每一个实施环节进行细化，以降低转运风险。

1. 转运人员　Ⅰ级转运对医护人员的要求较高，应根据抢救现场人员的资质进行合理分配，参与转运的医师应具备急诊工作时间≥2 年，如是急诊住院规培医师应是培训第三年，同时需熟练掌握心肺复苏术、气管插管术、电除颤等急救技能。护士应是 N_3 能级护士并取得急诊专科护士证书，能熟练使用抢救仪器。

2. 转运仪器　Ⅰ级转运仪器设备使用相对较多，除常规准备多功能监护仪、氧气，同时还应根据病情准备相应的急救仪器，如已行气管插管病人，应准备充足的氧源、转运呼吸机、简易呼吸器等；对昏迷、呼吸道分泌物较多、舌后坠者应准备口咽 / 鼻咽通气道、气管插管用物、压舌板、舌钳、便携式吸痰器等；对心肌梗死病人需携带 AED 或除颤仪；对需要泵入血管活性药物的病人，应携带微量泵等。

3. 转运药品、物品　Ⅰ级转运病人转运药品的准备应更充足，需准备病人目前正在使用的药品，同时还需预评估病人在转运途中可能使用的药品，如盐酸肾上腺素注射液、盐酸多巴胺注射液、盐酸胺碘酮注射液、咪达唑仑注射液、生理盐水等。随车物品应准备各种规格的注射器、静脉留置针、敷贴、输液器、消毒液、压脉带、手电筒、约束带等。

4. 转运路径　转运前医护人员应选择最佳转运路径，并确定转运通道畅通，提前与专用电梯工作人员做好电话沟通，告知预计到达时间，请其等候，以缩短病人转运途中时间。

5. 核对　转运前，应认真核对病人的基本信息，转运所需的医护人员、仪器设备、药品、物品、病人病历及相关检查资料、转运路径，以保证院内转运的顺利实施。

（四）正常转运及应对策略

1. 生命体征监测　转运途中应密切观察病人各项生命体征，包括血压、脉搏、呼吸、血氧饱和度、意识状态、瞳孔反应等。注意结合简单易行的体格检查综合分析，如病人脉率、脉搏强度、肢端末梢温度及毛细血管再充盈时间，可大致反映病人循环功能及外周脏器灌注情况；皮肤、黏膜及颜色变化，有无发绀，病人的呼吸运动状态及双肺呼吸音检查结果可简单评价病人呼吸功能情况。简单的体格检查还可以发现仪器误差带来的误导，如血压过低、肢端血液循环不好时经甲床无创血氧饱和度的监测结果可能失真，血压过高或过低时无创血压的监测数据也有可能有偏差等。尤其是多发伤病人，往往伴有不同程度的低血容量性休克，应防止在搬动过程中由于体位变化引起重要脏器灌注不足。

2. 管道观察护理　很多情况下，Ⅰ级转运病人可能同时带有气管插管、中心静脉导管、留置导尿管、胃管、胸腔闭式引流管等多种管道，在转运过程中，应保持通畅，有效固定，防止各种管道的扭曲、打折、脱落。保持输液管道通畅，维持有效循环，防止液体外渗。

3. 原发病及并发症的观察与护理　转运途中，还需对重要的原发病和并发症进行实时监测。如颅脑外伤、腹腔内大出血、血气胸病人的神志、瞳孔、昏迷评分、创伤评分的变化，随时将观察结果告知同行医生，及时采取应对措施，做好护理记录。

4. 心理护理　对于清醒的危重病人，在转运过程中可能表现出强烈的焦虑和不安情绪，应加强心理护理，具有同理心，关心病人，予以心理安慰及疏导，使病人情绪平稳，积极配合治疗。

（五）交接登记

病人到达转运科室后，转运医护人员应与科室医护人员进行详细交接，内容包括病情、意识、瞳孔、生命体征、各种引流管的引流情况、皮肤及用药、输液输血、阳性体征、体格检查指标、实验室检查项目与结果及病人在转运过程中情况等，做好交接记录，交接双方签字确认。

（六）转运后物品整理

及时核对、补充转运中使用的药品、物品，对使用过的仪器及时清洁、消毒、归位并检查性能是否完好，为配置蓄电池的仪器充电，确保下次转运的顺利进行。

二、Ⅱ级转运

（一）评估分级

根据病人病情进行综合评估，确定院内转运等级。Ⅱ级转运病人病情相对平稳，但仍需对参与的转运人员、设备、耗材、药品、转运工具等进行充分评估。

（二）沟通解释

由急诊抢救室医师根据病人病情，评估转运的必要性及相关危险因素，决定是否给予转运，并签署院内转运知情同意书。

（三）充分准备

Ⅱ级转运病人病情相对稳定，但仍需做好转运前准备及拟定转运实施计划。

1. 转运人员 Ⅱ级转运对医护人员的要求相对较高，应根据抢救现场人员的资质进行合理分配，参与转运的医师应在急诊工作时间≥2年，如果是急诊住院规培医师应是培训第二年，同时需掌握基本急救技能。护士应是 N_2 能级护士，能熟练使用抢救仪器。

2. 转运仪器 根据病人病情准备相应仪器设备，常规准备多功能监护仪、氧气等，如呼吸道存在潜在风险的病人应准备简易呼吸器、口咽 / 鼻咽通气道；如病人正在使用血管活性药物或泵入其他药物时，应准备微量泵；对心功能不全或可疑急性心肌梗死病人应准备除颤仪或 AED。

3. 转运药品、物品 Ⅱ级转运病人转运药品应准备盐酸肾上腺素注射液、咪达唑仑注射液、生理盐水等。随车物品应准备各种规格的注射器、静脉留置针、敷贴、输液器、消毒液、压脉带、手电筒、约束带等。

4. 转运路径 转运前医护人员应选择最佳转运路径，提前与相关部门做好沟通，确保病人在最短时间转运至相应科室。

5. 确认核对 转运前，医护人员应再次核对病人基本信息，转运所需的人员、仪器设备、药品、物品、病人病历及相关检查资料、转运路径是否准备就绪。

（四）正常转运及应对策略

1. 监测生命体征 密切观察病人的各项生命体征。对急腹症病人应观察腹痛情况；对严重骨折病人应观察骨折部位固定及止血情况；对持续高热病人应观察病人体温变化情况，有无抽搐、寒战等。

2. 管道护理 保持输液管道通畅，维持有效循环；引流管应妥善固定、保持引流通畅，无扭曲、打折及脱落。

3. 途中护理 在转运途中，应为病人保暖并保证安全。

4. 心理护理 加强病人心理护理，予以心理安慰及疏导。

（五）交接登记

病人到达转运科室后，应进行详细交接，内容包括病情、意识、瞳孔、生命体征、各种引流管的引流情况、皮肤及用药、输液输血、阳性体征、体格检查指标、实验室检查项目与结果等，做好交接记录，交接双方签字确认。转运途中如病情发生变化要及时、准确、真实地完善护理记录。

（六）转运后物品整理

及时核对、补充转运中使用的药品、物品，对使用过的仪器及时清洁、消毒、归位并检查性能是否完好，充电备用。

三、Ⅲ级转运

（一）评估分级

Ⅲ级转运病人生命体征平稳，转运前医护人员需评估病人是否存在潜在风险。

（二）沟通解释

由急诊抢救室医师根据病人病情，评估转运的必要性及相关危险因素，决定是否给予转运，并签署院内转运知情同意书。

（三）充分准备

实施转运前，根据病人病情做好评估，对人员、仪器设备、药品等进行合理配置。

1. 转运人员　参与转运医师应在急诊工作时间≥1 年，如为急诊住院规培医师应是培训第一年，同时掌握基本急救技能。护士应是 N_1 能级护士，能基本使用抢救仪器。

2. 转运仪器　Ⅲ级转运病人病情稳定，可常规准备多功能监护仪、氧气等。必要时准备简易呼吸器。

3. 转运药品、物品　Ⅲ级转运病人无需准备特殊药品，常规携带穿刺用物即可，以便转运途中液体外渗时重新穿刺。

4. 确认核对　转运前，应认真核对病人基本信息，转运所需的人员、仪器设备、药品、物品、转运路径是否准备就绪。

（四）正常转运及应对策略

转运途中应密切观察病人生命体征有无变化，保持输液管道通畅，维持有效循环；引流管应妥善固定、保持有效引流；同时应做好病人的心理护理，给予适时的关心和照护，增强病人战胜疾病的信心。

（五）交接登记

病人到达转运科室后，应进行详细交接，内容包括病情、意识、瞳孔、生命体征、各种引流管的引流情况、皮肤及用药、输液输血、阳性体征、体格检查指标、实验室检查项目与结果等，做好交接记录，交接双方签字确认。

（六）转运后物品整理

及时核对、补充转运中使用的药品、物品，对使用过的仪器及时清洁、消毒、归位并检查性能是否完好。

（杨秀华）

数字课程学习

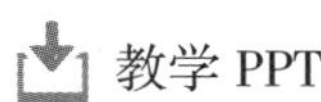
教学 PPT

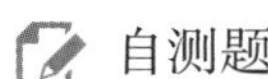
自测题

第七章
灾害救护

【学习目标】

知识：

1. 掌握灾害护理的概念、灾害的分类。
2. 掌握不同类型灾害的致伤特点及救治措施。
3. 掌握受灾人群灾后常见的心理特点及护理措施。
4. 熟悉灾害准备教育的内容与意义，灾后防疫措施。
5. 了解灾害的概念，灾害准备教育的现状，护士在灾害医学救援中的作用。

技能：

1. 学习过程中培养应对地震、火灾、重大交通事故等不同类型灾害的救护能力。
2. 正确运用所学知识为公众进行灾害准备教育。
3. 运用所学知识，正确指导伤员采取有效措施促进健康。
4. 学习过程中培养爱伤意识、批判性思维、创新性思维及应对突发情况的应变能力。

素质：

1. 对现场救护任务具有高度的责任感和使命感，服从命令，听从指挥。
2. 有独立思考的能力，在救治过程中发现问题、解决问题。

情景导入

2021年4月某日，一列承载约500人的火车在经过隧道后撞上从边坡滑落的工程车发生脱轨事故，部分车厢卡在隧道内，5至8节车厢严重变形，其中一节横躺隧道内，造成乘客受困，生命安全遭受着极大的威胁。调度指挥中心派遣附近几家医院的医护人员赶赴现场。急救人员到现场后发现部分乘客已经自救，被困人员受伤严重。

全球每年均发生许多重大灾害（disaster）事件，有的灾害甚至频繁发生，给人类社会造成了巨大危害，严重影响着人类的生产活动，制约着社会经济的发展。灾害救护工作越来越受到重视，包括灾前防灾减灾教育、灾害现场救护、灾后心理危机干预及灾后防疫等。在各种灾害救援活动中，护士总是同其他专业人员共同工作在第一线，发挥着重要的作用。此外，在灾害救护时应从大局出发，从救灾全过程统筹，尽可能使受灾人员获得最大健康效益。

第一节 概 述

情境一：

急救人员到达现场后进行伤情评估，检伤结果如下：1人开放性气胸、1人胫骨开放性骨折、2人肠外溢、6人颈椎损伤（其中2人为开放性损伤）、9人胸腰椎损伤、11人皮肤擦伤及裂伤，5人无生命迹象。

请思考：

1. 您认为此次火车脱轨事件是灾害事件吗？属于哪种类型？
2. 如果您是现场急救护士，需要开展哪些工作？

全世界每年因为自然灾害和人为灾害造成的损失非常惨重，无论是极端天气引发的洪灾、旱灾、台风、地震，还是交通事故、传染病流行等灾害，都会给人们的生命财产安全造成极大损害。因此，及时应对突发灾害，提高对批量伤员的组织、后送和救治能力，最大限度降低病死率和伤残率，是我国长期面临的重要课题。

一、灾害概述

（一）灾害的概念

灾害是一种表现为客观条件的突然变化给人类社会造成人员伤亡、财产损失及生态环境破坏的现象。世界卫生组织（WHO）关于灾害的定义是：任何能引起设施破坏、经济严重受损、人员伤亡、健康状况及卫生服务恶化的事件，如其规模超出事件发生社区的承受能力而不得不向社区外部寻求专门救助时，就可称为灾害事件。联合国“国际减灾十年”专家组将灾害定义为：灾害是一种超出受影响社区现有资源承受能力的人类生态环境的破坏。由此可以看出，灾害是自然或人为地对人类和人类赖以生存的环境造成破坏性影响事件的总称。

一般来说，灾害具有两大要素：灾害是自然或人为破坏事件，具有突发性；灾害的规模和强度必须超出受灾社区的自救能力或承受能力。此外，灾害具有潜在性、突发性、复杂性、多因性、周期性、群发性、时间持续性等特征（表 7–1）。

表 7–1 灾害的特征与含义

特征	含义
潜在性	灾害发生前一般都有长短不一的孕育期，用来积累或转换能量，最终打破原有的平衡和稳定性
突发性	灾害的发生通常没有可直接感受到的前兆或规律可循，不易被监测到或及时察觉
复杂性	等级高、强度大的灾害常诱发一连串的其他灾害发生，形成灾害链。灾害链中最早发生的成为原生灾害，而由其诱导发生的灾害则成为次生灾害
多因性	一种原因可能引起多处灾害，同一事件可能由多种原因引起
周期性	相同的灾害性事件间隔一定的时间后又可再度发生
群发性	一些相同或不同类型的灾害常常接踵而至或同时发生
时间持续性	有长有短，一次灾害持续的时间越长，社会受到的威胁和影响就越大

（二）灾害护理的概念

世界灾害护理学会对灾害护理的定义为：所谓“灾害护理”，即系统、灵活地应用有关护理学独特的知识和技能，同时与其他专业领域开展合作，为减轻灾害对人类的生命和健康所构成的危害而开展的活动。灾害护理涵盖医学、心理学、社会学等多个学科的内容，涉及创伤急救技术、初级治疗、伤情评估与伤患转送、心理诊疗，参与灾害指挥及管理、传染病预估与处理，以及评估救灾人力、物力和数据库的建立、未来灾害与应对等多个方面，并贯穿于预防灾害、应对灾害、协助灾后重建的全过程。

（三）灾害的分类

目前国际上并无统一的灾害分类体系，一般来说，可以根据原因、方式、顺序，以及过程、性质和机制四种方法对灾害进行分类。

1. 按发生原因　灾害主要来自天体、地球、生物圈三个方面，以及人类本身的行为，其成因非常复杂。

（1）自然灾害：指由自然因素引起的灾害，如地震、火山活动、滑坡、泥石流、海啸、洪水、干旱、森林火灾、沙尘暴、龙卷风和大风等。

（2）人为灾害：指由非自然因素或人为因素引起的灾害，如建筑火灾、爆炸、交通事故、工伤事故、核事故、传染病暴发流行等。

2. 按发生方式　灾害形成的过程有长有短，有缓有急。

（1）突发灾害：指突然发生、难以预测、危害巨大的灾害，如地震、火山爆发等。

（2）渐变灾害：指发生缓慢、在致灾因素长期发展的情况下，逐渐显现成灾害，如土地沙漠化、水土流失、地面沉降等。

3. 按发生顺序　许多自然灾害，特别是等级高、强度大的自然灾害发生以后，常常诱发出一连串的其他灾害接连发生，这种现象叫灾害链。

（1）原生灾害：灾害链中最早发生的灾害，如地震、洪水等。

（2）次生灾害：由原生灾害所诱发的灾害，如地震引起的泥石流、震后防疫不力导致的鼠疫暴发等。

（3）衍生灾害：灾害发生之后，破坏人类生存的和谐条件，由此诱导出一系列其他灾害，如核事故发生后对周围环境的长期影响。

4. 按灾害发生的过程、性质和机制 2006年1月8日国务院颁布的“国家突发公共事件总体应急预案”根据突发公共事件的发生过程、性质和机制，将突发公共事件分为以下四类。

（1）自然灾害：包括水旱灾害、气象灾害、地质灾害、海洋灾害、生物灾害和森林草原火灾等。

（2）事故灾难：包括工矿商贸等企业的各类安全事故、交通运输事故、公共设施和设备事故、环境污染和生态破坏事件等。

（3）公共卫生事件：包括传染病疫情、群体性不明原因疾病、食品安全和职业危害、动物疫情，以及其他严重影响公众健康和生命安全的事件。

（4）社会安全事件：包括恐怖袭击事件、经济安全事件和涉外突发事件等。

此外，按发生地点，可将灾害分为陆上灾害、空中灾害、海上灾害或城市灾害和非城市灾害。以上灾害分类中，按灾害发生的过程、性质和机制分类法较为常用。

拓展阅读 7-1
灾害的分级

二、灾害医学救援

灾害医学救援的内涵已从单纯医疗紧急救援向灾害综合救援及灾中、灾后中长期的医学、社会、人文手段干预并重转变，灾害医学救援不仅重视灾中的现场救援，还强调始于灾前的准备及延于灾后的康复。护士在整个灾害医学救援中发挥着不可或缺的重要作用。

（一）灾害医学救援模式

灾害医学救援是一项社会系统工程，需要政府主导、全社会投入，以灾害学、临床医学、护理学、心理学、预防医学为基础，涉及社会学、管理学、通讯、运输、消防等学科。其中，政府作为整合各种社会力量的国家机构在灾害医疗救援方面起着中枢的作用。目前，国际灾害医学界常用的灾害医学救援模式——“PPRR”模式，是由危机管理学家罗森塔尔提出的。该模式根据不同类型的灾害做出反应，通常包含以下四个阶段的工作，即灾害前预防阶段（prevention）、灾害前准备阶段（preparation）、灾害爆发期应对（response）和灾害结束期恢复（recovery），这种灾害医学救援模式在各类灾害应对中具有普遍指导的意义，且被广泛用于各种突发事件。中国灾害医学救援实施“灾害环”模式：始于灾前、重于灾中、延于灾后。始于灾前是指在灾害准备阶段进行长期而系统地工作，包括灾害医学救援体系的建立、专业队伍的培训演练、应急预案的建立、组织救援力量建设、设备的研发等。重于灾中是指在应急响应和实施阶段进行医学救援工作，包括现场搜救、检伤分类、现场急救、后送转运等。卫生部门针对灾害事件第一阶段所采取的紧急筹划和应对行动，从展开灾害医学救援处置开始，至伤病员基本得到处置和公共卫生态势基本得到控制，要求在救援计划的引导下，充分发挥主观能动性，灵活机动实施不间断的组织指挥。延于灾后是指在应急结束阶段，医学救援处置基本结束后，转入恢复常态，对灾区环境的消杀灭净、尸体处理、疾病防治、心理救援、机构重建等。

拓展阅读 7-2
国内外灾害护理管理模式的研究进展及思考

（二）护士在灾害医学救援中的作用

灾害救援在组织形式上一般以急救医学为基础，与其他救援人员共同组成急救医疗服务体系，护士是急救医疗体系的中坚力量，在灾害救援中发挥非常重要的作用，包括灾前预防、现场抢救、院内后续救治及灾后心理护理。

1. 灾前预防和准备阶段　护理人员作为急救医疗体系的组成人员，参与灾害医学救援组织结构的建设和修改，灾害救援计划的制订；参与医疗、护理设备的维修和配备；参与灾害救援人才队伍建设与培养；以及公众的健康教育，包括灾害自救和互救知识、传染病的预防等。灾害的发生不可预料，也不存在完全一样的灾害事件，但是灾害所引起的危害具有一定的规律性。在科学研究灾害特点的基础上，制定各类灾害救护预案，并联合急诊科、ICU、外科等部门，定期开展演练，优化预案，可提高应急救护能力。

2. 灾害爆发应对阶段　此阶段是救援工作的核心阶段，灾害发生的最初时间段人员的伤亡最多，灾害伤员初期的现场急救极其重要，需重视灾害发生后“黄金”1 h、“白金”10 min 的抢救时间。护士的主要任务包括：寻找、救护伤员；对病人进行分类，实施现场急救；参与转运和疏散伤员等。灾害造成的伤（病）员成批出现，数量很难预测，伤情复杂多变。在救治条件差、时间紧、任务重的情况下，护士应以抢救生命为主，积极主动开展心肺复苏、止血、包扎、固定等救护工作，同时协助医师进行检伤分类。在伤员转运途中，严密观察危重病人的病情变化，维持生命，减轻疼痛，使伤者在尽可能短的时间内获得最准确的救治。同时在保证灾民的基本医疗、流行病疫情监测和报告中起一定作用。

3. 灾害结束恢复阶段　在现场医学救援处置基本结束后，受灾地转入恢复重建阶段。护士参与住院伤员的院内治疗护理工作，参与灾后传染病的预防和控制，及对公众进行相关疾病预防知识健康宣教等。灾害事件不仅严重威胁人们的生命安全，而且往往会对人们造成极大的心理创伤，如果不能及时适当的干预，甚至可能造成永久的心理创伤。因此，突发灾害事件后要及时地进行心理干预。

第二节　灾害准备教育

情境二：

某社区医院以此次火车脱轨事故为契机举办了灾害准备教育活动，通过培训、发放宣传资料、咨询解答、急救演示等形式，向现场参加人员宣传普及灾害应急救护等基本知识。同时，现场教授心肺复苏的操作方法，解答市民应急救护方面的疑惑，宣传应急救护培训课程等。

请思考：

1. 灾害准备教育的意义是什么？
2. 对社区人们开展灾害准备教育的方法有哪些？

灾害是人类社会发展中无法回避的现象，因此完全防止灾害的发生、避免灾害的损失是不可能的。防灾减灾活动对于最大限度减少灾害事件，将灾害所造成的损失降到最低具有重要意义。而有效的灾害准备教育（disaster preparedness education）是实现防灾减灾活动的重要途径，可以在一定程度上减轻灾害对人类身心健康的损害程度。

一、灾害准备教育意义

灾害准备（disaster preparedness）是在灾害发生之前所采取的计划和行动，简称备灾，可确保在灾害发生时，各级政府和相应职能部门能够及时应对并部署必要的资源和服务。灾害准备教育是将备灾知识转变为行为的重要外界条件。

（一）灾害准备教育是灾害医学发展的必然结果

灾害医学是一项社会系统工程，具有医学救援社会化、组织结构网络化、知识普及化、跨学科跨部门合作等特征。灾害医学发展的重要任务之一就是普及灾害相关知识，包括灾前防御演练、灾中自救互救、灾后防疫与心理康复等。灾害准备教育通过积极开展医学知识研究、灾害医学应急培训与演练，提高全民的自救互救能力，已成为灾害医学的重要组成部分，是灾害医学科学发展的必然结果。

（二）灾害准备教育是实现防灾减灾战略的重要途径

弗兰克·普雷斯（Frank Press）博士于 1984 年在第八届世界地震工程会议上提出了世界性防灾减灾的战略构想。2009 年起，我国将每年的 5 月 12 日定为“全国防灾减灾日”。《“十四五”国家综合防灾减灾规划》明确指出，国家综合防灾减灾工作的主要任务之一是多措并举健全防灾减灾科普宣传教育长效机制，发挥人民防线作用，提升基层综合减灾能力。而我国公众灾害风险防范意识相对淡薄、公众自救互救技能还普遍缺乏。因此，开展全民防灾技能培训，防灾减灾、临灾自救宣传，塑造科学的防灾减灾文化等灾害准备教育，可以强化全民灾害意识，筑牢全民防灾减灾的思想基础，是实现防灾减灾战略的重要途径。

（三）灾害准备教育是加快灾害救援人才队伍建设的客观需要

纵观各类灾害的救援行动，任何一次灾害救治的成效不仅与专业技术人员的救治水平有关，还与灾民的自救互救能力、救援机构的组织指挥能力、各救援力量的环境适应能力和协调配合能力等息息相关。我国灾害医学研究刚刚起步，灾害医学专业人才匮乏，绝大多数医学院校尚未开设灾害医学的相关课程，多数在岗医护人员未接受过灾害医学的规范化培训。因此，培养防灾减灾救灾人才十分迫切。灾害准备教育的主要任务是开展群众性的宣传教育，对重点人群（警察、司机、消防员）进行培训，对救灾医务人员进行特殊技能培训，是满足加快灾害救援人才队伍建设的客观需要。

二、灾害准备教育现状

广义的灾害准备教育是以应对突发事件的求生技巧和知识为基础，促使受教育者养成生命意识、危机意识和挫折意识，培养其面对困境的勇气和克服困难的意志力的教育活动。它的目标定位是知情意行四位一体的，基础是了解相关灾害知识，进而将其转化为积极的生命情怀和坚强持续的抗灾意识，并具备实际的日常防灾行为和自救互救技能。

（一）国际灾害准备教育现状

日本是世界上较早制定灾害对策法律的国家。灾害对策法律是应对灾害的重要举措，也是灾害准备教育赖以进行的组织和机制保障。日本自然灾害频发，仅有感地震平均每年就发生上千次。基于此，日本灾害准备教育以防震抗震教育为主，以全民为教育对象。日本将每年的9月1日定为“防灾日”，媒体、社区、慈善机构等都通过海报、贴画、电视节目等多种形式传播防护技巧、家庭防灾救灾预案及社区互救知识等。全国多地博物馆设有模拟火灾现场的烟雾走廊和模拟地震室供人们体验。

美国灾害教育协会1993年成立，为各地区的教育者提供他们所需要的教学资源、工具，帮助当地的社区和居民提升应对各种自然和人为的灾害的能力。美国防灾教育在20世纪70年代早期被引入护理课程，但后来逐渐被取消。直到20世纪90年代后期，护士越来越多地参与到灾害应对中来，再次引起了将灾害护理教育纳入课程的必要性。约翰霍普金斯大学护理学院2005年成立了世界上第一个灾害护理硕士研究生培养项目，随后田纳西大学、剑桥大学、匹兹堡大学等也开始培养急救反应和灾害准备方向的研究生。

（二）我国灾害准备教育现状

我国灾害准备教育方面坚持政府为主导、社会参与的模式，推广各种形式的防灾教育活动。2007年，国家开展了防灾减灾示范社区创建活动。2007年、2012年、2016年和2022年我国相继颁布了国家综合减灾“十一五”、“十二五”、“十三五”和“十四五”规划，明确了国家综合减灾战略目标。“十三五”时期，我国有序推进灾害准备教育宣传平台建设，建成国家级消防科普教育馆12个。国家综合防灾减灾“十四五”规划提出，继续将防灾减灾知识纳入国民教育体系，加大教育普及力度。

灾害准备教育是卫生专业人员本科教育的一个重要组成部分。部分高校在学历教育层面设立了灾害医学教研室和灾害医学课程，并在本科生中开展灾害医学救援组织和技术培训。除此之外，各地还建立了多个国家和省市层面的灾害医学救援队，并定期对救援队进行拉动训练，参与各种联合演练。在灾害护理教育方面，我国港台地区最早发展灾害医学，并将相关课程融入到护理教育中。2009年中华护理学会灾害专业委员会成立。2011年，相继有吉林大学、四川大学及暨南大学等高校开始培养灾害护理硕博人才。2014年中华护理学会加入世界灾害护理理事会，我国灾害护理事业开始与世界接轨。我国灾害准备教育实践有效提升了灾害医学救援效率和灾害创伤救治能力，并在最近几次灾害医学救援实践中得到证实。

三、灾害准备教育内容

灾害准备健康教育应贯穿整个教育过程，从家庭、学校到社区全方位开展，主要包括灾害救护知识教育和灾害救护技能培训，以促进建立长期的备灾战略，可有效降低灾害对人民生命安全与财产造成的危害。

（一）家庭灾害准备健康教育

家庭教育在个体成长过程中发挥着基础、持久、广泛而深刻的作用，是学校教育和社会教育的基础，在灾害准备教育体系中占据主体地位和作用。灾害准备教育的内容包括：

1. 营造良好的灾害应对教育氛围　家长是孩子的第一任老师，在日常生活中应当营造良好的灾害应对教育氛围，在潜移默化中强化防灾意识、增强灾害应对能力，如家庭中应配备防灾减灾物资，配合学校进行防灾演习等。

2. 做好家庭灾害教育总体规划　通过家庭生活中的耳濡目染，孩子可不断学到安全防护知识，提高自我保护能力。家长应充分借助学校和社区的优势教育资源，如带领或支持子女到灾害教育基地参观体验，添置灾害教育图书资料和家庭防灾物品等。

（二）学校灾害准备健康教育

学校灾害准备健康教育应从幼儿园开始，贯穿中小学、大学整个教育阶段。灾害准备教育的内容包括：

课程思政案例 7-1
最牛校长

1. 制订灾害应对方案　方案应具有可操作性，包括灾害中采取必要的行动及做好充分准备应对危险。建立灾害防范信息指挥中心和应急团队，制定紧急控制方案，编制相关健康教育的教材，研究学校安全教育的方法。

2. 防灾常识教育　通过游戏、角色扮演、灾害准备健康教育刊物、宣传片等方式来开展灾害准备教育。邀请交警、医务人员等到学校进行防灾知识讲解演示。通过服务类期刊、社区网站等渠道对学生及家长进行不定期的防灾常识讲座。

3. 灾害逃生疏散演练　经常开展防地震、防火灾和防溺水等演习，邀请专业人员培训心肺脑复苏、海姆立克法等急救技术，让学生掌握一定的自救互救技能，做到灾害过程中最大限度地减少人员伤亡。

（三）社区灾害准备健康教育

社区群众的防灾减灾抗灾意识、自救互救能力和灾害医学知识水平，决定着城市防灾减灾抗灾的能力。应以城市社区为基础，建立一种区域性的灾害医疗救援体系。灾害准备教育的内容包括以下几方面。

1. 建立常态运行机制　对社区主要相关人员开展培训和演练，建立社区灾害医疗救援体系，及常态运行机制。

2. 建立灾害紧急医疗救援应对模式　启动灾害医疗救援应急系统与分级响应、现场统一指挥管理及协调联动，建立灾时紧急医疗救援应对机制。根据社区灾害的影响程度与特点，城市社区灾害紧急医疗救援应对模式分为社区流动医院模式、社区—急救分中心（站）模式、社区—消防—急救模式和区域联动模式。

3. 建立灾害稳定期医疗救援应对机制　从灾害信息统计、卫生防疫及心理干预三方面建立灾害稳定期医疗救援应对机制。在重大灾害发生时，除了身体健康的恢复，更要注重对受灾群体心理危机的干预，帮助他们缓解焦虑和恐惧，恢复心理健康。

第三节　常见灾害的救援与护理

我国常见的灾害有地震、火灾、水灾、交通事故等，不同灾害有其特殊性。近些年，随着全球化的进程，突发公共卫生事件等也时有发生。因此，掌握各种灾害特点与危害，采取有效救援措施，是灾害救护的重要内容。

一、地震的救护

情景导入

2021年5月21日某地发生6.4级地震，医护人员到达现场发现幸存者挤在临时搭建的帐篷内，还有部分民众仍然困于废墟，同时不少伤员伤势严重，包括骨折、外伤出血、皮肤擦伤及裂伤等，部分民众失去生命迹象。

请思考：

1. 地震常见的致伤类型包括哪些？
2. 如果您是现场急救护士，应怎样对这些伤员实施现场救护？
3. 在地震救护中，急救护士应具备哪些素质？

地震指地球内部缓慢积累的能量突然释放而引起的地球表面的震动，依据震动性不同，可分为天然地震、人工诱发地震和脉动地震；根据形成的原因不同，可分为构造地震、火山地震、陷落地震和诱发地震。地震破坏程度的影响因素包括地震烈度、震级、震源深度、受灾地区距震源的远近、地面建筑状况和地层构造等。

（一）主要伤害类型

1. 机械性损伤　人体受倒塌建筑物、室内设备、家具等直接砸、压、埋的机械力学损伤。在山区，可受到崩落的山石、土块、树木等砸击致伤。人体的各部位均可受到直接打击致伤。据文献统计，四肢远端骨折及软组织损伤最常见，占60%～70%，其次是脊柱损伤、胸廓、腹部损伤。骨盆及头颅损伤较少，但是伤情严重。

2. 坠落伤　主要是伤者在地震发生时因恐慌跳楼所致。

3. 挤压伤和挤压综合征　当人体，特别是肌肉发达的肢体被重压1 h以上时，受挤压的肌肉因缺血坏死，并逐渐为瘢痕组织代替，挛缩而丧失功能，称为挤压伤。当被挤压的坏死组织释放大量有害物质进入体内，可发生休克或肾衰竭，即为挤压综合征。

4. 休克　严重创伤、大出血、饥饿、脱水等均可引起休克。

5. 完全性饥饿　被困于废墟中的人员，粮食来源完全断绝，仅依靠自身储蓄的营养物质维持生命。长时间的消耗，体内储存物质枯竭，成为完全性饥饿状态，以致机体代谢紊乱、抵抗力下降、血压降低、虚脱而濒临死亡。

6. 淹溺　地震后继发海啸、水坝毁坏、山体滑坡造成河道淤塞、水位上涨，引起水灾，造成人员淹溺。

7. 烧伤　地震可使电器、煤气或其他易燃品发生火灾，导致烧伤。

8. 地震伤感染　地震现场环境恶劣、抢救条件差，伤口极易造成感染。

9. 其他伤害　如各种新发和复发疾病，昆虫、蛇、犬类的咬伤等。

（二）现场救治护理措施

地震后最迫切的首要任务是救人，要对大量被埋压人员实施紧急搜寻和挖掘，争取尽快使伤者脱离险境，并对伤者就地紧急施救。地震发生后，在24 h内获救者，成活率可达85%～95%；超过24 h者，存活率则明显下降。

1. 现场组织　快速检伤分类，迅速判断伤情，便于有序的救治。按救命优先原则展开急救，第一时间必须寻找和处理伤员危及生命的损伤。心搏停止者立即心肺复苏。对于颌面严重损伤、不稳定下颌骨折、气道阻塞、气胸颈椎骨折、开放性腹腔损伤者，应立即予解除窒息、止血包扎等紧急处理。对于脱水者，应及时纠正水电解质紊乱。指导幸存者或伤势较轻者主动承担起自救、互救的任务，帮助其他伤者迅速脱离险情，避免或减轻余震造成的危害。

2. 现场急救护理措施

（1）快速清除压在伤者头面部、胸腹部的重物或沙土，清理口中异物，保持呼吸道通畅。

（2）对埋在废墟中的伤员，应立即建立通风孔道，以防缺氧窒息。

（3）救出伤员后，及时检查伤情，遇颅脑外伤、意识不清、面色苍白、血压下降、休克状态、大出血等危重症伤员，优先救护，尽快送医。

（4）搬运伤员时，应动作缓慢。搬动颈椎骨折伤员时，要保持头部与身体轴线一致；搬动胸腰椎骨折伤员时，身体保持平直，防止损伤脊髓。所有脊柱骨折伤员的搬运都要用平板搬运，途中要将伤员妥善固定在平板上。

（5）外伤、骨折的病人用敷料或其他洁净物品进行包扎、止血和固定。

（6）开放伤口早期清创并抗感染，注射破伤风抗毒血清。

（7）积极给予现场伤员心理抚慰。地震的震动和恐怖心理可加重原有心脏病、高血压的病情，对此类伤员要特别注意观察，以防病情加重或复发引起猝死。

二、火灾的救护

情景导入

2015 年 8 月，某地一酒店的厨师在二楼厨房内油炸食物的过程中，未关闭灶火就离开厨房。锅内油持续加热起火燃烧，并沿烟道燃烧至大门门楼灯箱等处，短时间内大火封闭该店唯一出口，造成在该店就餐的人员无法及时疏散，最终导致 5 人死亡、10 余人呼吸道灼伤，转入医院继续治疗。该事故发生的原因包括工作人员缺乏安全意识、油烟管道未定期清洗、管道走向不合理、安全出口数量少等。

请思考：

1. 火灾常见的致伤类型包括哪些？
2. 如果您是现场急救护士，应怎样对这些伤员实施现场救护？
3. 在火灾救护中，急救护士应具备哪些素质？

火灾指在时间或空间上失去控制且对财产和人身造成损害的燃烧现象。我国大部分地区一般呈现冬季火灾较频繁、夏季火灾发生较少的规律。但也有部分地区火灾发生的季节差异性不明显。发生火灾必须同时具备三个条件：可燃物、助燃物和引火源。由人为因素引起的火灾占 89.4%，自然和雷击等因素引起的火灾仅占 1.8%，不明原因的占 8.8%。

（一）主要伤害类型

1. 吸入性损伤　指热空气、蒸汽、烟雾等有害气体、挥发性化学物质和某些物质中的化学成分被呼吸道吸入造成的肺实质的损伤，以及毒性气体和物质吸入后引起的全身性化学中毒。一些工矿企业、高层建筑、娱乐场所发生火灾时，由于空间狭小、房间密闭、排烟设计缺陷等，使一些伤者并无直接的体表烧伤，而是吸入有毒气体、烟雾导致的吸入性损伤，部分病人可见鼻孔发黑，送至医院时大多呈昏迷状态。有毒气体主要包括一氧化碳（CO）、乙炔（C_2H_2）、氮氧化合物等，对呼吸道的直接刺激可引起急性喉头水肿、支气管痉挛，造成呼吸道梗阻、窒息，以至死亡。烟雾吸入损伤后产生大量的细胞炎症因子，如血小板活化因子（PAF）、白细胞介素 1（IL-1）、补体 C3a 等，进一步加剧继发性损害，从而诱发急性呼吸窘迫综合征（acute respiratory distress syndrome，ARDS），进而导致多器官功能障碍综合征（multiple organ dysfunction syndrome，MODS）。

2. 烧伤　可累及体表，包括皮肤、皮下组织、肌肉等，也可伤及深部肌肉、骨骼、内脏器官等。火灾中一旦发生烧伤，特别是较大面积的烧伤，其死亡率与伤残率均较高。

3. 烧伤复合伤　火灾现场除造成烧伤外，有时还伴有其他复合型损伤，如火灾引起煤气、油料爆炸可发生冲击伤；人员恐慌跳楼造成坠落伤；房屋倒塌可造成挤压伤、砸伤等，这些都可直接造成颅脑、胸部、腹部、四肢及脊柱的严重损伤。

（二）现场救治护理措施

火灾产生的烟气多，火势蔓延快，需要疏散的人员多，加之伤员伤情复杂、现场混乱，给救治工作带来一定的难度。

1. 初期火灾的扑救　火灾初期阶段，燃烧面积小、火势弱，如能采取正确扑救方法，就会在灾害形成之前迅速将火扑灭，扑救方法包括冷却灭火、窒息灭火、扑打灭火、阻断可燃物灭火、阻止火势蔓延灭火等。可利用周围的消防器材进行灭火，若无消防器材，则用桶、盆等就地取水灭火。若室内着火，可用浸湿的棉被、毯子、棉大衣等迅速覆盖；室外可用浸湿的麻袋、沙土覆盖。对固体可燃物、小片草地等可用衣服、树枝、扫帚等扑打。迅速关闭可燃气体和液体的阀门，移走周围的可燃物，关闭相邻的房门和窗户，减少新鲜空气的流动，阻断燃烧的蔓延。

2. 现场急救护理措施

（1）迅速检伤分类，主要依据烧伤面积、部位和深度，有无合并伤（如吸入性损伤、骨折）、有无特殊原因损伤（如化学损伤、电击伤）等。

（2）迅速撤离火场，脱离致热源，脱掉（剪去）着火衣物，中小面积烧伤创面用清水持续冲洗 30 min 以上。

（3）无论任何原因引起心脏停搏、呼吸停止的病人，应就地立即行心肺复苏术，待复苏后进行后送。

（4）清除口鼻分泌物和碳粒，保持呼吸道通畅，有条件者及时予以氧疗，积极救治呼吸道烧伤。如果病人出现气道阻塞，应及时配合进行气管插管或气管切开，以免缺氧、窒息。

（5）建立静脉补液通道，予抗炎、镇静、止痛、抗休克治疗，及时补充有效血容量，增加组织的血流灌注，纠正酸中毒、低钠血症等。一般认为，凡是成人烧伤面积超过 20% 体表面积或Ⅱ度烧伤面积超过 10% 或小儿烧伤面积超过 10% 或Ⅲ度烧伤超过 5% 体表面积，均可能发生休克，故迅速建立静脉补液通道是重要的护理工作之一。

（6）保护创面，防止感染。现场创面处理应尽量在无痛、无血污、无菌的原则下进行，一般达到肉眼清洁即可，不需要过细的处理，以免延误时间，加重伤情。创面保护要求做到：简易安全、方便后送、促进愈合、减轻疼痛。

3. 吸入性损伤的救护

（1）迅速查明病情，已有呼吸心跳停搏者，立即进行心肺复苏。

（2）所有病人均应吸入纯氧，以面罩给氧为佳，直至意识清楚。如有呼吸道梗阻或窒息者应先行气管插管或气管切开以保持呼吸道通畅。如中重度 CO 中毒经吸氧后，神志仍不恢复者应迅速施以高压氧治疗。

（3）目前对肺水肿的病人多主张使用糖皮质激素。另外，昏迷病人常伴有不同程度的脑缺氧、脑水肿，糖皮质激素有改善脑水肿的作用。激素的使用一定要早期、足量、短程。

（4）吸入性肺损伤极易发生肺部感染，因此，应早期使用广谱抗生素控制感染。

（5）密切观察病情变化，并动态监测动脉血气分析，加强呼吸道护理，预防 MODS 的发生。

三、水灾的救护

情景导入

2021 年 7 月，河南强降雨造成全省 139 个县（市、区）1 464 个乡镇 1 144.78 万人受灾，因灾死亡 63 人、失踪 5 人，已紧急避险转移 86.19 万人。参加抢险救援人员 5.6 万余人、装备 5 900 余台（套）。社会救援队伍投入 201 支、3 021 人，780 台（套）装备参与抢险救援，完成救援任务 726 次，转移群众 6 100 余名。

请思考：

1. 水灾常见的致伤类型包括哪些？
2. 如果您是现场急救护士，应怎样对这些伤员实施现场救护？
3. 在水灾救护中，急救护士应具备哪些素质？

水灾是最常见的自然灾害，占所有自然灾害的一半以上。我国是世界上水灾最多、灾害最严重的国家之一。水灾主要由暴雨引起，短时间内大量降雨，超过河道的容量，形成洪水；或因排水不畅，大量的水聚积在低洼地带；山区的暴雨容易形成山洪。水灾分为“洪”和“涝”两种：“洪”，指大雨、暴雨引起山洪暴发、河水泛滥、淹没农田、毁坏农业设施等。“涝”，指雨水过多或过于集中或返浆水过多造成农田积水成灾。水灾多发生在夏季多雨的低海拔地区，如我国东南部。

水灾可以分为人为水灾和自然水灾。

（一）主要伤害类型

1. 淹溺　淹溺是洪灾造成人员死亡的主要因素，洪水淹没可造成人员窒息并迅速死亡。

2. 撞击　洪水流速快，并携带大量石头、树木及其他大块物体，容易造成水中人员受伤。大件物体坠落也可造成人体砸伤。

3. 挤压　建筑物倒塌使人体受到挤压，可造成肢体受压、骨折甚至毁损。

4. 冻伤　春秋季的洪水或冰山融化所致洪水，长时间的水中浸泡可致人体温度下降。严重者诱发凝血障碍及心律失常而导致死亡。

5. 叮咬伤　洪水上涨时，家畜、老鼠、昆虫、爬行动物等开始迁徙，使叮咬伤增多，并可能感染动物源性传染病。

（二）现场救治护理措施

1. 现场组织

（1）转移至安全地带：洪水来临前，注意收听气象预报和洪水警报。处于洪水下游居民尽快撤离到安全地带，楼房内人员向高层撤离，视洪水状况逐层向上转移。平房内人员撤离到指定避难场所。在室外，尽快离开低洼可能淹没的区域，转移到地势较高、不易被水淹没的堤坝、平台等。同时准备漂浮物如泡沫板、木板、塑料板等，若房屋被水冲垮时，漂浮物可作逃生用。

（2）落水自救：如不幸落水，保持冷静最重要。尽量抓住身边的漂浮物，如木板、树枝等，借助其浮力浮在水面，寻找机会抓住建筑物、大树等固定的物体。不会游泳者落水后应立即屏气，利用头部露出水面的机会换气，并寻找可以抓住的物体，再屏气、换气，如此反复，就会漂浮在水面。

（3）山洪自救要点：山洪具有突然性和爆发性的特点。在山区行走和中途休息时，应随时观察周围的异常变化和可以选择的退路、自救办法。例如上游来水突然混浊、水位上涨较快时，须特别注意。受到洪水威胁时，有组织地迅速向山坡、高地转移。当突然遭遇山洪袭击时，要沉着冷静，以最快的速度撤离。脱离现场时，应选择就近安全的路线沿山坡横向跑开。如措手不及，被洪水围困于低洼处的溪岸、土坎或木结构的住房时，情况危急，有通信条件的，可利用通讯工具寻求救援。无通信条件的，可制造烟火或来回挥动颜色鲜艳的衣物或集体同声呼救。同时要尽可能利用船只、木排、门板、木床等漂流物，做水上转移。

2. 现场急救护理措施

（1）脱离水源：水中救起溺水者时，施救者应注意自身安全。可在岸上向溺水者抛绳索、木板、树枝等使溺水者获救。水性好者可下水救人，下水前应脱掉衣裤和鞋。在溺水者下游一段距离入水，从其背部抱住溺水者。

（2）判断呼叫：将溺水者放置在安全区域，立即判断呼吸、心跳，如无呼吸心跳，立即指定专人拨打“120”并同时采取抢救措施。

（3）开放气道：救溺水者上岸，首先检查口腔并清除异物后开放气道，检查呼吸。如无呼吸，则给予人工呼吸。溺水急救，不要控水。溺水者是因为“喉痉挛”而出现低氧血症后导致心跳停止最后死亡。有自主呼吸者，可给予侧卧位，清理口腔、鼻腔异物。

（4）现场复苏：如果溺水者心跳已停止，则开始心肺复苏。先清理口腔异物，给予5次人工呼吸后，再进行胸外心脏按压，按100～120次/分的频率按压胸部，按压30次后给予2次人工呼吸。胸外按压和人工呼吸交替进行，按30：2的比例，5个循环后再次判断。直至循环恢复，即心跳呼吸恢复。

课程思政案例7-2
“超级英雄”
拓展阅读7-3
水系灾害救援分会

（5）外伤处理：大部分外伤是软组织伤，常规处理即可。但水灾中外伤创口污染严重，需要仔细清洗，可用大量清水冲洗创口，并尽快到医院处理。

四、爆炸伤的救护

情景导入

2021年6月13日早晨6点30左右，湖北十堰市某小区发生天然气爆炸。事发地是一个菜场，附近有不少家属楼。截至上午11时，已搜救出144人，均在医院接受救治，其中重伤 37 人，死亡 11 人。事故伤者李先生告诉记者，爆炸发生时，一股强大的气浪从背后涌来，将他推出 3 m 远，身体被碎裂的石块击中，血流不止导致头部和手部受伤。

请思考：

1. 爆炸伤常见的致伤类型包括哪些？
2. 如果您是现场急救护士，应怎样对这些伤员实施现场救护？
3. 在爆炸伤救护中，急救护士应具备哪些素质？

爆炸是由压力和温度的急速变化而产生的物理反应过程，通过冲击波、投射物、热力、有毒气体等直接或间接作用于人体，可造成冲击伤、投射物伤、撞击伤、烧伤 / 吸入伤、挤压伤等多维创伤，这些创伤被统称为爆炸伤，非战争期间发生者称为灾害爆炸伤。爆炸伤具有程度重、范围广、有方向性、外轻内重和多为复合伤的特点。

（一）常见的爆炸伤原因

1. 工业生产易发生的爆炸事故　烟花爆竹工厂的爆炸事故，瓦斯爆炸事故，化工厂、军工厂、弹药库的爆炸事故。

2. 生活中常见的意外爆炸事故　燃气泄漏造成爆燃事故，包括罐装煤气和管道煤气、沼气；高压锅爆炸；燃放烟花爆竹事故。

3. 其他突发事件

（1）自然灾害：核泄漏造成的爆炸事故，泄漏原因源于地震等次生灾害。

（2）事故灾难：氢气球爆炸事故。

（3）社会安全事件：局部战争使用炸弹、导弹等杀伤武器引起的炸伤，包括恐怖分子制造的爆炸事件。

（二）主要伤害类型

根据爆炸的性质不同，造成的伤害形式也多样，其中严重的多发伤占较大的比例。

1. 爆震伤　又称为冲击伤，距爆炸中心 0.5 ~ 1.0 m 受伤，是爆炸伤害中最为严重的一种损伤。爆震伤的受伤原理为爆炸物在爆炸的瞬间产生高速高压，形成冲击波，作用于人体形成冲击伤。冲击波比正常大气压大若干倍，作用人体造成全身多个器官损伤，同时又因高速气流形成的动压，使人跌倒受伤，甚至肢体断离。常见的爆震伤分为：

（1）听器冲击伤：发生率为 3.1% ~ 55%。伤后感觉耳鸣、耳聋、耳痛、头痛、眩晕。

（2）肺冲击伤：发生率为 8.2% ~ 47%。伤后出现胸闷、胸痛、咯血、呼吸困难、窒息。

（3）腹部冲击伤：伤后表现腹痛、恶心、呕吐、肝脾破裂大出血导致休克。

（4）颅脑冲击伤：伤后神志不清或嗜睡、失眠、记忆力下降，伴有剧烈头痛、呕吐、呼吸不规则。

2. 爆烧伤　是烧伤和冲击伤的复合伤，发生在距爆炸中心 1 ~ 2 m，由爆炸时产生的高温气体和火焰造成。严重程度取决于烧伤的程度。

3. 爆碎伤　指爆炸物爆炸后直接作用于人体或由于人体靠近爆炸中心，造成人体组织破裂、内脏破裂、肢体破裂、血肉横飞，失去完整形态。甚至还有一些是由于爆炸物穿透体腔，形成穿通伤，导致大出血、严重骨折。

4. 有毒有害气体中毒　爆炸后的烟雾及有害气体会造成人体中毒。常见的有毒有害气体为一氧化碳、二氧化碳、氮氧化合物等。气体中毒造成急性缺氧、呼吸困难、口唇发绀，发生休克或肺水肿，导致早期死亡。

5. 心理创伤　爆炸伤害通常伤亡人数众多，现场的惨状易对人群造成很大心理创伤。

（三）现场救治护理措施

爆炸伤救治时应兼顾批量伤员和个体爆炸伤伤员。爆炸的强度和环境、建筑物坍塌、检伤分类的准确性、可利用医疗资源的多少均影响爆炸伤的死亡率。爆炸伤救援的目标是使所有伤员都获得适当的救治，最大限度地降低伤亡率。现场救治包括搜寻与营救、现场检伤分类与急救、院前转运、伤员疏散等 4 个方面。及时的院前和院间转运疏散有助于灾难现场减压，改善危重伤员的救治条件，并为烧伤等特殊创伤提供专业的确定性治疗。

1. 现场组织　爆炸现场环境不稳定，可能发生二次爆炸、化学危险品暴露等次生灾害，爆炸伤现场医学救援同其他灾害救援一样，仍然应遵循“先救自己再救伤员”的原则，确保救援者安全是第一位的。同理，搜寻到伤员后应尽快使其脱离危险区域，避免再次受伤。

（1）现场检伤分类：通常的方法是将伤员分为紧急和平稳两类。因伤势较轻的伤员常先到达，应更重视后到的伤员。目的是识别出需现场紧急救治、需呼吸支持、有冲击伤的严重创伤伤员，以尽快实施气道控制、呼吸和循环功能维持和院前转运等。

（2）现场急救原则：先救命、后治伤，先救重伤、后救轻伤，先救有救治希望的。有效地利用急救资源，尽快将重伤员送医院进行手术、输血等确定性的治疗。

2. 现场急救护理措施

（1）紧急调配急救资源，维持现场秩序：爆炸伤多为突发事件，伤亡人数众多。应立即报告政府应急机构，组成现场指挥部，调配大量急救物资，维持现场秩序。交通、公安、消防、救援、医疗急救等各部门密切合作，统一指挥，最大限度地减少人员伤亡的损失。

（2）现场创伤急救：爆炸伤伤员急救遵循标准的创伤救治指南，现场急救包括：①转移：将伤员转移至安全区域。②紧急救命处理：即 ABC 法则，保持气道通畅（airway）、呼吸（breathing）和循环（circulation）功能维持。③止血、包扎：发现肢体出血者用止血带或类似物绑扎，无外出血的血流动力学不稳定者包裹骨盆。其他处理包括神经系统损伤和功能评估，镇痛、保温和限制性液体复苏等。④转运：存在外耳道出血或口鼻有血性泡沫分泌物，无明显外伤但处于休克状态，或者有呼吸困难、烦躁不安、咯血、胸痛、腹痛的伤员，应尽快联系并转运至医院。

（3）伤口处理：尽量保存皮损、肢体，包括离断的肢体，为后期修复、愈合打下基础，最大限度地避免伤残和减轻伤残。颅脑外伤有耳鼻流血者不要堵塞，胸部有伤口随呼吸出现血性泡沫时，应尽快封住伤口。腹部内脏流出时不要将其送回，要用潮湿的无菌敷料覆盖后用碗等容器罩住保护，避免受挤压，尽快送医院处理。烧伤创面采取降温、保护创面等措施，要注意不要涂药。

（4）有毒有害气体防护：爆炸现场尤其要注意防护有毒有害气体。防护好眼睛、呼吸道和皮肤等有毒有害气体进入的途径，穿戴护目镜、头盔、口罩、手套、靴子、防护服等，有条件的救援队员应穿戴专业的防护装备，如带供氧装置的防护服。脱离现场后脱去染毒服装及时进行洗消，包括冲洗眼睛、全身淋浴。

课程思政案例 7-3
拉载生命的红丝带
拓展阅读 7-4
生活中爆炸伤的现场急救

五、重特大交通事故的救护

情景导入

一辆大巴车（核载55人，实载57人，其中小孩4人）在高速公路撞上中间隔离带，随后又撞向护栏，致油箱漏油起火。造成35人死亡、13人受伤，给人民群众生命财产造成了重大损失，教训十分惨痛。

请思考：

1. 重特大交通事故常见的致伤类型包括哪些？
2. 如果您是现场急救护士，应怎样对这些伤员实施现场救护？
3. 在重大交通救护中，急救护士应具备哪些素质？

交通事故是指车辆在道路上因过错或者意外造成人身伤亡或者财产损失的事件。交通事故不仅是由不特定的人员违反道路交通安全法规造成的；也可以由于地震、台风、山洪、雷击等不可抗拒的自然灾害造成。

交通事故造成的人体损伤称为交通事故伤，简称交通伤。一般分为：机动车事故，摩托车事故，自行车事故和行人事故等类型。广义的交通事故也包括火车事故。按交通事故的伤害程度可分为一般事故、重大事故和特大事故。一般事故是指一次造成重伤1～2人，或者轻伤3人以上，财产损失不足3万元的事故。重大事故是指一次造成死亡1～2人，或者重伤3人以上10人以下，或者财产损失3万元以上不足6万元的事故。特大事故是指一次造成死亡3人以上，或者死亡2人，同时重伤5人以上，或者财产损失6万元以上的事故。

（一）主要伤害类型

交通事故可造成车内外人员创伤，主要伤害类型有：

1. 撞击伤　人体与车辆或其他钝性物体相撞而导致损伤。
2. 碾压伤　人体被车辆轮胎碾压，挤压导致损伤。
3. 切割/刺伤　人体被锐利的物体如玻璃、金属等切割、刺入所造成的损伤。
4. 跌落伤　交通事故致车内人体飞出车外或车外人体撞击后弹起再跌落，跌落后撞击地面或其他物体造成损伤。
5. 挥鞭伤　车内人员在撞车或紧急刹车时，因颈部过度后伸或过度前曲，导致颈椎和颈髓损伤。
6. 安全带伤　在交通事故中，司机和乘员因使用安全带时发生损伤。
7. 方向盘伤　车辆撞击时，司机撞于方向盘上，造成上腹和（或）下胸部损伤。
8. 烧伤/爆炸伤　车辆撞击后，起火爆炸引起的复合损伤。

（二）现场救治护理措施

交通事故发生后，立即启动重特大交通事故应急预案，确定现场总指挥（一般为警察或消防部门的主要领导），应具备对发生的重大事故现场作出决策的能力，由其全权负责事故现场的统一指挥、协调。参与救援的警察、消防、医疗和其他救援人员需各司其职，服从指挥。

1. 现场组织

（1）现场环境评估和自身防护：交通事故的救援从现场环境评估开始，要确保伤员和施救者的安全。交通事故后的危险因素包括车辆、危险物质、火灾、灰尘以及伤员的血液和体液等。

救援人员具有良好的自我保护意识，采取有效措施来避免自身和他人受到伤害。最常用和简单有效的方法是设置提醒标志、使用灯光和反光背心等，防止其他来往车辆的伤害。同时要注意车辆是否会燃烧或爆炸，是否有落石、坍塌等危险。

（2）事故类型评估和伤员分拣：分拣是灾害伤员医疗救护的基本要素。目的是在短时间内对伤员进行初步的评估，确定伤员病情的严重程度，并用醒目的颜色进行标记，使急危重伤员得到优先救治和转送。现场分拣的原则是经验性的，根据简要的病史和体检作出判断。分拣是一个程序化的过程，对每个伤员都采取相同的规范化的步骤进行分拣。

2. 现场急救护理措施

（1）维护呼吸和循环功能：对意识不清者应清除口鼻中的异物、分泌物、呕吐物，保持呼吸道通畅以防窒息；对心跳呼吸停止者，现场实施心肺复苏。

（2）止血：对出血多的伤口应加压包扎，有搏动性或喷涌状动脉出血不止时，暂时可用指压法止血；或在出血肢体伤口的近端扎止血带，上止血带者应有标记，注明时间，每 20 min 放松一次，以防肢体的缺血坏死。

（3）给氧：对气短、口唇发绀者，给予氧气吸入。

（4）骨折固定：就地取材固定骨折的肢体，防止骨折的再损伤。

（5）伤口处理：遇有开放性损伤脑组织或腹腔内脏脱出者，不应将污染的组织塞入，应该用干净容器覆盖，然后包扎；避免进食、饮水或用止痛剂，应迅速送往医院诊治。

课程思政案例 7-4
蓝天救援队
拓展阅读 7-5
重大交通事故的伤情特点

（6）异物伤：有异物刺入体腔或肢体，不宜拔出，保留近体表一段，抵达医院后再处置。因为戳入的物体有时正好刺破血管，暂时起到填塞止血作用，一旦现场拔除，会导致大出血。

（7）搬运：脊柱受伤后，不要随便翻身、扭曲。普通搬运伤者的方法都将增加受伤脊柱的弯曲，使失去脊柱保护的脊髓受到挤压、拉伸的损伤，轻者造成截瘫，重者可因高位颈髓损伤呼吸功能丧失而立即死亡。正确的搬运方法是五锁固定搬运法。

六、新发传染病的救护

情景导入

在 2014 年之前，“埃博拉”对大部分人而言还是一个陌生的名词；2014 年西非暴发埃博拉疫情后，这种超级致命病毒迅速为人熟知。2018 年 8 月，非洲中部的刚果（金）暴发该国历史上第十轮埃博拉疫情。一年多以来，疫情已导致 2 700 余人感染，超过 1 800 人死亡。

请思考：

1. 新发传染病的特征和常见症状包括哪些？
2. 新发传染病常见的治疗护理措施有哪些？
3. 请思考，在新发传染病救护中，护士应具备哪些素质？

新发突发传染病的应对，是一个永恒的课题。各类重大传染病疫情，可能在短时间内产生大批量伤病员，超出基层卫生机构的救治范围和收治能力。1997 年 WHO 提出了新发传染病（emerging infectious disease）的定义：新发传染病指新发现或已消失又重新出现、严重影响社会稳定、对人类健康构成重大威胁成为公共问题的传染病。一些新发传染病在我国出现并造成流行，例如获得性免疫缺陷综合征（艾滋病）、严重急性呼吸综合征（SARS）、禽流感、发热伴血小板减少综合征、登革热、埃立克体病、新型冠状病毒感染等。有组织的医学救援可以迅速控制疫情，减少对公众健康的危害，维护社会秩序的稳定。

（一）基本特征

1. 有病原体　每一种传染病都是由特异病原体所引起，包括各种致病微生物和寄生虫。有些新发传染病的病原体在疾病流行之前不能马上明确，需要科研人员反复研究确认。在实行医学救援时，如果已经确知了本次突发传染病的病原，就要针对此病原体做好防治准备。如果不明确病原，救援人员要做好个人防护，带好必要的检测设备，并且通过各种手段尽快判明病原体。

2. 有传染性　这是传染病与其他感染性疾病的主要区别。传染源包括患畜、隐性感染者、病原携带者、受感染的人等。常见的传播途径包括消化道传播、空气飞沫传播、虫媒传播、接触传播、垂直传播等。传染病具有传染性的时期被称为传染期，是决定病人隔离期限的重要依据。

3. 有流行病学特征（表 7–2）　传染病有散发、暴发、流行和大流行之分。需要医学救援的一般是暴发或流行的传染病。暴发是指短时间（数日内）集中发生大量同一病种的传染病病人；

表 7–2　常见新发传染病的流行病学特征

	新型冠状病毒感染	霍乱	发热伴血小板减少综合征	获得性免疫缺陷综合征
病原	由新型冠状病毒引起	由霍乱弧菌引起	由布尼亚病毒引起	由人类免疫缺陷病毒感染（HIV）引起
传染源	新型冠状病毒感染的病人和无症状感染者，在潜伏期即有传染性，发病后 5 天内传染性较强	病人和带菌者	受感染的人和动物	艾滋病病人和 HIV 感染者是本病唯一的传染源
传播途径	经呼吸道飞沫和密切接触传播是主要的传播途径。接触病人污染的物品、高浓度气溶胶也可造成传播	通过污染的水、食物等经消化道传播是主要的传播途径，也可经苍蝇及日常生活接触而传播。其中经水传播最为重要，易造成暴发或流行	蜱虫为主要传播媒介，本病主要通过蜱虫叮咬传播。极少见人传人现象，但是急性期病人血液可能有传染性	性接触传播是主要的传播途径，占成人的 3/4。另外，经血液和血制品传播、母婴传播也是本病的传播途径
易感人群	人群普遍易感。感染后或接种新型冠状病毒疫苗后可获得一定的免疫力，但持续时间尚不明确	人群普遍易感，病后产生一定免疫力，但持续时间不长，有可能再次感染	人群普遍易感，在丘陵、山地、森林等地区生活的居民和劳动者及赴该类地区户外活动的旅游者感染风险较高	人群普遍易感。发病年龄主要是 50 岁以下青壮年，儿童和妇女感染率逐年上升。男性同性恋者、性乱交者、静脉药瘾者和血制品使用者是本病的高危人群

当某种传染病发病率水平显著高于该地区常年一般发病水平时称为流行；若某种传染病流行范围很广，甚至超出国界或洲界时，则称为大流行。许多传染病的流行与地理条件、气候条件和人民生活习惯等有关，构成其季节性和地区性特点。

4. 有感染后免疫 人体感染病原体后，无论是显性或隐性感染，都能产生针对病原体及其产物的特异性免疫，感染后免疫属于自动免疫，其持续时间在不同传染病中有很大差异。由于病原体种类不同，感染后所获得的免疫力持续时间的长短和强度也不同。

（二）临床分期

按传染病的发生、发展及转归可分为四期。

1. 潜伏期 从病原体侵入人体起，至首发症状时间，称为潜伏期。不同传染病其潜伏期长短各异，短至数小时，长至数月乃至数年；同一种传染病，各病人之潜伏期长短也不尽相同。每一种传染病的潜伏期长短不一，相当于病原体在体内繁殖、转移、定位、引起组织损伤和功能改变导致临床症状出现之前的整个过程。每种传染病的潜伏期都有一个相对不变的限定时间，并呈常态分布，是检疫工作观察、留验接触者的重要依据。

2. 前驱期 是潜伏期末至发病期前，出现某些临床表现的短暂时间，一般 1～2 天，呈现乏力、头痛、微热、皮疹等表现。多数传染病，看不到前驱期。

3. 症状明显期 又称发病期，是各传染病特有症状和体征陆续出现的时期。症状由轻而重，由少而多，逐渐或迅速达高峰。随机体免疫力之产生与提高趋向恢复。

4. 恢复期 病原体完全或基本消灭，免疫力提高，病变修复，临床症状陆续消失的时期。多为痊愈而终止，少数疾病可留有后遗症。

（三）常见的症状和体征

1. 发热 是许多传染病所共有的最常见、最突出的症状。热型是传染病的重要特征之一，具有鉴别诊断意义。常见热型包括：稽留热，见于伤寒等；弛张热，见于重症肺结核、流行性出血热等；间歇热，见于疟疾等。每一种传染病发热程度及持续时间不同，如短期高热，可见于痢疾、流行性乙型脑炎；长期高热，见于伤寒、布氏杆菌病急性期；长期低热，见于结核病、艾滋病等。

2. 皮疹 许多传染病在发热的同时伴有皮疹，称为发疹性传染病。不同传染病发疹的形态、疹子出现的时间、分布、出疹顺序及伴随症状等各有其特点，对传染病的诊断和鉴别有重要参考价值。

3. 毒血症状及单核吞噬细胞系统反应 病原体的各种代谢产物，可引起除发热以外的多种症状如疲乏、全身不适、厌食、头痛，肌肉、关节、骨骼疼痛等，严重者可有意识障碍、谵妄、脑膜刺激征、中毒性脑病、呼吸及外周循环衰竭等，还可引起肝、肾损害，甚至充血、增生等反应，以及肝、脾和淋巴结的肿大。

4. 其他症状 消化道常见症状包括腹痛、腹泻、恶心呕吐、食欲不振、发热等，常见于霍乱、伤寒、副伤寒、病毒性甲型肝炎等。

（四）治疗护理措施

1. 评估预警 当出现以下情况时，立即启动预警机制：

（1）某种在短时间内发生、波及范围广泛，出现大量的伤病员或死亡病例，其发病率远远超过常年发病率水平的重大传染病疫情。

（2）一定时间内某个相对集中的区域或者相继出现相同临床表现的伤病员、病例不断增加、呈蔓延趋势有暂时不明确诊断的群体性疾病。

2. 信息报告 一旦发生传染病疫情，应尽可能了解和弄清事故的性质、地点、发生范围和影响程度，然后迅速向本单位上级如实汇报。

（1）发现甲类传染病和乙类传染病中的肺炭疽、传染性非典型肺炎、脊髓灰质炎、人感染高致病性禽流感的伤病员、疑似伤病员或不明原因疾病暴发时，于2 h内将传染病报告卡通过网络报告；未实行网络直报的医疗机构于2 h内以最快的通讯方式，如电话、传真等，向当地疾病预防控制机构报告，并于2 h内寄送出传染病报告卡。

（2）乙类传染病要求发现后6 h内上报，并采取相应的预防控制措施。

（3）丙类传染病在发病后24 h内向当地疾病预防控制机构报告疫情。

3. 一般原则 传染病的流行需要三个基本条件：传染源、传播途径和易感人群。新发传染病救护的一般原则包括控制传染源、切断传播途径和保护易感人群。根据有关法律法规，结合重大疫病的流行特征，在采取预防控制措施时，对留院观察病例、疑似病例、临床诊断病例和实验室确诊病例依法实行隔离治疗，对疑似病例和实验室确诊病例的密切接触者依法实行隔离和医学观察。

4. 救护措施

（1）支持治疗及护理：支持治疗的目的是维持机体内环境的稳定，提高机体的抗感染能力，包括基础、营养、器官功能支持治疗等。根据病情可给予流质、半流质、普食等，重症病人需鼻饲，以保证热量供给、补充营养素，增加抗病能力，必要时可通过静脉输入营养物质等。

（2）对症治疗：对症治疗的目的在于降低消耗、减轻损伤、减少痛苦、调节各系统功能及保护重要脏器，使病人度过危险期，为进一步治疗赢得时间，促进康复。如高热者及时降温、呕吐者应及时止吐等。

（3）病原治疗：也称特异性治疗，具有清除病原体，根除或控制传染源的目的，常用药物有抗生素、血清免疫制剂等。

（4）免疫治疗：多数情况下，感染会削弱免疫功能，造成免疫系统紊乱。低下的免疫力可使感染蔓延，易继发感染；过强的免疫可导致组织损伤。目前免疫治疗主要包括细胞因子类（如白细胞介素类、干扰素、胸腺素等）、免疫球蛋白、免疫抑制剂等。

（5）中医中药治疗：中医中药治疗传染病不仅对病原体有一定的抑制或杀灭作用，而且在清除毒素、解热镇痛、调整免疫功能等方面具有独特的优势。

（6）康复护理：某些传染病，如病毒性脑炎、脊髓灰质炎等可引起后遗症，需要采取针灸治疗、物理治疗、高压氧治疗等康复手段，以促进机体康复。

（7）心理护理：心理因素可使机体免疫功能下降，病原微生物容易侵入并致病，同时患病后的不适和痛苦又可使病人产生焦虑、烦躁、沮丧等情绪，甚至对治疗产生抵触。应评估并满足病人合理需求，鼓励其树立治疗信心，进行针对性的心理辅导等。

七、有毒气体泄露的救护

情景导入

某船厂，中午休息期间，氧乙炔皮带没有断气，也没有清理出舱。由于氧乙炔皮带的泄漏，在舱内形成爆炸性混合气体。下午开工前，部分工人还在舱盖上等待，个别工人已经进入舱内准备施工。突然一声巨响，舱左边柜发生爆炸，货舱舱盖坠落舱内，现场造成5人死亡，6人受伤。

请思考：

1. 有毒气体泄露所致伤情特点包括哪些？
2. 有毒气体泄露的现场救护措施有哪些？
3. 在有毒气体泄露的救护中，护士应具备哪些素质？

有毒气体泄漏具有发生突然性、形式多样性、危害严重性和处理处置艰巨性等特点。有毒气体泄漏事故一旦发生，可能引起火灾、爆炸，造成人员伤亡，可污染空气、水、地面和土壤或食物，同时有毒气体可以经呼吸道、消化道、皮肤或黏膜进入人体，引起群体中毒甚至死亡，给人们的生命及环境带来极大的灾难。有毒气体泄漏现场急救工作不同于一般的医疗救护工作，有其特定的内涵，常常需要多部门和多种救援专业队伍的配合协调。

（一）伤情特点

有毒气体包括刺激性气体和窒息性气体。刺激性气体是指对眼、呼吸道和皮肤具有刺激性作用的有害气体，多具有腐蚀性。刺激性气体大多数是化学工业的重要原料和副产品，按其化学结构可分为：无机酸（如硫酸、氢氟酸）、有机酸（如甲酸、丙酸）、成酸氧化物（如二氧化硫、二氧化氮）、成酸氢化物（如氯化氢、氟化氢）、卤族元素（如氯、氟）、醛类（如甲醛、丙烯醛）等。窒息性气体是指侵入机体后将直接影响氧的供给、摄取、运输和利用，造成机体缺氧的有害气体，常见的有氮气、一氧化碳、甲烷、乙烯、硫化氢等（表7–3）。

1. 急性刺激　有毒气体对眼结膜及上呼吸道黏膜的刺激作用常表现为结膜充血、流泪、畏光、咽痛、咽充血、呛咳和胸闷等。吸入高浓度有毒气体可引起喉痉挛或水肿、窒息，甚至猝死，其中喉头水肿发生缓慢，持续时间也较长。发生化学性气管炎、支气管炎及肺炎，则可出现剧烈的咳嗽、胸痛、气促等症状。

2. 缺氧　轻度缺氧主要表现为注意力不集中、智力减退、定向力障碍等。随着缺氧程度不断加重，表现为烦躁不安、头痛、头晕、乏力、呕吐、嗜睡等症状，甚至昏迷，并可引出病理反射。当机体严重缺氧时常表现为惊厥或抽搐。

3. 化学性肺水肿　刺激性气体引起的肺水肿的临床表现、严重程度及预后等随着气体种类、吸入剂量、个体差异、潜伏期处理等的不同差异很大。吸入较小剂量的刺激性气体且处理及时，不会发生或仅发生轻度肺水肿；通常经过2～3天的积极治疗，可基本治愈。反之，可能会发生严重肺水肿，导致成人呼吸窘迫综合征，很容易引起死亡。

4. 慢性影响　长期接触低浓度刺激性气体，可引起慢性结膜炎、鼻炎、咽炎、支气管炎等，如长期接触低浓度氯气可引起哮喘。

5. 复合伤　有毒气体泄露现场常发生爆炸和燃烧，因此伤员往往出现烧伤情况，并且常伴

表 7–3 常见有毒气体毒理作用、中毒症状和抢救措施

特点	硫化氢	二氧化氮	氯气
毒理作用	硫化氢主要与细胞色素氧化酶中二硫键起作用，影响细胞氧化过程，造成组织缺氧，严重时导致死亡。此外，硫化氢与谷胱甘肽结合，使脑和肝细胞中 ATP 酶活性明显降低。硫化氢遇黏膜上的水分很快溶解，并与 Na^{+} 结合成硫化钠，对眼和呼吸道黏膜产生强烈的刺激作用	二氧化氮遇水即生成硝酸。一旦吸入人体，可产生强烈刺激作用及引起急性支气管炎。进入呼吸道深部，可引起肺炎或肺水肿	氯气遇水生成盐酸和次氯酸，后者可分解出新生态的氯，有强氧化性。氯气被吸入后，对呼吸道产生强烈刺激和腐蚀，损害组织细胞，导致支气管炎、肺水肿等
中毒症状	当空气中硫化氢浓度为 0.01%～0.015% 时，病人表现为畏光、流泪、眼刺痛、咽喉灼热感、刺激性咳嗽及前胸闷痛。当浓度达 0.05% 时，病人在数秒或数分钟内发生头晕、呕吐、共济失调及烦躁不安，进而昏迷，同时可伴支气管肺炎或肺水肿。当浓度达 0.08% 时，病人大量吸入硫化氢后，可出现猝死，称“电击样”中毒。中毒恢复后可留有后遗症，较常见的有神经衰弱、前庭器官功能障碍等	当空气中二氧化氮浓度为 0.004% 时，2～4 h 后可有咳嗽症状。当浓度为 0.006% 时，可出现呼吸道刺激症状，如咳嗽、胸痛等。当浓度为 0.01% 时，病人短时间内出现强烈咳嗽、支气管痉挛、恶心、呕吐等。当浓度为 0.025% 以上时，短时间内即可使人中毒死亡	轻者呛咳、有少量痰、胸闷。中度中毒者表现为呛咳加重、咳痰、气急、胸闷等，并伴有轻度发绀，也可出现呼吸困难和哮喘。重者可发生弥漫性肺泡性肺水肿或中央性肺水肿、急性呼吸窘迫综合征，甚至窒息，可伴有气胸、纵隔气肿等严重并发症
抢救措施	尽快将病人脱离险境，移至新鲜空气流通处，保持呼吸道通畅。及时进行人工呼吸或利用自动呼吸器，直至病人恢复呼吸功能。并尽快送至医院抢救。如有条件输氧，可在纯氧中加入 5% 的 CO_2，以刺激呼吸中枢，促使毒物尽快排出体外。目前尚无特殊解毒疗法，以对症治疗为主	尽快将病人脱离险境，移至新鲜空气流通处，保持呼吸道通畅。尽快吸氧，以减轻症状和加速余毒排出，可采用 5% 碳酸氢钠雾化吸入。如刺激症状明显，咳嗽频繁，可采用 0.5% 异丙基肾上腺素 1 mL 及地塞米松 2 mg 雾化吸入。应用抗生素防治感染。目前尚无特殊解毒疗法，以对症治疗为主	尽快将病人脱离险境，移至新鲜空气流通处，保持呼吸道通畅。合理氧疗，早期、适量、短程应用肾上腺糖皮质激素，维持呼吸道通畅，可给予支气管解痉剂和药物雾化吸入。控制液体摄入量及防治继发感染。如有指征，应及时行气管切开术。目前尚无特殊解毒疗法，以对症治疗为主

有复合伤。同时，若现场的中毒、缺氧窒息、烧伤得不到及时有效的现场救护，也会导致死亡。

（二）现场救治护理措施

1. 加强防护　进行急救时，不论伤员还是救援人员都需要进行适当的防护。进入现场的急救人员必须配备个人防护器具，从上风、上坡处接近现场，严禁盲目进入。要注意对伤员污染衣物的处理，防止发生继发性损害。

2. 安全转移　应将中毒者移离中毒现场，转至通风好、空气新鲜处。

3. 统一行动　应至少 2～3 人为一组集体行动，以便互相监护照应，所用的救援器材必须是防爆的。

4. 紧急救护　对受到化学伤害的人员进行急救时，应做到以下几点：

（1）保持呼吸道通畅。密切观察生命体征，及时清除口腔异物和呼吸道堵塞物。置神志不清的病人于侧位，防止气道梗阻，呼吸困难时给予氧气吸入。呼吸停止时立即进行人工呼吸；心跳停止者立即进行胸外心脏按压。

（2）吸氧。现场可用鼻塞吸氧或面罩吸氧，有条件可使用简易呼吸器。

（3）彻底清洗。皮肤污染时，脱去污染的衣服，用流动清水冲洗；头面部灼伤时，要注意眼、耳、鼻、口腔的清洗。眼睛污染时，立即提起眼睑，用大量流动清水彻底冲洗至少 15 min。

（4）当人员发生烧伤时，应迅速将病人衣服脱去，用水冲洗降温，用清洁布覆盖创伤面，避免创面污染；不要任意把水疱弄破。无论酸、碱或其他化学物烧伤，立即用大量流动自来水或清水冲洗创面 15 ~ 30 min。病人口渴时，可适量饮水或含盐饮料。烧伤的同时，往往合并骨折、出血等外伤，在现场也应及时处理。

（5）遵医嘱应用解毒剂。

5. 其他救护措施　除了做好现场救护工作，护理人员应在统一指挥下，参与和配合进行以下工作：参与现场紧急控制，防止有毒气体扩散；帮助污染区域内所有人员迅速疏散；协助疾控中心、环保及公安等部门进行中毒现场的调查；积极宣传相关气体中毒防治知识，稳定中毒现场周围人群的情绪。

八、辐射事故的救护

情景导入

1986 年，切尔诺贝利核电站在进行一项试验时，核电站反应堆爆炸，放射性物质几乎席卷整个欧洲。190 吨强辐射物泄漏，放射污染相当于广岛原子弹爆炸放射污染的 401 倍，被定为 7 级核事故。其中 30 人当场死亡，320 万人受核辐射侵害，受污染面积超过 145 万 km^2。事发地 30 km 范围内超过 1.5 万居民被撤离，共动员了 60 万人清除辐射物质。

请思考：

1. 核辐射事故的特点有哪些？
2. 辐射事故给人类带来的危害是什么？
3. 遭遇核辐射事故，应该如何对伤员实施救护？

随着社会发展，核能和放射性元素被人们广泛用于军事、工业、医疗等领域。我国核能开发十分迅速，据统计到 2020 年我国的核电总装机容量预计达到 4 000 万 kW，在建 1 800 万 kW。核能给人们带来了巨大的财富，也潜在各种风险，同时还应警惕被国际恐怖组织利用对社会造成威胁。核事故是指核设施内部的核材料、放射性产物、废料和运入运出核设施的核材料所发生的放射性、毒害性、爆炸性或其他危害性事故。辐射事故指封闭型或开放型放射源丢失、被盗以及辐射装置控制失灵或操作失误导致工作人员或公众受到意外的过量照射的意外事故。核与辐射事故医学应急在核应急工作中具有重要的地位，是核应急的最后一道安全屏障。

（一）核辐射事故的特点

1. 突发性和快速性　核事故往往突然发生，事故发生时要求能及时迅速、有效地执行好医学应急救援任务，包括医疗救护，饮用水和食物的应急监测和控制，稳定性碘片的发放，应急响应工作人员的个人剂量监测等。因此，核应急必须具有快速反应功能。

2. 损伤多为复合伤、照射种类多样　事故发生后，放射性物质进入大气形成放射状烟云和悬浮颗粒，造成人体外照射。吸入人体的悬浮颗粒造成内照射。悬浮颗粒可沉到地面、水源和食物，造成持续性危害。此外还会合并发生多种机械性损伤、烧伤等。

3. 社会心理影响大　公众对于核的恐慌，极易引起人群心理紊乱、焦虑、压抑及长期心理障碍。

4. 影响范围大、持续时间长　核事故形成的放射性烟尘可扩散到周围地区甚至其他国家，半衰期长的核素长期污染土壤、水源和食物，严重影响人的健康，并造成巨大经济损失。

（二）核辐射对人体造成的损伤

辐射损伤的机制主要是通过电离辐射作用于人体的躯体和生殖细胞。电离辐射对机体的损伤本质是对细胞的灭活作用，当被灭活的细胞达到一定数量时，躯体细胞的损伤会导致人体器官组织功能的障碍从而引发疾病，甚至导致死亡。对于生殖细胞而言，可导致遗传基因发生突变，产生有缺陷的后代。电离射线的种类和暴露的剂量决定了机体损伤的程度。

1. 皮肤损伤　身体局部皮肤随暴露剂量不同，会出现头发脱落、皮肤红斑、皮肤剥脱甚至坏疽。随着时间推移，损伤会逐步发展，可能需经数月方能治愈。

2. 急性放射综合征（acute radiation syndrome，ARS）是全身遭受强烈的电离辐射后，短时间（几秒钟到几天之内）表现出来的一组临床综合征。根据遭受射线剂量的不同，ARS 影响的系统也不同。较低剂量主要破坏造血系统，剂量增加后将依次破坏胃肠道、心血管和中枢神经系统。剂量越高，症状出现越早，预后越差。

3. 长期损伤　开放性伤口受到射线损伤时，将极大地降低病人的存活率，长期（几周，数月，几年甚至几十年）的医学损伤包括肺炎、白内障、甲状腺癌、高发白血病和其他癌症。

（三）辐射事故救援

核与辐射事故医学救援指核设施发生事故后，立即采取医学救援措施，包括侦检、分类、洗消、救治、后送等，以便最大限度减轻核事故造成的损失和不良后果，保障人员的健康和安全。

1. 个人防护　核事故时发生体表污染危害的主要来源是产生 α、β 射线的放射性核素。

（1）实施救援时医疗救援人员必须佩戴个人剂量计量器，穿着能够防止接触、吸入、摄取放射性物质的保护外衣进行工作，并且短期轮换工作，控制暴露于放射源的时间和剂量。

（2）禁止在工作区或污染区进食、吸烟。

（3）注意甲状腺防护，在预计照射前 4 h 按规定服用稳定碘。

2. 设立分类点，初步确定是否存在体表污染和内污染　执行快速有效、先重后轻、保护救护人员与被救护人员的原则。

（1）对于非放射性损伤伤者，如创伤烧伤等的救治和常规医疗救护无差别，按通常急救原则进行。

（2）对于放射性损伤人员，首先处理危及生命的损伤，然后，再考虑伤者的受照情况，以便对辐射损伤做出合理的估计。

3. 体表去污和体内排污

（1）放射性物质沉积于身体表面和衣服上，造成体外污染。皮肤和头发被放射性物质污染，可以通过彻底的表面清洁来去污。在保证生命体征相对稳定的前提下，先清洗容易转移和污染严重的部位，再清洗难以除去的污染。

（2）放射性物质也可通过呼吸道、消化道被吸入或者通过开放的伤口被吸收后生成体内污染。对于内污染者采取肺泡灌洗、洗胃、导泻等医学处理实现促排治疗。

（3）去污过程应使用一次性用具，废水应作为放射性废物按规定存放和处理，防止污染转移或扩大。

4. 填写伤员登记表，根据初步分类诊断，组织及实施后送

（1）危重症病人的继续救治。

（2）进一步确定人员受照的方式和类型。

（3）对外照射的人员进一步确定受照剂量，并做出留治或后送的决定。

（4）对于体内污染的伤者，初步确定污染核素的种类和剂量，采取相应的医学处理。对于受照严重和处理困难者及时转送三级医疗机构。

拓展阅读 7-6
核事件的分级

（5）对于体表污染者，进行详细测量和彻底去除污染。

第四节　灾害心理危机识别与干预

情景导入

2008年5月12日汶川地震后，救援人员注意到这样一种现象：被从瓦砾中营救出来的孩子，大多并没有哭喊，他们的表情麻木、迟滞，似乎对外界失去了反应能力，这种状态同样也表现在一些幸存的成年人身上。同时，还有一些幸存者处在一种“亢奋”的状态，他们不知疲倦地奔走、救人，忙于种种事务，或者只是不知疲倦地诉说着。这种反应也传递给了营救人员、医护工作者，甚至是现场新闻记者，他们在短时间内突破自己体力的极限，超负荷工作。正如亢奋情绪可以波及、影响众多人员，在短时间的亢奋后，精神崩溃也有可能波及亲历者以外的人群。

请思考：

1. 灾害发生后人们会有哪些心理反应？会有什么样的表现？
2. 在地震救护中，哪些人群需要被关注心理健康？
3. 作为一名在灾害救援现场的护士，你将怎样实施心理干预？

灾害事件不仅对人们的生活环境和财产带来极大破坏，同时也给人们造成精神痛苦和心理创伤。这些心理问题需要在政府领导下，由社会工作者、心理学家及临床心理医生联合实施援助和干预，帮助灾害涉入者（包括受难者及其家属、目击者、专业与非专业的救灾人员）提高应对灾后各种应激的能力，阻止或减轻远期心理伤害和心理障碍的发生率，提升其社会功能和生活质量。

一、灾后常见的心理问题

灾害心理危机特指由灾害引起的，个体在重大应激面前用常规的解决方法不能应对而致心理失衡的一种状态，常因躯体伤害或精神事件所致。在普通人群中40%～70%的儿童和成人至少经历了一次显著的创伤性应激，而大部分受害者（50%～75%）一年内可以自愈，10%～15%

的人可能出现各种心理问题，甚至发展成严重心理障碍。确定危机需符合下列三项标准：①存在具有重大心理影响的事件；②引起急性情绪扰乱或认知、躯体和行为等方面的改变，但又均不符合任何精神病的诊断；③当事人或病人用平常解决问题的手段暂时不能应对或应对无效。最常见的心理问题有：急性应激障碍（acute stress disorder，ASD）、创伤后应激障碍（post-traumatic stress disorder，PTSD）、适应障碍、抑郁障碍、自杀等。

（一）影响心理健康的因素

1. 灾害的特点

（1）缺乏或无预警性：无预警的灾害使人们没有时间采取防护措施，建立心理防御机制，增加了无助、脆弱和心理失调等问题的产生。

（2）人身安全受到严重威胁：对个人健康造成的危害程度与心理症状密切相关。

（3）潜在未知的健康影响：暴露于一些不明的、有害的影响健康的物质，导致人们对长期健康或后代健康问题产生恐惧，例如生物、化学和核恐怖袭击事件。

（4）灾难持续时间不定：如有害物质对环境的侵蚀和频繁的恐怖威胁，持续时间不定，加剧了人们的心理反应。

（5）人为和（或）蓄意造成的灾难：人为的灾难，特别是因为无能力应对或被蓄意攻击造成的灾难，引起受害者更强烈的心理反应。

2. 个体因素　经历过灾难的人，不管是受害者还是救援者都会受灾难影响，但这并不意味着所有人会发生精神疾患。

（1）身体和心理与灾害的接近程度：在身体和心理都邻近事件的人发生心理问题的风险更大。

（2）个体健康状况：灾后健康状况下降的人更容易发生心理问题。因为幸存人员可能要经历长期的医疗护理、慢性疼痛、机体康复和多项手术。

（3）损失程度：在灾害中损失惨重的人心理受创的程度较重。

（4）文化信仰：闭塞、消极的种族文化容易加重心理问题。

3. 集体因素

（1）社区破坏的程度：灾难常毁坏社会基础设施，破坏社会架构，导致社会群体产生不良心理反应。

（2）灾前家庭和社区稳定：灾前稳定的家庭和社区，灾后的影响则小。

（3）社区组织管理：积极、有序、分工明确、统一领导的社区组织，灾后恢复工作进展较快。

（二）心理危机反应的阶段性表现

灾害事件中心理危机的发展过程依时间顺序来看，一般可分为四期。

1. 冲击期或休克期　灾害发生后的数小时内，个体出现焦虑、惊恐和不能合理思考，少数人出现意识不清。

2. 危机期或防御退缩期　由于没有能力解决面对的困境，表现为退缩或否认问题的存在、合理化或不适当投射。

3. 解决期或适应期　能够正视并接受现实，用积极的办法成功解决问题，自我评价上升，社会功能恢复。

4. 危机后期 多数人在心理和行为上变得较为成熟，获得一定的积极应对技巧，但少数人出现人格改变，如抑郁，滥用酒精、药物，神经症，精神病等。

（三）常见的心理问题

1. 急性应激障碍（ASD） 是由于创伤事件的强烈刺激而引发的一过性精神障碍。在灾害幸存者中发生率可达 50%。多数病人在遭受刺激后数分钟或数小时出现精神症状，病程短暂，通常在 1 个月内缓解。

（1）意识改变状态：感到四周的环境缺乏真实感，可出现短暂的环境、人物定向障碍。

（2）情绪症状：超乎寻常的焦虑、恐惧、或情感麻木。

（3）行为改变：常见行为退化，儿童行为的幼稚化更为突出。成人可出现精神运动性兴奋，行为有一定的盲目性；或者精神运动性抑制，甚至木僵。

（4）思维和认知改变：可出现明显的语言抑制、记忆力下降、创伤性记忆反复闪回、注意力无法集中等。

（5）生理性症状：出现睡眠障碍、精神高度警觉、食欲减退、疲乏无力、慢性疼痛、心悸、尿频等症状。

2. 创伤后应激障碍（PTSD） 是指个体经历威胁生命事件之后出现的一组有特征性、延迟发生并且长期持续存在的症状群。急性应激后的灾民还需要面临慢性的心理社会应激，如躯体的残疾和功能障碍，就业和生活目标重建方面等。临床表现以再度体验创伤为特征，并伴有情绪的易激惹和回避行为。常在创伤后数天或数周出现，一般不会超过事件发生后的 6 个月，症状持续时间至少 1 个月。

PTSD 的主要临床表现具有以下三组特征性症状：

（1）再体验：反复闯入意识、梦境的创伤体验，或者面临相类似的情景（如在电视上见到地震的画面）时出现强烈的心理痛苦和躯体反应，如出汗，极度焦虑、恐惧。

（2）警觉水平增高：高度焦虑警觉状态，难以睡眠，易激惹，以及躯体的自主神经紊乱症状。

（3）回避行为：回避与创伤事件有关的信息或话题，对日常的活动失去兴趣，出现内疚、抑郁。

3. 适应障碍 发生在应激后 3 个月内，主要症状为：明显苦恼，超出应激因素所预期的程度；社交功能显著损害；一旦应激结束，症状在 6 个月内消退。

4. 抑郁障碍 主要症状包括：情绪低落、思维迟缓和运动抑制。

5. 自杀 重大的自然灾害后自杀率会有所上升。其危险因素包括：截瘫、截肢等躯体疾病；家人朋友丧失，缺乏社会支持系统；财产损失；罹患急性应激障碍、创伤后应激障碍、抑郁障碍、酒精滥用或药物依赖等。

6. 儿童的心理问题 儿童比成人更为脆弱，经历灾害后，孩子们可能会出现以下反应：

（1）特别依赖父母，对黑夜、分离或独处会有过度的害怕。

（2）出现退化行为（如尿床或咬手指）。

（3）饮食或生活作息习惯改变。

（4）攻击或害羞的行为增加。

（5）出现头痛或其他的身体症状。

因此灾害后更需要关注儿童的反应，及时保护他们。一般而言，孩子的情绪反应并不会持续很久，若这些反应超过 3 个月甚至半年，需要专业心理工作人员介入。

二、灾后心理危机干预

在心理学领域中，心理危机干预（crisis intervention）指针对处于心理危机状态的个人及时给予适当的心理援助，采取明确有效措施，使之尽快摆脱困难，重新适应生活。危机事件发生时，受过心理救援训练的非精神卫生专业人员可以随时帮助；但当出现严重心理问题时，则需要专业人员的介入治疗。

（一）心理危机干预的内容

心理危机干预包括普遍性宣传疏导和现场心理救援工作。

1. 减轻受灾人员的恐惧心理　利用各种手段（如电视、广播、手机短信、布告等），迅速发布有关灾情的权威信息，以阻止谣言的传播。

2. 消除受灾人员的孤独感，树立信心　救援人员应向他们传递政府和社会各界对其的关怀和支持，鼓励他们战胜困难。

3. 鼓励受灾人员相互支持　因受灾人员语言、文化习俗的相似性，社区服务人员可以将他们组织起来，进行适当的个别和集体指导，增强信心。

4. 建立现场救援机构　对严重认知功能障碍、情绪和行为失控的受灾群众，应转移至现场心理救援所给予专业处理。对灾区一般民众可利用集中讲课或设立流动心理救援站等模式实施救助。

（二）心理危机干预的步骤

为了科学、有效地应对我国频发的各种公共卫生事件及灾难，推广针对非专业人员的精神救援培训，即培训非专业救援人员，在创伤性事件发生后，可以第一时间实施系统的、结构化的心理救援，给予处于危机中的当事人最及时的援助，直到危机解决或转专业医生治疗。“ALGEE 五步行动法”基本适用于对创伤性应激反应的初步处理。

1. 步骤一：接近、评估和救助（approach，assess and assist）

（1）创伤性事件发生后的评估：部分人会立即产生强烈的反应，这时需要立即给予帮助；对于延迟反应或恢复缓慢的人群，需要规律地评估，若在 2～4 周后未恢复，则需要专业人员介入。

（2）创伤性事件发生后的援助：①确保自身安全；②介绍自己及职责；③表示关注和理解，询问他们的需求；④谈话时，称呼他们的姓名；⑤保持镇静，与他们平等交流；⑥向当事人解释所有的反应都是正常的；⑦给予他们准确的信息；⑧提供当事人基本的需要；⑨告知他们可以寻求紧急援助；⑩如果与司法相关，可以给予司法关注；⑪避免他们暴露于会导致不安的场景、旁观者或媒体。

（3）创伤性事件发生后几周或几个月进行的援助：①不要强迫他们谈论创伤经历，只有当事人需要讲述创伤性事件时，才鼓励他们去诉说，倾听并给予支持；②当他们有需要时，鼓励其告知并提供实际的援助；③鼓励他们自我照料，做一些自己喜欢的事；④告知他们哪里可以获得支持；⑤避免使用酒或其他药物作为应对方式；⑥监测精神健康情况。

2. 步骤二：非评判性的倾听（listen non-judgementally）

（1）让当事人能够讨论自己的感受。

（2）认真地倾听，不要批评或表达挫败。

（3）不要否定当事人的焦虑或恐惧。

（4）适时地反馈听到的信息，确保内容准确无误。

（5）允许当事人沉默。

3. 步骤三：给予支持和信息（give support and information）

（1）尊重受助者，让他们有尊严地接受帮助。

（2）提供持续的情感支持和理解，给予他们可以康复的希望。

（3）提供准确的信息。

（4）提供日常事务中的现实援助。

4. 步骤四：鼓励寻求恰当的专业援助（encourage the person to get appropriate professional help）

（1）告知当事人有效的治疗手段可以帮其减轻焦虑。

（2）询问他们是否需要帮助。

（3）讨论专业的援助和可以获得的服务。

（4）支持他们主动寻求这些服务。

5. 步骤五：鼓励寻求其他的支持（encourage other support） 提供援助的人群包括朋友、家人还有政府机构、社会团体、慈善机构等。

通过上述五步骤培训，非专业救援人员可以在第一时间做出恰当、有效的救援，帮助当事人免于进一步创伤。

（三）救援人员的心理干预

1. 救援人员常见的心理问题表现

（1）生理征象：疲惫、恶心、心悸、频细运动性震颤、感觉异常等。

（2）情感征象：焦虑、易怒、感觉不知所措、悲观、麻木。

（3）认知征象：健忘、决断困难、注意力不能集中或易分散、计算困难。

（4）行为征象：失眠、警觉过度、回避社交。

2. 缓解救援人员心理问题的策略

（1）帮助救援人员建立正向暗示，缓解碰到遗体、伤者时的恐惧和紧张。

（2）减少创伤性场面的接触刺激，有明确的工作终点。

（3）合理安排工作时间，充分休息，合理饮食，常规锻炼。

（4）组织小组会谈，鼓励表达内心的感受。

（5）增强社会支持系统，与朋友、家人、同事多沟通，保持人际关系和谐。

第五节 灾后防疫

情景导入

地震后大批伤员等待救治，特别尤其许多截肢病人和伤势危重病人急需治疗。但地震令原已非常脆弱的医疗系统陷入瘫痪，伤者无法得到救治；当地的太平间也已爆满，尸体被迫弃置街头；数以万计的生还者在户外过夜，由于水和食物短缺，灾民只能从公共水池中舀不干净的池水解渴；帐篷布满灰尘，到处散发着尿臭，炎热的天气使味道更为难闻。许多人全身不是污渍便是伤痕。地震发生后第10天，在灾区出现腹泻、破伤风、流行性脑脊髓膜炎、呼吸道疾病等。此次地震和瘟疫，共造成30万人死亡。

请思考：

1. 灾害发生后造成传染病流行的因素有哪些？
2. 如何预防传染病的发生？

灾害的发生破坏了人与其生活环境间的生态平衡，同时也损害了公共卫生资源和公共卫生系统，为传染病易于流行创造了条件，因此传染病是灾后最主要的疾病。作为灾害的“后效应”，控制传染病便成为抗灾工作中的一个重要组成部分。通过灾区卫生防疫工作的开展，改善灾区环境卫生，以防止传染病的暴发流行，实现大灾之后无大疫。

一、防疫要点

灾害对人类健康及环境安全带来诸多影响，基础设施损毁，环境卫生恶劣，蚊虫滋生，引发各类传染性疾病的发生和流行。人类目前尚无法阻止自然灾害的发生，但灾后防疫及相关疾病预防控制政策的制定，是应对灾害的重要内容。

（一）灾害造成传染病流行的因素

1. 生活用水问题　大多数灾害都可能造成供水系统的损毁，造成居民正常供水中断，粪便、垃圾运输和污水排放系统被破坏，致使残存的水源遭到污染，于是在灾后早期引起大规模的肠道传染病的暴发和流行。

2. 食品卫生问题　灾后初期，向灾区输送食物已成为救灾的第一任务，由于食品供应紧张，灾区群众食用从废墟中挖掘出的食品和死的禽畜，这些食品有可能被有毒有害物质污染；由于灾区安置点条件有限，缺乏食物储存设施，食品容易变质；燃料短缺，喝生水，进食生冷食物，缺少餐具洗刷消毒设施，易增加消化道传播疾病发生。

3. 媒介生物滋生　由于灾区生态环境和卫生环境的改变，加上气温升高和降雨，特别是生活污水地面上的积滞，为蚊蝇滋生提供了条件；地震废墟中遗留的食物使鼠类获得了大量增殖的条件。

4. 安置点疾病流行的风险增加　灾害发生后，居住环境简陋，人员密集，空间拥挤，一些通过人与人之间密切接触传播的疾病容易播散，如红眼病、流行性感冒、皮肤病等；同时，露宿使人们易于受到吸血节肢动物的袭击，虫媒传染病增加，如疟疾、乙型脑炎和流行性出血热等。灾区卫生机构遭到破坏，疫苗接种等公共卫生服务中断，加之人口流动，对传染病监测的敏感性受到影响，一旦发生传染病流行缺乏有效的控制措施。

（二）灾后传染病防控的重点工作

1. 了解灾区既往传染病疫情　快速组织救援队伍，了解灾区既往传染病疫情动态、当前主要流行的传染病病种及发病特点，为开展传染病防治提供科学依据。

2. 开展灾区传染病流行趋势评估　了解灾害的危害程度、供水系统破坏程度、食品供应状况、环境卫生情况、气候条件、居住条件等，结合当地传染病主要发病特点，开展灾区传染病流行趋势评估，提出防范控制措施。

3. 加强疫情报告与监测　建立传染病报告制度，对法定传染病登记做好报告；在安置点建立传染病疫情监测，落实专人每日收集居民传染病发病情况。对传染病员隔离治疗、追踪密切接触者，防止疫情播散。

4. 建立人群免疫屏障　对灾民可能发生的传染病，开展相关疫苗免疫接种，提高灾区人群免疫力，控制和减少传染病的发生。

5. 确保水质安全　水源需要远离卫生设施，对安置点使用的饮用水源指导开展净化与消毒，水需要过滤和煮沸后才可饮用，减少肠道传染病发生。

6. 强化食品卫生管理　开展食品卫生方面的宣传，提高灾民食品安全意识，做到食品现烹饪，剩饭不存留，生熟分开，控制食品中毒及食源性疾病的发生。

7. 环境消毒，灭除四害　修建垃圾粪便处理点，居室开窗通风，及时焚烧、消毒、掩埋尸体等。进行灭鼠、灭蝇、灭蚊等工作，避免虫媒传染病的传播。

8. 开展健康教育　针对当地灾区特点和可能流行的传染病，开展健康教育，可采取发放卫生宣传资料，利用媒体、黑板报对居民进行集中授课等方式开展宣传教育。

二、环境卫生

关键是做好人类排泄物、生活垃圾、医疗垃圾、遇难者遗体的正确处理，减少环境因素对人类健康的危害。

1. 人类排泄物的处理　在灾害初期，即应当对排泄物进行处理，避免粪便直接污染水源。安置点外环境地面用含有效氯 1 000 ~ 2 000 mg/L 消毒剂喷洒，消毒时间不少于 60 min。设计临时公厕时注意：处于下风区，提供隐私保护，远离水源，需要较大的沟渠防止外溢。

2. 生活中的固体废弃物和液体废弃物的处理　在灾害初期就必须建立固体废物的贮存、收集和处理系统。引导群众不要随意丢弃生活垃圾，对垃圾中的蚊蝇虫卵进行杀灭，垃圾桶、垃圾池等临时垃圾收集点每日用含有效氯 2 000 mg/L 消毒剂喷洒消毒。同时，灾后需为灾民提供必要的设施，设立单独的洗衣洗澡区域，生活污水池和排污渠要避开饮用水源。

3. 医疗废弃物的处理　由于灾后大量紧急医学救援队伍奔赴灾区参与救援，需要明确医疗废弃物的收集、处理的责任单位和人员，进行集中收集、处理。

4. 尸体的处理　一旦发现动物尸体立即深埋或焚烧并向死亡动物周围喷洒漂白粉。遇难者遗体处理是灾后一项非常重要的工作，处置尸体前，需要确认死者身份并向政府汇报，要做好喷、包、捆、运、埋 5 个环节。因灾害遇难者遗体一般不具有传染病，遗体的处理必须对逝者给予充分尊重；因高度感染性的疾病死亡，应及时消毒，可用含有效氯 5 000 mg/L 消毒剂喷洒消毒，尽快火化，若土葬，应远离水源 50 m 以上，棺木在距地面 2 m 以下深埋，尸体两侧及底部铺垫厚度 3 ~ 5 cm 漂白粉。

三、预防用药

自然灾害增加了疾病发生与传播的风险。根据《中华人民共和国传染病防治法》《突发公共卫生事件应急条件》《疫苗流通和预防接种管理条例》和《预防接种工作规范》等相关法律、法规要求，适时开展常规预防接种或应急接种，为灾区群众尤其是适龄儿童提供预防接种服务，降低疫苗可预防性传染病的发生风险，是达到“大灾过后无大疫”工作目标的重要手段。

（一）灾区预防接种

1. 监测评估 了解灾区预防接种工作网络受损情况，包括人员、房屋、疫苗、冷链设备、接种和疫情资料、交通工具等。

2. 常规接种 根据预防接种工作评估结果，对于灾情轻、灾后恢复快的地区，应尽快恢复接种单位的常规接种工作和补种工作。

若在短时间内不能恢复常规接种工作，当地政府应积极调配接种人员、疫苗和设备等，通过设置临时接种点、采取固定接种、入户接种或巡回接种等多种服务形式，尽快恢复灾区常规免疫接种和补种工作。

3. 群体性预防接种 / 应急接种 根据灾区疫苗可预防疾病暴发或流行特征，综合当地自然环境、风俗、文化、经济等因素，开展群体性预防接种 / 应急接种。也就是说，若在灾区一个单位（临时安置点、学校或抗援救灾队伍）内出现了疫苗可预防性疾病的暴发或流行，应尽快组织开展特定人群应急接种，有效防止疫情蔓延或扩散。

（二）疫苗种类选择

1. 洪涝灾害、台风灾害和旱灾 一般发生在夏秋季，选择的疫苗品种有：脊髓灰质炎、乙型脑炎、甲型病毒性肝炎、流行性出血热、钩端螺旋体病、伤寒、痢疾、炭疽等疫苗。

2. 低温雨雪冰冻灾害 一般发生在冬春季，选择的疫苗品种有：麻疹、风疹、腮腺炎、百日咳、白喉、流脑、水痘等疫苗。

3. 地震灾害 根据发生的季节进行选择，还可以根据需要，选择破伤风类毒素疫苗、炭疽疫苗、狂犬病疫苗。

（三）接种范围、对象和时间

1. 接种范围 根据灾情、灾区疫苗可预防传染病发病情况、免疫接种情况等，确定群体性预防接种 / 应急接种的接种范围。

2. 接种对象 根据灾区预防接种工作评估结果及既往免疫规划接种情况（接种率及抗体水平），综合考虑灾区自然环境、经济、风俗、文化、宗教及预防接种工作的执行力度，确定群体性预防接种 / 应急接种的接种对象（包括抗灾救援队伍）。多数疫苗的接种对象为 15 岁以下儿童。流行性出血热、钩端螺旋体病、伤寒、痢疾、炭疽疫苗等的接种对象多为疫区的所有人群或重点人群。

3. 接种时间 接种开始越早、接种天数越短，效果越好。群体性预防接种尽可能 7 ~ 10 天内完成接种，应急接种尽可能在 3 ~ 5 天内完成。

（四）组织实施

1. 统一领导，多部门协作 灾区政府负责组织统一部署，明确各部门职责，安排好人力、物资、车辆等方面的后勤保障工作，确保预防接种工作顺利开展。

2. 合理设置接种点 根据疫情需要，可设立临时接种点，接种点应设在临时居住点、临时学校、临时医疗救治点等人口相对集中的地方，内部设置符合候种、预诊、接种、留观流程，并备有肾上腺素等急救药品和其他抢救设施。

3. 加强人员培训及合理配备 疾病预防控制机构要对所有工作人员进行业务培训，每个接种点至少应配备 2 ~ 3 名工作人员参与现场接种工作（至少有 1 名具备接种工作经验的人员）。

4. 疑似预防接种异常反应的监测和处理　加强督查，开展接种地区接种率的快速评估。一旦发现疑似预防接种异常反应，卫生行政部门快速组织救治并及时进行调查、诊断、处理和上报。

（李洁琼　胡少华　王　婷）

数字课程学习

教学 PPT　　自测题　　微课

▶▶▶ 第八章

心搏骤停与心肺脑复苏

【学习目标】

知识：

1. 掌握心搏骤停、心肺脑复苏的概念。
2. 掌握心搏骤停的临床表现。
3. 掌握院内和院外的急救生存链。
4. 掌握初级生命支持的内容。
5. 熟悉高级生命支持的内容和复苏后治疗。
6. 熟悉复苏后的监测与护理。
7. 了解心搏骤停的病理生理变化和常见原因。

技能：

1. 掌握基础生命支持的基本步骤及复苏成功的效果判断。
2. 能够判断心搏骤停时常见异常心电图。
3. 能够快速评估并指导非医疗专业人员准确实施基础生命支持。
4. 学习过程中培养爱伤意识、批判性思维、创新性思维及应对突发情况的应变能力。

素质：

1. 树立高尚的医德，救死扶伤的职业精神。
2. 有关爱生命、敬爱生命、服务社会的责任感和奉献精神。

情景导入

近年来马拉松运动在中国迅速普及，赛事场次及参与人数迅速增加。这是人们物质生活提高后不断追求精神满足的表现。令人担忧的是，随着马拉松赛事举办频率的增加，因参赛导致突发心搏骤停，甚至突发心脏性猝死的案例也频频见报。虽然马拉松运动总体是安全系数比较高的运动，但那些因为缺少对自身竞技水平和运动能力正确评估而导致的心脏性猝死案例实在令人惋惜。要避免此类情况出现，一方面应提高参赛运动员自身安全意识和竞技能力，另一方面，在急救过程中的心肺脑复苏技术的运用显得尤为重要。

心搏骤停是临床上最危重的急症，其发生和心肺复苏的实施可能发生在不同的场景，其中有 90% 发生于院外。在实际的抢救中，基础生命支持、高级生命支持、原发病因及其他特殊情况的处理需要高度整合，这与救治效果密切相关，如未得到及时复苏，会造成病人大脑和其他重要器官组织不可逆的损害。

第一节 心 搏 骤 停

情境一：

某地全国半程马拉松比赛过程中，一名跑者在离终点不远处突然感到不适，并没有停下来休息，而是继续咬牙跑着，在跑过终点后突然摔倒在地上。当大家围观此人想了解发生什么情况时，一名维保人员跑上前来，看了一眼，大喊道："此人没有心跳了，大家不要靠近，保护现场，大家不要动这个人！"

请思考：

1. 维保人员判断此人心搏骤停的做法对吗？如何正确判断心搏骤停？
2. 如果您在现场，您将如何处理这种情景？

心搏骤停是由各种原因所致的心脏泵血功能突然丧失，我国每年发生心搏骤停的人数高达 55 万，而存活率却不足 1%，神经功能恢复良好者的存活率更低。心搏骤停病人早期死亡的主要原因一方面是因为心搏骤停导致的全脑缺血性损伤，另一方面是自主循环恢复（return of spontaneous circulation，ROSC）后所致的心肌缺血 / 再灌注（I/R）损伤。因此降低心搏骤停导致死亡的最好方法是早期预警和阻止心搏骤停的发生。

一、概述

（一）心搏骤停的概念

心搏骤停（sudden cardiac arrest，SCA）是各种原因所致心脏射血功能突然停止，造成全身循环中断、呼吸停止和意识丧失。SCA 多发生在已知心脏病的基础上，但也可以发生在未被确定的心脏病或原无心脏病的情况下，很少能自发性逆转，若不及时救治将会造成全身器官，尤其是脑组织不可逆的损害甚至死亡，早期实施心脏按压术或及时电除颤能明显改善预后。

心脏性猝死（sudden cardiac death，SCD）临床广泛接受的定义是 Myerburg 提出的"由于心脏原因所致瞬间发生或在症状发作 1 h 内发生的自然死亡"。

（二）心搏骤停时的常见心律失常

心搏骤停时最常见的心律失常为心室颤动或无脉性室性心动过速，其次为心脏静止和无脉性电活动。

1. 心室颤动（ventricular fibrillation，VF，简称室颤） 是指心室肌发生快速、不规则、不协调的颤动。心电图表现为 QRS 波群消失，代之以大小不等、形态各异的颤动波，心室率 > 300 次 / 分（图 8-1）。

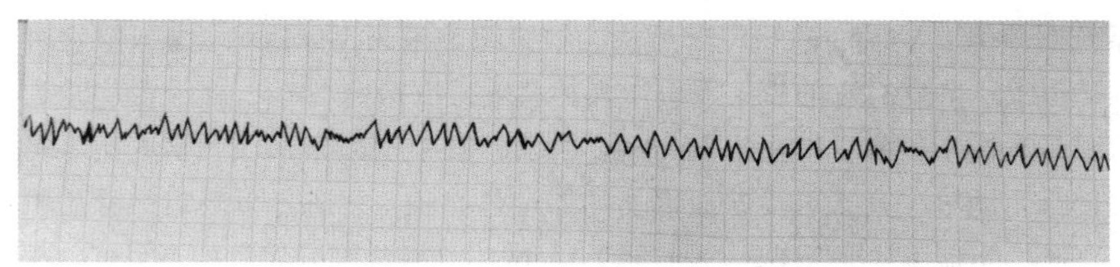

图 8-1 室颤

2. 无脉性室性心动过速（pulseless ventricular tachycardia，PVT） 因室颤而猝死的病人，常先有室性心动过速，可为单形性或多形性室速表现，但大动脉没有搏动（图 8-2）。

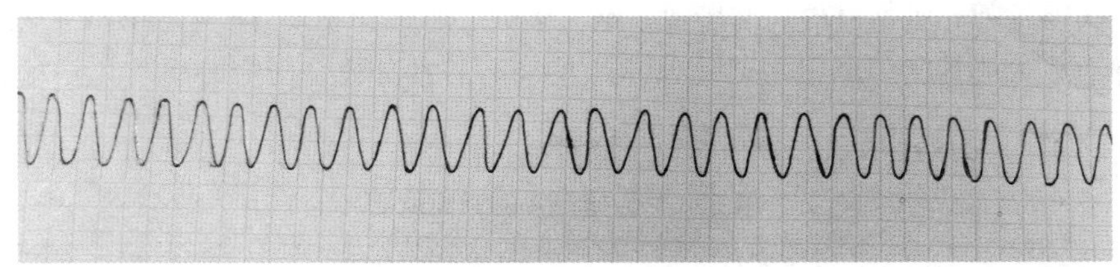

图 8-2 无脉性室性心动过速

3. 心脏静止（asystole） 更确切的是心室停搏（ventricular asystole），是指心肌完全失去机械收缩能力。此时，心室没有电活动，可伴或不伴心房电活动。心电图往往呈一条直线，或偶有 p 波（图 8-3）。

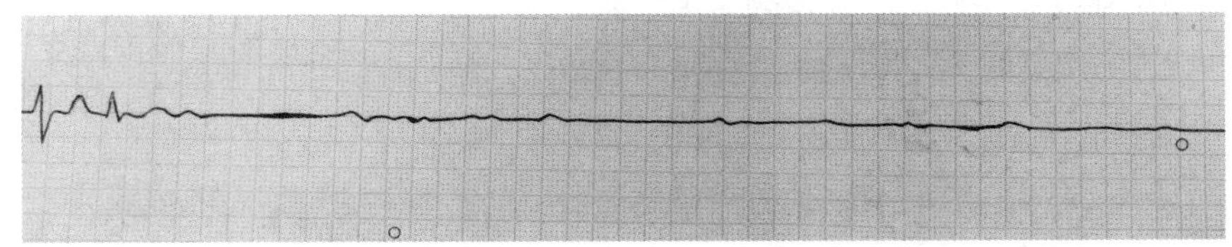

图 8-3 心脏静止

4. 无脉性电活动（pulseless electrical activity，PEA） 其定义是心脏有持续的电活动，但失去有效的机械收缩功能。心电图可表现为不同种类或节律的电活动节律，但心脏已经丧失排血功能，因此往往摸不到大动脉搏动（图 8-4）。

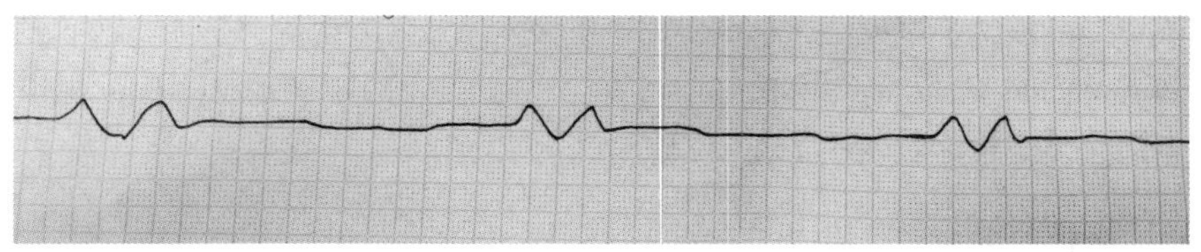

图 8-4 无脉性电活动

（三）病理生理变化

心搏骤停导致全身血流中断，全身组织处于缺血缺氧状态，细胞内线粒体功能障碍和多种酶功能失活，造成组织器官的损伤。

不同器官对缺血损伤的敏感性不同，甚至同一器官的不同部位也有所差别。体温正常时，中枢神经系统对缺氧、缺血的耐受程度最差。脑组织重量只占体重的 2%，但它对氧摄取量和血供的需求却很大。静息时它的氧摄取量占人体总氧摄取量的 20%，血液供应量为心排血量的 15%，所以脑是人体中最易受缺血损害的重要脏器，其中尤以分布在大脑皮质海马和小脑的神经元细胞损伤最为明显。其次易受缺血损伤的器官是心脏、肾脏、胃肠道，骨骼肌较脑和心脏耐受缺血能力强。体温正常情况下，心脏停搏 5 min 后，脑细胞开始发生不可逆的损害，心搏骤停 10 min 内未行心肺复苏，神经功能极少能恢复到发病前的水平。

二、心搏骤停常见原因

1. 常见病因　导致心搏骤停的主要原因包括心源性和非心源性因素（表 8-1）。

心源性病因是因心脏本身的病变所致。绝大多数心脏性猝死发生于有器质性心脏病的病人。冠心病是导致成人心搏骤停的最主要病因，约 80% 心脏性猝死是由冠心病及其并发症引起，而

表 8-1　心搏骤停的常见原因

分类	原因	疾病或致病因素
心脏		冠心病（80%）、心肌病、心脏结构异常、瓣膜功能不全 电生理异常、手术或诊疗操作意外
呼吸	窒息	重症肺炎、气道异物、肺栓塞、淹溺、自缢、一氧化碳中毒等
	胸部损伤	胸廓外伤、气管支气管损伤、肺损伤
中枢	脑干损伤	脑干出血、脑干炎症等
	颅内高压	大面积脑出血、脑梗死、脑水肿等
循环	有效循环血量过低	出血、脓毒症、神经源性休克
代谢	电解质紊乱	低钾血症、高钾血症、低镁血症、高镁血症、低钙血症
中毒	药物	抗心律失常药、洋地黄类药物、β 受体拮抗剂、钙通道阻抗剂、三环类抗抑郁药
	毒品滥用	可卡因、海洛因
环境		雷击、触电、低 / 高温
其他		大手术导致的神经反射、麻醉意外等

这些冠心病病人中约75%有急性心肌梗死病史。先天性冠状动脉畸形、冠状动脉栓塞、冠状动脉炎、妊娠期冠状动脉夹层、主动脉窦瘤破裂等其他冠脉疾病也可引发心搏骤停。此外，各种原因导致的心肌炎和心肌病、高血压性心脏病、肺动脉高压等导致的心室肥厚，各种介入、手术、治疗导致的心律失常，还有各种先天性心脏病、充血性心力衰竭、严重缓慢性心律失常和心室停搏也是心脏性猝死的重要原因。

非心源性病因是因其他疾患或因素影响到心脏所致，如各种原因所导致的呼吸停止、严重的电解质与酸碱平衡失调影响到心肌细胞的功能、严重创伤导致低血容量引起心肌严重缺血缺氧等，最终均可引发心搏骤停。

2. 常见诱因　病人主观因素诱发心搏骤停也是不可忽视的，常见的主观因素有应激反应、负性情绪、A型行为（争强好胜易激动、易发怒等），这些因素可激活神经内分泌机制即下丘脑－垂体－肾上腺系统，通过释放过量的儿茶酚胺引起心律失常。吸烟可导致心肌缺血缺氧，国外研究显示，有冠心病史的吸烟者发生猝死的概率是非吸烟者的4倍。心脏结构异常的病人，剧烈运动有时也可以促发致命性心律失常。因此控制情绪、养成好的生活习惯是预防心脏性猝死的重要措施。

三、心搏骤停的临床表现

（一）心搏骤停的临床过程

1. 前驱期　许多病人在发生心搏骤停前有数天或数周，甚至数月的前驱症状，如心绞痛、气急或心悸加重、易于疲劳等其他症状，但这些症状无特异性，并非SCD所特有。前驱症状仅提示有发生心血管病的危险，而不能预测SCD的发生。部分病人可无前驱症状，瞬间发生心搏骤停。

2. 终末事件期　是指心血管状态出现急剧变化到心搏骤停发生前的一段时间，自瞬间至持续1 h不等。由于猝死的病因不同，终末事件期的临床表现也各异。典型的表现包括：严重胸痛、急性呼吸困难、突然心悸或眩晕等。若心搏骤停瞬间发生，事先无预兆，则绝大部分是心源性。在猝死前数小时或数分钟内常有心电活动的改变，其中以心率加快及室性异位搏动增加最常见。

3. 心搏骤停期　意识完全丧失为该期的特征。如不立即抢救，一般在数分钟内进入死亡期。罕有自发逆转者。

4. 生物学死亡期　心搏骤停发生后，大部分病人将在4～6 min内开始发生不可逆脑损害，随后经数分钟过渡到生物学死亡期。从心搏骤停至发生生物学死亡时间的长短取决于原发病的性质及心搏骤停至复苏开始的时间。心搏骤停发生后立即实施CPR和尽早电除颤，是避免发生生物学死亡的关键。

（二）心搏骤停的典型表现

心搏骤停的典型表现为意识突然丧失、呼吸停止和大动脉搏动消失“三联征”。具体表现如下。

1. 意识突然丧失，面色可由苍白迅速呈现发绀。
2. 大动脉搏动消失，触摸不到颈、股动脉搏动。
3. 呼吸停止或开始叹息样呼吸，逐渐缓慢，继而停止。

4. 双侧瞳孔散大，对光反射消失。

5. 可伴有短暂抽搐和大小便失禁，伴有口眼歪斜，随即全身松软。

如果呼吸先停止或严重缺氧，则表现为进行性发绀、意识丧失、心率逐渐减慢，随后心搏停止。

第二节 心肺脑复苏

情境二：

在某地全国半程马拉松比赛过程中，一名运动员在离终点不远处突然感到不适，并没有停下来休息，而是继续咬牙跑着，还未到终点时，突然摔倒在地。一同参与比赛的运动员见状立即上前给予胸外按压，2 min 后，倒地运动员出现微弱自主呼吸，但施救者仍然继续按压。

请思考：

1. 施救者的操作是正确的吗？

2. 心肺复苏有效的指标是什么？哪些情况可以停止心肺复苏？

心肺复苏（cardiopulmonary resuscitation，CPR）是针对心脏、呼吸停止所采取的抢救措施，即应用胸外按压形成暂时的人工循环并恢复心脏自主搏动和血液循环，用人工通气代替自主呼吸并恢复自主呼吸，达到促进苏醒和挽救生命的目的。脑复苏是心肺功能恢复后，主要针对保护和恢复中枢神经系统功能的治疗，其目的是在心肺复苏的基础上，加强对脑细胞损伤的防治和促进脑功能的恢复，此过程决定病人的生存质量。

一、急救生存链

1992 年 10 月美国心脏学会（American Heart Association，AHA）在《美国医学杂志》上正式使用“生存链”这个词，它是指针对现代社区生活模式而提出的以现场“第一目击者”为开始，至专业急救人员到达进行抢救的一个系列而组成的“链环”。它的普及和实施越广泛，危急病人获救的成功率就越高。美国心脏学会在《2020 年 AHA 心肺复苏和心血管急救指南》中提出了六个环的急救生存链。根据心搏骤停病因、施救场景、配套医疗条件、转运需求的不同，将生存链划分为院外心搏骤停（out-of-hospital cardiac arrest，OHCA）生存链和院内心搏骤停（in-hospital cardiac arrest，IHCA）生存链（图 8-5）。

（一）及早识别与预防

对于 OHCA，早期预防就是对原发基础疾病的准确诊治，积极随访，指导病人出现高危症状及时就医。不同于 OHCA 的 IHCA，更重要的是要做到早期预警和终止高危因素。在病人发生心搏骤停时，我们要能做到及早识别。对于旁观施救者，病人无意识 / 无反应，合并呼吸状态异常或无呼吸，即可假定为心搏骤停并启动 CPR；对于医务人员，在判断病人无意识 / 无反应，合并呼吸状态异常或无呼吸的同时，可进行大动脉搏动检查（不超过 10 s），如未扪及脉搏即可假定

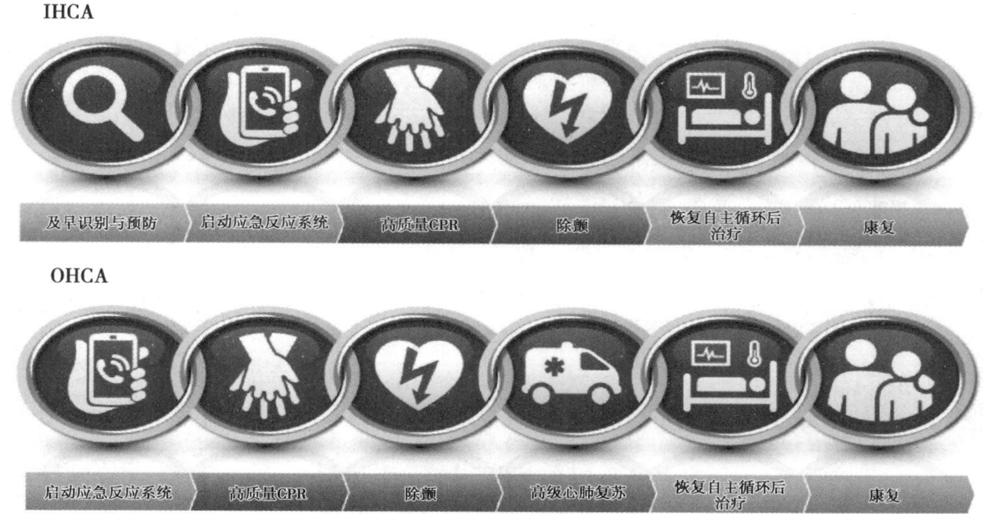

图 8-5 成人急救生存链

（引自：2020 AHA 心肺复苏指南解读）

为心搏骤停并启动 CPR。

（二）启动应急反应系统

有研究显示，早期启动应急反应系统，可明显提高抢救成功率。对于 OHCA，没有专业人员在身边，先呼救，再实施救治。对于 IHCA，院内快速反应小组（rapid respond team，RRT）的建设和改进始终受到关注，并且对于降低院内恶性事件发生率和提高病人预后具有重要意义。最近的研究数据也显示，开展 RRT 能显著降低院内病死率和心搏骤停的发生率。各地的 RRT 团队建设模式各不相同，大多数在急诊、综合重症监护病房、心血管科、麻醉科等科室选择合适人员参加，团队有专属呼叫电话或急救代码，在院内任何区域发现有病人出现心搏骤停时，由在场医务人员负责进行心肺复苏（CPR）并立即呼叫抢救小组，抢救小组在最短时间内抵达救治区域给予病人及时的生命支持救治。

（三）康复

在《2020 年 AHA 心肺复苏和心血管急救指南》中，建议心搏骤停存活者在出院前进行生理、神经、心肺和认知障碍方面的多模式康复评估和治疗；建议对心搏骤停存活者及其护理人员进行焦虑、抑郁、创伤后应激反应和疲劳度的结构化评估，并制订全面的多学科出院计划。

课程思政案例 8-1
学以致用，完美实现人生价值

二、基础生命支持

基础生命支持（basic life support，BLS）又称初级心肺复苏，是指采用徒手和（或）辅助设备来维持心搏骤停病人的循环和呼吸的最基本抢救方法。其关键要点包括胸外心脏按压、开放气道、人工通气（即 C-A-B），有条件时，可考虑实施电除颤（D）等治疗。成人心搏骤停处理流程见图 8-6。

（一）基础生命支持的基本步骤

1. 确保环境安全，快速识别心搏骤停　施救者通过轻拍病人双肩，大声喊“你怎么了，能

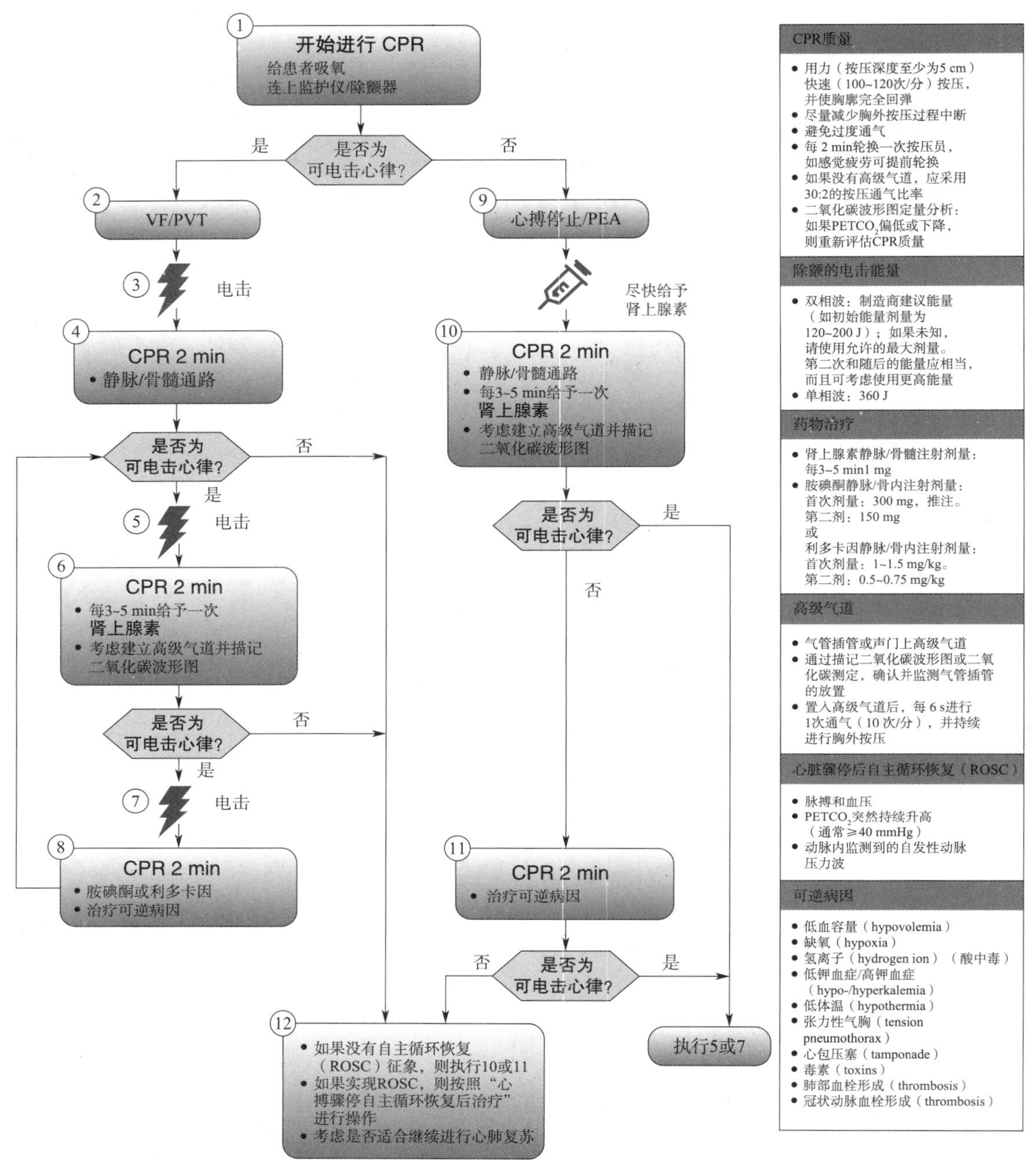

图 8-6 成人心搏骤停处理流程

听到我说话吗？”判断病人有无反应和意识。对于无医学基础的施救者，可先通过观察面色、有无喘息或胸廓起伏判断有无有效呼吸，若呼吸形态异常或者无呼吸，可假定病人为心搏骤停，启动 CPR。而对于医务人员，需在判断呼吸情况的同时进行脉搏检查。成人和儿童检查其颈动脉，方法是通过食指和中指并拢，指尖触及气管中部向旁边滑行 2～3 cm，婴儿可通过触摸桡动脉或者股动脉进行判断，检查时间不能超过 10 s。

2. 启动应急反应系统　在院外，若病人没有反应，应立即呼救，寻求帮助并指定人员拨打“120”，启动急救反应系统；指定人员寻找附近的自动体外除颤仪。在院内，应立即呼叫科室医护团队或者院内快速反应小组（RRT），指定人员就近取得除颤仪等抢救设备、物品和药品。

3. 胸外按压 在判断病人可能出现心搏骤停时，应立即给予胸外按压，以保证循环支持。因为充足的循环支持是心搏骤停时最为优先的目标，旨在尽可能保证心、脑等重要脏器的基本血供，减轻缺血过程导致的脏器损伤，最大程度提高脏器功能恢复的可能。

（1）按压体位：胸外按压之前，要先将病人摆至复苏体位。取平卧位，面朝上，手臂放于身体两侧，睡在地板上或硬板床上，如果床垫较软，需将硬板塞于病人身下，以保证复苏的有效性。为保证按压力量垂直于胸廓，按压者可采取跪式或站式。若采取跪式，要跪于病人肩旁一拳的位置，两膝距离与肩同宽，有利于垂直按压和给予人工呼吸时变换体位。

（2）按压部位：成人与儿童胸外按压的部位是在胸部正中，胸骨中下 1/3 处，相当于男性两乳头连线之间的胸骨处。婴儿按压部位在两乳头连线之间稍下方的胸骨处（图 8–7）。

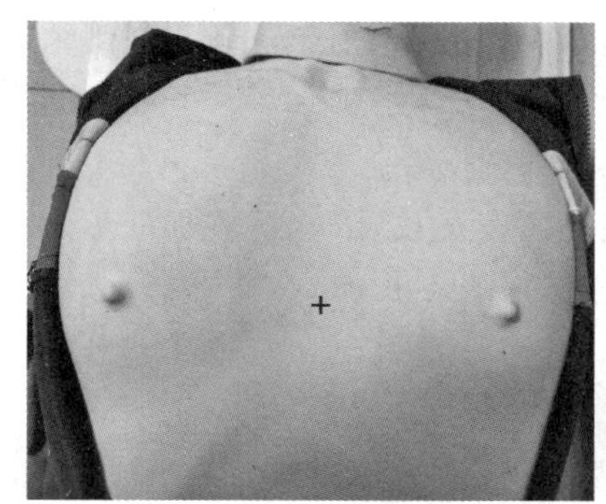

成人与儿童

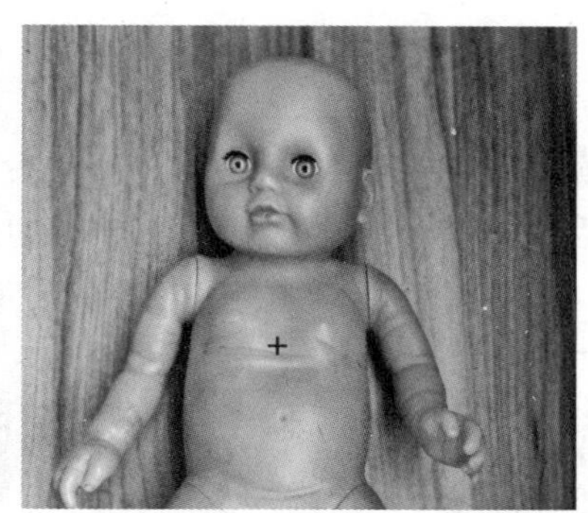

儿童

图 8–7 胸外按压部位

（3）胸外按压的方法：按压时，施救者一只手的掌根部放在胸骨按压部位，另外一只手平行叠加其上，两手手指交叉紧紧相扣，手指尽量向上，保证手掌根部用力在胸骨上，避免发生肋骨骨折。按压时，身体稍前倾，双肩在病人胸骨正上方，双臂绷紧伸直，以髋关节为支点，依靠肩部和背部的力量垂直向下用力按压（图 8–8）。按压与放松间隔比为 1∶1，可产生有效的脑和冠状动脉灌注压。按压的频率为 100～120 次 / 分，按压深度为 5～6 cm，8 岁以下儿童病人按压深度至少达到胸廓前后径的 1/3，婴儿大约 4 cm，儿童大约为 5 cm。

（4）注意事项

1）按压期间，保证胸廓完全回弹。按压放松时，手掌根部既不要离开胸壁，也不要倚靠在病人胸壁上施加任何压力，以免影响胸壁回弹。胸壁回弹产生胸内负压，静脉血回流到心脏，增加心脏的血流。

2）尽量减少胸外按压中断。应尽量减少胸外按压中断的次数及缩短每次中断的时间，或尽可能将中断控制在 10 s 以内，以增加胸外按压时间比（chest compression fraction，CCF），使其至少能达到 60%。胸外按压时间比是指实施胸外按压的时间占总体复苏时间的比率。

3）2 人以上 CPR 时，每隔 2 min（至少满足 30∶2 的 5 个循环按压）交替做 CPR，以免按压者疲劳使按压质量和频率降低。轮换时要求尽量减少中断按压的时间。

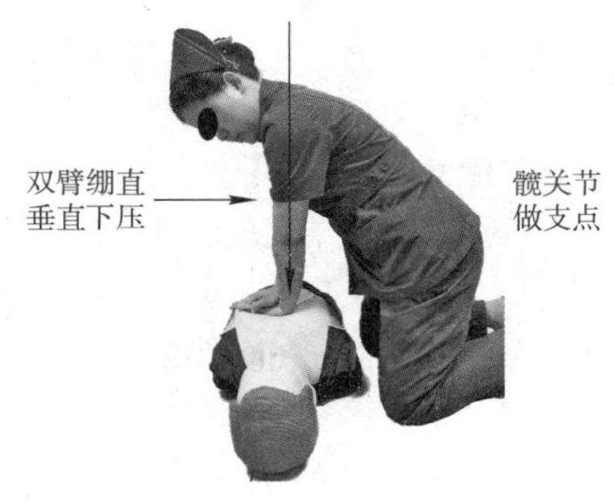

图 8–8 胸外按压方法

4）高质量的胸外按压有利于使冠状动脉和脑动脉得

拓展阅读 8-1
CPR 辅助设备

到灌注。如果按压频率和深度不足、按压间断过久或过于频繁，加之过度通气使胸腔内压增高，可减少回心血量，继而影响心输出量和重要器官的血液灌注，最终降低复苏的成功率。

4. 开放气道（airway，A） 成人开放气道前，应首先清理呼吸道，保证气道通畅。施救者先检查病人口腔内是否有异物，是否有义齿，对于头和颈部无创伤的病人，将头偏向一侧，中指和食指并拢，从病人对侧口角进入，将异物从近侧口角清除。在院内，可使用负压吸引装置清除。开放气道方法常见有两种：

拓展阅读 8-2
婴儿气道开放方法

（1）仰头抬颏 / 颌法：适用于无头部和颈部创伤的病人。方法是：病人取仰卧位，施救者站在病人一侧，将一只手置于病人前额部用力使头后仰，另一只手食指和中指置于下颏骨部向上抬颏 / 颌，成人耳垂与下颌角的连线与地面成 90°；儿童开放约 60°，过伸也有阻塞气道的可能；婴儿开放约 30°，保持外耳道与婴儿肩部上方在一个水平上；新生儿开放 10°～15°，亦可在新生儿肩胛下垫一块折叠好的毛巾帮助开放气道。注意手指不要压住病人颌下软组织，防止压迫气管，影响通气（图 8-9）。

（2）托颌法：此法开放气道适用于疑似头、颈部创伤者。方法是：病人平卧，施救者位于病人头侧，两手拇指置于病人口角旁，其余四指托住病人下颌部位，在保证头部和颈部固定的前提下，用力将病人下颌向上托起，使下齿高于上齿（图 8-10）。

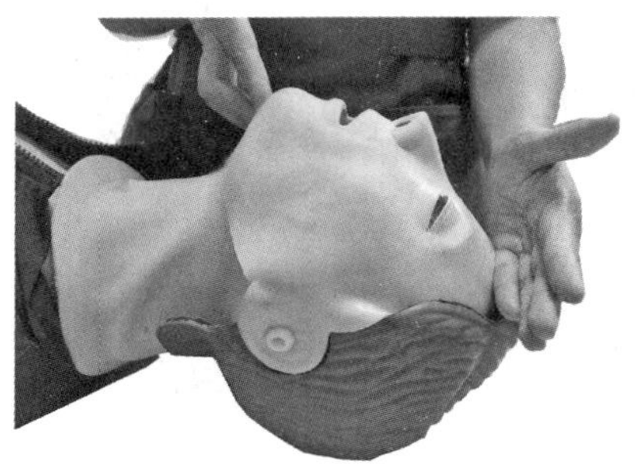

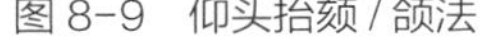

图 8-9 仰头抬颏 / 颌法

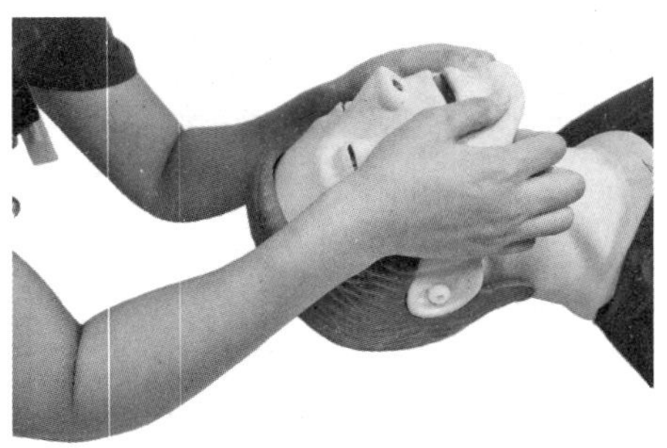

图 8-10 托颌法

5. 人工通气（breathing，B） 如果病人无呼吸或无法正常呼吸（仅是叹息），应立即给予口对口、口对面罩等人工通气。在 CPR 中需给予通气以提高血氧含量，但要满足给予适当氧气的同时尽可能减小对按压效果的影响。

（1）口对口人工通气：需要在病人气道开放和张口时进行。施救者用置于病人前额手的拇指与食指捏住病人鼻孔，用口唇将病人的口部完全包裹，进行缓慢人工通气。施救者实施人工通气前，正常吸气即可，不需要深吸气。通气完毕，施救者应立即脱离病人口部，同时放松捏闭病人鼻部的手指，使病人能从鼻孔呼出气体。

采取口对口人工通气时，一定要注意应用合适的通气防护装置，既能保证通气效果又能有效保护施救者。

（2）口对面罩通气：其方法是单人施救者在心搏骤停病人的一侧，完成 30 次胸外按压之后，将面罩置于病人口鼻部，使用靠近病人头顶的手，将食指和拇指放在面罩的两侧边缘，将另一只手的拇指放在面罩的下缘固定，封闭好面罩，其余手指置于下颌骨边缘提起下颌 / 颏以开放气道。施救者经面罩通气至病人胸廓抬起，然后拿开面罩，使病人呼出气体。

每按压 30 次后，通气 2 次，每次通气应持续 1 s，使胸廓明显起伏，保证有足够的气体进入肺部，但应注意避免过度通气。如果病人有自主循环存在，但需要呼吸支持，人工通气的频率为成人每分钟 10 次，婴儿和儿童的通气频率 20～30 次 / 分。

上述通气方式只是临时性抢救措施，应尽快获得急救团队人员的支持，应用球囊－面罩进行通气或建立高级气道（气管内插管）给予机械辅助通气和氧疗，及时纠正低氧血症。如果出现通气困难，最可能的原因是气道开放不佳，可重新开放气道后通气。

6. 早期电击除颤（defibrillation，D） 尽早达到 ROSC 是减轻脏器缺血损伤、改善心搏骤停预后的关键。电击除颤是可除颤心律中终止心搏骤停达成 ROSC 的最有效方法。与除颤效果相关的几个基本要素包括：除颤越早成功率越高，随着心搏骤停时间延长，由于心肌能量代谢状态的改变，除颤成功率可能下降，而在除颤前给予充足的循环支持可能提高除颤成功率；尽可能减少除颤所导致的按压中断（包括心律检查、实施电击和恢复按压各个环节）；不同品牌除颤器的参数设置可能不同。电除颤的作用是终止室颤而非起搏心脏，因此在完成除颤后，应该马上恢复实施胸外按压，直至 2 min 后确定 ROSC 或病人有明显的循环恢复征象（具体操作详见第十六章十二节）。

拓展阅读 8-3
新型冠状病毒感染流行期间心肺复苏时的防护要求

（二）心肺复苏的有效判断

1. 瞳孔 复苏有效时，瞳孔由大变小，对光反射逐渐恢复。若瞳孔散大固定，则说明复苏无效。

2. 面色 复苏有效时，面色、甲床及口唇由发绀转红润。如若变为灰白，则说明复苏无效。

3. 颈动脉搏动 复苏有效时，停止按压后，触摸颈动脉有搏动，说明病人自主循环已恢复。若停止按压，搏动亦消失，则应继续进行胸外按压。按压期间，大动脉有搏动，说明按压有效。有条件时测血压，收缩压大于 60 mmHg。

4. 呼吸 复苏有效时，自主呼吸亦可能恢复，可见胸廓起伏。

5. 神志 复苏有效时，神志逐渐转清，可见病人眼球活动、手脚抽动，肌张力增加。

（三）终止心肺复苏的标准

现场心肺复苏一般情况下要持续进行，除非存在以下情况，才可以停止：

1. 心肺复苏成功，恢复自主呼吸和心率。

2. 有专业医生和护士到现场继续心肺复苏抢救工作。

3. 心肺复苏持续 30 min 后，病人自主呼吸和自主循环仍未恢复，现场医生判断病人已经临床死亡，无继续抢救指征。

三、高级生命支持

高级生命支持（advanced cardiovascular life support，ACLS）是在基础生命支持的基础上，通过应用辅助设备、特殊技术和药物等来巩固和维持有效通气和血液循环的救治过程。可归纳为高级 A、B、C、D，即 A（airway）——开放气道；B（breathing）——氧疗和人工通气；C（circulation）——循环支持：建立液体通道，使用血管加压药物及抗心律失常药；D（differential diagnosis）——寻找心搏骤停原因。

（一）开放气道

1. 口咽气道（oropharyngeal airway，OPA） 为 J 形装置，可置于舌上方，从而将舌和咽下部软组织从咽后壁分开。正确置入 OPA 可以防止舌或上呼吸道肌肉松弛所造成的气道梗阻，有助于应用球囊－面罩装置提供足够的通气。但不正确的操作反而会将舌推至下咽部而加重气道梗阻。

2. 鼻咽气道（nasopharyngeal airway，NPA） 可在鼻孔和咽之间提供气流通道，有助于应用球囊－面罩装置提供足够的通气，比 OPA 易于耐受。适用于有气道堵塞，或因牙关紧闭或颌面部创伤等不能应用 OPA 且有气道堵塞危险的清醒或半清醒（咳嗽和咽反射正常）病人。但对于严重颅面部外伤疑有颅底骨折的病人应慎用，防止其误置入颅内。

3. 喉罩气道（laryngeal mask airway，LMA） 喉罩置管是一种高效便捷的呼吸道开放抢救措施。置管时间短，快于气管插管速度，一次性成功率较高，对病人咽喉部刺激性小。若长时间使用，每隔 1～2 h，要放气 2 min，改善局部血液循环，放气前，要先清理呼吸道，保证呼吸道的通畅。

4. 气管插管（endotracheal intubation） 若病人心搏骤停，无自主呼吸，球囊－面罩通气装置不能提供足够的通气，气管插管是建立人工气道的主要手段。但如果置入气管插管将影响胸外按压和除颤，应尽量优先保证胸部按压和尽快除颤，直至病人出现 ROSC 后再行气管插管。

（二）氧疗和人工通气

对心搏骤停病人，心肺复苏时，置入高级气道后，同时持续进行不间断的胸外按压。如果有氧气，应给予高浓度或纯氧。病人出现 ROSC 后，再根据动脉血气分析情况调节氧浓度，维持血氧饱和度在 92%～98%，避免体内氧过剩。

心肺复苏时，可选择如下人工通气方法：

1. 球囊－面罩通气法 亦常称为简易呼吸器通气法。球囊－面罩通气装置是由一个球囊（成人 1～2 L）与一个面罩连接组成，是紧急情况下最常用的正压通气工具，在气道建立之前，成人 CPR，按压 / 通气比为 30：2，每次通气应持续 1 s，有氧条件下给予氧流量 10～12 L/min。通气量成人 500～600 mL（6～7 mL/kg，1 L 球囊挤压 1/2～2/3，2 L 球囊挤压 1/3），儿童 10 mL/kg，使胸廓明显起伏，保证有足够的气体进入肺部，但应注意避免过度通气。过大过快通气易导致胃胀气，引发包括反流、呕吐、误吸、吸入性肺炎等并发症。如有反流或呕吐，要将病人头偏向一侧防止呕吐物误吸。也可放置鼻胃管，排出胃内气体。

2. 机械通气 可以增加或代替病人自主通气，是目前临床上所使用的确切而有效的呼吸支持手段。其目的是：①纠正低氧血症，缓解组织缺氧；②纠正呼吸性酸中毒；③降低颅内压，改善脑循环（详见第十六章第八节）。

（三）循环支持

1. 建立给药途径 心搏骤停时，在不中断 CPR 和快速除颤的前提下，应迅速建立静脉或骨髓通路。

（1）静脉通路：如无静脉通路，应首选建立外周静脉通路给予药物和液体。对已建立中心静脉通路者，优选中心静脉给药。但如果在 CPR 期间，不可因置入静脉导管而中断 CPR 和影响除颤。

（2）骨髓通路：如果建立静脉通路失败，可考虑建立骨髓通路，进行液体复苏、给药和采集血液标本。但是骨髓通路带来的并发症较多，使用时间尽量不能超过 24 h，要尽快建立静脉通路，取代骨髓通路。

（3）气管内给药：如果无法建立静脉或骨髓通路，某些药物可经气管插管注入气管。常用药物有肾上腺素、阿托品、利多卡因、纳洛酮和血管加压素等。其剂量应为静脉给药的 2 ~ 2.5 倍，使用 5 ~ 10 mL 生理盐水或蒸馏水稀释后，将药物直接注入气管。使用蒸馏水稀释比生理盐水稀释更好吸收。但经气管内给药，吸收少，降低 ROSC 的可能性。因此，应尽量选择经静脉或骨髓通路给药，以保证确切的给药和药物作用。

2. 心肺复苏常用药物　在不中断 CPR 和除颤的前提下，在胸外按压过程中和检查心律后，应尽快遵医嘱给予复苏药物，常用复苏药物如下：

（1）肾上腺素：是 CPR 的首选药物，对于不可除颤心律的心搏骤停，尽早给予肾上腺素，对于可除颤心律的心搏骤停，在最初数次除颤尝试失败后给予肾上腺素。及早给予肾上腺素可以增加 ROSC、存活出院率和神经功能完好存活率。静脉或骨髓通路给药，剂量 1 mg 静脉注射，外周给药后，再用 20 mL 等渗盐水冲管，使药液尽快达到心脏。气管内给药，剂量为 2 ~ 2.5 mg，每 3 ~ 5 min 1 次。不建议常规使用高剂量肾上腺素。

（2）胺碘酮：是一种抗心律失常药物，可影响钠、钾和钙通道的合成，具有阻滞 α、β- 肾上腺素受体的特性。当给予 2 ~ 3 次除颤加 CPR 以及给予肾上腺素后仍然是室颤 / 无脉性室速时，应准备给予胺碘酮治疗。对于心搏骤停病人，其用法是首次 300 mg，缓慢静脉注射。如无效，可再给 150 mg 静脉注射。

（3）利多卡因：利多卡因可降低心室肌传导纤维的自律性和兴奋性，相对延长心室有效不应期，提高室颤阈值。初始剂量为 1 ~ 1.5 mg/kg 静脉注射，如室颤和无脉性室速持续存在，5 ~ 10 min 后，再准备以 0.5 ~ 0.75 mg/kg 剂量静脉注射，最大剂量不超过 3 mg/kg 体重。

3. 液体复苏　当怀疑病人是低血容量诱发的心搏骤停时，可以考虑液体复苏治疗，推荐在复苏初期快速滴注（大于 20 mL/kg）生理盐水或乳酸钠林格氏液，对于无低血容量的心搏骤停不推荐常规使用液体复苏。

4. 临时心脏起搏　心脏停搏时，若发生对药物无反应的持续性心动过缓，考虑使用临时心脏起搏。临时起搏器有两种类型：经静脉（有创）和经皮（无创）起搏器。由于目前大多数除颤器均有起搏功能，故经皮起搏器在心脏停搏时应用较多。

（四）寻找心搏骤停原因

在救治心搏骤停过程中，应尽可能迅速明确引起心搏骤停的病因，以便及时对可逆性病因采取相应的救治措施。常见病因有低血容量、缺氧、酸中毒、低钾或高钾血症、低温、张力性气胸、心脏压塞、中毒、肺栓塞、畸形冠脉综合征等。

四、心搏骤停后治疗

（一）心搏骤停后治疗目标

1. 心搏骤停后早期救治及主要目标　①维护及优化病人心肺功能和重要器官灌注；②转运至拥有心搏骤停后综合治疗系统的合适医院或重症监护病房；③识别并治疗心搏骤停的诱发因素，防止心脏再次骤停。

2. 心搏骤停后的后续治疗目标　①目标温度管理，优化生存和神经功能的恢复；②识别并治疗急性冠脉综合征（acute coronary syndromes，ACS）；③优化机械通气，尽量减少肺损伤；④降低多器官损伤的风险，根据需要支持脏器功能；⑤客观评估预后恢复情况；⑥需要时协助生存者进行康复。

（二）心搏骤停后治疗措施

1. 维持呼吸 对有需要的病人尽早建立合适的人工气道，预防低氧血症的发生。通过调整通气模式及氧浓度，使 SpO_2 达到 92% ~ 98%，并使 $PaCO_2$ 维持为 35 ~ 45 mmHg。当血氧饱和度到达 100% 时，应降低氧浓度，避免过度通气。

2. 维持有效循环 预防灌注不足以及急性肺水肿的发生，加强循环功能监测，寻找引起心搏骤停的原因，如是否有急性心肌梗死发生或电解质紊乱存在。建立或维持静脉通路，输液、使用血管活性药、正性肌力药等，以达到病人的目标收缩压≥90 mmHg 或平均动脉压≥65 mmHg。有研究显示，体外膜肺氧合技术能够为心搏骤停病人提供有效的生命支持，提高心搏骤停病人的存活率。启动体外心肺复苏前常规心肺复苏时间不建议超过 60 min。

3. 脑复苏管理 脑复苏是心肺复苏的目的，是防治脑缺血缺氧、减轻脑水肿、保护脑细胞、恢复脑功能到心搏骤停前水平的综合措施。

（1）低温治疗：目标体温管理（targeted temperature management，TTM）是脑复苏的重要治疗策略，心搏骤停后自主循环恢复后的昏迷病人均要进行目标体温管理。目标温度选定在 32 ~ 36℃，并至少维持 24 h。常用的物理降温方法有：冰毯、冰帽、冰块，或可诱导性低温治疗。

（2）保证脑组织有效灌注：复苏过程中任何原因导致的颅内压升高，或平均动脉压降低，都会减少脑血流量，影响脑组织有效灌注。因此建立早期有效循环，通过血管活性药物，维持有效平均动脉压，是早期心肺复苏的关键。主要措施包括：①脱水，可使用渗透性脱水剂联合 TTM，积极预防与治疗脑水肿；②维持血压，避免收缩压 < 90 mmHg 和（或）平均动脉压 < 60 mmHg，避免过度脱水引起血容量不足，保证良好脑血流灌注；③控制癫痫发作，能减轻脑水肿、降低颅内压及降低脑代谢，常用药物有苯巴比妥钠、地西泮、10%水合氯醛等；④促进早期脑血流灌注：疏通微循环，解除脑血管痉挛，如使用抗凝剂及钙通道阻止剂等；⑤高压氧治疗：高压氧治疗能提高血液、组织、脑脊液中的氧含量和储氧量，能够增加血氧弥散量和有效弥散距离，减轻无氧代谢和低氧代谢，促进高能磷酸键（ATP、KP）的形成，从而减轻脑水肿、降低颅内压，促进脑电活动、脑干生命功能和觉醒状态，促使昏迷者苏醒，促进脑功能恢复和复苏。因此，有条件有适应证者应尽早使用。

4. 其他 防治肾衰竭、纠正酸碱平衡失调、电解质紊乱、预防感染、营养支持等。

第三节 复苏后的监测和护理

情境三：

在某地全国半程马拉松比赛中，一名运动员在离终点不远处突然感到不适，但没有停下来休息，而是继续咬牙跑着，还未到终点时，突然摔倒在地。旁边保障医务人员判断心搏骤停后，立即给予心肺复苏，5 min 后，病人恢复心跳，呼吸微弱，面色由青紫转红润，但仍处于昏迷状态。急救车到现场，将病人转运到就近医院继续治疗。

请思考：

1. 经过初级心肺复苏后，病人是否复苏成功？

2. 病人被转运到医院后，还需要进行哪些救治？

心肺复苏成功恢复自主循环后，病人还可能面临心、脑、肝、肾等全身各组织器官因缺血缺氧造成的多器官功能衰竭，需要通过维持呼吸及循环功能的稳定，改善重要脏器灌注，从而促进神经功能的恢复。因此，复苏的有效监测对及时调整复苏后治疗和护理方案尤为重要。

一、复苏后的监测

（一）神经系统监测

临床神经系统的监测是评估预后的核心。对于心搏骤停复苏后昏迷的病人应使用临床检查、电生理学和影像学检查等进行神经系统监测，以改善病人预后并协助临床医生进行有意义的靶向治疗。

1. 意识、瞳孔监测　意识状态可通过格拉斯昏迷评分量表，从睁眼、语言、运动三方面进行评估。瞳孔对光反射的变化与昏迷程度成反比，而意识状态的改变，可直接反映大脑皮质及其联络系统的功能状况。瞳孔与意识的监测，是最简单、最直观观察复苏后神经功能恢复情况的项目。如果病人接受了 TTM，应在 72 h 恢复正常体温后再进行监测。

2. 体温监测　复苏后应进行 TTM 管理，保持温度在 32 ~ 36℃，并至少维持 24 h。在昏迷病人中积极预防发热，在 ROSC 后至少 72 h 避免体温 > 37.7℃。

3. 神经生理学及影像学检查监测　对出现抽搐及肌阵挛的病人进行脑电图检查。脑 CT 或 MRI 可以检测脑水肿的存在，并联合神经系统体检，预测病人预后。

4. 影响脑组织的灌注相关因素的监测　脑血流量减少和颅内压增高都会影响脑组织的灌注。为保证脑组织的充分灌注，防止脑血流量的降低，应监测影响脑血流量相关因素，包括：$PaCO_2$、PaO_2、血压（BP）、中心静脉压（CVP）等。

5. 不良神经结局指标监测　在持续昏迷的情况下，如果出现以下情况，可能出现不良结局。①心搏骤停后 72 h 或更长时间时双侧对光反射缺失 / 定量角膜描记 / 双侧角膜反射缺失；②肌阵挛持续状态；③血清中神经元特异性烯醇化酶（NSE）水平增高；④癫痫持续状态；⑤颅脑 CT 发现的脑灰白质比减少；⑥颅脑 MRI 发现的弥散加权成像中的大面积异常 / 大面积的表观弥散系数减少。

（二）呼吸系统监测

自主循环恢复后，需要继续维持良好的呼吸功能，优化通气和氧合，有利于病人的预后。气管插管，机械辅助通气，是维持呼吸功能的重要手段，护理过程中要监测通气和氧合相关指标，及时调整治疗方案，改善病人的愈后。

1. 血气分析监测　根据血气分析中 PaO_2 指标监测结果，指导吸氧浓度的调整，维持血氧饱和度在 92% ~ 98%，避免氧分压过高加重再灌注损伤或引起氧中毒。维持 $PaCO_2$ 在正常范围，避免因过低引起脑血管收缩而减少脑的血流灌注，加重脑部损伤。此外，通过血气分析监测肺换气功能及其酸碱平衡状态，从而调整机械通气参数和药物的治疗方案。

2. 气道压力和阻力监测　气道压是气道开口处的压力，在呼吸运动过程中，常用峰压、平台压和平均气道压描述气道压的值，是机械通气中最常用的监测指标。要注意避免大潮气量和高气道压对肺和心脏造成的损害。气道阻力监测是指气流通过气道进出肺泡所消耗的压力，及时处理影响气道阻力高的因素，如分泌物过多、气道痉挛等。

3. 呼气末二氧化碳监测 通过描记二氧化碳波形图或二氧化碳测定，确定气管插管的位置。呼气末 CO_2 浓度或分压（$ETCO_2$）可反映肺通气情况，还可反映肺部血流情况。因此 $ETCO_2$ 可作为判断 CPR 质量的生理指标，并用于监测 ROSC。无效胸外按压时 $ETCO_2$ 降低，ROSC 可使 $ETCO_2$ 突然升高。

（三）循环系统监测

经过心搏骤停后的救治，病人血流动力学仍有可能存在不稳定性。因此需要监测循环系统相关因素，及早发现，及时纠正，从而维持血流动力学的稳定性。

1. 中心静脉压（CVP）的监测 是指监测胸腔内上、下腔静脉的压力，反映右心收缩前负荷。正常范围在 5～12 cmH_2O，小于 5 cmH_2O，表示血容量不足；高于 15 cmH_2O，表示右心功能不良或血容量超负荷。

2. 血压的监测 血压监测分为无创血压监测和有创动脉血压监测，当血流动力学不稳定时，有创血压监测更能准确和及时地反映病人血压情况，能及时给予治疗。血压要控制在收缩压大于 90 mmHg 或平均动脉压大于 65 mmHg。

3. 心电监测 心搏骤停多是由心血管疾病和冠脉缺血引起，应严密心电监测脉搏、心率和心律，及时识别心律失常并及时处理。

4. 中心静脉血氧饱和度（$ScvO_2$）或混合静脉血氧饱和度（SvO_2）监测 在条件允许的情况下，使用食管心脏彩超和放置 Swan-Ganz 漂浮导管，能够更实时、准确测定相关血流动力学参数并指导治疗。一般情况下，$ScvO_2$ 大于 70% 较为理想。

二、复苏后的护理

（一）目标体温管理

1. 概念 目标体温管理（TTM）是应用物理或药物的方法把核心温度快速降到目标温度，维持目标温度一段时间后缓慢恢复至正常体温，并且避免体温反跳的过程。

2. 降温方法 体表物理降温、药物降温、血管内降温。

（1）体表物理降温：可使用冰帽、冰块、亚低温治疗仪降温。使用冰块降温时，避免冰块直接接触皮肤，并及时更换；使用降温毯时需设置合适的温度；使用亚低温治疗仪时应密切监测核心体温和神志，注意体表保暖，防止冻伤。

（2）药物降温：常用冬眠合剂：生理盐水 50 mL + 哌替啶 100 mg+ 氯丙嗪 50 mg+ 异丙嗪 50 mg 静脉滴注，速度控制在 5 mL/h。若药物降温和物理降温同时使用时，要注意先后顺序，先药物降温再物理降温，药物使用半小时后开始物理降温；复温时，先停物理降温设备，再停药物降温。

（3）血管内降温：通过血管内热交换降温仪，经过温度控制的生理盐水在位于中心静脉的球囊导管中密闭式循环，体温的降低主要是血液循环经冷却的球囊表面而达到目的。

3. TTM 分期及注意事项

（1）诱导期：尽快将核心体温降至目标温度（32～36℃），此时期要防止低血容量、电解质紊乱和高血糖；随时调整机械通气参数及镇静药、胰岛素及血管活性药的剂量。

（2）维持期：控制核心温度不波动或轻微波动（最大幅度 0.2～0.5℃），24 h 以上，此期预防长期并发症，如院内感染和压力性损伤等。

（3）复温期：复温应缓慢并可控，复温后应严格控制体温，避免发热，核心体温控制在 37.5℃以下，至少维持 ROSC 后 72 h。

（二）气道管理

1. 常规护理

（1）环境：室温控制在（24 ± 1.5）℃，湿度控制在 55%～65%，保持空气清新。

（2）体位：若无禁忌一般抬高床头 30°～45° 半卧位，可减少回心血量，定期翻身拍背，预防坠积性肺炎。

（3）口腔护理：气管插管病人，至少每 6 h 一次口腔护理或口腔吸引，可配合使用软牙刷、冲洗式口护吸痰管或氯已定等提高口腔护理质量。气管插管病人需两人合作实行口腔护理，防止脱管。

（4）预防压力性损伤：保持皮肤清洁，按要求使用减压工具，定时翻身。

2. 呼吸机管路护理

（1）呼吸机管路要妥善固定，预防器械性压力性损伤，预防意外脱管、堵塞、感染等。

（2）呼吸管路积水杯置于最低处，及时清理管路和积水杯中积水，防止因牵拉引起误触发警报。每周更换管路，污染时及时更换。

3. 气道湿化　对吸入的气体进行加温和湿化补充治疗能够维持气道黏膜完整、保证纤毛正常运动及气道分泌物的排出，降低呼吸道感染发生。理想的气道湿化状态吸入气体温度应为 36～37℃，相对湿度达 100%。常见的加温和湿化方法包括使用加热湿化器加热湿化、常温水—气接触加湿、雾化加湿、使用热湿交换器（人工鼻）等方法。应加强湿化效果监测，防止出现湿化不足或湿化过度导致的气道问题。

4. 气道分泌物吸引护理

（1）按需吸引：当病人气道出现可见明显分泌物，氧饱和度下降、压力控制模式下潮气量下降，容量控制模式下气道峰压升高、呼气末二氧化碳升高，双肺听诊出现大量的湿啰音，或呼吸机监测面板上出现锯齿样的流速和（或）压力波形等时，可以考虑给予吸引。

（2）选择合适吸引压力：成人吸引时负压控制在 150～200 mmHg，痰液黏稠者可适当增加负压。

（3）选择合适的吸痰管：其管径不宜超过人工气道内径的 50%，优先选择有侧孔管道。对于有创机械通气的病人，使用密闭式吸痰管，给予声门下吸引可减少呼吸机相关肺炎（VAP）的发生。

（4）吸引前后给予纯氧至少 30 s，一次吸引时间控制在 15 s 以内。

（三）用药护理

1. 维持有效循环　对复苏后的心搏骤停病人采用血管活性药、正性肌力药和增强肌力等药物，随时调整药物剂量使血压维持在收缩压≥90 mmHg 或平均动脉压≥65 mmHg，以维持有效循环，保证血压和全身灌注。

2. 防治脑水肿　心搏骤停易导致病人大脑缺血缺氧。在复苏后使用渗透性利尿剂脱水，配合体温目标管理可以减轻脑组织水肿，降低颅内压，促进大脑功能恢复。在脱水治疗时，应注意防止过度脱水，以免造成血容量不足，血压难以维持稳定。

（四）康复护理

《2020 年 AHA 心肺复苏和心血管急救指南》首次提出将康复加入到急救生存链中，成为第六环。心搏骤停的幸存者，由于原发疾病、ICU 特殊的治疗环境、各种医源性干预的不良影响和各种可能的后遗症等因素的影响，可能在认知功能、脏器功能、行动能力、心理状态及社会功能等方面发生不同程度的损害或缺失。因此，在 ICU 治疗期间及转出 ICU 后都需要实施功能康复。此过程需要医护人员、病人及家属共同制订适合病人的康复计划（图 8-11），从而提高心搏骤停幸存者的生活质量。

超短期
预期
· 早期物理恢复，原发病因识别，认知挑战的潜在认识，焦虑/创伤后应激障碍高风险
· 癫痫样发作和药物副作用监测
· 吞咽再评估
行动计划
· 与物理治疗/职业治疗/言语治疗师/康复师一起工作以恢复力量/功能
· 与物理治疗/职业治疗/言语治疗师和家庭讨论认知/行为改变
· 寻求策略，推荐心理学家/神经心理学家，药物治疗/撤离
短期
预期
· 认知功能提高
· 日常生活行动力和心血管恢复力的持续提高
行动计划
· 继续策略和行为活化
· 增加心血管锻炼
中期
预期
· 回忆改善
· 退回工作或基础行为
行动计划
· 继续策略
· 考虑支持小组介入，防止再次心搏骤停，与家庭成员评价
长期
预期
· 时常改善焦虑、抑郁、创伤后应激障碍，生活质量
· 疲劳度和认知障碍可能持续
行动计划
· 继续策略
· 防止再次心搏骤停
· 评价家庭成员

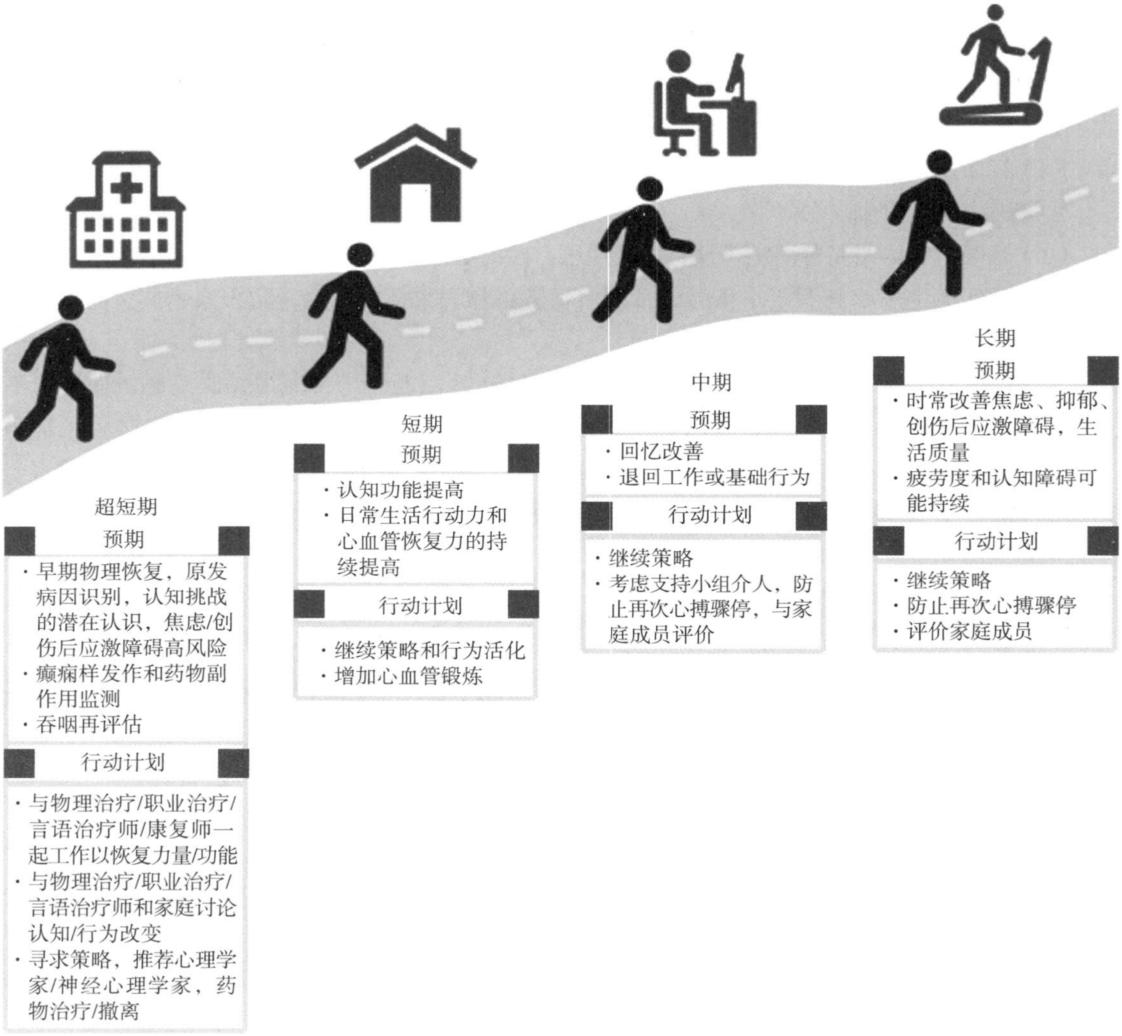

图 8-11 心搏骤停幸存者的康复路径

（刘 娟）

数字课程学习

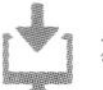

 教学 PPT 自测题

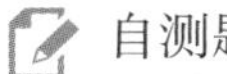

第九章 休克病人的急救与护理

【学习目标】

知识：

1. 掌握休克的概念、休克的分类及治疗原则。
2. 掌握不同类型休克的临床表现及救治措施。
3. 掌握休克病人的病情评估方法。
4. 掌握休克病人的急救与护理措施。
5. 了解休克的病理生理过程，护士在休克病人救治中的作用。

技能：

1. 学习过程中培养护士运用相关知识参与不同类型休克病人的救护能力。
2. 正确运用所学知识进行休克病人的病情评估。
3. 运用护理程序对休克病人实施急救和护理。
4. 学习过程中培养急救意识、批判性思维、创新性思维及急救能力。

素质：

1. 对急救现场具有高度的责任感和使命感，服从命令，听从指挥。
2. 有独立思考的能力，在急救过程中善于思考、发现问题、解决问题。

情景导入

王女士，54岁，过马路时突然被货车撞倒，腹部受到剧烈撞击。伤后感左上腹部疼痛，头晕、无力。路人拨打“120”送入急诊科。

休克是严重威胁人类生命健康的一种急症，随着现代化生产、生活不断向复杂化、高速化发展，各种因素导致的休克日益增多，已经威胁到人类的生命健康，降低了人类的生活和工作质量，影响了社会的发展与稳定。降低休克早期病死率，提高救治成功率和减少后期伤残率的关键在于提高专业救治人员对休克的认识、正确评估及急救技术的掌握。在休克救治过程中，护士发挥着非常重要的作用，特别是近年频发的突发公共卫生事件提示人们重新认识护理人员在休克救治准备和实施中的作用。

第一节 概 述

情境一：

急诊护士接诊病人后立即进行病情评估，密切监测病人脉搏、呼吸及血压等生命体征，观察病人意识、面部色泽、肢端皮肤颜色、温度及尿量，入院诊断：①休克；②脾破裂。

请思考：

1. 根据病例，您认为该病人是哪种类型的休克？分析出现休克的原因？
2. 目前该病人处于休克的哪一期？
3. 该病人被送急诊室，作为接诊护士，应立即采取的护理措施有哪些？

休克具有起病急，病情发展迅速，病因的多样性及复杂性、病死率高等特点，由于要求复苏治疗的准确性及时效性使休克的救治已经成为了医学界的热点及难点问题之一，若未能及时发现及治疗，则可发展至不可逆阶段而引起死亡。严重休克导致的经济负担巨大，休克病人出院后其生活质量较同龄同性别人群都有不同程度的下降，因此，及时准确地对休克病人进行病情评估，提高对休克病人的救治处理能力，最大限度降低伤残率和病死率是十分重要的。

一、休克的概念

18世纪，法国外科医生Le Dran首次使用“shock”一词来表示严重的创伤或大失血对人体构成的严重“打击”。随着科学研究的进步，关于休克的定义也在不断地修改。目前广泛接受的休克定义为：休克是由多种致病因素（如大出血、创伤、烧伤、感染、过敏、心功能衰竭等）导致的有效循环血容量锐减，组织细胞缺氧，导致重要器官和细胞功能代谢障碍的综合征。20世纪初，休克的病理生理机制逐渐阐明，休克最基本的定义可以表述为：氧输送（DO_2）≠氧消耗（VO_2），即休克是低灌注后在细胞水平发生的DO_2和VO_2之间失衡，导致组织、器官功能障碍。2007年欧洲重症医学会首次发布的休克病人诊疗指南，将休克定义为危及生命的血流分布异常，导致不能提供和（或）利用足够的氧，从而造成组织缺氧。2014年欧洲重症医学会休克及血流动力学监测共识，关于休克的定义为危及生命的急性循环衰竭，伴有细胞氧利用不充分。

二、休克的病理生理过程

休克的病理生理过程主要是由于有效循环血量锐减、组织灌注不足及血容量与血管容积不匹配从而导致微循环障碍、氧代动力学异常和代谢改变、炎症反应与凝血障碍及重要内脏器官继发性损害。

1. 微循环障碍　休克最根本的病理生理改变是有效循环血量减少所致的微循环功能障碍，尤其是重要脏器微循环改变。导致微循环功能障碍的主要机制包括：

（1）休克产生损伤相关分子模式（damage associated molecular pattern，DAMP），如热休克蛋白和高迁移率族蛋白触发免疫应答及失控的炎症反应，引起血管内皮损伤、毛细血管渗漏、循环容量减少，最终导致组织灌注不足、细胞缺氧。

（2）内皮损伤引起凝血系统激活、微血栓形成阻塞毛细血管及血管舒缩功能障碍，加重组织缺血缺氧。

（3）创伤所致持续或强烈的刺激影响神经内分泌功能，导致反射性血管舒缩功能紊乱，加剧微循环障碍。

2. 氧代动力学异常和代谢改变

（1）氧代动力学异常　休克时存在氧代动力学异常，即氧输送（DO_2）与氧消耗（VO_2）的不平衡。混合静脉血氧饱和度（SvO_2）的降低反映了氧输送与氧消耗的不平衡，而血乳酸升高间接反映了微循环低氧及组织细胞缺氧。

（2）代谢改变　由于组织灌注不足和细胞缺氧，体内的葡萄糖以无氧酵解为主，产生的能量较少，造成机体能量代谢不足。

3. 炎症反应与凝血障碍　严重损伤、感染等可刺激机体释放大量炎性介质，包括白介素、肿瘤坏死因子、集落刺激因子、干扰素和一氧化碳等，形成"瀑布样"级联放大反应，表现为局部血管通透性增加，血浆成分外渗，白细胞及趋化因子聚集以吞噬和清除致病菌或异物。适当的炎症反应在一定程度上利于创伤修复，但过度炎症反应会导致大量炎性介质释放，各种细胞因子与细胞表面信号分子结合后，诱导细胞内发生一系列生物化学变化，引发失控性炎症反应与组织损害，并造成凝血功能障碍。

4. 内脏器官继发性损害　休克常导致全身炎症反应综合征（systemic inflammatory response syndrome，SIRS）的发生，可引起内脏器官的不可逆损害，如同时或短时间内相继出现2个或2个以上的器官系统功能障碍，称为多器官功能障碍综合征（multiple organ dysfunction syndrome，MODS），是造成死亡的主要原因。

三、休克的分类

休克的分类方法很多，且并不统一。一般来说，可以根据病因、病理生理改变对休克进行分类。这两种分类方法是目前在休克研究中使用最多、接受程度最高的分类方法。

1. 按病因分类

（1）低血容量性休克：包括失血性休克、失液性休克、烧伤性休克，由于严重外伤、骨折、挤压伤导致的创伤性休克也属于低血容量性休克。一般为血管内容量不足，引起心室充盈不足和心搏量减少，如果增加心脏搏动频率仍不能代偿，可导致心排血量降低。

（2）感染性休克：如急性梗阻性化脓性胆管炎、急性化脓性腹膜炎所致的休克。是临床上最常见的休克类型之一，临床上以革兰阴性杆菌感染最常见。根据血流动力学特点又分为低动力性休克（冷休克）和高动力性休克（暖休克）两型。

（3）心源性休克：由于心脏泵血功能障碍而致的各种休克。一般指心脏泵血功能受损或心脏血流排出道受损引起的心排血量快速下降而代偿性血管快速收缩不足所致的有效循环血量不足、低灌注和低血压状态，包括心脏本身病变、心脏压迫或梗阻引起的休克。

（4）神经源性休克：如脊髓损伤、麻醉药物过量而致的休克。交感神经系统急性损伤或被药物阻滞可引起所影响的神经所支配的小动脉扩张，血容量增加，出现相对血容量不足和血压下降。这类休克预后较好，常可自愈。

（5）过敏性休克：由各种过敏原而致的休克。已致敏的机体再次接触到抗原物质时，可发生强烈的变态反应，使容量血管扩张，毛细血管通透性增加并出现弥散性非纤维蛋白血栓，血压下降、组织灌注不良，可使多脏器受累。

2. 按病理生理改变分类

（1）低血容量性休克。

（2）心源性休克。

（3）分布性休克：包括感染性、神经源性、过敏性、内分泌性等休克，临床上又可分为高排低阻型、低排高阻型和低排低阻型3类。

（4）梗阻性休克：包括腔静脉压迫、肺栓塞、张力性气胸等所致的休克。

由于引起休克的病因不同，有时一种病因可同时具有两种或两种以上的血流动力学变化，如严重创伤既可因大量失血致低血容量性休克，又可因剧烈疼痛致神经源性休克，并随病情的发展而发生变化。因此，休克的分类只是相对的，而且是可变的。

四、休克的临床表现

按照休克的病程演变，其临床表现可分为两个阶段，即休克代偿期和休克抑制期，或称休克早期和休克期。

1. 休克代偿期　或称休克早期。在此阶段内，有效循环血量的减少使机体的代偿机制启动。中枢神经系统兴奋性增高、交感－肾上腺轴兴奋，病人表现为精神紧张、兴奋、烦躁不安、周围血管收缩使皮肤苍白、四肢湿冷、心率加快、呼吸急促、尿量正常或减少，血压正常或稍高，但因小动脉收缩使舒张压升高，故脉压缩小。在此阶段，若能及时做出诊断并积极处理和治疗，休克可很快得到纠正，病情转危为安。否则病情继续发展，很快进入休克抑制期。

2. 休克抑制期　或称休克期。此期病人的意识发生改变，有表情淡漠、反应迟钝，甚至出现意识模糊或昏迷。皮肤黏膜发绀、出冷汗、脉搏细速、呼吸浅促、血压进行性下降。严重时四肢厥冷、脉搏微弱、血压测不出、呼吸微弱或不规则、尿少甚至无尿。若皮肤、黏膜出现瘀斑或消化道出血，提示病情已发展至弥散性血管内凝血阶段。若出现进行性呼吸困难、烦躁、发绀，给予吸氧治疗仍不能改善呼吸状态时，则提示并发急性呼吸窘迫综合征，病人常因继发多器官功能障碍而死亡。休克不同时期的临床表现要点见表9-1。

五、休克的诊断

有典型临床表现时，休克的诊断并不难，重要的是要在其早期能及时发现并处理。首先是重视病史，凡遇到严重损伤、大量出血、重度感染、过敏病人和有心功能不全病史者，应警惕

表 9-1 休克不同时期的临床表现要点

分期	程度	神志	外周循环				生命体征		尿量	估计失血量
			口渴	皮肤黏膜色泽	体表温度	体表血管	脉搏	血压		
休克代偿期	轻度	神志清楚，伴有痛苦表情，精神紧张	口渴	开始苍白	正常或发凉	正常	100次/分以下，尚有力	收缩压正常或稍高，舒张压增高，脉压缩小	正常或减少	20%以下（800 mL以下）
休克抑制期	中度	神志尚清楚，表情淡漠	很口渴	苍白	发冷	表浅静脉塌陷，毛细血管充盈迟缓	100～120次/分	收缩压90～70 mmHg，脉压小	尿少	20%～40%以下（800～1 600 mL）
	重度	意识模糊，甚至昏迷	非常口渴，但可能无主诉	显著苍白，肢端青紫	厥冷（肢端更明显）	表浅静脉塌陷，毛细血管充盈非常迟缓	速而细弱，或摸不清	收缩压在70 mmHg以下或测不到	尿少或无尿	40%以上（1 600 mL以上）

并发休克的可能。

1. 早期诊断　当有交感神经－肾上腺功能亢进征象时，即应考虑休克的可能。早期诊断的临床表现包括：①血压升高而脉压减少；②心率增快；③口渴；④皮肤潮湿、黏膜发白、肢端发凉；⑤皮肤静脉萎陷；⑥尿量减少（25～30 mL/h）。

2. 诊断标准　凡是符合下述第①项及第②③④项中的两项和第⑤⑥⑦项中的一项者，可诊断为休克。包括：①有诱发休克的原因；②有意识障碍；③脉搏细速，超过 100 次 / 分或不能触及；④四肢湿冷，胸骨部位皮肤指压阳性（压迫后再充盈时间超过 2 s），皮肤有花纹，黏膜苍白或发绀，尿量少于 30 mL/h；⑤收缩血压低于 10.6 kPa（80 mmHg）；⑥脉压小于 2.7 kPa（20 mmHg）；⑦患高血压者，收缩血压较原水平下降 30% 以上。

第二节　休克病人的病情评估

情境二：

急诊护士对王女士进行体格检查，结果显示：T 35℃、P 115 次 / 分、R 24 次 / 分、BP 80/55 mmHg、CVP 1 cmH_2O、SpO_2 92%。病人痛苦面容、面色苍白、表情淡漠、四肢湿冷。

请思考：

1. 作为急诊接诊护士应对该病人进行哪些评估？
2. 该病人除基本生命体征监护外还需要采取哪些监护手段进行动态的病情评估？

休克具有发病迅速、高发病率及高病死率的特点，是临床常见的危急重症之一，因此尽早对休克病人进行快速准确的病情评估、做出正确的预后判断并及时处理和治疗是降低病死率的关键。由于病人休克时处于临床紧急状态，对医护人员的临床判断和病情评估能力要求更高，必须对休克病人做深入细致的病情动态观察和准确评估。医护人员高度的责任心、对病情变化的密切观察和准确的病情评估能力有助于了解病情程度，及时调整治疗方案，同时也能及时观察治疗的效果。

一、一般评估

1. 意识状态　常反映中枢神经系统的血流灌注，灌注不足就会出现意识改变，此时病人的心率、血压均可能正常。当脑供血量逐步减少时，病人依次出现烦躁、淡漠、嗜睡、昏睡，最后昏迷。在治疗过程中，若病人神志清楚，对外界的刺激正常反应，则提示病人循环血量已经基本足够，相反，若病人表情淡漠、不安、谵妄或嗜睡、昏迷，则提示脑灌注不足，存在休克。

2. 皮肤温度、色泽　反映外周循环灌注。休克时皮肤血管收缩和血流淤滞，皮色依次呈现苍白、青紫、花纹伴皮温降低，腋温与肛温温差增大（正常 0.5℃）。因交感神经兴奋汗腺分泌，皮肤出现湿冷，由于血液灌注不足可出现皮下静脉萎陷或充盈时间延长。部分感染性休克病人出现颜面潮红，肢端皮温不降，体表不潮湿，即所谓的“暖休克”。因此，医护人员对此要有足够的认识和准确的评估，如病人的四肢温暖，皮肤干燥，轻压指甲或口唇时，局部暂时缺血苍白，压力解除后色泽迅速转为正常，表明末梢循环已恢复、休克好转，反之，则说明休克情况仍然存在。

3. 脉搏　脉搏增快是休克早期可出现的体征，比血压下降出现早，因此脉搏的评估意义较大。休克时脉搏常 > 100 次 / 分，伴搏动无力。严重休克时脉搏常 > 120 次 / 分，脉搏细弱，且常常小于心率。心率持续 > 150 次 / 分时，将失去代偿作用，此时心搏量减少而心肌耗氧量增加。休克病人治疗后，尽管血压仍然偏低，若脉搏已下降至接近正常且肢体温暖者，常表示休克已趋于好转。临床上常用脉搏 / 收缩压计算休克指数，帮助判定休克的有无及轻重。休克指数 < 0.5 多表示无休克，≥1.0 有休克，> 2.0 为严重休克。

4. 呼吸　休克时有效循环血量减少或毒素对呼吸中枢的刺激作用，使病人会出现呼吸增快。病人出现代谢性酸中毒时，呼吸深而幅度变大。休克晚期，呼吸浅而急促，甚至呼吸困难，严重者出现急性呼吸衰竭。

5. 血压　血压是机体维持稳定循环状态的三要素之一，且较容易获得，因此血压是休克治疗中常用的监测指标。但由于机体的代偿机制起作用，休克时血压的变化并不十分敏感。因此在判断病情时，还应兼顾其他的参数进行综合分析，动态评估血压的变化具有临床意义。

6. 尿量　是反映肾血流灌注情况的指标，也是间接反映器官血流灌注的指标。对于休克病人，尿量的评估非常重要，重症休克病人应留置导尿管，以动态观察尿量，从而客观评估血容量是否补足，及心、肾的功能情况，当休克基本控制后尽早拔除导尿管。如导尿管留置时间较长，则应定期取尿样培养，以检查有无并发尿路感染。

二、血流动力学评估

1. 中心静脉压（central venous pressure，CVP） 是上、下腔静脉进入右心房处的压力，通过上、下腔静脉或右心房内置管测得，代表右心房或胸腔段腔静脉内的压力变化，在反映血容量及心功能状态方面比动脉压要早，是临床观察血流动力学的主要指标之一。它对指导应用扩容剂，避免输液过量或不足，也是一个很有参考价值的指标。正常参考值为 0.49 ~ 0.98 kPa（5 ~ 10 cmH_2O）。休克时动态监测 CVP 与动脉血压对治疗有重要的指导意义（表 9–2）。在临床实践中，强调对 CVP 进行连续监测，动态观察其变化趋势，临床价值较单次测定更大。

2. 肺毛细血管楔压（pulmonary capillary wedge pressure，PAWP） 应用 Swan–Ganz 漂浮导管可测得肺动脉压（pulmonary arterial pressure，PAP）和肺毛细血管楔压（PAWP），反映肺静脉、左心房和左心室的功能状态。与 CVP 相比，PCWP 所反映的左心房压更为准确。PAP 的正常值

表 9–2　中心静脉压、血压与补液的关系

中心静脉压	血压	原因	处理原则
低	低	血容量严重不足	充分补液
低	正常	血容量不足	适当补液
高	低	心功能不全或血容量相对过多	给强心药，纠正酸中毒，舒张血管
高	正常	容量血管过度收缩	舒张血管
正常	低	心功能不全或血容量不足	补液试验*

*补液试验：取等渗盐水 250 mL，于 5 ~ 10 min 内经静脉滴入，若血压升高而 CVP 不变，提示血容量不足；若血压不变而 CVP 升高 3 ~ 5 cmH_2O（0.29 ~ 0.49 kPa），提示心功能不全。

为 1.3 ~ 2.9 kPa（10 ~ 22 mmHg）；PAWP 的正常值为 0.8 ~ 2 kPa（6 ~ 15 mmHg），若 PAWP 低于正常值，则提示有血容量不足（较 CVP 敏感），PAWP 增高则常见于肺循环助力增高时，例如肺水肿。从临床角度，若发现有 PCWP 增高，即使此时 CVP 值尚属正常，也应限制输液量，以免发生肺水肿。虽然 PCWP 的临床价值很大，但肺动脉导管技术属于有创性，且有发生严重并发症的可能（发生率为 3% ~ 5%），故应严格掌握其适应证。

3. 心排血量和心脏指数　心排血量（CO）是每搏排血量（SV）与心率的乘积，应用 Swan-Ganz 漂浮导管由热稀释法测出，成人 CO 正常值 4 ~ 6 L/min。单位体表面积的心排血量称为心脏指数（CI），正常值为 2.5 ~ 3.5 L/（min · m^2）。根据 CO 值，可根据公式计算出全身血管阻力（systemic vascular resistance，SVR）：SVR =［（平均动脉压 – 右心房压）× 79.9］/ 心排血量，正常值为 900 ~ 13 00 dyn · s/cm^5。休克时 CO 及 CI 多降低，但有些感染性休克（即暖休克）CO 值可能正常或增高。

4. 微循环灌注　建议仅在以研究为目的时，进行局部循环或微循环监测。休克时如进行眼底检查可见小动脉痉挛和小静脉扩张，严重时出现视网膜水肿，压迫指甲放松时，血管充盈时间延长大于 2 s，皮肤与肛门温差增大，常大于 1.5℃。

三、实验室检验项目评估

1. 血常规　白细胞计数及分类则是感染性休克诊断的重要依据，白细胞升高是各型休克的常见变化，主要和机体的应激反应有关。在感染性休克存在时，常常表现为核左移，白细胞内有中毒颗粒及核变性等。红细胞计数、血红蛋白（Hb）、血细胞比容（Hct）是感染性休克诊断的重要依据，也是休克时扩容治疗及选择液体成分的主要指标之一，在大出血引起低血容量性休克时，伴有红细胞数和血红蛋白显著降低，而严重脱水和失血浆引起的低血容量性休克，红细胞及 Hct 是升高的，Hct 升高提示血压浓缩，血浆丢失多于血细胞。正常 Hb 是保证氧输送的基本条件，Hb 下降 1 g，失血量约 400 mL。

2. 尿、便常规　尿常规有助于了解休克对肾功能的影响及病因判定，尿比重增高提示血液浓缩或血容量不足；大便常规检查及潜血实验对感染性休克或失血性休克的判定有一定诊断价值。

3. 血生化检查　有助于评估休克对器官功能的损害状况，尿素氮、肌酐有助于了解休克时肾功能情况，肝功能检查有助于了解休克对肝功能的影响，心肌标志物检测有助于判断休克对心肌代谢的影响及心源性休克的诊断，电解质检测有助于了解休克时电解质平衡紊乱情况。

4. 血气分析　动脉血气分析是休克时不可缺少的项目，对判断休克和指导治疗有重要的作用。动脉血氧分压（PaO_2）正常值为 10.7 ~ 13.0 kPa（80 ~ 100 mmHg），反映氧供应情况。二氧化碳分压 $PaCO_2$ 正常值为 4.8 ~ 5.8 kPa（36 ~ 44 mmHg），是通气和换气功能的指标，可作为呼吸性酸中毒或碱中毒的诊断依据。碱剩余（BE）正常值为 –3 ~ +3 mmHg，可反映代谢性酸中毒或碱中毒。BE 值过低或过高，则提示存在代谢性酸中毒或碱中毒。血酸碱度（pH）是反映总体的酸碱平衡状态，正常值为 7.35 ~ 7.45，在酸中毒或碱中毒的早期，通过代偿机制，pH 可在正常范围之内。

5. 动脉血乳酸　休克病人组织灌注不足可引起无氧代谢和高乳酸血症，监测动脉血乳酸有助于评估休克程度及复苏的变化趋势。正常值为 0.6 ~ 1.7 mmol/L，急危重症病人允许到 2 mmol/L。血乳酸盐值越高，预后越差，若超过 8 mmol/L，几乎无生存可能。在休克的最初 1 h 内，血乳酸盐含量即有升高。休克时高乳酸血症提示组织灌注不足，其程度往往被作为判断休克严重程度和预后的指标，但血乳酸盐含量检测需要及时送检。

6. 弥散性血管内凝血指标　弥散性血管内凝血是休克晚期的主要病理生理改变，即休克晚期的主要表现，此期是微循环衰竭期，是不可逆的休克，血液浓缩，血细胞聚集，血液黏滞度增高，血液处于高凝状态，此时红细胞和血小板发生凝集，且在血管内形成微血栓，引起弥散性血管内凝血（DIC）。对疑有 DIC 的病人，应测定血小板的数量和质量、凝血因子的消耗程度及反映纤溶活性的多项指标，DIC 的诊断标准见表 9–3。

表 9–3　中国弥散性血管内凝血诊断积分系统（CDSS）

积分项	分数
存在导致 DIC 的原发病	2
临床表现	
不能用原发病解释的严重或多发出血倾向	1
不能用原发病解释的微循环障碍或休克	1
广泛性皮肤、黏膜栓塞，灶性缺血性坏死、脱落及溃疡形成，不明原因的肺、肾、脑等脏器功能衰竭	1
实验室指标	
血小板计数	
非恶性血液病	
≥100 × 10%/L	0
（80 ~ 100）× 10%/L	1
< 80 × 10/L	2
24 h 内下降≥50%	1
恶性血液病	
< 50 × 10/L	1
24 h 内下降≥50%	1
D– 二聚体	
< 5 mg/L	0
5 ~ 9 mg/L	2
≥9 mg/L	3
PT 及 APTT 延长	
PT 延长 < 3 s 且 APTT 延长 < 10 s	0
PT 延长≥3 s 或 APTT 延长≥10 s	1
PT 延长≥6 s	2
纤维蛋白原	
≥1.0 g/L	0
< 1.0 g/L	1

注：非恶性血液病：每日计分 1 次，≥7 分时可诊断为 DIC。恶性血液病：临床表现第一项不参与评分，每日计分 1 次，≥6 分时可诊断为 DIC。PT：凝血酶原时间。APTT：部分激活的凝血活酶时间。

7. 氧输送（DO_2）及氧消耗（VO_2） DO_2是指机体组织所能获得的氧量，氧消耗是指组织消耗的氧量。可用带有分光光度血氧计的改良式肺动脉导管，连续测定混合静脉血氧饱和度（SvO_2）来判断体内氧供应和氧消耗的比例。反映正常人体氧供应与氧消耗之间达到平衡的SvO_2值是0.75。SvO_2值降低则反映氧供应不足，可因心排血量本身降低、血红蛋白浓度或动脉氧饱和度降低所致。DO_2和VO_2应可通过公式计算而得：

$$DO_2 = 1.34 \times SaO_2\text{（动脉血氧饱和度）} \times Hb\text{（血红蛋白）} \times CO \times 10$$

$$VO_2 = [CaO_2\text{（动脉血氧含量）} - CvO_2\text{（混合静脉血氧含量）}] \times CO \times 10$$

$$CaO_2 = 1.34 \times SaO_2 \times Hb$$

$$CvO_2 = 1.34 \times SvO_2 \times Hb$$

正常值：DO_2：400 ~ 500 mL/（min · m^2）；VO_2：120 ~ 140 mL/（min · m^2）

氧供应和氧消耗在休克监测中的意义在于：当VO_2随DO_2而相应提高时，提示此时的DO_2还不能满足机体代谢需要，应该继续努力提高DO_2，直至VO_2不再随DO_2升高而增加为止。只要达到这种状态，即使此时CO值仍低于正常值，也表明DO_2已满足机体代谢需要。

拓展阅读9-1
心脏超声在休克评估中的应用

四、检查项目评估

1. 心电图 心电图检查有利于心源性休克的判断，并能及时了解休克时心肌供血及心律失常情况。

2. 影像学检查 X线、超声、CT、MRI等检查有助于了解脏器损伤、感染等情况，及时发现原发病，对休克的病因判断有一定的意义。

3. 胃肠黏膜内pH 休克时胃肠道较早处于缺血/缺氧状态，因而易于引起细菌移位，诱发脓毒症和多器官功能障碍，测量胃肠黏膜pH能反映该组织局部灌注和供氧的情况，也可能发现隐匿性休克。胃、肠黏膜内酸度测量能较真实地反映机体对缺血反应最敏感区域的灌注变化，也能反映组织局部的供氧情况，当胃肠黏膜内pH小于7.35时提示预后不良。

第三节 休克病人的急救与护理

情境三：

进一步查体，发现病人腹胀、全腹轻度压痛、反跳痛和肌紧张，以左上腹明显，移动性浊音阳性，肠鸣音减弱。辅助检查：腹腔穿刺抽出不凝固的血液。辅助检查：血常规示WBC 14×10^9/L，中性粒细胞比值86%。

请思考：

1. 该病人目前主要的护理诊断/问题有哪些？
2. 对该病人应采取哪些护理措施？

在急危重症中，休克是临床上常见的综合征之一，若原发病因不去除、急救不及时，往往容易造成重要器官的功能代谢障碍，甚至导致多器官功能衰竭，极易造成病人死亡。因此提高医护人员对休克的认识，及时采取准确的急救与护理措施，对降低休克病人死亡率十分重要。

一、休克的急救原则

病人发生休克首先应该稳定生命体征，保持重要器官的微循环和改善细胞代谢，在此前提下进行病因治疗。

（一）休克的急救原则

1. 早期识别并进行急救，采取有效措施抢救并避免休克发展到晚期。
2. 基本抢救措施为扩充血容量及改善微循环，具体措施因休克类型而异。
3. 尽可能处理原发病并去除休克的诱发因素。
4. 力争全面细致监测，及时发现并处理并发症。

（二）不同类型休克的救治原则

1. 失血性休克　快速补充血容量，同时积极处理原发伤病，控制出血和体液丢失。先快速建立通畅的静脉通路，补充血容量的同时尽快止血，密切监测血流动力学状况并客观评价液体复苏治疗的效果。

2. 感染性休克　首先是病因治疗，原则是在休克未纠正之前，应着重治疗休克，同时控制感染，在休克纠正之后，应着重治疗感染。

3. 心源性休克　提高心排血量，维持血压，增加冠状动脉灌注及其他重要脏器的血流灌注；纠正酸中毒，改善微循环及血管张力。

4. 过敏性休克　立即停止使用或清除引起过敏反应的物质，就地抢救，立即保持平卧位，给予肾上腺素 1 mg 皮下注射，必要时于 5 ~ 10 min 后可重复 1 次，给予中到高流量氧气吸入，病人未脱离危险期不宜转诊或搬动。

5. 神经源性休克　取半卧位，保持气道通畅，立即给予吸氧，补充血容量，给予肾上腺皮质激素和血管活性药物，给予镇静、抗心律失常药物，积极治疗原发病和去除诱因。必要时可考虑应用心脏机械辅助循环装置，包括主动脉球囊反搏等。

（三）休克的救治流程

休克的救治流程见图 9–1。

二、休克的治疗

休克是临床上常见的紧急情况，在休克早期进行有效的干预和治疗，控制引起休克的原发病因，阻止病情的进展，有助于改善病人预后。

拓展阅读 9-2
创伤性休克急救复苏新技术——腹部提压 CPR
课程思政案例 9-1
跪地救人，与死神赛跑

（一）一般治疗措施

1. 一般措施　休克时通常取休克体位，头和躯干抬高 10° ~ 20°、下肢抬高 20° ~ 30°，以利于呼吸和下肢静脉回流，同时保证脑灌注压。使病人保持安静，避免搬动，有创伤或疼痛时给予镇痛镇静，根据病人具体病情采取降温或保温措施，对感染性休克的高热病人，应采取冰帽、冰袋和酒精擦浴等物理降温方法降温。

2. 维持通气功能　保持呼吸道通畅，有呼吸道堵塞时，用吸引器清除口咽部异物、血块、黏液等，同时前推下颌角，使舌底离开口咽部，并将头偏向一侧给予常规吸氧，调节氧浓度为

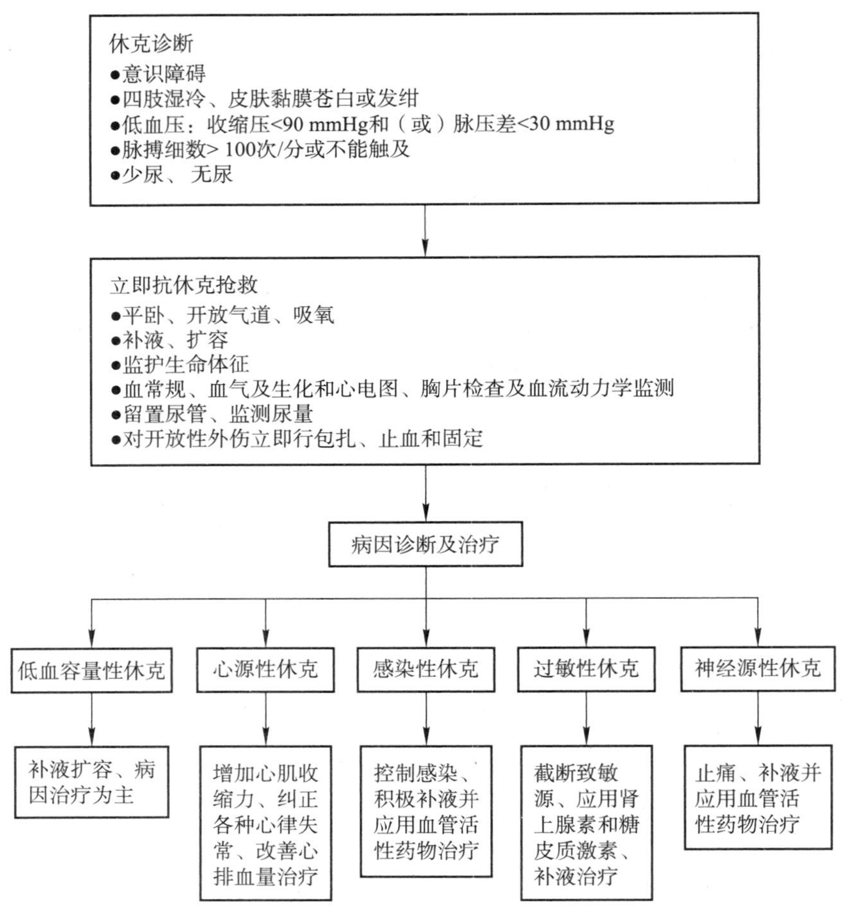

图 9-1 休克的救治流程

40% ~ 50%、氧流量 6 ~ 8 L/min 为宜。若出现明显的呼吸困难、喘鸣、吸气三凹征，提示存在严重通气障碍，应及时建立人工气道，使用呼吸机辅助呼吸。

3. 止血 对于外伤出血病人，立即予以压迫止血，如仍不能止血，则应压迫出血血管的近心端，不可盲目钳夹止血以免误伤。内脏大出血如上消化道出血或宫外孕等，当药物治疗无效时应快速做好术前准备，在抢救休克的同时做好手术止血。

4. 生命体征的监测 监测病人的血压、脉搏、呼吸、尿量，有条件情况下监测 CVP、PCWP、CO 等。

（二）补充血容量

补充血容量是抢救休克的基本措施，积极补充血容量是扭转组织低灌注和缺氧的关键。特别是低血容量性休克，快速补充血容量是非常有效的处理措施，一般而言，休克的程度越重，需补充的血容量就越多，补充具体内容原则为及时、快速、足量，先晶后胶。在连续监测动脉血压、尿量和 CVP 的基础上，结合病人的神志、皮肤温度、末梢循环、脉率及毛细血管充盈时间等情况，估算补液量和判断补液效果。

（三）积极处理原发病

引起休克的原因各异，根除或控制导致休克的原因对阻止休克的进一步发展十分重要，尤其是外科疾病引发的休克，大多数需要手术处理原发病灶，如内脏大出血、存在坏死肠袢、有消化道穿孔或腹内脓肿等，在尽快恢复有效循环血量后，及时对原发病灶作出手术处理。

（四）纠正酸碱平衡失调

病人在休克状态下，由于组织灌注不足和细胞缺氧常存在不同程度的代谢性酸中毒，这种酸性环境对心肌、血管平滑肌和肾功能均有抑制作用，应予以纠正。但在休克早期，在机体代偿机制的作用下，又可能因为过度换气引起低碳酸血症、呼吸性碱中毒，因此对于休克病人盲目地输注碱性药物不妥。目前在补液原则上主张宁酸毋碱，酸性环境能增加氧与血红蛋白的解离从而增加向组织释氧，对复苏有利。此外，使用碱性药物须首先保证呼吸功能完善，否则会导致 CO_2 潴留和继发呼吸性酸中毒。

（五）血管活性药物的应用

在充分复苏的前提下需应用血管活性药物，以维持脏器灌注压。血管活性药物辅助扩容治疗，可迅速改善和升高血压。尤其对于感染性休克病人，提高血压是应用血管活性药物的首要目标，理想的血管活性药物应能迅速提高血压，改善心脏和脑血流灌注及肾和肠道等内脏器官血流灌注。

（六）改善心脏功能

心功能障碍既可是休克的原因，也可是休克的结果。休克中晚期或原有心脏病、高龄、已有心功能不全表现者可适当使用强心药。多巴胺、多巴酚丁胺兼有缩血管和强心作用，可以选用。必要时也可缓慢静脉注射洋地黄制剂，可增强心肌收缩力，减慢心率。

（七）其他脏器功能的维持

要警惕休克病人可能同时存在通气或（和）换气功能障碍，导致低氧血症，应予以积极处理，必要时给予建立人工气道，呼吸机辅助呼吸。也要注意维护病人的肾功能，维持血压和有效循环血量以保证肾脏足够的血流灌注。

（八）弥散性血管内凝血的治疗

弥散性血管内凝血（DIC）是休克终末期的表现。一旦发生，可用肝素抗凝治疗，一般剂量为 1.0 mg/kg，6 h 一次，成人首次可用 10 000 U（1 mg 相当于 125 U 左右）。有时还可使用抗纤溶药，如氨甲苯酸、氨基己酸，以及抗血小板黏附和聚集的药物，如阿司匹林、双嘧达莫（潘生丁）和低分子右旋糖酐等。

（九）营养支持

休克发生后机体代谢率明显增高而出现一系列代谢紊乱，因此营养支持也是休克中后期不可忽视的一个方面，营养支持可供给细胞代谢所需要的能量与底物，维持组织器官的结构与功能，通过营养素的药理作用调理代谢紊乱，调节免疫功能，增强机体抵抗力，从而影响疾病的发展与转归。

三、休克的护理

（一）与休克相关的护理诊断

1. 体液不足　与大量失血、失液有关。
2. 组织灌注量改变　与有效循环血量减少、微循环障碍有关。
3. 气体交换受损　与微循环障碍、缺氧和呼吸形态改变有关。
4. 有体温失调的危险　与感染或组织灌注不良有关。
5. 有感染的风险　与免疫力下降、接受侵入性治疗有关。
6. 有受伤的危险　与烦躁不安、意识模糊有关。
7. 有皮肤完整性受损的危险　与躯体移动障碍有关。
8. 营养失调：低于机体需要量　与获取食物困难有关。
9. 焦虑　缺乏休克相关知识。

（二）休克病人护理目标

1. 病人体液维持平衡，表现为生命体征平稳、面色红润、四肢温暖、尿量正常。
2. 病人有效循环血量恢复，组织灌流不足得到改善。
3. 病人呼吸道通畅、呼吸平稳，血气分析结果维持在正常范围内。
4. 病人体温维持正常。
5. 病人未发生感染或感染发生后被及时发现并处理。
6. 病人未发生意外受伤。
7. 病人未发生压力性损伤等相关并发症。
8. 病人情绪稳定。

（三）休克病人的护理措施

1. 病情评估

（1）了解病人的年龄、性别、经济状态、基础疾病及既往史，了解病人有无外伤、脏器破裂、烧伤等大量失血、失液史，有无感染或过敏史，发病以来是否采取处理措施。

（2）评估病人的症状和体征，严密监测病人的生命体征、意识、面色、肢端温度及色泽、CVP、尿量及尿比重等指标的变化，以评估病人当前的病情是否稳定。

2. 迅速补充血容量

（1）建立静脉通路：迅速建立2条以上的静脉输液通路，大量快速补液（心源性休克除外）。如遇周围静脉萎陷或肥胖病人穿刺困难，条件允许可使用超声引导进行穿刺，必要时应立即进行中心静脉穿刺，并同时监测CVP。

（2）遵循补液原则：休克病人的补液原则为先晶体后胶体、先盐后糖、先快后慢、见尿补钾。输液的速度和量应根据病人的临床表现、心肺功能及血流动力学监测指标（如动脉血压、CVP等）进行综合分析，合理调整输液的量和速度。

（3）记录出入液体量：准确记录输入液体的种类、数量、时间和速度，并记录24 h出入液体量以随时调整输液速度，并为后续治疗提供依据。

3. 改善组织循环灌注　取休克体位，头和躯干抬高10°~30°、下肢抬高15°~20°，使膈肌下移，利于增加回心血量，改善重要脏器血液供应，同时还可减轻呼吸困难。

4. 维持有效气体交换

（1）保持呼吸道通畅：神志淡漠或昏迷者，应将头偏向一侧，以防舌后坠或呕吐物反流引起误吸或窒息。在病情允许情况下，鼓励病人进行深呼吸训练，协助叩背并进行有效咳嗽、排痰，建立人工气道的病人按需吸痰，确保呼吸道通畅。协助病人进行双上肢和胸廓运动，以促进肺扩张。

（2）改善缺氧：常规给予吸氧，调节氧浓度 40% ~ 50%，氧流量 4 ~ 8 L/min 为宜。严重呼吸困难者，协助医生建立人工气道，给予机械通气。

（3）监测呼吸功能：密切观察病人的呼吸频率、节律及深度，定期监测动脉血气分析，了解缺氧程度及呼吸功能。若病人出现进行性呼吸困难、发绀、氧分压小于 60 mmHg 且吸氧后无改善，提示出现呼吸衰竭或 ARDS，应立即报告医生协助进行气管插管行机械通气。

5. 维持正常体温

（1）监测体温：每 4 h 1 次，密切监测体温的变化。

（2）保暖：体温过低时应注意保暖，可采取加盖被子或调高室温等方法，禁忌用热水袋或电热毯等提高体表温度，以防烫伤或因局部皮肤血管扩张、组织耗氧量增加而引起重要内脏器官血流量进一步减少。

（3）降温：感染性休克病人出现高热时，应采取物理或药物等方法进行降温。病室应定时通风并调节适宜的温度及湿度，保持床单位的清洁、干燥，及时更换被汗液浸湿的衣服，做好皮肤护理。

（4）库存血的复温：失血性休克的病人需快速、大量输血时，若所输血液为库存血，应置于常温下复温后再输入，以免造成体温降低。有条件可使用加温输血仪输血。

6. 预防感染　休克时机体处于应激状态，免疫功能下降，抵抗力减弱，容易继发感染。应采取以下措施：①严格遵循无菌原则进行各项护理操作。②预防肺部感染，避免病人误吸，必要时给予雾化吸入。③加强手卫生，接触病人前后均需进行手卫生，避免交叉感染。④有创面或伤口者，应及时更换敷料，保持创面或伤口清洁干燥。

7. 预防压力性损伤和意外伤害的发生　病情允许时，协助病人每 2 h 翻身 1 次，必要时受压部位贴减压贴预防压力性损伤的发生，卧床病人应加床栏防护以防坠床，必要时给予肢体约束，以防病人发生坠床及意外脱管。

8. 合理镇痛镇静　保持病人安静，减少不必要的刺激和搬动，必要时给予镇痛和镇静，定期评估镇痛镇静的效果，维持在合适的水平。

9. 营养支持护理　营养支持虽然不能完全阻止和逆转休克严重应激对分解代谢和人体组成的改变，但合理的营养支持可改善潜在和已发生的营养不良状态，防止并发症。在休克急性期暂时禁食，待血流动力学、病情稳定可给予早期肠内营养支持，在肠内营养支持过程中严密监测喂养耐受性，根据耐受性评估结果调整营养方案，预防喂养相关并发症。

10. 血糖监测　部分病人因胰岛素抵抗可出现高血糖，从而导致严重的感染、多发性神经损伤、MODS 甚至死亡，应严密监测血糖的变化，避免血糖的波动，血糖高时遵医嘱给予胰岛素控制血糖。

11. 心理护理　向病人及家属介绍休克产生的原因、治疗方法及预后，使病人及家属对休克有一定的了解，减轻其焦虑、恐惧情绪。

12. 健康教育

（1）疾病预防：加强自我防护，避免损伤和意外伤害。

（2）疾病知识：向病人和家属讲解各项治疗、护理措施的必要性及疾病的转归过程，向病人及家属宣传意外损伤后的初步处理和自救知识。

（3）疾病康复：指导病人出院后注意营养和休息，如出现高热或感染，应及时就诊。

（四）休克病人的护理效果评价

对病人治疗和护理有效的评价标准为：①体液维持平衡，表现为生命体征平稳、面色红润、四肢温暖、尿量正常；②有效循环血量恢复，组织灌注不足得到改善；③呼吸道通畅，呼吸平稳，血气分析结果维持在正常范围内；④体温维持正常；⑤感染得以预防，或感染得到及时控制；⑥意外伤害得以预防，或得到及时发现和处理；⑦病人情绪稳定，积极配合治疗和护理。

（曹　岚）

数字课程学习

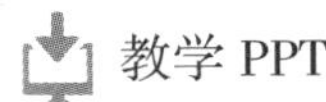

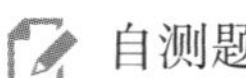

第十章
卒中中心的设置与管理

【学习目标】

知识：

1. 掌握脑卒中的概念及分类。
2. 掌握不同类型脑卒中的临床特点及救治措施。
3. 掌握常见脑卒中的鉴别。
4. 熟悉卒中中心的工作流程。
5. 了解卒中中心的建设标准，卒中中心的护理管理，护士在卒中病人救治中的作用。

技能：

1. 正确运用临床评估与判断采取相应的急救与护理措施。
2. 正确运用所学知识为公众进行脑卒中健康教育。
3. 学习过程中培养批判性思维、创新性思维及团队协作能力。

素质：

1. 对卒中中心团队工作具有高度的责任感，团结协作，迅速反应。
2. 有独立思考的能力，在救治过程中发现问题、解决问题。

情景导入

李女士，64 岁，体重 60 kg，清晨醒后出现右侧肢体活动不灵，言语不清，因症状持续加重拨打“120”急救电话，以右侧肢体活动不灵伴言语不清 2 h 为主诉入急诊。既往高血压病史 10 年，血压最高时为 180/110 mmHg，平时血压控制良好。否认外伤、手术及出凝血障碍等病史。

近年来，卒中正以其高发病率、高致残率、高死亡率和逐年增长的治疗费用对我国造成巨大的社会、经济负担，是严重影响国计民生的重要公共卫生问题。由于我国卒中流行分布区域广泛，医疗体系复杂多样，卒中服务水平参差不齐，因此，改进医疗服务质量，合理分配医疗资源，降低医疗成本对提升我国的卒中医疗服务体系建设具有重要意义。

第一节 卒中中心的设置

情境一：

“120”急救人员到达现场后进行病情评估，病人自述清晨醒来出现右侧肢体活动不灵，言语不清，急救人员判断该病人高度疑似脑卒中，发病时间在溶栓窗内，有溶栓可能，随即对照卒中急救地图，联系距离最近的具有溶栓能力和资质的医院，将病人转运至该院。

请思考：

您认为具备救治能力和资质的医院应满足什么功能？具有哪些配备？

2015 年，中国卒中中心资质认证专家组确立了中国卒中中心的两个等级：初级卒中中心（primary stroke center，PSC）和综合卒中中心（comprehensive stroke center，CSC），为卫生行政部门的医疗资源配置和质量监管提供依据，为卒中病人提供合理、优化的治疗，提升我国的卒中医疗服务体系建设。

一、卒中中心的功能

PSC 是能为卒中病人提供基本的、标准化的诊疗服务，具备必要的卒中专业人员、基本设施设备、专业技术和卒中救治流程的医疗中心。其功能包括：维持生命体征，满足基本监护条件，提供早期诊断检查，有卒中针对性的治疗干预措施，特别是静脉重组组织型纤溶酶原激活剂（recombinant tissue plasminogen activator，rt-PA）溶栓治疗，实施一般的诊断和治疗性干预，规范的二级预防及早期康复治疗。

在 PSC 的基础上，综合卒中中心的专业化程度更高，能够对重症和疑难卒中病人进行诊治，并提供重症内外科医疗、专门性检查（如全脑血管造影、经食管超声检查等）、神经外科和介入治疗。

二、卒中中心的建设标准

（一）科室设置

收治卒中病人的医院应尽可能建立卒中单元，所有急性脑卒中病人应尽早、尽可能收入卒中单元接受治疗。急救中心可以选择建立急性卒中单元，大型综合医院或大型康复中心应该选择建立综合卒中单元，基层医院和中小型康复中心选择建立卒中康复单元。

（二）中心配备

1. 基础设施　PSC 包括：①急诊室（与院前急救系统紧密合作，按相应流程进行有效接诊、分诊和转诊）；②可 24 h 提供血常规、生化、凝血谱等常规检查的实验室；③计算机断层扫描（computed tomography，CT）；④卒中单元；⑤卒中预防门诊。CSC 在 PSC 设施的基础上增加：① 24 h/7 d 的头颅影像学检查；② 24 h/7 d 可及的手术室；③ 24 h/7 d 神经介入治疗；④神经外科重症监护病房（NICU）；⑤卒中病例登记和质量改进数据库。

2. 人员配备　PSC 包括：①中心主任；②急诊科医师；③ 24 h 值班的卒中小组；④神经内科专科医师；⑤神经放射诊断医师、放射科技师；⑥检验科医师；⑦经颅多普勒超声（transcranial Doppler，TCD）医师、颈动脉超声医师、超声心动图医师；⑧经过卒中专业培训的护理人员；⑨康复师（包括吞咽障碍管理师）。CSC 在 PSC 人员的基础上增加：①具备血管内治疗资质的神经介入医师；②具有急性卒中救治经验的神经外科医师；③能进行颈动脉内膜剥脱术的外科专家；④ NICU 医师；⑤相关科室医师包括：心脏超声、颈动脉超声及 TCD 技师、康复师，以及医务科人员；⑥卒中医疗质量评价和改进专业人员；⑦临床研究协调员；⑧社会志愿者。

3. 技术要求

（1）诊断技术：PSC 包括：①头颅 CT 平扫，拟静脉溶栓病人，能够在到院后 25 min 内开始检查；②卒中病人优先的 CT 扫描；③实验室检查，拟静脉溶栓病人，实验室检查能够在到院后 45 min 内显示结果；④心电图；⑤经胸超声心动图；⑥颈动脉超声；⑦胸部 X 线；⑧ TCD。CSC 在 PSC 技术的基础上增加：①磁共振成像（magnetic resonance imaging，MRI）；② CT 血管造影（CT angiography，CTA）和 CT 灌注成像（CT perfusion imaging，CTP）；③数字减影血管造影（digital subtraction angiography，DSA）；④经食管超声心动图。

（2）治疗技术：卒中急性期治疗：① rt-PA 静脉溶栓：病人在急诊就诊时根据目前指南评估是否适合静脉溶栓治疗。对于适宜静脉溶栓的急性缺血性卒中病人，急诊就诊到开始给予药物溶栓的目标时间应当 $<$ 60 min。②预防卒中并发症，包括跌倒风险评估、吸入性肺炎、深静脉血栓、压力性损伤、骨折、应激性溃疡和消化道出血等。③能通过与 CSC 的合作网络使病人获得及时的血管内治疗、去骨瓣减压术或血肿清除术、动脉瘤夹闭术或介入治疗等。CSC 在 PSC 治疗技术的基础上增加：①血管内介入治疗术，包括动脉内溶栓（24 h/7 d）、动脉内机械取栓术（24 h/7 d）和颅内外血管支架成形术；②去骨瓣减压术；③血肿清除术；④脑室引流术；⑤动脉瘤夹闭术及动脉瘤介入治疗；⑥颈动脉内膜剥脱术。

（3）护理技术：①根据指南正确安置和摆放病人体位，评估受压区域压力性损伤风险和跌倒风险，用日常生活能力量表（activities of daily living，ADL）监测神经功能，评价液体平衡，监测体温及评价吞咽困难；②让病人亲属及照顾者参与培训和家庭护理，并提供有关卒中症状、检查和治疗、康复、卒中后服务等信息；③每周集中一次针对病人和（或）家属的卒中预防、诊断、治疗和康复等健康教育。

（4）监测和随访技术　①床旁 24 h 生命体征监测，根据病情需要，给予心率、血压、呼吸、血氧饱和度及体温等监护；②神经功能评分，推荐美国国立卫生研究院卒中量表（National Institutes of Health stroke scale，NIHSS），需要在入院、出院时完成评估；③依据国家卒中二级预防指南，制订出院及随访计划。

课程思政案例 10-1
脑卒中公众教育

第二节　卒中中心的护理管理

情境二：

病人被转运至某通过国家级卒中中心资质认证的医院。该院卒中中心在建设过程中优化护理工作流程，完善卒中中心管理模式，取得良好效果。护理管理是卒中中心非常重要的一环，护理质量直接影响着卒中中心的整体救治水平。

请思考：

卒中中心的护理管理包括哪些内容？

卒中中心的护理管理涵盖了卒中中心的护理人员资质、护理人员培训、管理制度及卒中中心护理质量管理，是医院卒中中心管理的重要组成部分。

一、护理团队管理

（一）护理人员资质

初级卒中中心护理人员资质：①卒中单元必须有专门针对卒中病人的特殊护理，卒中专科护士需要接受特定的正式卒中医学培训至少 3 个月；②卒中专科护士应接受 PSC 培训（卒中相关专题讲座）≥3 次 / 年；③卒中专科护士应每年参加脑血管病相关的继续教育活动≥20 学时。综合卒中中心护理人员资质：①急诊护士每年至少参加 2 h 关于急性卒中的继续教育；②重症监护室护士每年至少参加 8 h 关于卒中诊疗的继续教育。

（二）护理团队协作

护理团队由护士长和 4 名护理人员组成。护士长为组长，4 名护理成员为分诊护士、卒中绿色通道护士、溶栓护士、记录护士，由护士长统一安排并指挥工作。

1. 分诊护士　接收院前预通知，快速识别卒中症状，及时有效分诊，通知卒中绿色通道护士及卒中急诊医生到达现场，启动卒中绿色通道。

2. 卒中绿色通道护士　对于在溶栓时间窗内的病人全程陪检，先缴费、先检查、先救治，呼叫整个溶栓团队参与病人救治。准确测量和跟踪病人到达急诊至溶栓时间、到达急诊至穿刺时间、穿刺至再通时间等。

3. 溶栓护士　负责建立 CTA 检查静脉通道、抽取血标本快速送检，专科医师启动溶栓流程后立即心电监护，建立溶栓静脉通道，进行溶栓药物的输注，实时观察并准确记录病人的生命体征及症状改变。

4. 记录护士　卒中病人病历资料整理，登记内容用于追踪预后，辅助进行持续质量改进，建立多中心科研项目，卒中信息资源共享，加强卒中救治网络的紧密连接。

（三）管理制度

1. 中心工作制度

（1）院前急救系统工作制度　①院前迅速识别卒中。急救人员采用标准化工具进行卒中院前筛查，采用量表筛查大血管闭塞，快速识别卒中病人。②现场诊疗。紧急救援医疗服务人员在现场应对疑似卒中病人尽快进行简要评估和必要的急救处理，包括确定发病时间、处理呼吸和循环问题、进行心电图检查及生命体征监测、建立静脉通道，避免因院前干预而延误转运。③快速转运至有卒中救治能力的医院。在遵循就近原则的前提下，结合病人病情和转送医院对卒中救治能力等因素制订合理的转运方案。发病在时间窗内可能需要静脉溶栓的疑似急性缺血性卒中（AIS）病人，应在最短时间内转运至最近的有资质的 PSC/CSC。④院前预通知。院前急救人员在疑似卒中病人到达接诊医院前预先通知，提前传递病人简要信息，使接诊医院提前启动卒中绿色通道。院前急救人员与接诊医院医护人员做好病人交接工作。⑤院前卒中公众健康教育。加强公众院前卒中健康教育，重点掌握卒中早期症状的识别，知晓卒中治疗的时间紧迫性并及时拨打“120”急救电话。

（2）卒中急诊工作制度　①急诊团队快速识别急性缺血性卒中（AIS）病人，有溶栓或血管内治疗可能时，立即启动溶栓流程。②急诊团队为院前预通知的病人提前启动卒中诊治流程；分诊护士对到院就诊病人分诊后通知急诊医师接诊并启动诊治流程。③启动溶栓或血管内治疗流程后，急诊护士需快速送检病人的实验室样本。④尽早对病人进行全面评估，包括病史、一般检查、神经系统检查和相关实验室检查。

2. 绿色通道管理制度

（1）设置“卒中救治绿色通道”专用章。

（2）对于高度疑似卒中的病人应立即开放急诊绿色通道，进入“卒中救治绿色通道”程序，优先就诊、优先检查、优先治疗。

（3）对疑似卒中的病人，要求 45 min 内完成头部 CT、血常规、急诊生化、凝血功能检查，并进行神经功能评估。

（4）对确诊脑出血的病人，应立即联系神经外科手术治疗。

（5）对确诊或高度疑似缺血性脑梗死的病人，应立即联系神经内科，符合溶栓条件的病人，告知病人和家属相关治疗方案及利弊，并立即进行溶栓治疗准备工作，以免延误治疗时机。

二、护理质量管理

（一）关键要素控制

1. 病人安全质量控制　护理管理者聚焦重点环节，对频发事件分类，先提出控制策略，如卒中病人的安全控制，对病人在院时跌倒、压力性损伤、导管滑脱等危险因素进行筛选并采取积极有效的措施来降低风险。另外，建立护理不良事件上报的系统化管理，设立护理质量管理小组，实时采集卒中病人不安全因素，构建卒中病人安全管理屏障。

2. 护理服务质量控制 根据病人需求及护理工作专业的要求，制定护理服务流程和护理服务评价标准，了解卒中病人及其家属对护理工作的建议，掌握卒中病人对护理服务的评价结果，研究护理服务失效补救系统，为卒中病人提供及时、专业的优质护理服务。

（二）质量控制指标

为了规范卒中救治的服务质量，合理分配医疗资源，降低医疗成本，应依据中国卒中中心建设指南和国家医院卒中中心建设与管理指导原则，结合医院实际情况建立质量控制指标，如卒中病人抵达急诊接受 NIHSS 评分的比例、缺血性卒中病人在溶栓时间窗内接受静脉溶栓病人的比例、急性缺血性卒中病人在抵达医院 60 min 内接受静脉溶栓病人治疗的比例、急性缺血性卒中病人从入院到开始血管内治疗的时间、诊断性全脑血管造影检查术后 24 h 内病人的卒中发生率和死亡率等。通过指标监测结果，为质量改进提供数据，以分析现状、发现问题，组织多学科协作团队进行持续质量改进讨论，并提出解决办法。

第三节 卒中中心的工作流程

情境三：

该医院急诊科接到院前急救人员的预通知后，立即开放卒中救治绿色通道，通知院内溶栓团队，准备急救器械、药品与物品，病人到院后先就诊、先检查、先处置。

请思考：

1. 脑卒中病人院前急救包括哪些流程？
2. 脑卒中病人院内急救包括哪些流程？

一、院前急救流程

（一）现场评估

1. 病情判断 急救人员采用中风 120、知觉心理压力量表、洛杉矶院前卒中筛查量表（LAPSS）或 FAST 评分量表等标准化工具进行卒中院前筛查，采用动脉闭塞快速评分（RACE）、洛杉矶运动评分（LAMS）、卒中现场评估分诊量表（FAST-ED）或脑卒中病人姿势评定量表（PASS）筛查大血管闭塞，快速识别卒中病人。

2. 环境评估 评估急性脑卒中病人所在区域医疗资源分布情况，结合区域内医疗机构救治能力和病人情况，确定下一步救治计划。

3. 快速分流 院前急救人员在疑似卒中病人到达接诊医院前预先通知，提前传递病人简要信息，使接诊医院提前启动卒中绿色通道。院前急救人员与接诊医院医护人员做好病人交接工作。在遵循就近原则的前提下，结合病人病情和转送医院对卒中救治能力等因素制订合理的转运方案。发病在时间窗内可能需要静脉溶栓的疑似急性缺血性卒中病人，应在最短时间内转运至最近的有资质的 PSC/CSC。

（二）急救处理与转运

1. 紧急医疗服务人员在现场应对疑似卒中病人尽快进行简要评估和必要的急救处理，包括确定发病时间、处理呼吸和循环问题、进行心电图检查及生命体征监测、建立静脉通道，避免因院前干预而延误转运。

2. 急诊接到“120”派车指示后要求出车时间 < 3 min。急救人员现场处置时间（包括但不限于评估病人、识别卒中、心电监护、测血糖、吸氧、建立静脉通道）< 15 min。

3. 设置急诊卒中救治团队，团队中包括具有血管内介入治疗能力的副主任医师以上的医务人员，并有全天 24 h 独立值班医师，要求 5 min 内到达急诊救治现场。

4. 初步考虑为卒中病人时，须立即电话告知急诊分诊护士，做好开放绿色通道准备，并在最短时间内转运至接诊医院急诊科。

二、院内急救流程

（一）接诊诊疗服务

1. 信息采集　急诊分诊台放置“卒中优先”标识，急诊分诊工作必须在 5 min 内完成，由急诊分诊护士采用 FAST 量表对到诊病人进行简单评估，如发现任何一项异常，应考虑为脑卒中，并进行快速分诊，点击绿色通道启动键，给病人佩戴“绿色通道 / 抢救”字样标识，带领病人快速就诊。

2. 完善辅助检查

（1）检验科职责：对标有脑卒中“绿色通道”标识的申请单及标本快速反应，优先满足绿色通道病人的需要，并严格在规定时间内完成。具体时限规定如下：血常规、血糖在接到标本 10 min 内出报告，血型、电解质、肾功能、凝血功能、心肌酶等检查在接到血标本 35 min 内出报告；其他项目酌情尽快完成。

（2）影像科职责：对标有脑卒中“绿色通道”标识的申请单快速反应，优先满足绿色通道病人需要，在病人到达医学影像科 25 min 内完成头颅影像学检查，并在 45 min 内完成阅片并出具报告。病人由急诊科护士护送前往 CT 室完成检查，必要时首诊医师须与护士一起送至 CT 室。

3. 急诊目标时间　目前美国心脏协会 / 美国卒中协会指南倡导从急诊就诊到开始溶栓（DNT）应争取在 60 min 内完成。这就需要急诊科溶栓绿色通道各个环节密切配合、统筹安排工作和时间，最大限度缩短确定溶栓的时间，在溶栓时间窗内尽早应用 rt–PA。如果没有 rt–PA 或因医保和经济原因，可选择尿激酶溶栓治疗，以减少病人的神经功能损失。

（二）入院后诊疗

1. 病情评估

（1）急诊首诊医生对急性脑梗死病人的诊断及评估工作需在 40 min 内完成，包括询问病史、体格检查、神经功能评分、开具各项检查单等。急性脑梗死的诊断可根据《中国急性缺血性脑卒中诊治指南 2018》的诊断标准：①急性起病；②局灶神经功能缺损（一侧面部或肢体无力或麻木，语言障碍等），少数为全面神经功能缺损；③症状或体征持续时间不限（当影像学显示有责任缺血性病灶时），或持续 24 h 以上（当缺乏影像学责任病灶时）；④排除非血管性病因（脑外伤、中毒、癫痫后状态、瘤卒中、高血压脑病、血糖异常、脑炎及躯体重要脏器功能严重障碍等引起的脑部病变）；⑤脑 CT/MRI 排除脑出血。

（2）采集病史、体格检查及神经功能评估三项工作应该在 10 min 内完成：①病史采集：询问症状出现的时间最为重要。特别注意睡眠中起病的病人，应以最后表现正常的时间作为发病时间。其他病史采集包括神经症状发生及进展特征，血管及心脏病危险因素，用药史、药物滥用、痫性发作、感染、创伤、肿瘤、风湿免疫及妊娠史等。②一般体格检查与神经系统检查：评估气道、呼吸和循环功能后，立即进行一般体格检查和神经系统检查。③采用卒中量表评估病情严重程度。采用美国国立卫生院卒中量表（NIHSS）进行神经系统功能评定。

2. 急救处理

（1）时间窗内处理流程：如果初步判定病人为急性脑卒中，并符合静脉溶栓的时间窗，立即开具检查套餐：血常规 + 血型、凝血功能、血糖 + 肾功能 + 电解质、急诊头颅影像检查及心电图检查，同时通知护士开通静脉通路（留置肘正中套管针）、采血，采血完成后输注生理盐水，留置静脉溶栓通路。检验科、放射科和收费处等部门收到标注有“绿色通道 / 抢救”字样的处方和检查申请单，均需对此类病人给予优先处理。如病人无严重肝病、血液病及影响凝血功能的疾病，可以不必等待凝血检查的结果直接进行溶栓（表 10–1，表 10–2）。急诊设置脑卒中溶栓专用床、脑卒中溶栓称重专用设备，绿色通道常规配备目前常用的脑卒中溶栓药物。

表 10–1 溶栓团队职责分工

项目	职责
急诊一线医生	初筛、纳入“绿色通道”病人，通知溶栓二线医生，通知护士开放静脉通道，开具头颅影像、实验室化验检查，完成心电图
急诊二线医生	评估溶栓指征、获取知情同意，指导低年资住院医生动态监测病人生命体征和神经功能，溶栓后协调转入卒中单元
护士	分诊急性卒中高危病人；给病人佩戴“绿色通道”标识，开放静脉通道；备溶栓药；为无法正常缴费者办理欠费；日常管理、定期检查溶栓药物
辅助人员	动态监测病人生命体征和神经功能，填写“绿色通道”路径；协助疏导病人快速完善溶栓前各项检查，特别是头颅影像检查

表 10–2 急性脑梗死溶栓治疗目标时间

项目	目标时间
急诊医生接诊、筛查、评估、开放静脉、抽取血样标本	10 min 内
病人到院至完成急诊 CT 扫描	25 min 内
血常规自抽血到出结果（采血送标本 5 min+ 化验 10 min）	15 min 内
接到血液标本至出具生化报告	30 min 内
病人到院至 CT 阅片、出具报告	45 min 内
病人到院至溶栓治疗开始	60 min 内

（2）开通缴费绿色通道：溶栓病人家属优先缴费或者诊间缴费，甚至先治疗后付费；如病人费用不足，应即刻申请办理欠费手续，不要因为费用问题延误溶栓治疗。上述情况需由医务部门授权给值班医生开通绿色通道，实行边诊疗边付费或先诊疗后付费。

3. 数据上报　通过国家卫生健康委员会脑卒中防治工程委员会（简称“脑防委”）审核并发布或参与区域卒中急救地图单位，联合“120”急救单位积极使用国家卒中急救地图平台及APP开展工作，及时完成数据采集、质控管理、数据上报等工作，推动卒中急救地图有序高效运行。

第四节　脑卒中急症病人的救治与护理

情境四：

李女士，急诊查体：体温36.7℃，P 66次/分，R 22次/分，血压205/100 mmHg，不完全运动性失语，双眼向左侧共同偏视，右侧中枢性面舌瘫，右侧肢体肌张力略高，右侧肢体肌力Ⅰ级，右侧偏身感觉减退，右侧病理征阳性。头颅CT示“左大脑中动脉低密度灶”。

请思考：

1. 针对病人的病情，急诊护士应配合医生采取哪些急救措施？
2. 护士遵医嘱使用药物时应注意什么？
3. 如果下一步溶栓，在给予溶栓药时需要密切观察什么？

一、概述

脑卒中（stroke）又称中风或脑血管意外，是一组由不同病因引起的急性脑血管循环障碍性（包括痉挛、闭塞或破裂）疾病的总称，以发病急、持续（超过24 h）及局灶性神经功能缺损症候为主要临床特征，包括缺血性脑卒中和出血性脑卒中。脑卒中是重要致死及致残原因，具有高发病率、高死亡率、高致残率、高复发率、多并发症等特点。

缺血性脑卒中（ischemic stroke，IS）又称脑梗死（cerebral infarction，CI），是指各种原因所致脑部血液供应障碍，导致局部脑组织缺血、缺氧性坏死，出现相应神经功能缺损的一类临床综合征，占全部脑卒中的60%～80%，按病理机制分为脑血栓形成、脑栓塞和腔隙性脑梗死。其中，脑血栓形成和脑栓塞是急诊科常见的脑血管急症。

出血性脑卒中占全部脑卒中的30%～40%，根据出血部位不同又分为脑出血和蛛网膜下腔出血。脑出血占全部脑卒中的20%～30%。年发病率为（60～80）/10万人口，急性期病死率为30%～40%，是急性脑血管病中死亡率最高的。蛛网膜下腔出血约占急性脑卒中的10%，是一种非常严重的常见疾病。

二、病因与发病机制

脑血栓形成最常见的病因是脑动脉粥样硬化，常伴有高血压病，其次是脑动脉炎、先天性脑动脉狭窄、血液黏稠度增加。在动脉粥样硬化基础上可发生血管内膜损伤、痉挛及血小板黏附、凝集而形成血栓，引起血管腔狭窄，直至闭塞，造成动脉血流减少或中断。脑栓塞病因根据栓子来源不同分为心源性（最常见，占60%～75%）、非心源性和来源不明三类。

用力过猛、气候变化、饮酒、情绪激动、过度劳累等均可诱发出血性脑卒中。脑出血常见病因是高血压合并细小动脉硬化，主要发病机制是脑内细、小动脉在长期高血压作用下发生慢性病变破裂。蛛网膜下腔出血中动脉瘤占 70%，动静脉血管畸形占 10%，其他原因（包括创伤）占 20%。

三、临床表现

（一）缺血性脑卒中

1. 脑血栓形成

（1）临床特点：多见于中、老年病人，常在安静状态或睡眠中起病。部分病人在发作前有头晕、头痛、肢体无力等前驱症状，约 1/3 的病人发病前曾有短暂性脑缺血发作（transient ischemic attack，TIA）史。神经系统局灶性表现多在数小时或 1～2 日内达到高峰，一般无意识障碍或意识障碍相对较轻、出现较晚。

（2）典型表现：根据动脉血栓形成部位不同，会相应出现神经系统局灶性症状和体征。①颈内动脉血栓形成：多累及一侧大脑半球，出现对侧偏瘫、偏身感觉障碍、对侧同向偏盲等，优势半球受累可出现失语。②椎－基底动脉血栓形成：多累及脑干和小脑，眩晕最多见，并伴有恶心、呕吐、眼球震颤、复视、构音障碍、共济失调、吞咽困难等。基底动脉主干闭塞时，可出现延髓性病痛、交叉性瘫痪、四肢瘫、昏迷等，病情进展迅速，可致死亡。

2. 脑栓塞

（1）临床特点：任何年龄均可发病，多有风湿性心脏病、心房颤动及大动脉粥样硬化等病史。一般发病无明显诱因，也很少有前驱症状，安静与活动均可发病，以活动时发病多见。起病急骤是本病的主要特征，症状常在数秒或数分钟之内达到高峰。偶尔病情在数小时内逐渐进展，症状加重，可能是脑栓塞后有逆行性的血栓形成。起病后多数病人有意识障碍，但持续时间常较短。

（2）典型表现：当颅内大动脉或椎－基底动脉栓塞时，脑水肿导致颅内压增高，短时间内病人出现昏迷。脑栓塞引起癫痫发作的发生率高于脑血栓形成。发生于颈内动脉系统的脑栓塞约占 80%，而发生于椎－基底动脉系统的脑栓塞约占 20%。大约 30% 的脑栓塞为出血性梗死，可出现意识障碍突然加重或肢体瘫痪加重，应注意识别。

（二）出血性脑卒中

1. 脑出血

（1）临床特点：在活动中或情绪激动时突然起病，少数在安静状态下发病。病人一般无前驱症状，少数可有头晕、头痛及肢体无力等。发病后症状在数分钟至数小时内达到高峰。

（2）典型表现：脑出血常因出血部位及出血量不同而临床表现各异。基底核区出血包括壳核出血、丘脑出血和尾状核头出血。壳核、丘脑出血均可累及内囊，典型表现为“三偏征”，可有意识障碍，累及优势半球时可有失语，其中壳核出血常引起短暂的同向性偏盲，可伴有偏身自发性疼痛和感觉过度；尾状核头出血较少见。还有脑桥出血、小脑出血、脑叶出血及脑室出血等。

2. 蛛网膜下腔出血

（1）临床特点：任何年龄均可发病，青壮年更常见。动脉瘤破裂所致出血者好发于 30～60 岁，女性多于男性，血管畸形多见于青少年。突然起病，数秒钟或数分钟发生的头痛是最常见的起病方式。病人常能清楚地描述起病的时间和情景。发病前多有明显诱因，如剧烈运动、情绪激动、用力排便、咳嗽、饮酒等，少数可在安静情况下发病。老年病人头痛、脑膜刺激征等临床表现常不典型，而精神症状较明显。

（2）典型表现：突然发生剧烈头痛、恶心、呕吐和脑膜刺激征，伴或不伴局灶体征。

1）头痛：剧烈活动中或活动后出现爆裂性局限性或全头部剧痛，难以忍受，呈持续性或进行性加重，有时上颈段也可出现疼痛，其始发部位常与动脉瘤破裂部位有关。常见伴随症状有呕吐、短暂意识障碍、项背疼痛、畏光等。

2）脑膜刺激征：绝大多数病例发病后数小时内出现，以颈强直最明显，Kernig 征、Brudzinski 征可阳性。

3）眼部症状：眼底检查可见视网膜出血、视盘水肿。

4）其他：可出现精神症状，如欣快、谵妄、幻觉等。还可有癫痫发作、局灶神经功能缺损体征，如动眼神经麻痹、失语、单瘫或轻偏瘫、感觉障碍等。

（三）病情判断

1. 初步评估　分诊护士对于疑似脑卒中的病人必须立即进行评估和分诊，评估时可使用卒中量表，如美国辛辛那提院前卒中量表（Cincinnati prehospital stoke scale，CPSS）（表 10–3），出现 CPSS 中的 1 个异常结果，表示卒中的概率为 72%。如果出现所有 3 个异常结果，则表示卒中的概率大于 85%。

拓展阅读 10–1
脑卒中常用量表

表 10–3　美国辛辛那提院前卒中量表（CPSS）

测试	结果
微笑测试：让病人露出牙齿或微笑	正常：脸部两侧移动相同 异常：脸部一侧的移动不如另一侧
举手测试：病人双眼闭合，伸出双臂手掌向上平举 10 s	正常：双臂移动相同或根本没移动 异常：一只手臂没有移动，或与另一只手臂相比，一只手臂逐渐下垂
言语异常：让病人学说话	正常：措辞正确，发音不含混 异常：说话含混，用词错误或不能说话

2. 常见脑卒中的鉴别　由于出血性脑卒中和缺血性脑卒中在治疗上有显著的不同，出血性卒中的病人禁忌给予抗凝和纤溶治疗，而缺血性脑卒中在症状出现后 3 h 内可以提供静脉溶栓疗法，应注意早期识别脑卒中，并对出血性和缺血性脑卒中进行鉴别（表 10–4）。

表 10–4　常见脑卒中的鉴别

鉴别点	脑血栓形成	脑栓塞	脑出血	蛛网膜下腔出血
TIA	常有	可有	无	无
常见疾病	动脉硬化	心脏病	高血压	动脉瘤
起病形式	较缓	最急	急	急
起病状况	安静时	心房颤动	活动中	活动中
头痛	有，较轻	有，较轻	有，较重	常有，剧烈

续表

鉴别点	脑血栓形成	脑栓塞	脑出血	蛛网膜下腔出血
昏迷	常有	常有	常有	无
偏瘫	常有	常有	常有	无
脑脊液	清亮	清亮	血性	血性

3. 急性脑卒中病人急诊救治流程（图 10–1）

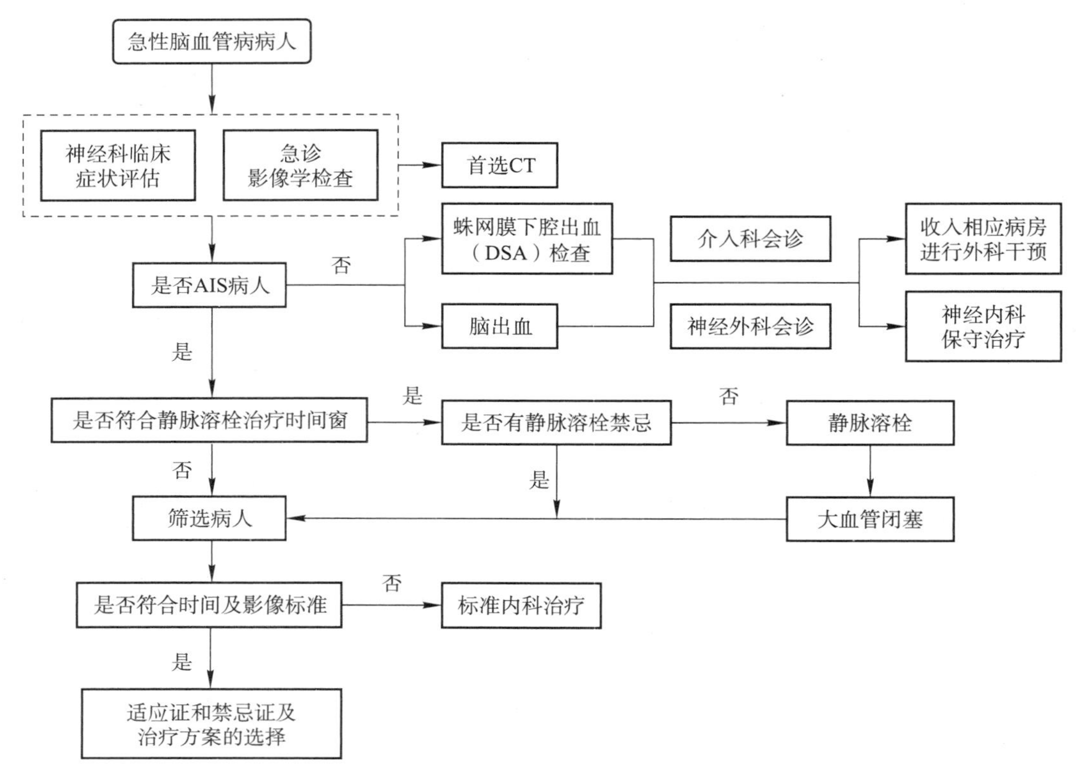

图 10–1 急性脑卒中病人急诊救治流程

四、辅助检查

1. 血液检查及心电图 所有的病人都应做血常规、血糖、血脂、肝肾功能、电解质、心电图和心肌缺血标志物、止凝血等检查，有助于发现危险因素、排除类卒中或其他病因。

2. 头部 CT 检查 对于急性脑卒中病人，头部 CT 是最常用的影像学检查手段，对于发病早期脑梗死与脑出血的鉴别很重要。

3. 头部 MRI 检查 脑梗死发病后数小时可显示 T1 低信号，T2 高信号的病变区域，能发现脑干、小脑及微小病灶。对于急性期脑出血能更准确地显示血肿演变过程。

4. 颈部及颅内超声检查 评估血管内膜厚度、狭窄程度及侧支循环建立的程度，有助于了解卒中的发病机制及病因，指导选择治疗方法。

5. 脑血管造影（DSA） 是确诊颅内动脉瘤的金标准。能显示动脉瘤的位置、数目、形态、大小，瘤周正常穿支血管走行及有无血管痉挛，为手术方案提供依据。可以显示脑部动脉的狭窄、闭塞部位，有利于辨别血管病变程度及预后。中青年非高血压性脑出血，或 CT 和 MRI 检查怀疑有血管异常时，应进行脑血管造影检查。

五、治疗原则

急诊总体救治原则是保持呼吸道通畅，维持生命体征，减轻和控制颅脑损伤，预防与治疗各种并发症，并尽可能地提高病人的康复率与生存质量，防止复发。

（一）具体救治原则

1. 缺血性脑卒中救治原则　维持生命体征、处理并发症和溶栓、抗凝治疗等。

2. 出血性脑卒中救治原则　安静卧床、保持呼吸道通畅、脱水降颅压、调整血压、防治继续出血、加强护理防治并发症。当病情严重致颅内压过高，内科保守治疗效果不佳时，应及时进行外科手术治疗。

（二）溶栓治疗

1. 静脉溶栓治疗　是目前最主要的恢复血流措施，药物包括重组组织型纤溶酶原激活剂（rt-PA）、尿激酶和替奈普酶。

（1）适应证：年龄 18～80 岁；临床确诊为缺血性卒中，神经功能障碍明显；症状开始出现至静脉溶栓干预开始时间＜4.5 h；头部 CT 等影像学检查已排除脑出血；病人或其家属已签署知情同意书。

（2）禁忌证：颅内出血；近 3 个月内有颅内手术、脑卒中或脑外伤史，3 周内有胃肠道或泌尿系统出血史，2 周内有外科手术史，1 周内有腰穿或动脉穿刺史；有出血或明显出血倾向者；主动脉弓夹层；24 h 内接受过低分子肝素治疗；血糖＜2.8 mmol/L 或＞22.22 mmol/L；收缩压≥180 mmHg，或舒张压≥100 mmHg；CT 或 MRI 提示大面积梗死（梗死面积＞1/3 大脑中动脉供血区）。

（3）并发症：梗死灶继发性出血或身体其他部位出血。

2. 血管内介入治疗　包括血管内机械取栓、动脉溶栓、血管成形术。对急性大动脉闭塞引起的缺血性脑卒中病人，可在 DSA 直视下进行动脉取栓治疗。发病 6 h 内由大脑中动脉闭塞导致的严重卒中且不适合静脉溶栓或未能接受血管内机械取栓的病人，经过严格选择后可进行动脉溶栓。血管成形术治疗症状性颈动脉狭窄，有助于改善脑血流灌注，但临床安全性与有效性尚有待进一步验证。

（三）调整血压

溶栓前应谨慎降压，使收缩压＜180 mmHg，舒张压＜105 mmHg。未接受静脉溶栓而计划进行动脉内治疗的病人，手术前保持血压≤180/100 mmHg。静脉 rt-PA 溶栓治疗后 24 h 内血压应＜180/105 mmHg。对于收缩压超过 150 mmHg、无急性降压治疗禁忌证的脑出血病人，将收缩压降至 140 mmHg 是安全的，并且可能改善病人的功能预后，当病人收缩压＞220 mmHg 时，在持续血压监测下积极降压是合理的，在降压治疗期间应监测血压，避免血压变异性过大。蛛网膜下腔出血急性期收缩压降至 160 mmHg 以下，并维持平稳。

（四）防治脑水肿

脑水肿常于发病后 3 ~ 5 日达到高峰。常用 20% 甘露醇 125 ~ 250 mL，快速静脉滴注，每 6 ~ 8 h 1 次；心肾功能不全的病人可改用呋塞米 20 ~ 40 mg 静脉注射，每 6 ~ 8 h 1 次。亦可用 10% 复方甘油、白蛋白等。

（五）控制血糖

当血糖 > 11.1 mmol/L 时应立即予胰岛素治疗，控制血糖于 8.3 mmol/L 以下。当血糖 < 2.8 mmol/L 时，给予 10% ~ 20% 葡萄糖口服或静注。

（六）抗血小板凝集

未行溶栓治疗的病人应在发病后 48 h 内服用抗血小板聚集剂，如阿司匹林 100 ~ 325 mg/d，但不主张在溶栓后 24 h 内应用，以免增加出血风险。急性期过后可改为预防剂量（100 ~ 300 mg/d）。不能耐受阿司匹林者可口服氯吡格雷，75 mg/d。

（七）抗凝治疗

常用药物包括肝素、低分子肝素和华法林，一般不推荐发病后急性期应用。对于长期卧床病人，尤其是合并高凝状态有深静脉血栓形成和肺栓塞趋势者，可应用低分子肝素预防治疗。心房颤动者可应用华法林治疗。

（八）神经保护治疗

脑保护剂包括自由基清除剂、阿片受体阻断药、钙通道阻滞药等。此外，早期应用头部或全身亚低温治疗也可降低脑代谢和脑耗氧量，减轻神经元损伤。

（九）外科治疗

壳核出血量 > 30 mL，小脑或丘脑出血 > 10 mL，或颅内压明显增高内科治疗无效者，可考虑行开颅血肿清除、脑室穿刺引流等手术治疗。消除动脉瘤是防止动脉瘤性蛛网膜下腔出血再出血的最佳方法，可采用血管内介入治疗或动脉瘤切除术。对大脑半球的大面积梗死，可行开颅降压术；伴有脑积水者，可行脑室引流；颈动脉狭窄 > 70% 的病人，可考虑颈动脉内膜切除术、血管成形术和血管内支架置入术。

拓展阅读 10-2
急性缺血性脑卒中出血转化处理流程

六、护理措施

（一）即刻护理措施

1. 立即给予病人卧床，避免情绪激动；床头可抬高 30°，减轻脑水肿。嘱病人排便时避免屏气用力，以免颅内压增高或诱发再次出血，便秘者可遵医嘱应用缓泻剂，禁止灌肠。

2. 保持呼吸道通畅、给氧，及时清除口腔内分泌物和呕吐物，舌后坠者予以口咽通气道辅助通气，必要时做好气管插管或气管切开的准备。

3. 心电监护，定时监测并记录生命体征、意识状态、瞳孔变化，观察有无头痛、呕吐等，及时发现脑缺血加重、颅内压增高的征象。

4. 建立静脉通路，遵医嘱准确给药及正确留取血液标本。

5. 对烦躁不安者，予以床栏，必要时给予保护性约束，防止坠床。

6. 迅速协助完成神经病学检查、十二导联心电图和头部 CT 扫描。

（二）病情观察

溶栓时严格按医嘱剂量给药，如出现严重头痛、高血压、恶心或呕吐，或神经症状体征恶化，应立即停用溶栓药物并进行脑 CT 检查。静脉溶栓治疗中及结束后 2 h 内，每 15 min 进行 1 次血压测量和神经功能评估；然后每 30 min 1 次，持续 6 h；以后每小时 1 次直至治疗后 24 h。如收缩压≥180 mmHg 或舒张压≥105 mmHg，应增加血压监测次数，并给予降压药物。出血是最常见也是最危险的溶栓并发症，发生率为 7%～10%。护士应密切观察病人皮肤、黏膜、鼻孔、口腔、消化道、呼吸道、泌尿道有无出血倾向，尤其注意观察病人意识、瞳孔、肢体活动变化情况。如病人溶栓后 24 h 内出现头痛、呕吐、血压突然升高，大于原来水平的 20% 或出现意识障碍、言语不清或者肢体再度出现活动障碍，提示脑出血的可能，须及时报告医生，做好脑出血的护理。对皮下较大瘀斑可采用局部冰敷，同时密切观察消化道、泌尿道出血情况，对于少量出血可通过查大小便常规确认。

（三）用药护理

1. 遵医嘱应用脱水药，通常使用 20% 甘露醇、呋塞米等药物。20% 甘露醇为高渗性液体，应选择粗大的上肢静脉输注，保证在 15～30 min 内输完，并注意保护血管及局部组织，防止外渗。密切观察瞳孔、血压、尿量的变化，监测肾功能和血液电解质浓度，动态评估用药效果及药物副作用。

2. 遵医嘱静脉应用降压药物时，需使用输液泵严格控制给药速度，加强血压监测，并随时根据血压调整滴速，以免血压下降过快导致脑低灌注。此外，血压升高也可因躁动、气道梗阻、膀胱充盈等因素引起，需注意去除这些诱因。

3. 服用阿司匹林等抗血小板药物，用药期间应严格掌握剂量，监测凝血指标，观察有无黑便、牙龈出血等出血表现。如不能耐受或对阿司匹林过敏，可选用氯吡格雷作为代替。

4. 头痛剧烈慎用氯丙嗪（冬眠灵），禁用吗啡与哌替啶。应用钙通道阻滞药，用药过程中应注意有无发热、头晕、头痛、胃肠不适、心动过缓、过速、失眠、激动等症状，并注意输液速度的控制，避免血管过度扩张。

（四）对症护理

1. 高血糖　当血糖＞10 mmol/L 时，应遵医嘱予以胰岛素治疗，将血糖控制在 7.8～10 mmol/L，注意监测血糖，避免低血糖。

2. 心脏损伤　动态心电监测，随时做好检查心肌损伤标志物的准备，及时发现和治疗心脏损伤。

3. 物理降温　出血性脑卒中急性期发热较多见，降低体温，使脑代谢率降低、耗氧量减少有利于保护脑细胞和减轻脑水肿。可用头枕冰袋、冰帽、冰毯行物理降温，最好使体温保持在 32～36℃。

4. 营养支持　可使用营养风险筛查量表（如 NRS 2002）进行营养风险筛查，必要时给予补液和营养支持。急性期伴吞咽困难者，可在发病 7 日内接受肠内营养支持。吞咽困难短期内不能恢复者可早期放置鼻胃管进食，吞咽困难长期不能恢复者可行胃造口进食。

（五）早期康复护理

如果病人神经功能缺损的症状和体征不再加重，生命体征稳定，即可进行早期康复治疗，目的是减少并发症出现和纠正功能障碍，调控心理状态，为提高病人的生活质量打好基础。如加强卧床病人体位的管理，进行不良肢位的摆放、加强呼吸道管理和皮肤的管理以预防感染和压力性损伤，进行肢体被动或主动运动以防关节挛缩和肌肉萎缩等。

（六）心理护理

脑卒中病人不仅躯体功能丧失，而且会导致一系列心理障碍，如焦虑、抑郁和激惹等。不仅增加了病人的精神痛苦，也严重影响躯体疾病的临床康复及预后。应采取积极早期心理护理，多关心、多倾听、多照顾、多沟通，鼓励病人对生活的热爱和战胜疾病的信心。同时，也应关注家属的心理，帮助病人家属正确认识脑卒中，使家属能够尽快进入家庭支持、配合医疗护理的角色。

（七）做好术前准备及转运护理

当病情危重，内科保守治疗效果不佳时，及时做好外科手术治疗的准备。需住院治疗的病人，应做好入院转运前的各项准备工作，保障转运途中病人安全，按要求做好交接工作。

（八）健康指导

做好出院指导有助于减少卒中复发，并可以及时发现和处理卒中的复发先兆。鼓励病人树立战胜疾病的信心，保持规律生活、情绪稳定及良好的睡眠。合理膳食，适量运动，戒烟限酒，遵医嘱按时、按量服药，定期监测血压。按医生要求复诊，如出现不适应立即就诊。继续康复训练，包括肢体功能和语言功能锻炼。

（姜　艳）

数字课程学习

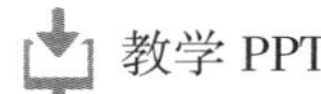

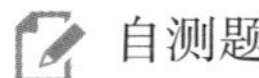

▶▶▶ 第十一章

创伤中心的设置与管理

【学习目标】

知识：

1. 掌握创伤中心的概念及功能。
2. 掌握创伤病人的救治与护理。
3. 熟悉创伤中心的工作流程。
4. 熟悉创伤的临床表现。
5. 了解创伤中心的护理管理。

技能：

1. 在学习过程中培养创伤病人救治与护理能力。
2. 正确运用创伤评分方法，进行病情评估与判断。
3. 正确运用所学知识实施创伤病人的救治。

素质：

1. 护理人员具备良好的心理素质、职业素养，能沉着应对急危重症创伤病人。
2. 护理人员具备独立思考能力，能动态评估病人存在的风险，做出适当的护理决策。

情景导入

一辆私家车因逆向行驶与一辆载重 40 吨的水泥车发生碰撞。私家车严重变形，致驾驶员受伤昏迷，受困于驾驶室。水泥车司机因紧急刹车，致多处擦伤。事故发生的第一时间，急救调度指挥中心、消防中心立即派遣医务人员及消防救援人员赶赴现场，对伤者进行抢救，同时通知就近医院做好救治伤员的准备。

创伤（trauma）是指致伤因素作用于人体，造成人体组织结构完整性和（或）功能的障碍。随着人类社会的发展，创伤类型正在发生变化，由战争及自然灾害导致的创伤发生率呈下降趋势，而由交通事故、高处坠落等导致的创伤发生率逐年增加。目前，创伤已成为全球人群的第 4 位致死因素，也是全球 40 岁以下人群的首要死因。

第一节 创伤中心的设置

情境一：

创伤中心接到通知有两名车祸伤病人将送至医院。其中一位病人处于昏迷状态，左下肢开放性损伤，骨外露，骨变形，体温 35.6℃，心率 115 次 / 分，血压 96/52 mmHg，呼吸 30 次 / 分；另一病人全身多处擦伤，生命体征平稳。

请思考：

1. 创伤中心的概念和功能是什么？
2. 以上哪位病人属于创伤中心的救治范围？

一、创伤中心的功能

创伤中心是指医院将院内与创伤相关的主要专业科室、辅助检查科室集中前移到急诊功能区域，为加强和规范创伤病人救治而建立的多学科诊疗模式，负责为创伤急救病人提供及时、全面、系统的监护、评估、诊断和医疗服务。因此建立科学、高效的创伤急救体系、建立完善的救治流程、强化专业救治规范，是提高我国严重创伤综合救治水平、降低严重创伤的死亡率和伤残率的关键。《中国创伤救治教程》建议建立二级创伤中心的体系模式（表 11–1）。

表 11–1 二级创伤中心的定位与功能

创伤中心分级	Ⅰ级创伤中心	Ⅱ级创伤中心
功能	具备对区域内大型创伤事件的处理能力、严重创伤救治的能力，是区域内急救医疗保障的重要机构，承担创伤救治人员的培训	保证对创伤病人最快速的处理、具备运送严重创伤病人至Ⅰ级创伤中心救治的能力
定位	中国创伤救治联盟认证的主要医疗机构、地级以上的综合医院或高水平的县级医院	二级综合医院，一般为县级的人民医院或中心医院

二、创伤中心的建设标准

（一）科室设置

创伤中心应设置急诊医学科、骨科、神经外科、普外科、心胸外科、泌尿外科、五官科、介入科、麻醉科、医学影像科、输血科等与创伤救治相关的诊疗科室。需要有专门的创伤复苏单元、独立的创伤病区、创伤重症监护室以满足创伤病人住院救治需求。急诊检验、超声、X 线、数字减影血管造影（DSA）、急诊电子计算机断层扫描（CT）检查室和（或）杂交手术室应当设置在急诊区域内（距离抢救室 100 m 半径范围内），每个复苏单元应占地 20 m^2，以满足创伤基础和高级生命支持的要求。

创伤中心入口应宽敞通畅，设有救护车出入通道与方便轮椅、平车出入的无障碍通道，与检验、影像检查、手术及各重症抢救区域相连接的绿色通道标识应当清楚明显。

（二）中心配备

1. 基础设施

（1）抢救设备：医疗柱、抢救床、除颤仪、心肺复苏仪、负压吸引装置、多种人工气道（口咽通气道、气管插管、紧急气管造口器）、针对困难气管插管的硬质喉镜、气管内引导用导管、可视喉镜和 / 或支气管镜、呼吸机、静脉通路器械（中心静脉穿刺、骨髓穿刺输液器等）、转运呼吸机、止血器、采血器、加温保温设施（恒温箱、控温毯）、牵引支架、各型支具、无菌操作包、鼻腔镜和耳道镜等急诊手术设备，有条件的医院可以配置血管内球囊导管在床旁实施复苏性主动脉球囊阻断（REBOA）。

（2）监护设备：多功能监护仪、呼气末二氧化碳快速测定仪、有创血流动力学监测仪、转运监护仪等。

（3）检验检查设备：中心应配备床旁快速检验设备，如即时检验（POCT）、快速血气分析仪、血栓弹力描记设备（TEG）、便携式超声机进行扩展的创伤重点超声评估（eFAST）。院内应配备心电图（ECG）、床旁 X 线检查、CT 检查、数字减影血管造影（DSA）、磁共振成像（MRI）等设备。

（4）其他设备：输液泵、营养泵、应急灯、无影灯、切割器等。

2. 人员配备 创伤中心由多学科救治团队组成，应包括与创伤相关的临床及辅助科室的专业人员，团队成员应相对固定，承担严重创伤病人的急诊救治和创伤中心的日常工作。

（1）医生以急诊科、骨科、普通外科、神经外科、泌尿外科、胸外科、颌面外科、烧伤科、整形外科、输血科、重症医学科、麻醉科、介入放射学专业等为主，具有中级及以上职称，熟悉专科急救处理，并接受过专业培训。具备丰富的创伤救治经验，熟练掌握紧急 / 困难人工气道建立、呼吸循环支持、外伤包扎固定等技术，尤其应具有良好的协同、沟通和组织能力。

（2）护士以创伤专科护士、急诊专科护士作为骨干，指导具有创伤救治经验的护士开展抢救工作。

（3）影像学技师应具有丰富的工作经验，熟悉创伤检查特点，能够快速开展各项影像学检查，参与创伤检查和诊断工作。

（4）检验科技师应具有丰富的工作经验，能够快速进行实验室检查，出具检验结果。

3. 技术要求

（1）诊断技术：CT 平扫、实验室检查、超声检查、心电图、X 线、DSA、MRI 等技术。

（2）治疗技术：具备创伤救治先进理念及关键技术开展能力，能够开展创伤复苏、损伤控制手术、确定性手术和康复治疗所涉及的完整创伤救治技术。如紧急气管插管术、环甲膜切开术、胸腔闭式引流术、心包穿刺术、剖腹探查术、颅脑外伤急诊手术、肠切除术、胃肠穿孔修补术、胃肠造口术、吻合术、胃部及十二指肠手术、胃肠吻合术、肝脾损伤的处理、直肠切除术、回盲部切除术、多发性肋骨骨折、连枷胸内固定术、胸廓成形术、膈肌修补术、胸壁外伤扩创术、开胸探查术、心包开窗引流术、肺大泡切除修补术、肺楔形切除术、四肢及骨盆外架外固定术、四肢骨盆及脊柱脊髓损伤急诊手术、肢体残端修整术、大腿截肢术、小腿截肢术、足踝部截肢术、截指术等。

课程思政案例 11-1
"7.23" 事故中的生命守护者

（3）护理技术：对病人伤情进行快速评估、检伤分类和分级诊疗。对急诊创伤病人进行生命支持（心肺复苏、抗休克和紧急气道管理等），快速对创伤病人进行生命体征监护及支持（体温管理、液体复苏、出血控制、呼吸支持等）。能够准确对病人疼痛、压力性损伤、跌倒等进行评估，根据评分采取合适的护理措施。能够对危重病人进行院内安全转运。

第二节 创伤中心的护理管理

情境二：

病人被转运到具有创伤中心等级资质的医院，该院创伤中心在规范运行中优化救治流程，提高创伤救治水平。护理管理是创伤中心框架中重要的环节，创伤护理质量对创伤救治系统高效运作起重要作用。

请思考：

1. 创伤中心护理团队成员包括哪些？
2. 创伤中心护理管理质量控制的关键要素有哪些？

严重创伤造成多器官功能受损或衰竭，即刻威胁病人生命。随着医疗体系的不断健全及区域性创伤救治体系的不断完善，应该紧抓国家《"健康中国 2030" 规划纲要》的机遇，通过区域急救体系完善、多学科协作、杂交手术建设等进一步推进创伤中心建设，合理优化区域创伤中心资源，提高创伤救治能力和水平，为我国人民提供高质量急救保障及突发事件紧急救援。

一、护理团队管理

（一）护理人员资质

目前国内尚无统一的创伤专科护士资质认证标准，但相关的专科培训与教程相继涌现，包括首个中国创伤救治培训护理教材。通过归纳总结，得出创伤专科护士的资质主要包括：具有国家注册护士资格证书；护理本科及以上学历；5 年及以上急诊临床工作经验；完成创伤专科教育课程培训及考核（如中国创伤救治护理培训或高级创伤生命支持等）；主持或参与相关持续质量改进项目，具有较好的英语及科研能力。

（二）护理团队协作

护理团队由护士长及4名护理人员组成。护士长为组长，4名护理成员，包括分流护士、创伤护士、循环护士、记录护士，由护士长统一安排并指挥工作。

1. 分流护士　启动创伤绿色通道，通知急诊科医生到达现场，并提醒全体创伤护理团队做好准备。

2. 创伤护士　主管医生和护士进行创伤评估。初步评估包括气道颈椎保护、呼吸、循环、主要神经功能评估、暴露与环境控制，并始终确保气道、呼吸及循环的优先等级和安全，同时协助控制出血；为进一步评估及完善各类诊断相关检查和检验做准备，还要有舒适度的评估包括疼痛等，病史采集包括院前损伤机制、受伤情况、生命体征、院前治疗和病人一般情况。

3. 循环护士　负责建立静脉通道、心电监护、留取血标本，液体复苏、备血、导尿以及各种药物的输注。

4. 记录护士　创伤护理团队评估同时，由记录护士通知需要进一步检查、诊疗的科室，包括放射科、检验科、输血科、手术室等，让其做好准备；完善护理病历书写并对有特殊要求的相应措施做时间提醒。

（三）管理制度

1. 中心工作制度

（1）建立以创伤救治为中心多学科联合诊疗及护理模式，实行创伤救治点评制度。

（2）建立创伤中心绿色通道制度，对紧急救治的创伤病人实施“先救治、后付费”。

（3）建立院前急救与院内救治之间的无缝衔接流程。

（4）建立创伤病人的信息诊疗数据系统、随访中心，提高医疗服务质量。

（5）成立创伤救治专家团队，加强院前、院内创伤的救治流程、技术、信息化预警联动等客观结构化临床考试（OSCE）情景模拟演练，建立规范化培训及考核制度。

（6）开展面向社会大众的急救和健康知识宣传教育，提高公众健康意识、自救和互救能力。

2. 绿色通道管理制度

（1）设置“严重创伤紧急绿色通道”专用章。

（2）预检医护人员接诊严重创伤病人后应立即进行伤情初步诊断，如遇生命体征不稳定的病人或者可能出现危及生命的各类危急重病人，立即进入严重创伤救治绿色通道程序。优先抢救、优先检查、优先住院。

（3）创伤团队展开抢救，立即进行生命体征监测、开放静脉通道、简要的诊断性检查等；根据病情做相应检查，并及时跟踪检查结果。

（4）需急诊手术，通知手术室人员，明确告知病人姓名、性别、年龄、主要手术部位及伤情等相关信息。

（5）需紧急手术而病情不允许搬动时，立即通知麻醉科、手术室、协助救治小组在急诊手术室紧急施行损伤控制性手术，缩短伤后至确定性手术治疗的时间及检查的空间。

（6）医技科室（药剂科、输血科、检验科、放射科、功能科等），各辅助科室对“急救绿色通道”的各种检查单或接急诊电话通知时，急诊检查项目应在时间节点内将检查结果报送。

二、护理质量管理

（一）关键要素控制

1. 病人安全质量控制

（1）护理管理者加强重点护理环节安全控制，对频发事件提出安全控制策略，如创伤病人早期病情评估、把握病人病情变化的黄金时刻、院前和院内急救安全转运、创伤团队到达时间及急救效率、风险预防工作等采取前瞻性措施，保证病人安全。

（2）对在院病人潜在高危风险如跌倒、压力性损伤、非计划拔管等进行筛选，并采取积极有效的措施以降低风险。

（3）设立护理质量管理小组及高危监控追溯机制系统，实时采集创伤病人不安全因素监控指导、建立护理不良事件上报的系统化管理，运行机制与规章制度上进行有针对性的持续改进。

2. 护理服务质量控制　建立系统、科学、先进的创伤中心护理管理体系，设置合理规范的组织架构，明确规定每一个护理人员在质量工作中的具体任务、职责和权限，提高护理质量和管理水平。

（1）可参考创伤中心建设标准，基于区域内创伤护理工作特点，建立区域化的创伤中心护理管理体系，推动创伤救治体系的完善，提高创伤救治能力。

（2）实施动态质量监控，每月按计划检查创伤中心的护理质量，护理服务质量始终处在连续有效的监控和持续改进之中。制定创伤中心绩效考核制度，护理人力资源纳入细节管理中，调动护士工作积极性。

（3）构建创伤护理质量控制指标和护理质量敏感性指标，内容设置需注重创伤护理时效性、特殊性，并按照指标监测流程进行数据收集、分析、改进，从而促进护理质量的持续提升，完善创伤中心的护理质量管理体系。

（二）质量控制指标

根据创伤中心医疗质量的控制指标，建立质量可追溯机制，对影响护理质量的各要素和各个过程进行全面的质量控制。质量控制指标包括：院前急救转运时间、院内急诊准备时间、需输血时从提出输血申请到护士执行输血的时间、抢救室滞留时间、存在有上呼吸道损伤/狭窄/阻塞/气管食管瘘等影响正常通气时建立人工气道时间、信息预警比例、创伤评分完成情况等。通过对工作中的重点环节、重点对象进行质量控制，尤其在关键时间节点的审核过程中，若发现不达标或异常数值，应及时反馈，查找原因并整改，以促进护理质量管理的持续改进。

拓展阅读 11-1
创伤中心医疗质量控制指标

第三节　创伤中心的工作流程

情境三：

创伤中心接到院前急救人员的通知，1名严重车祸伤病人，神志处于昏迷状态，左下肢开放性损伤，骨外露畸形，出血多，心电监护显示：心率125次/分，血压

82/45 mmHg，呼吸 25 次 / 分，血氧饱和度 91%，约 10 min 后到达。创伤中心立即启动创伤救治流程，人员到位、分工明确，准备急救仪器与物品。

请思考：

1. 请思考创伤中心多学科救治团队的启动指征？
2. 您认为该病人到达创伤中心后应启动哪种级别的预警？

一、院前急救流程

院前急救流程见图 11–1。

（一）现场评估

1. 环境评估　急救人员确定现场安全，做好自我防护后，方可开展工作。

2. 伤情判断　到达现场后，首先了解伤员人数、致伤原因，初步判断伤员的伤情和部位，确定是否需要增派救护车和急救人员。

3. 快速分流　若现场伤员人数较多，进行检伤分类后依据伤情进行分流。

（1）能行走伤员：请其去指定的安全地点集合。

（2）不能行走的伤员：判断呼吸，无自主呼吸、自主呼吸大于 30 次 / 分或者小于 6 次 / 分的伤员，应立即处理。呼吸频率小于 30 次 / 分且大于 6 次 / 分的伤员，进一步检查颈动脉搏动，未触及搏动的应立即处理。可触及搏动的病人，进一步判断神志情况，神志异常者，应立即处理。

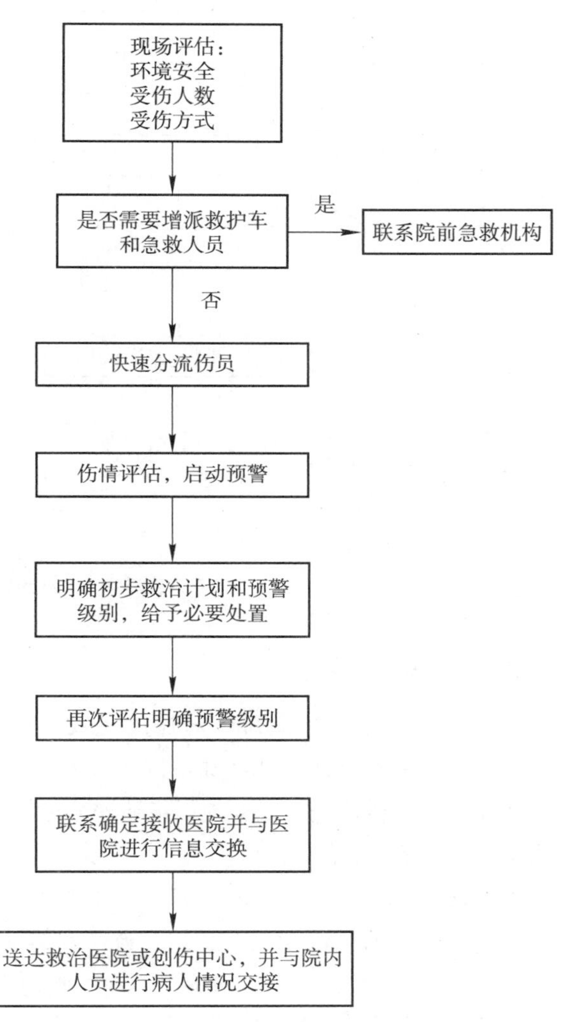

图 11–1　院前急救流程

（二）急救处理与安全转运

1. 急救处理　评估伤情后给予必要的急救处理，如包扎、止血、固定、保持呼吸道通畅等，特别是对危重伤员给予辅助呼吸、电击除颤、抗休克治疗等抢救措施。

2. 安全转运　转运途中应加强病情评估，严密观察伤员的生命体征变化、止血包扎与敷料渗血情况，明确伤情变化。到达创伤中心进行伤情交接，确定病人的预警级别、损伤部位（创伤指数评分）、神志（GCS 评分）、主要伤情、已采取的急救措施、下一步可能需要的措施以及其他特殊情况。

二、院内急救流程

创伤中心的院内急救流程见图 11–2。

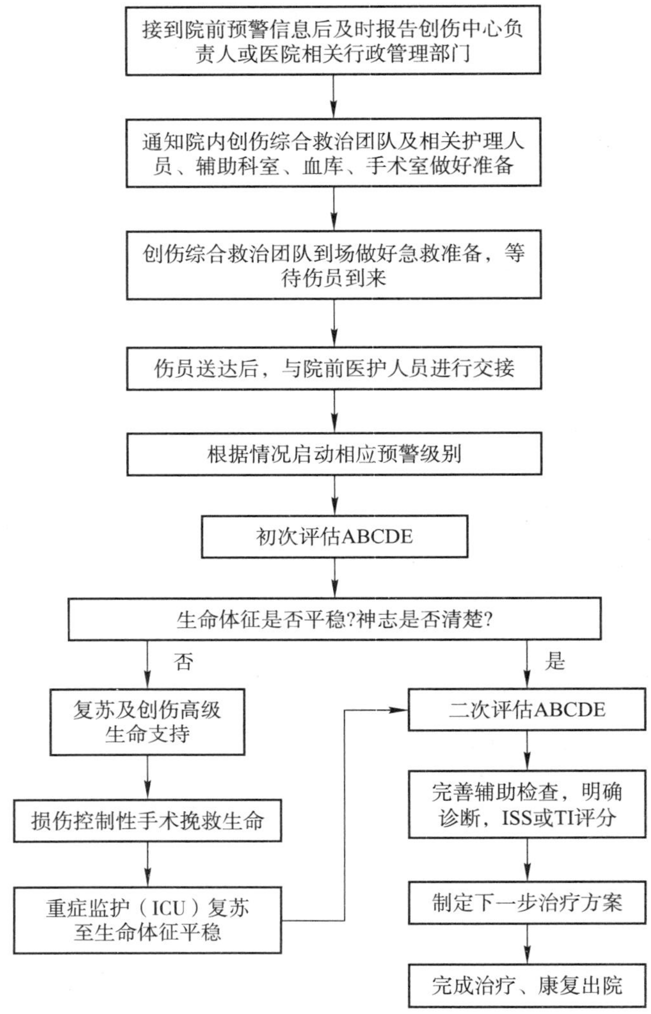

图 11–2 创伤中心的院内急救流程

（一）接诊诊疗

1. 信息采集、快速分诊 创伤中心接到院前预警信息后，预计到诊人数、伤情级别、到达时间、急救措施以及其他特殊情况。病人到达后分诊护士立即询问病史，进行生命体征测量、体格检查和专科检查，根据创伤指数评分启动相应的预警，通知多学科救治团队尽快到达，相关辅助科室做好准备。

创伤指数（trauma index，TI）是 1971 年由 Kirkpatrick 等提出的，主要是依据创伤的部位，病人的生理变化和创伤类型三方面，估计测算的得分，按照严重程度计为 1、3、5、6 分（表 11–2）。5 ~ 9 分为轻伤，10 ~ 16 分为中度伤，> 16 分为重伤。

（1）红色预警：TI > 16 分为重伤，病死率较高，应启动红色预警。通知创伤中心多学科救治团队尽快到达，确保监护设备开启、呼吸机开启及连接管路、插管设备到位、除颤仪、血管

表 11-2 TI 评分表

计分	1	3	5	6
受伤部位	皮肤	腰背部、肢体	胸部、骨盆	头颈腹部
受伤类型	裂伤	挫伤	刺伤、撕脱伤	弹片伤、爆炸伤骨折脱位、瘫痪、血腹
循环状态				
① 出血	有			
② 收缩压 mmHg		70～100	50～70	＜50
③ 脉搏（次 / 分）		100～140	＞140	无脉或＜55
呼吸	胸痛	呼吸困难、费力、浅快	发绀、血气胸或反常呼吸	窒息或呼吸停止
意识	嗜睡	木僵或淡漠、答不切题	浅昏迷或逆行遗忘	深昏迷、再昏迷

注：摘自《中国创伤救治教程》。

活性药品、晶体液、各辅助检查设施等处于备用状态，并通知血库做好配血准备，病人到达后可立即实施抢救和手术。

（2）黄色预警：TI 10～16 分为中度伤，启动黄色预警。通知创伤中心多学科救治团队尽快到达，确保监护设备开启、血管活性药品、晶体液、胶体液、各辅助检查设施等处于备用状态，准备实施急诊手术。

（3）绿色预警：TI 5～9 分为轻伤，启动绿色预警。通知相关专科的医务人员尽快到达，确保多种基本辅助检查处于备用状态，准备急诊手术。

2. 辅助检查　完善各项辅助检查，如血常规、血生化、凝血功能、术前免疫、配血、血型鉴定和 X 线、B 超、CT、血管造影、MRI、胸腹腔穿刺等。

（二）入院后诊疗

1. 病情评估

（1）初次评估：目的是确认是否存在致命性损伤并需要处理；明确潜在的损伤；判定处理患者的优先次序；根据评估实施恰当的救护。一般按照 ABCDE 进行初级评估：气道及颈椎保护（A）、呼吸及保持通气（B）、循环及控制出血（C）、神经系统检查（D）、暴露及环境控制（E）。结合 TI 值≥10 分（即中重度伤）的病人应启动创伤中心多学科团队救治流程。

A（airway）气道及颈椎保护：早期气道梗阻的原因一般包括：误吸异物及颌面部与气管软骨骨折。评估过程中需要反复关注气道是否持续通畅，必要时采取气道保护和颈椎保护措施。

B（breathing）呼吸及保持通气：对胸部及呼吸情况进行快速的检查和评估，当发现或怀疑张力性气胸、连枷胸、肺挫伤、大量血胸及开放性气胸等危险情况时，应及时采取有效措施。

C（circulation）循环及控制出血：排除张力性气胸或心包填塞后，创伤病人出现休克的主要原因为失血性休克，发现并制止出血、及时输血补液是处理失血性休克的关键。

D（disability）神经系统检查：根据病人的意识水平、瞳孔大小与反应、神经定位、脊髓损伤平面进行综合判断。

E（exposure）暴露及环境控制：将创伤病人完全暴露，并更换体位进行完整的检查与评估。整个评估过程中都需要注意人文关怀，保护病人体温，预防低体温的发生。

（2）二次评估：每完成一个医疗处置后或病情发生变化时均应进行重复评估。根据 ABCDE 的顺序再次进行伤情评估，处理伤口，完善辅助检查，确定伤情的严重程度。

2. 急救处理

（1）一般创伤急救：首诊医师在初步判断病人的基本受伤状况和生命体征后，应开展相关检验、检查项目，通过远程信息系统获得病人在外院的就诊信息，可在病人被送到急诊室时即刻开始检验、检查。

（2）严重创伤急救：早期救治的首要任务是及时发现并控制危及生命的大出血、气道紧急状况以及呼吸和循环衰竭。当病人出现以下任一项状况时：①意识障碍（GCS≤8 分）；②休克征象：收缩压＜90 mmHg、皮肤湿冷、严重酸中毒、血乳酸增高、心搏骤停等；③呼吸异常：呼吸频率＞30 次 /min 或＜10 次 /min，血氧饱和度＜92% 等。应即刻启动创伤中心多学科救治团队，立即给予复苏、高级生命支持，做损伤控制性手术挽救生命，转运到重症监护室继续复苏直至生命体征稳定。

（3）数据上报：加强创伤救治体系数据平台的建设，开发数字化信息平台，及时进行数据采集，完成质控管理、数据上报等工作，推动区域性创伤救治体系有序高效运行。

第四节 创伤病人的救治与护理

情境四：

急救调度中心将 2 名车祸伤病人送至创伤中心，其中病人 A 处于昏迷状态，下肢开放性损伤，骨头外露，骨变形；另一病人 B 全身多处擦伤，生命体征平稳。

请思考：

1. 您认为护士该如何对创伤病人进行护理？
2. 您认为护士该如何配合医生开展救治？

一、概述

创伤的含义可分为广义和狭义两种。广义的创伤也称为损伤（injury），是指人体受外界某些物理性（如机械性、高热、电击等）、化学性（如强酸、强碱、农药及毒剂等）或生物性（虫、蛇、犬等动物咬蜇）致伤因素作用后所出现的组织结构的破坏和（或）功能障碍。狭义的创伤是指机械性致伤因素作用于机体，造成组织结构完整性的破坏和（或）功能障碍。严重创伤是指危及生命或肢体的创伤，常为多部位、多脏器的多发伤，病情危重，伤情变化迅速，死亡率高。

二、创伤分类及发病机制

（一）创伤分类

创伤所涉及的范围很广，可累及各种组织和器官，部位可遍及全身，可以从不同角度对创伤进行分类。

1. 根据致伤因素分类　根据致伤因素，创伤可分为刺伤、坠落伤、火器伤、冷武器伤、挤压伤、挫伤、烧伤、冻伤、化学伤、放射损伤及多种因素所致的复合伤等。

2. 根据损伤类型分类　根据伤后皮肤或黏膜是否有伤口，创伤可分为开放性和闭合性创伤。

（1）开放性创伤：是指皮肤或黏膜表面有伤口，伤口与外界相交通。常见如擦伤、撕裂伤、切割伤、砍伤、刺伤、贯通伤、盲管伤（只有入口没有出口）、反跳伤（入口和出口在同一个点上）、切线伤（致伤物沿体表切线方向擦过所致的沟槽状损伤）、开放性骨折、火器伤等。

（2）闭合性创伤：是指皮肤或黏膜表面完整，无伤口。常见如挫伤、扭伤、挤压伤、震荡伤、关节脱位或半脱位、闭合性骨折、闭合性内脏伤等。

3. 根据损伤部位分类　根据损伤部位，创伤可分为颅脑伤、颌面颈部伤、胸部伤、腹部伤、骨盆部伤、脊柱脊髓伤、上肢伤、下肢伤、多发伤等。

4. 根据受伤组织与器官的多少分类　根据受伤组织与器官的多少，创伤可分为单发伤、多发伤。

（二）发病机制

严重创伤多因交通事故、高处坠落、刀刺、爆发等造成。因受伤部位较多且致伤因素复杂，其病理生理跨学科涉及多个方面，可大致归纳为以下几点：①导致机体失血、失（体）液而出现剧烈的应激反应，引起低血容量性休克。②引起机体全身炎症反应综合征，造成免疫功能抑制，引起继发感染。③创伤后交感神经兴奋、儿茶酚胺释放增加，机体表现为高代谢状态。④易发生多器官功能障碍综合征。

三、临床表现

颅脑、胸部、腹部等部位的损伤为临床常见创伤损伤，主要的临床表现为：

1. 出血　各种原因引起的损伤均可引起出血。表现为皮肤青紫、淤斑、血肿和内脏出血，严重时可出现失血性休克的临床表现。

2. 疼痛　创伤后疼痛程度不一，严重损伤并发休克时伤员主诉疼痛不明显，内脏损伤所致的疼痛部位不确切。颅脑损伤可出现剧烈疼痛，腹部损伤所致的胃肠穿孔脏器破裂可出现腹部胀痛、板状腹等。

3. 功能障碍　因解剖结构破坏、疼痛或炎症反应所致的神经或运动功能障碍，可出现偏瘫、截瘫、肢体的畸形等。

4. 生命体征的变化　可出现呼吸增快或减慢、脉率的增快或减慢、血压下降、意识障碍、体温升高或不升等。

5. 危及生命的伤情评估　创伤严重伤员有生命危险须行紧急救命手术或治疗。

（1）收缩压 < 90 mmHg、脉率 > 120 次 / 分或 < 50 次 / 分、毛细血管充盈时间 > 2 s、呼吸 < 10 次 / 分或 > 30 次 / 分。

（2）头、颈、胸、腹、腹股沟部穿透伤。

（3）意识障碍严重。

（4）窒息、内脏大出血、伴有休克的腹腔内脏器损伤、颅脑伤合并颅内血肿或脑疝形成及张力性气胸等。

四、辅助检查

1. 实验室检查 血常规、血生化、心肌损伤标志物、凝血功能、术前免疫学检查、血型鉴定、血气分析、动脉乳酸、尿常规、便常规等。

2. X线 主要用于骨关节伤的首选方法，亦常用于其他部位损伤。

3. 床旁B超 主要用于腹部创伤，对腹腔积血、实质性脏器损伤和心脏压塞的诊断准确性较高。

4. CT 主要用于实质性脏器损伤的定性，对颅脑、胸腹创伤意义较大。常用于血流动力学稳定的病人。

5. MRI 主要用于脑和脊髓损伤病人。

6. 血管造影 用于腹部和盆腔创伤病人，可同时进行诊断和治疗，判定出血来源。

7. 内镜技术 在特定情况下，用于胸腹创伤，可同时进行诊断和治疗。

8. 穿刺 为胸腹创伤首选办法，可反复进行，准确率达90%。

五、创伤的救治原则

对创伤病人，应优先解除危及生命的情况，使伤情得到初步控制，然后进行后续处理，遵循“抢救生命第一，保护功能第二，先重后轻，先急后缓”的原则。创伤病人采取ABCDE方法进行伤情评估后，应遵循VIPCO方式进行救治。

1. V（ventilation）通气 指保证病人有畅通的气道及保持正常的通气和给氧。基本措施为鼻管给氧、放置口咽通气管、气管插管、气管切开和呼吸机辅助呼吸等。昏迷病人应及早行气管插管；颌面部、喉部损伤时宜行气管切开术；有胸腔创伤发生通气障碍应立即行气管切开，胸腔闭式引流；开放性气胸宜先用敷料填塞包扎胸壁伤口，预防纵隔摆动；如合并有肺及小支气管破裂，一旦填塞胸壁伤口后又形成张力性气胸，应及时行胸腔穿刺闭式引流或手术修补。

2. I（infusion）输液抗休克 严重多发伤大多伴有不同程度的休克，选择健侧上肢大静脉或深静脉置管，快速建立多条液体通道，迅速输血、输液补充血容量，以防止休克发生和恶化。据创伤失血性休克诊治中国急诊专家共识指出，创伤性休克病人实施限制性液体复苏。

（1）容量复苏策略：建议对存在活动性出血的病人使用限制性的容量复苏策略，直至已确定完成早期出血控制。在院前环境下，一般以维持收缩压80 mmHg或者可触及桡动脉搏动为目标。如果达不到，可降至触及颈动脉搏动或者维持伤者基础意识。通常情况下收缩压达到60 mmHg可触及颈动脉搏动、70 mmHg可触及股动脉搏动、80 mmHg可触及桡动脉搏动。在院内环境下，应快速控制出血，在此前提下进行滴定式容量复苏以维持中心循环，直至出血得到控制。针对失血性休克和创伤性脑损伤并存病人，如失血性休克为主要问题，应持续进行限制性容量复苏；如创伤性脑损伤为主要问题，则进行相对宽松的限制性容量复苏以维持脑血流灌注。具体控制目标：对于无脑损伤的病人，在大出血控制之前实施可允许性低血压，应将收缩压维持在80～90 mmHg；对于合并严重颅脑损伤（GCS≤8分）的病人，应维持动脉压在80 mmHg以上。

（2）输血与液体治疗：创伤失血性休克病人通常出血量较大，应尽早进行快速输血维持血容量，改善微循环灌注，保证主要脏器的氧供。建议通过生理学指标（包括血流动力学状态、对即时容量复苏的反应情况）来启动大出血抢救预案。医疗机构应建立针对成人和儿童的紧急输血预案。对于成人病人进行输血治疗时，血浆与红细胞的比例为 1∶1。对于儿童病人，血浆与红细胞的比例仍为 1∶1，但是要基于儿童的全身血容量进行计算。对活动性出血的病人不建议使用晶体液补液，建议按照 1∶1 使用血浆和红细胞。输入晶体液会导致稀释性凝血病发生，提升血压使已形成的血凝块脱落进一步加重出血，血液黏稠度低不易形成新的血凝块，同时还增加了发生 ARDS 和 MOF 等并发症的风险。考虑对机体止血的不良影响，胶体也建议限制使用。

3. P（pulsation）心泵功能监测　密切监测血压、脉搏、心率、血氧饱和度、必要时监测中心静脉压等。观察呼吸的频率、节律、皮肤颜色、皮温、末梢毛细血管充盈、尿量等。多发伤病人除低血容量休克外，亦要考虑心源性休克，特别是伴有胸部外伤的多发伤，可因气胸、心肌挫伤、心脏压塞、心肌梗死或冠状动脉气栓而导致心脏衰竭。有些病人低血容量休克和心源性休克可同时存在。针对病因给予胸腔闭式引流、心包穿刺以及控制输液量或应用血管活性药等措施。病人如出现心搏骤停，立即启动 CPR 急救程序。

4. C（control bleeding）控制出血　对出血病人要有效地控制出血，及时包扎止血、处理开放性气胸和张力性气胸。显性出血，可直接压迫止血。开放性四肢损伤存在危及生命的大出血，在外科手术前推荐使用止血带，应该标明使用时间。隐性的内在出血主要来源于胸腔、腹腔、腹膜后、盆腔及长骨，这些部位的出血，使用胸腔减压、骨盆包扎、夹板固定、介入栓塞、手术止血等。

5. O（operation）手术治疗　有手术指征的应立即安排急诊手术，如大血管吻合、开胸、清创、固定等。手术治疗分为损伤控制性手术和确定性手术。损伤控制性手术是指在救治严重创伤病人，如合并重度失血性休克、难以处理的解剖损伤、操作耗时、同时合并腹部以外的严重创伤尤其是在病人出现“致死三联征”（低体温、酸中毒和凝血功能障碍）、不能耐受长时间手术时，采用快捷、简单的操作及时控制伤情进一步恶化，使病人获得复苏时间，有机会再进行完整、合理的再次或分期手术。对于血流动力学稳定且不存在上述情况的病人，推荐实施确定性手术。对实质脏器（脾脏、肝脏或肾脏）动脉出血，也可考虑外科手术与介入治疗相结合的策略。

六、护理措施

（一）即刻护理措施

1. 吸氧，保持呼吸道通畅，防止误吸，必要时气管插管。
2. 动态监测病人生命体征变化趋势，尤其是血压、心率的变化。
3. 建立静脉通路，按医嘱给予药物治疗。
4. 对于低体温积极复温，可采用电热毯、化学热垫、空气对流升温毯、加温输液输血等方式。
5. 补充血容量，抗休克、抗感染。
6. 嘱病人禁食禁饮，做好紧急手术的准备。

（二）病情观察

1. 神志 是中枢神经系统血液灌注量的直接观察指标，颅内轻度缺血时，病人可出现烦躁不安、胡言乱语；随着病情加重，脑灌注不良而出现表情淡漠、反应迟钝、意识模糊甚至昏迷。

2. 皮肤色泽 是反映外周循环状况的基础指标。长时间的微循环灌注不足，可使病人口唇、甲床发绀，皮肤色泽暗淡。当皮肤出现干燥、皱褶或表面张力高、发亮时，分别提示脱水或水肿。

3. 心电监测 严密观察心率、心律有无改变，警惕恶性心律失常的发生。

4. 脉搏 通过触摸周围动脉搏动或监护仪监测，了解脉搏的力度、频率，从而大致判断循环功能的状况。

5. 呼吸 注意节律、频率、方式及困难程度与体位、病情的关系，如重症病人呼吸加快，可能与紧张、疼痛有关，也可能与发热、代谢性酸中毒有关。

6. 体温 当体表温度与中心温度相差较大时，一般认为是微循环灌注不足。体表温度的监测部位在指、趾端或体表皮肤；中心温度的监测部位多在食管、直肠，或通过漂浮导管在血中直接测得。

7. 尿量 如排除了肾性和肾后性原因，每小时尿量少于 30 mL，即表示组织灌注不足。

8. 中心静脉压（CVP） CVP 低提示血容量不足，CVP 高则提示输液要慎重。

9. 出血 观察病人损伤部位有无活动性出血及有无进行性加重。

（三）用药护理

1. 遵医嘱使用抗菌药物，开放性创伤需加用破伤风抗毒素血清治疗。

2. 补充血容量，纠正休克。

3. 有效镇痛，适当使用止痛药物。

4. 对所有有明显出血倾向的病人，在伤后三小时内遵医嘱尽早使用止血药。

5. 遵医嘱使用血管活性药物，严密监测血压，根据血压情况及时调整药物浓度和速度，加强巡视，避免外渗，避免突然停药。

（四）对症护理

1. 创伤气道的建立 低氧血症和失血是创伤病人早期死亡的最常见原因。气道损伤或梗阻与创伤病人低氧血症的发生密切相关。在创伤救治中，应注意保持气道通畅，确保有效的氧供。若气道已出现局部或全面阻塞，则在保护病人颈椎的同时开放气道，并清除口中异物或呕吐物，但要尽量避免刺激呕吐。必要时进行气管插管；如果存在插管禁忌或不能完成插管时应采取手术方式建立人工气道。

2. 循环支持、控制出血 大部分多发伤病人都存在不同程度的休克，休克病人应抬高躯干 20°～30°，下肢抬高 15°～20°。尤其当病人已经出现血压偏低，应尽快进行液体复苏以恢复有效循环血量，迅速建立 2 条及以上静脉通路，常选用肘前静脉（如肘正中静脉或贵要静脉）、颈外静脉，注意不要在受伤肢体的远端选择静脉通路，以避免补充的液体进入损伤区内。积极的液体复苏疗法是多发伤早期救治的关键环节，对于胸腹部活动性内出血尚未得到控制的病人，采用“限制性液体复苏”策略。

此外，需要控制外部出血，对出血伤口用敷料加压包扎。对大血管损伤经压迫止血后应迅速做好手术止血的准备。尽快备血及输血，补充有效循环血量。遵医嘱留置导尿，观察每小时尿量。若病人出现创伤性心搏或呼吸骤停，立刻进行心肺复苏术，并尽快找出原因，如多发肋骨骨折或胸骨骨折，张力性气胸或大出血，必要时协助进行开胸手术。若发现心包压塞，协助进行心包穿刺。

3. 保温和复温 低体温、弥散性血管内凝血（DIC）、酸中毒是导致严重创伤病人死亡的三大主要原因，而其中低体温又在很大程度上将导致或加重DIC和酸中毒的发生，是创伤病人一个重要的损伤机制，往往会增加其死亡率。对已经低体温或高风险病人除进行被动复温外，应积极采取被动复温及主动复温相结合的综合性复温方法，帮助病人恢复到正常体温。对于体温在32～35℃的患者，建议通过提高环境温度、加温毯或者增加主动活动（如果病情允许）来提高核心温度；对于体温低于32℃的患者可以考虑加温输液，如仍无效可考虑通过体外膜肺治疗。

（五）疼痛护理

对于严重创伤患者，应选择适合其年龄、发育和认知功能的疼痛评估量表，定时进行疼痛评估。到达医院后继续使用与院前相同的疼痛评估量表进行疼痛评估。对于严重创伤患者，选择吗啡作为一线镇痛剂静脉应用，并根据疼痛管理目标调整剂量。如静脉通道没有建立，可以考虑通过雾化吸入氯胺酮或二乙酰吗啡。氯胺酮为镇痛的二线备选方案。使用吗啡镇痛时，应严密监测防止发生呼吸抑制。

（六）心理护理

注重人文关怀，无论病人是否清醒，护士在评估过程中均应注重病人疼痛评估及内心感受。鼓励家属陪同病人，共同参与创伤病人救治及知情同意，评估及了解家庭成员的需求和愿望。

（七）做好术前准备及转运护理

对有紧急手术指征的病人，及时做好采血、交叉配血、备皮、药物过敏试验等术前准备，转运过程中严密监测病人生命体征及管路安全，并与手术室护士详细交接。

（八）健康指导

1. 饮食指导 创伤后的伤口修复需要高蛋白质、充足的热量、各类维生素及微量元素的补充。

2. 生活护理指导

（1）卧床病人应注意预防压力性损伤的发生。如定时翻身，及时擦洗，保持床单清洁干燥、平整，保护受压骨突处皮肤，避免擦伤等。

（2）多数病人不习惯于床上排便，应作好解释工作，指导正确使用便盆，非单间收治应予屏风遮挡。便秘者，可进食富含粗纤维的食物，若不能顺利自行排便时，可遵医嘱给大便软化药，常用制剂有开塞露和甘油栓剂，可以适当使用缓泻药，必要时灌肠。

（3）保持伤口的清洁干燥，在擦洗时防止弄湿敷料，不随意揭开敷料或搔抓伤口。各种留置管道应保持通畅，妥当固定，防止受压、扭结或滑脱。

3. 活动指导

（1）骨折早期应避免患肢负重，保持功能位，只作局部肌肉的舒缩活动，以防骨折处移位。

拓展阅读 11-2
创伤死亡三联征的预防与处理

健全的躯体及四肢应作适量的运动，防止肌肉萎缩。

（2）腹部及内脏损伤病人为防止术后肠粘连，如病情允许宜早期下床活动，活动时应注意保护腹部伤口，可稍弯腰，用手托伤处或使用腹带包扎等，以防止伤口裂开及减轻疼痛。

（苏红侠）

数字课程学习

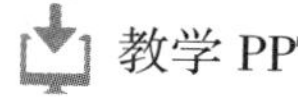

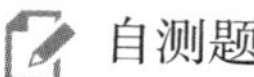

第十二章 胸痛中心的设置与管理

【学习目标】

知识：

1. 掌握胸痛中心的概念。
2. 掌握急性胸痛病人的救护要点。
3. 熟悉胸痛中心的设置。
4. 熟悉胸痛中心的工作流程。
5. 了解胸痛中心的护理管理。

技能：

1. 学习过程中培养应对急性胸痛病人的救护能力。
2. 正确运用所学知识对公众进行急性胸痛相关知识教育和救治急性胸痛病人。
3. 学习过程中培养爱伤意识、批判性思维、创新性思维及应对突发情况的应变能力。

素质：

1. 对急性胸痛病人救治具有高度的责任感和使命感，服从命令，听从指挥。
2. 有独立思考的能力，具备急性胸痛病人护理的能力。

情景导入

张某，男，39岁，高血压及糖尿病病史12年，近半年时有胸痛憋闷，数分钟后自行缓解或口服硝酸甘油后缓解。10：00同妻子发生口角后出现胸部剧烈疼痛，伴有全身大汗，心悸，肩背部及咽喉部放射痛，无呕吐、咯血，自服“速效救心丸”后症状无缓解，立即拨打当地“120”电话，请求救援。

自服硝酸甘油不能缓解。

胸痛是急诊常见的急危重症，占急诊总体就诊量的4.7%。胸痛病因复杂，严重程度不一，规范化的胸痛评估与诊断对早期识别胸痛病因、标准化诊治、改善病人预后、合理利用医疗资源具有重要价值。

第一节　胸痛中心的设置

情境一：

胸痛病人张某呼叫“120”，急救人员到现场后立即评估，行心电图检查，心电图示：窦性心律，Ⅰ、Ⅱ、Ⅲ导联ST段弓背向上抬高伴病理性Q波、R波降低。

请思考：

1. 您认为该病人应该送往哪一级别的医院就诊？
2. 您认为该胸痛中心需要具备什么条件？

现阶段我国胸痛中心建设分为：中国胸痛中心、中国基层胸痛中心和胸痛救治单元三种标准。中国胸痛中心是针对已经具备急诊冠状动脉介入治疗（PCI）条件且能够全天候开展此项技术的医院；中国基层胸痛中心是针对不具备急诊PCI条件或不能全天候开展急诊PCI技术或年PCI量和（或）急诊PCI量达不到中国胸痛中心标准的医院；胸痛单元是针对基层医疗机构（乡、镇卫生院、社区医疗服务中心等）而设置的。

现结合《中国胸痛中心认证标准（第六版）》及《胸痛中心建设与管理指导原则》对我国胸痛中心设置进行介绍。

一、胸痛中心的功能

胸痛中心的建设是为以急性胸痛为主要临床表现的急危重症病人提供快速、高效和规范的诊疗系统，可以是不改变现有结构基础之上实体运作的虚拟机构，也可以是重新组建的实体机构。胸痛中心通过院前急救系统（emergency medical service system，EMS）与不同级别医院之间以及医院内部的多学科（包括急诊科、心内科、影像学科、检验科、心外科、胸外科、消化科、呼吸科等相关专业科室）合作建立区域协同救治体系，为急性胸痛病人提供快速且准确的诊断、危险评估和恰当的治疗手段，从而提高急性胸痛的诊断和治疗能力，减少误诊和漏诊，避免治疗不足或过度治疗，以达到降低急性胸痛病人的死亡率、改善临床预后的目的。

二、胸痛中心的建设标准

（一）科室设置

二级或三级综合医院或相关专科医院，具备胸痛病人的综合抢救能力，并设置心血管内科、呼吸内科、心脏大血管外科或胸外科、急诊医学科、医学影像科等与胸痛救治相关的诊疗科室，设置 ICU 或有收治危重胸痛病人的病床。

（二）中心配备

1. 基础设施

（1）急诊科、胸痛中心醒目的标识与指引。

（2）急诊科设施：①急诊分诊台（配备电话及急救相关的联络系统、急性胸痛病人时间管理节点记录表、标准的胸痛分诊流程图）。②轮椅和担架车。③床旁心电图、床旁快速检查项目（point-of-care，POCT）如心肌损伤标志物、心钠素（BNP 或 NT-pro-BNP）、凝血功能等。④胸痛诊室、急诊抢救室 / 急诊监护室、胸痛留观室。⑤所需仪器如心电图机、供氧系统、监护仪、除颤器、呼吸机等急救器材和药品。

（3）心血管专科设施：冠心病监护室（CCU）、急诊 PCI 导管室（基本设施有数字血管影像设备、监护设备、无创和有创血流动力学监护设备、呼吸机、除颤仪、心脏临时起搏器、主动脉内球囊反搏仪等生命支持系统）。

（4）检查设施：多排螺旋增强 CT、运动负荷心电图、24 h 开放的超声诊断、胸部 X 线机等。

（5）信息化设施：启用中国胸痛中心认证云平台数据库，建立胸痛中心协同救治信息化系统。

2. 人员配备　胸痛中心成员包括：胸痛中心委员会主任、胸痛中心医疗总监和行政总监、胸痛中心协调员、胸痛中心质量控制责任人、心血管专科医师、导管室专职护士以及专业放射技术人员。

3. 技术配备

（1）诊断技术：①床旁心电图、超声心动图检查、运动负荷心电图检查。②床旁快速肌钙蛋白及 D- 二聚体检测。③主动脉、肺动脉及冠状动脉急诊 CT 血管造影检查。

（2）治疗技术：具备开展 PPCI 和溶栓治疗、张力性气胸紧急持续性引流及外科手术治疗的相关条件。具备开展急性主动脉夹层的急诊介入治疗和外科手术的相关条件，或与具备条件的医院建立转诊机制。

（3）护理技术：①根据指南正确对急性胸痛病人进行初步评估及再次评估；②熟悉急性高危胸痛常见的疾病及护理要点；③熟练掌握心肺复苏、抢救仪器使用的基本技能。

第二节 胸痛中心的护理管理

情境二：

经过“120”急救人员现场评估，该病人被评为高危胸痛病人，欲转运至某通过国家级胸痛中心资质认证的医院。该院胸痛中心在建设过程中优化护理工作流程、完善管理模式，取得了良好效果。

请思考：

1. 胸痛中心护理团队由哪些科室成员构成？
2. 胸痛中心护理管理质量控制的关键要素有哪些？

护理团队是胸痛中心建设的核心力量，护理团队的工作质量对胸痛中心建设水平影响巨大。

一、护理团队管理

（一）护理人员资质

胸痛中心护士均需接受正规的护理学历教育并取得护士执业资格证，具备良好的职业道德及熟练的护理专业技能。胸痛中心核心科室如急诊科、心血管内科、ICU 等应进行全面胸痛相关培训，以后每年进行一轮培训，以确保新增人员得到及时培训。导管室专职护士需经过专门介入辅助技术培训，且每年至少接受一次 4 学时以上的介入诊疗和 ACS 的新知识培训，并获得证书。

1. 院前急救组出诊护士　在急诊科工作满 3 年及以上且经过胸痛救治专项岗前培训。

2. 急诊预检分诊护士　急诊临床工作经验 5 年以上的护士（护师）且接受胸痛知识培训，具备识别各类型 ACS 临床表现的能力，能完成心电图、生命体征监测、对症处理等检诊工作。

3. 抢救室护士　接受胸痛相关知识培训及考核，并由高年资护士专门负责高危急性胸痛病人抢救。

4. 导管室护士　有上岗培训并获取证书，接受胸痛中心建设全程培训，具有良好的急危重症抢救技术、人文关怀意识以及快速的反应能力。

5. CCU 护士　具备心血管内科普通病房 3 年以上工作经历及 ICU 轮转经历。

（二）护理团队协作

明确团队成员职责可提高效率，有助于改善病人临床结局、减少不良事件发生和提高病人满意程度。

1. 出诊护士　启动绿色通道；院前评估、急救及转运；完善院前出诊护理记录并做好病人交接；胸痛中心相关时间节点录入。

2. 分诊护士　确认为胸痛病人后快速评估病情，根据评估结果分诊并做好登记及时间节点录入。

3. 抢救室护士 通知医生接诊；负责吸氧、建立静脉通道、心电监护、留取血标本、送CTA检查、启动会诊、口服给药、健康宣教等处置；配合抢救；如病人需转运做好转运前准备、过程监护及病人交接；胸痛中心相关时间节点录入。

4. 留观室护士 按胸痛中心流程执行诊疗措施、观察病情；按时间节点复查心电图、肌钙蛋白；健康宣教；胸痛中心相关时间节点录入。

5. 导管室护士 介入手术安排和调整；介入手术配合；危重病人术后转运及交接；胸痛中心相关时间节点录入。

6. CCU护士 通知医生接诊；与转运医务人员交接病人；负责吸氧、建立静脉通道、心电监护等处置；评估病情；配合治疗及抢救；胸痛中心相关时间节点录入。

（三）管理制度

1. 中心工作制度

（1）院前急救系统工作制度：①“120”急救中心与胸痛中心共同制定联合救治流程及计划、培训内容与机制、典型病例讨论、质量改进的机制。②“120”急救系统管理及调度人员，熟练掌握胸痛急救常识，“根据救治能力优先”准确调度急性胸痛救护，并指导呼救者进行正确的现场自救。③“120”急救中心接受指令到出车时间不超过3 min。④院前急救人员熟练掌握高危急性胸痛识别要点、初级心肺复苏技能，熟悉各个时间节点定义、胸痛中心院内绿色通道及一键启动电话。⑤首次医疗接触胸痛病人10 min内完成12导联或18导联心电图记录，10 min内将心电图传输到胸痛中心信息共享平台。⑥“120”急救中心与胸痛中心采用相同的时间节点定义，实现从救护车首次医疗接触时开始记录时间管理表或开始填报云平台数据库。⑦对于首份心电图诊断为ST段抬高型心肌梗死者，院前急救系统实施绕行急诊将病人直接送到导管室。

（2）胸痛急诊工作制度：①时钟统一管理：建立并落实时钟统一方案与管理制度，保证各类时钟、诊疗设备内置系统时间、各类医疗文书记录时间的高度统一，保留时钟校对记录。②数据库填报管理：启用中国胸痛中心认证云平台数据库，制定数据库的管理制度和使用细则，并有数据的审核制度，与建立了转诊关系的基层胸痛中心医院实现数据共享；设置专职或兼职的数据管理员；首次就诊的急性胸痛病人应及时在数据库中建档；数据库记录应完整，所有进入医院的高危急性胸痛病人均应登记，胸痛急救有完整的关键时间节点；确保ST段抬高型心肌梗死病人时间节点可以溯源，其中发病时间、呼叫“120”时间、到达医院时间等可以在原始记录中溯源，并尽可能精确到分钟。③协同救治信息化建设管理：建立包含远程实时传输心电图为基础功能的信息共享平台或专业的胸痛中心协同救治信息系统；协同救治信息周边非PCI网络医院或胸痛救治单元信息共享。

（3）开展面向社会大众的急救和健康知识宣传教育，提高公众健康意识、自救和互救能力。

2. 绿色通道管理制度

（1）设置“高危胸痛病人绿色通道”专用章。

（2）针对的人群从单纯的急性心肌梗死扩展到所有急性胸痛病人。

（3）接诊胸痛病人后应立即进行初步诊断，对急性胸痛进行鉴别诊断时，能得到其他相关学科的支持，判断是否进入“高危胸痛急救绿色通道”程序。

（4）胸痛团队展开抢救，立即进行生命体征监测、开放静脉通道、简要的诊断性检查等；根据病情做相应检查，并及时跟踪检查结果。

（5）需紧急PCI，可绕行急诊，直达导管室。ST段抬高型心肌梗死者可先实施救治、后收

课程思政案例 12-1
喜迎新生

费（先手术、后补办住院手续）。

（6）医技科室（药剂科、输血科、检验科、放射科、功能科等），各辅助科室对“急救绿色通道”的各种检查单或接急诊电话通知时，急诊检查项目应在时间节点内将检查结果报送。

二、护理质量管理

（一）关键要素控制

1. 病人安全质量控制　护理管理者聚焦重点环节，对频发安全事件进行分类，提出控制策略。对胸痛病人在院时跌倒、压力性损伤、导管滑脱等危险因素进行筛选并采取积极有效的措施降低风险。另外，构建护理不良事件上报的系统化管理体系，设立护理质量管理小组，实时采集胸痛病人不安全因素，健全胸痛病人安全管理系统。

2. 护理服务质量控制　根据病人需求及护理工作专业的要求，制定护理服务流程和护理服务评价标准，了解胸痛病人及家属对护理工作的建议，掌握胸痛病人对护理服务的评价结果，研究护理服务失效补救系统，为胸痛病人提供及时、专业和有效的优质护理服务。

（二）质量持续改进

1. 质量控制指标　根据胸痛中心医疗质量的控制指标，建立相对应的护理质量指标，对影响护理质量的各要素和各个环节进行全面的质量控制。如首诊心电图检查比例、首份心电图完成时间、即时检测项目（肌钙蛋白、D- 二聚体、脑钠肽、血气分析等）从抽血到获取报告的时间、怀疑肺栓塞者完成超声心动图或肺动脉 CT 血管造影检查的时间、导管室从接到通知到准备就绪可以开展 PCI 的时间、主动脉夹层者从入院到开始实施介入、外科手术的时间；张力性气胸者从入院到实施外科手术的时间等工作中的关键时间节点、重点环节、重点对象，实现全面全程的护理质量管理。

2. 质量控制手段　胸痛中心质量控制可使用 PDCA 循环法、丰田生产方式（Toyota production system，TPS）、6-SIGMA 管理法、品管圈等管理手段进行持续质量改进。

（1）应根据当前的实际情况，确定本中心关键监控指标及质量改进计划。

（2）确立关键性效率指标和预后指标的近期预期目标值，并每年修改次年预期目标值以体现持续改进的效果。

（3）制订并落实质量分析会制度及典型病例讨论制度。对各项护理工作进行全面的质控管理，保证护理服务质量不断提高。

第三节　胸痛中心的工作流程

情境三：

该医院急诊科接到院前急救人员的通知后，立即开放胸痛绿色通道，通知院内胸痛团队，准备急救器械与物品，病人到院后先就诊、先检查、先处置。

请思考：

1. 胸痛病人如何快速进行院内外的转运交接工作?
2. 为提高胸痛病人救治及时率，作为胸痛中心护士的你接到120电话后需做哪些准备?

一、院前急救流程

（一）现场评估

1. 病情判断　接到“120”指挥中心通知后，急救车3 min内出诊。到达现场后立即记录到达时间、核对呼叫信息、询问主要的症状和体征、快速评估生命体征。完成心电图或记录远程实时12导联心电监护，传输心电图至共享平台，并通过一键启动电话通知心内科值班医师，共同参与救治病人。

2. 环境评估　评估急性胸痛病人所在区域医疗资源分布情况，结合区域内医疗机构救治能力和病人情况，确定下一步救治计划。

3. 快速分流　为了实现“在最短的时间内将急性胸痛病人送至具有救治能力的医院接受最佳治疗”的目标，院前急救队伍需尽可能避免将病人送至不具备救治能力的基层医院，以免二次转诊延误治疗。

（1）诊断明确的ACS病人：心电图表现为STEMI，选择转运至具备在120 min内能治疗的医院。心电图提示为非持续性ST段抬高型急性冠脉综合征，则应将病人直接送至有条件开展PCI医院的CCU。

（2）高度怀疑主动脉夹层和肺动脉栓塞病人：尽可能绕行非PCI医院和急诊科，将病人直接送进CT室进行增强CT扫描。

（3）对生命体征不稳定的急性胸痛病人：应尽可能在现场进行心肺复苏，若不能及时稳定下来，则可以将病人送至最近的医院进行后续的专业心肺复苏，待临床情况趋向稳定后再决定后续治疗方案。

（4）其他原因性胸痛或不明原因的急性胸痛病人：在首诊排除ACS、主动脉夹层及肺动脉栓塞，但胸痛原因不明时，应将病人尽快送至具有救治能力的上级医院以明确诊断。

（二）急救处理与转运

1. 急救处理　立即行心电监护、吸氧、建立静脉通道等处置。对心搏骤停、心源性休克、严重低血压、急性心力衰竭、严重心律失常等濒临死亡的病人就地紧急救治，为进一步转运至医院创造条件。

2. 安全转运

（1）现场进行必要的处理，如稳定情绪、平卧休息、心肺复苏等。

（2）经过评估及现场分诊，结合病情决定转运去向。

（3）转运途中密切观察病人病情变化，遵医嘱予以处置（如心电监护、吸氧、口服用药等）。联系医院急诊科/心内科/导管室做好接收准备。备好抢救设备及物品，必要时抢救处置。

（4）护理工作交接：将病人转运到医院后必须进行详细的交接，交接内容包括基本信息、生命体征、病痛症状及病史、外院用药及治疗情况、外院检查结果（心电图、心肌酶、其他相关检查)、溶栓情况、转运途中主要处置及病情变化、病人留置的管道及皮肤情况、时间节点记录单等。

(5)整理车载物品，完善填写出诊记录及院前时间节点，做好出诊费用管理。

二、院内急救流程

(一)接诊诊疗服务

1. 信息采集 病人到达急诊科后，3 ~ 5 min 内完成初步评估，完善心电图检查，将病人分流至正确诊室。

2. 完善辅助检查 完善肌钙蛋白、D- 二聚体、脑钠肽等检查；如临床初步评估高度怀疑主动脉夹层或急性肺动脉栓塞的病人，能在 30 min 内(从通知到病人开始扫描)进行增强 CT 扫描；如怀疑 A 型主动脉夹层、急性心包炎者能在 30 min 内开始心脏超声检查。

3. 病情危险分层与对症处理 对胸痛危险程度作出再次评估(图 12-1)。致命性胸痛需要立即进入抢救流程，中危胸痛需动态评估与监测，低危胸痛需合理分流。

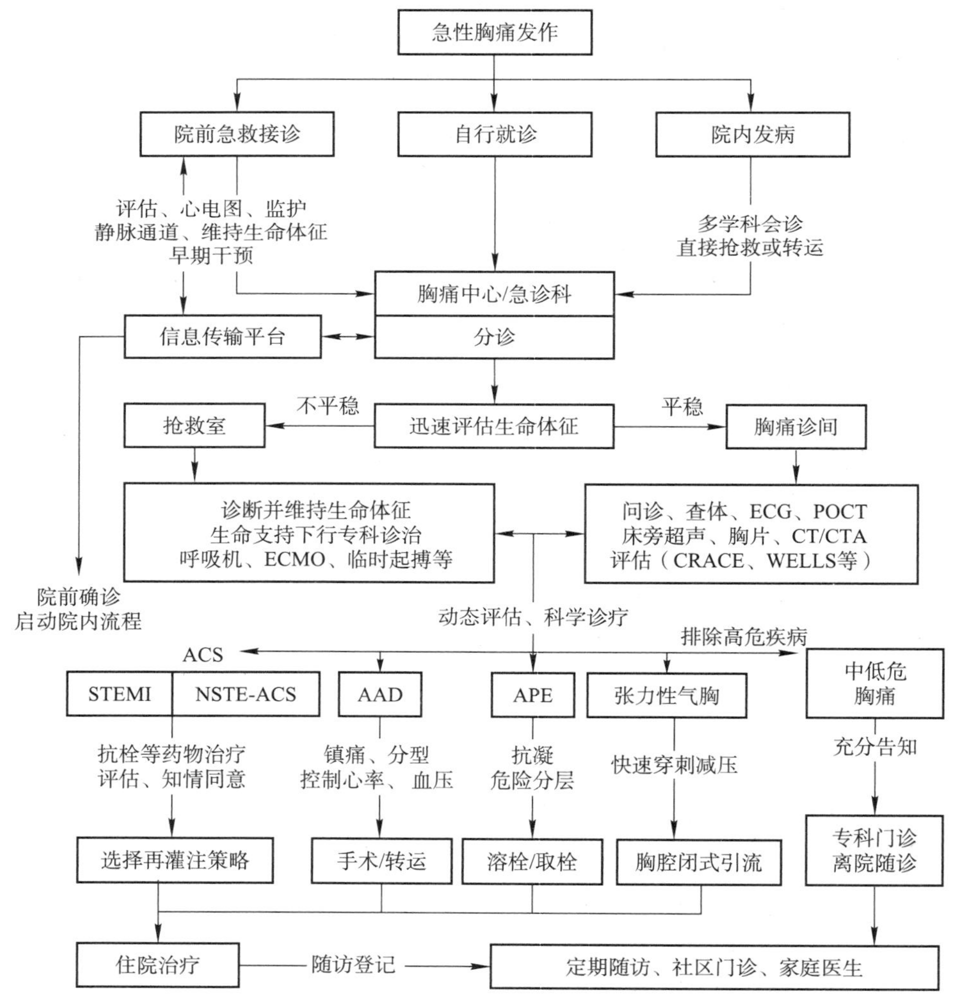

图 12-1 急性胸痛诊疗流程图

（1）胸痛伴有下列任一情况者，应立即进入监护室或抢救室：①意识改变；②动脉血氧饱和度低（<90%），呼吸衰竭；③血压显著异常；④影响血流动力学的严重心律失常；⑤既往有冠心病史，此次发作使用硝酸酯类药物不缓解；⑥既往有马方综合征，伴有严重高血压；⑦伴呼吸困难，患侧胸廓饱满。

（2）胸痛伴有下列任一情况者，应尽快监护，完善相关检查：①长期卧床、长途旅行者，突发胸痛且持续不缓解；②确诊肿瘤、下肢静脉血栓者突发胸痛且持续不缓解；③既往无冠心病史，突发胸痛伴有喘憋；④伴咯血；⑤近 4 周内有手术，并有制动史；⑥合并多种心血管病高危因素；⑦长期高血压控制不佳。

（3）下列胸痛病人可常规就诊：①不伴有上述情况的胸痛；②有胸壁压痛的胸痛；③与呼吸相关的胸痛；④超过一周的轻度胸痛。

（二）数据上报

启用中国胸痛中心认证云平台数据库。数据填报真实、客观、准确、完整，并能够与建立了转诊关系的基层胸痛中心医院实现数据共享。急性胸痛病人的首次医疗接触人员应及时在数据库中建档，若不能及时进行在线填报，应有纸质版的时间记录。填报的数据资料应各时间环节及诊疗措施可从原始记录中溯源，并要求尽可能精确到分钟。

第四节　急性胸痛病人的救治与护理

情境四：

10：40，张某到达医院。主诉：胸痛剧烈，呈压榨样。

体格检查：T 36.3℃，P 52 次 / 分，R 24 次 / 分，BP 83/50 mmHg，面色苍白，大汗淋漓，四肢湿冷。

辅助检查：心电图示窦性心律，偶发室性早搏，$V_1 \sim V_4$ 导联 ST 段弓背向上抬高。

请思考：

1. 如果需明确诊断，该病人还需完善哪些辅助检查？
2. 诊断明确应该采取哪些紧急处理措施？护理要点有哪些？

一、概述

胸痛主要是指胸前区的疼痛和不适感，病人常主诉闷痛、紧缩感、烧灼感、针刺样痛、压榨感、撕裂样痛、刀割样痛等，以及一些难以描述的症状。急性胸痛（包括胸闷）是最常见的内科急诊症状之一，占急诊内科病人的 5%～20%，在三级医院占 20%～30%，心血管专科医院甚至更高。

二、病因与发病机制

各种物化和（或）生物性因素，包括炎症、缺氧、内脏膨胀、机械压迫、异物刺激、化学刺激、外伤及肿瘤等，刺激胸部各脏器和组织的神经纤维如肋间神经感觉纤维、脊髓后根传入纤维、支配心脏和主动脉的感觉纤维、支配气管与支气管及食管的迷走神经感觉纤维等，均可引起胸痛。急性胸痛、胸闷的病因繁多，主要分类与原因如表 12–1 所示，常见胸痛部位及病因见图 12–2。

表 12–1 胸痛的分类与常见病因

分类	常见病因
致命性胸痛	
心源性	急性冠脉综合征、主动脉夹层、心脏压塞、心脏挤压伤（冲击伤）、急性肺栓塞等
非心源性	张力性气胸
非致命性胸痛	
心源性	稳定型心绞痛、急性心包炎、心肌炎、肥厚性梗阻型心肌病、应激性心肌病、主动脉瓣疾病、二尖瓣脱垂等
非心源性	
胸壁疾病	肋软骨炎、肋间神经炎、带状疱疹、急性皮炎、皮下蜂窝织炎、肌炎、肋骨骨折、血液系统疾病所致骨痛（急性白血病、多发性骨髓瘤）等
呼吸系统疾病	肺动脉高压、胸膜炎、自发性气胸、肺炎、急性气管 – 支气管炎、胸膜肿瘤、肺癌等
消化系统疾病	胃食管反流病（包括反流性食管炎）、食管痉挛、食管裂孔疝、食管癌、急性胰腺炎、胆囊炎、消化性溃疡和穿孔等
心理精神原性	抑郁症、焦虑症、惊恐障碍等
其他	过度通气综合征、颈椎病等

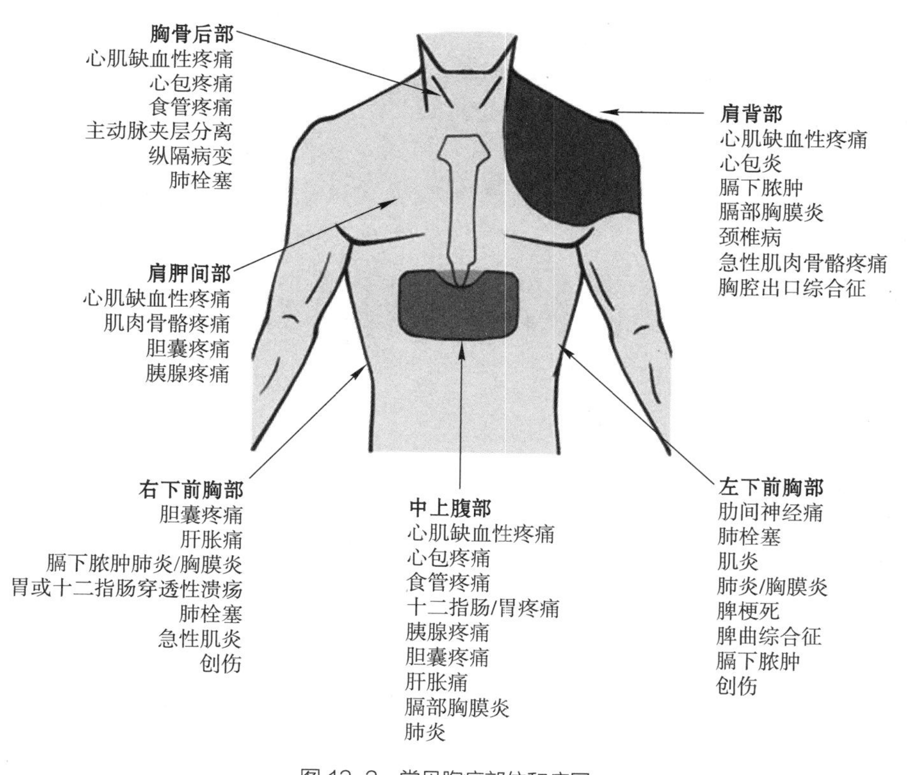

图 12–2 常见胸痛部位和病因

三、临床表现

高危胸痛是指对病人生命构成直接威胁的致死性急性胸痛疾病，也可以称之为致死性急性胸痛。现对常见的高危胸痛的临床表现进行介绍。

1. 急性冠脉综合征（acute coronary syndrome，ACS） 是指冠状动脉内不稳定的粥样硬化斑块破裂或糜烂继发新鲜血栓形成所导致的心脏急性缺血综合征，涵盖了 ST 段抬高型心肌梗死（ST elevation myocardial infarction，STEMI）、非 ST 段抬高型心肌梗死（non-ST elevation myocardial infarction，NSTEMI）和不稳定性心绞痛（unstable angina，UA），其中 NSTEMI 与 UA 合称非 ST 段型急性冠脉综合征（NSTE-ACS）。

UA 胸痛可在静息时发作，持续时间长、症状重，体征上 UA 病人可出现心率变化，第三或第四心音，或由于乳头肌缺血出现二尖瓣收缩期杂音。心肌梗死胸痛持续时间常 > 30 min，硝酸甘油治疗效果不佳，可伴有恶心、呕吐、大汗、呼吸困难等表现，严重者可出现面色苍白、皮肤湿冷、低血压、奔马律、肺部啰音、休克等，并常见室性心律失常，特别要警惕室性心动过速和心室颤动。还有一部分心肌梗死病人以消化道症状为主要表现，尤其多见于下壁心肌梗死，下壁心肌梗死可出现心动过缓、房室传导阻滞、低血压、晕厥等表现。需注意高龄、糖尿病等病人症状可不典型。

拓展阅读 12-1
心肌梗死分级

2. 肺栓塞（pulmonary embolism，PE） 是以各种栓子阻塞肺动脉或其分支为发病原因的一组疾病或临床综合征的总称，包括肺血栓栓塞症（PTE）、脂肪栓塞综合征、羊水栓塞、空气栓塞、肿瘤栓塞等，其中 PTE 为肺栓塞的最常见类型。呼吸困难及气促是肺栓塞病人最常见的症状，还可表现为胸痛（多为胸膜炎性胸痛）、咯血、烦躁不安，可伴发绀、低热，甚至有濒死感等；晕厥或意识丧失可以是肺栓塞的首发或唯一症状。还可见心动过速、肺动脉瓣区第二心音（P2）亢进或分裂、颈静脉充盈或异常搏动、三尖瓣收缩期杂音等体征。大面积肺栓塞以低血压和休克为主要表现。

3. 主动脉夹层（aortic dissection，AD） 是由于各种原因导致的主动脉内膜、中膜撕裂，主动脉内膜与中膜分离，血液流入，致使主动脉腔被分隔为真腔和假腔（图 12-3）。约半数主动脉夹层由高血压引起，尤其出现在长期血压控制不佳的病人。常以骤然发生的剧烈胸痛为主诉，疼痛多为“撕裂样”或“刀割样”难以忍受的持续性锐痛。可伴有烦躁、面色苍白、大汗、四肢厥冷等休克表现。夹层累及主动脉根部，可导致主动脉瓣关闭不全及反流，查体可闻及主动脉瓣杂音；夹层累及冠状动脉开口可表现为典型 ACS；夹层破入心包则引起心脏压塞。

目前，国际上 DeBakey 分型和 Stanford 分型应用最为广泛（图 12-4）。DeBakey 分型，将 AD 分为Ⅰ、Ⅱ、Ⅲ型。Ⅰ型：原发破口位于升主动脉或主动脉弓，夹层累及大部或全部胸升主动脉、主动脉弓、胸降主动脉、腹主动脉；Ⅱ型：原发破口位于升主动脉，夹层累及升主动脉，少数可累及主动脉弓；Ⅲ型：原发破口位于左锁骨下动脉以远，夹层范围局限于胸降主动脉为Ⅲa 型，向下同时累及腹主动脉为Ⅲb 型。Stanford 分型，将 AD 分为 A、B 两型，凡是夹层累及脑升主动脉者为 Stanford A 型，夹层仅累及胸降主动脉及其远端为 Stanford B 型。

4. 张力性气胸（tension pneumothorax） 起病急，病人突感一侧胸痛，针刺样或刀割样，持续时间短暂，继而出现胸闷和呼吸困难，伴刺激性咳嗽。张力性气胸时病人烦躁不安、发绀、出冷汗、脉速、虚脱、心律失常，甚至意识不清、呼吸衰竭。典型体征为患侧胸廓饱满，呼吸运动减弱，叩诊鼓音，呼吸音减弱或消失；气管向健侧移位。

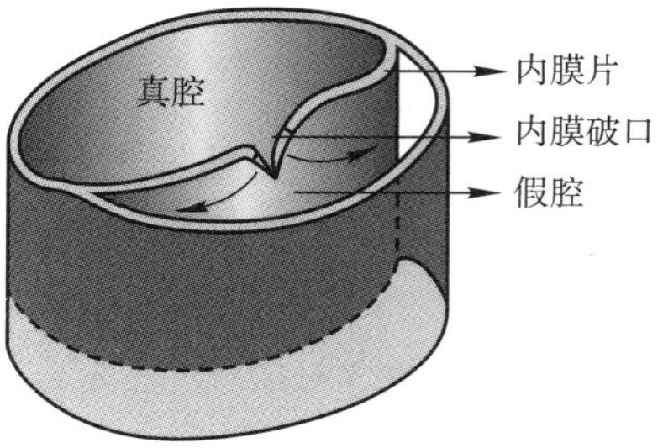

图 12-3 主动脉夹层示意图

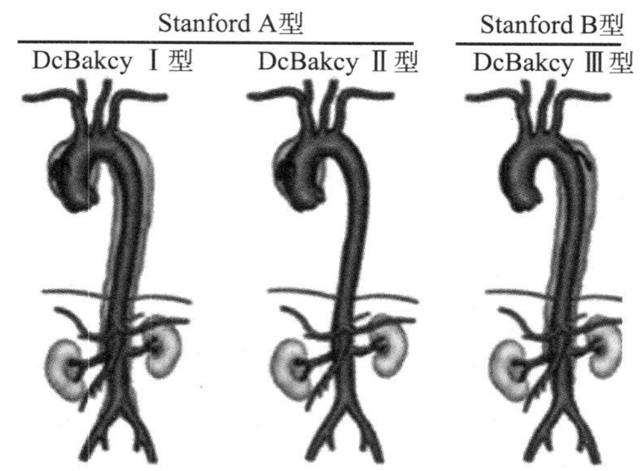

图 12-4 动脉夹层 Stanford 分型和 DeBakey 分型

四、辅助检查

1. 心电图 是早期快速识别心源性胸痛，尤其是心肌梗死的重要工具（图 12-5）。

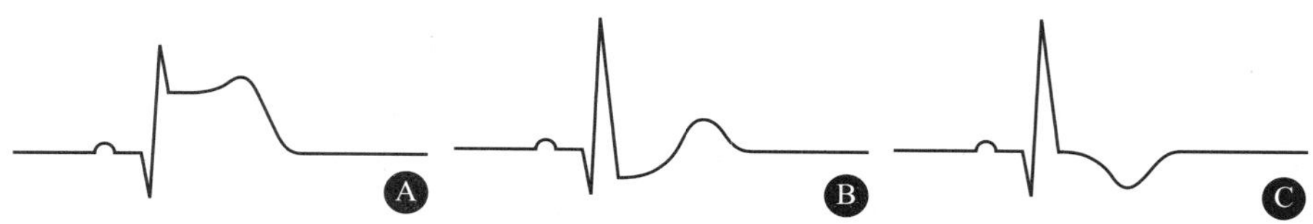

图 12-5 急性冠脉综合征（ACS）的特征心电图表现

A. ST 段抬高型心肌梗死（STEMI）典型心电图；B、C. 非 ST 段抬高型 ACS 典型心电图

2. 实验室检查 心肌损伤标志物（表 12-2）、D- 二聚体、脑钠肽、血气分析、出凝血功能、血生化检验、心脏功能标志物（利钠肽，表 12-3）等。

表 12-2 常用心肌损伤标志物特点

特点	肌红蛋白	肌酸激酶同工酶 MB	心肌肌钙蛋白
生物学特点	1 ~ 3 h 开始升高	4 ~ 6 开始升高	3 ~ 6 h 开始升高
	6 ~ 9 h 达到峰值	24 h 达到峰值	10 ~ 12 h 达到峰值
	24 ~ 36 h 恢复正常	3 天后基本恢复正常	5 ~ 15 天恢复正常水平
临床意义	AMI 早期排除重要的指标	早期诊断 AMI 并进行危险分层	AMI 诊断的“金标准”
		AMI 复发检测、再灌注治疗检测	AMI 判断梗死面积并进行危险分层

表 12-3 BNP 及 NT-proBNP 诊断心力衰竭临界值（pg/mL）

指标	年龄（岁）	排除急性心力衰竭	可能存在急性心力衰竭（需考虑其他因素的影响）	存在急性心力衰竭
BNP		< 100	100 ~ 500	> 500
NT-proBNP	< 50	< 300	300 ~ 450	> 450
	50 ~ 75	< 300	450 ~ 900	> 900
	> 75	< 300	900 ~ 1 800	> 1 800

3. 影像学检查

（1）床旁超声心动图：简便、快捷，能清晰显示心脏、大血管的结构和功能，为胸痛的鉴别诊断提供重要信息。

（2）X 线检查：是诊断气胸最常用的方法，可显示肺萎缩程度、胸膜粘连、纵隔移位及胸腔积液等。

（3）CT 及 CT 血管造影（CTA）检查：气胸可通过 CT 检查明确诊断，CT 对胸腔内少量气体的诊断较为敏感。急性主动脉夹层与肺动脉栓塞可通过 CTA 明确诊断。

五、治疗原则

对于胸痛病人治疗应遵循“早期诊断，危险分层，正确分流，科学救治”的指导方针。

（一）急性冠脉综合征

1. 常规处理　心电监护、吸氧（有低氧血症时）、开放静脉通道以及必要的镇痛（如使用吗啡）等。

2. 急诊再灌注治疗

（1）PCI：①适应证：发病 12 h 内的 STEMI 者；院外心搏骤停复苏成功的 STEMI 病人；存在提示心肌梗死的进行性心肌缺血症状，但无 ST 段抬高，出现以下一种情况（血流动力学不稳定或心源性休克；反复或进行性胸痛，保守治疗无效；致命性心律失常或心搏骤停；机械并发症；急性心力衰竭；ST 段或 T 波反复动态改变，尤其是间断性 ST 段抬高）者；STEMI 发病超过 12 h，但有临床和（或）心电图进行性缺血证据；伴持续性心肌缺血症状、血流动力学不稳定或致命性心律失常（图 12–6）。②禁忌证：发病超过 48 h，无心肌缺血表现、血流动力学和心电稳定的病人不推荐对梗死相关动脉（infarct–related artery，IRA）行 PCI。

（2）溶栓治疗：①适应证：急性胸痛发病未超过 12 h，预期首次医疗接触（first medical contact，FMC）至导丝通过 IRA 时间 > 120 min，无溶栓禁忌证；发病 12 ~ 24 h 仍有进行性缺血性胸痛和心电图相邻 2 个或 2 个以上导联 ST 段抬高 > 0.1 mV，或血流动力学不稳定的病人，若无直接 PCI 条件且无溶栓禁忌证，应考虑溶栓治疗。②禁忌证：见表 12–4。治疗流程见图 12–7。

3. 药物治疗

（1）抗血小板、抗凝药物：常见抗血小板药物有环氧化酶抑制剂（阿司匹林）、P2Y12 受体拮抗剂（替格瑞洛、氯吡格雷等）、血小板膜糖蛋白（GP）Ⅱb/Ⅲa 受体拮抗剂（阿昔单抗、替罗非班等）。抗凝药物有普通肝素、低分子量肝素、磺达肝癸钠、比伐卢定（表 12–5，表 12–6）。

（2）β 受体阻滞剂：有利于缩小梗死面积改善心室重构，减少心力衰竭、心源性猝死、再发心肌梗死、恶性心律失常等事件发生，可显著降低病死率并改善病人预后。无禁忌证的病人应在发病 24 h 内常规服用，并逐渐加量。

（3）他汀类药物：多项研究显示 ACS 早期他汀治疗可显著降低心血管事件风险。目前常用的他汀类药物包括：辛伐他汀、氟伐他汀、阿托伐他汀、瑞舒伐他汀等。

（4）ACEI/ARB：PCI 围术期及术后长期合理应用 ACEI/ARB 类药物可改善心肌重构并改善预后。在无禁忌证的情况下应早期（STEMI 发病 6 ~ 12 h 后）开始使用 ACEI，不能耐受 ACEI 者用 ARB 代替。

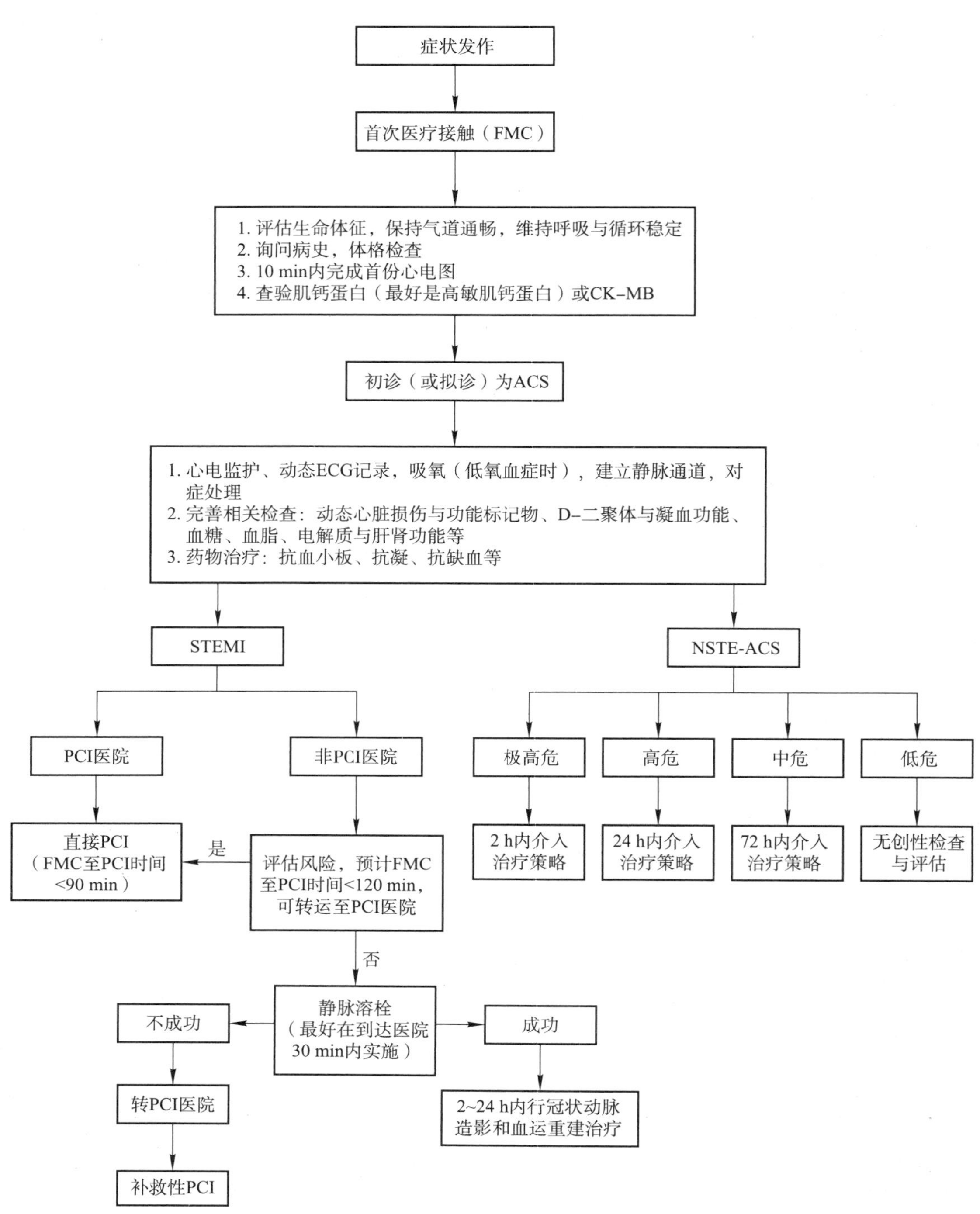

图 12-6 急性冠脉综合征急诊快速诊治指南（2019）诊治流程

表 12-4 STEMI 病人溶栓治疗的禁忌证

绝对禁忌证	相对禁忌证
脑出血病史	未得到控制的严重高血压
颅内恶性肿瘤	心肺复苏胸外心脏按压持续时间 > 10 min
6 个月内缺血性脑卒中或 TIA 史	3 周内进行过大手术或 4 周内发生过内脏出血
可疑或确诊主动脉夹层	2 周内不能压迫止血部位的大血管穿刺
呕血、便血等活动性出血	感染性心内膜炎
3 个月内的严重头部闭合性创伤或面部损伤	妊娠
	活动性消化性溃疡
	终末期肿瘤或严重肝肾疾病
	痴呆或已知其他颅脑病变

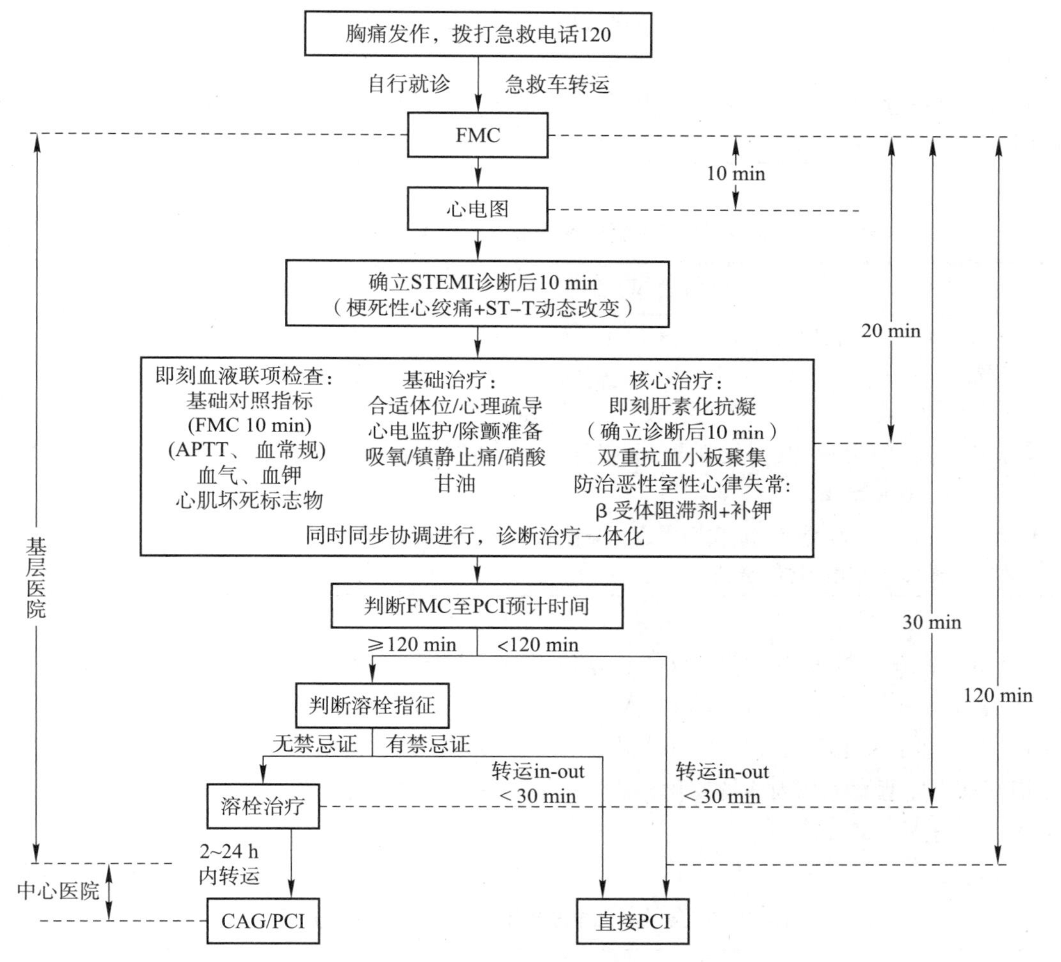

图 12-7 STEMI 诊断和溶栓治疗流程图

注：FMC：首次医疗接触；STEMI：ST 段抬高型心肌梗死；APTT：活化部分凝血活酶时间；CAG：冠状动脉造影；PCI：经皮冠状动脉介入治疗；10 min 为自 FMC 至完成心电图时间；30 min 为自 FMC 至溶栓时间；120 min 为自 FMC 至 PCI 血管开通时间

表 12-5 急性冠脉综合征急诊快速诊治指南（2019）推荐抗血小板治疗

推荐意见	建议分类	证据级别
所有无阿司匹林禁忌证的病人均立即服用阿司匹林（负荷量 300 mg，继以 75 ~ 100 mg/d 长期维持）	Ⅰ	A
在阿司匹林基础上，联合应用一种 P2Y12 受体拮抗剂至少 12 个月，除非有极高出血风险等禁忌证	Ⅰ	A
P2Y12 受体拮抗剂首选替格瑞洛（180 mg 负荷量，以后 90 mg/ 次，2 次 /d）	Ⅰ	B
既往服用氯吡格雷的病人，在入院早期可换用替格瑞洛（剂量同上），除非存在替格瑞洛禁忌证	Ⅰ	B
不能使用替格瑞洛的病人，应用氯吡格雷（300 ~ 600 mg 负荷量，以后 75 mg/ 次，1 次 /d）	Ⅰ	B
接受溶栓治疗的病人，应尽早在阿司匹林基础上联用替格瑞洛或氯吡格雷（年龄 > 75 岁者，建议应用氯吡格雷，不用负荷量，75 mg/ 次，1 次 /d）	Ⅰ	A
对于有消化道出血高风险的病人，可在双联抗血小板治疗的基础上加用质子泵抑制剂	Ⅰ	B
在有效的双联抗血小板及抗凝治疗情况下，冠状动脉造影前不常规应用 GPⅡb/Ⅲa 受体拮抗剂	Ⅱ bA	B

表 12-6 急性冠脉综合征急诊快速诊治指南（2019）推荐抗凝治疗

推荐意见	建议分类	证据级别
确诊为 ACS 时，应尽快启动肠道外抗凝治疗，并与抗血小板治疗联合进行，警惕并观察出血风险，如果病人在早期（4~48 h 内）接受介入性治疗，建议选用普通肝素或比伐卢丁	Ⅰ	B
经静脉溶栓治疗的病人，应接受普通肝素或低分子肝素抗凝治疗至少 48 h（最多 8 日或至血运重建）	Ⅰ	B
如果病人拟行非介入性治疗，宜先用磺达肝癸钠或低分子肝素；其中对于出血风险高的病人，选用磺达肝癸钠	Ⅰ	A

4. ACS 合并急性心力衰竭（acute heart failure，AHF）的早期预警 急性心力衰竭是 ACS 常见和重要的并发症之一，推荐高危 ACS 病人采用“急性心衰早期预警 Super-score 评分系统”（表 12-7），即以氧饱和度（S）、小时尿量（U）、心率（P）、情绪状态（E）、呼吸频率（R）这 5 个指标动态监测高危病人病情变化，建议高危病人每小时评分 1 次，以此为指导可以开展急性心衰的早期预警、提前干预。

表 12-7 急性心衰早期预警 Super-score 评分系统

指标	范围	计分
氧饱和度（SpO_2）（%）	99 ~ 100	0
	95 ~ 98	1
	≤94	2

续表

指标	范围	计分
小时尿量 *（mL/h）	> 50	0
	30 ~ 50	1
	< 30	2
心率（次 /min）	< 90	0
	90 ~ 140	1
	> 140	2
情绪状态 **	–	0
	–/–	1
	+	2
呼吸频率（次 /min）	< 20	0
	20 ~ 30	1
	> 30	2

注：* 病人若未予以导尿，则其每小时尿量可用两次排尿的平均值计算。** 情绪状态，0 表示正常或药物镇静状态；– 表示抑郁，冷漠，反应迟钝，嗜睡；–/– 表示昏睡，昏迷；+ 表示烦躁不安，兴奋，激动或过度应激，以及谵妄。急性心衰发作危险分层：0 ~ 1 分，低危；2 ~ 3 分，中危；4 ~ 5 分，高危；6 ~ 10 分，极高危。

（二）急性肺栓塞

怀疑 PE 者入院后须尽快完成心电图检查，并行血气分析、D– 二聚体、BNP、cTn 等检测，有条件的医院应尽快完成肺动脉 CTA，以明确诊断并进行危险分层以指导治疗。推荐使用简化 Wells 评分（表 12–8）或 sPESI 分级（表 12–9）等评估手段动态评估病人。血流动力学不稳定者定义为高危，血流动力学稳定者定义为非高危。高危肺栓塞组：应尽快完成床旁超声检查，连续动态监测血压，限制活动，排除溶栓禁忌证的病人，尽快进行静脉溶栓治疗；有溶栓禁忌证者应考虑导管碎栓、溶栓或手术取栓（图 12–8）。中低危组：应住院或门诊抗凝治疗，并密切观察、动态评估病情，依据凝血指标调整抗凝药物的剂量，保证抗凝药物的有效性，尽量减少出血（图 12–9）。

表 12–8 简化 Wells 评分

条目	计分
1. 肺血栓栓塞症或深静脉血栓形成病史	1
2. 4 周内制动或手术	1
3. 活动性肿瘤	1
4. 心率≥110 次 / 分	1
5. 咯血	1
6. 深静脉血栓形成的症状或体征	1
7. 其他鉴别诊断的可能性低于肺血栓栓塞症	1

注：总分 0 ~ 1 分，肺栓塞低度可能；总分≥2 分，肺栓塞高度可能。

表 12-9 肺动脉栓塞风险评估 sPESI 分级

条目	计分
1. 年龄 > 80 岁	1
2. 肿瘤	1
3. 慢性心肺疾患	1
4. 心率 > 110 次 / 分	1
5. 收缩压 < 100 mmHg	1
6. 动脉血氧饱和度 < 90%	1

注：sPESI = 0 分归为低危，sPESI≥1 分归为中危，若 sPESI = 0 分但伴有右心室舒张和（或）心脏生物学标志物升高，则归为中危。

血流动力学不稳定
疑诊高危
否
具备行CTPA条件
是
超声心动图
条件允许
CTPA
右心室超负荷
条件不允许
溶栓（介入或手术）治疗

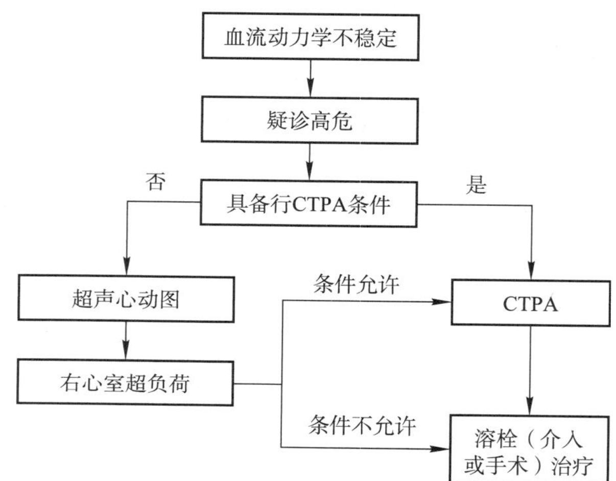

图 12-8 高危肺血栓栓塞症诊断流程
注：CTPA：CT肺动脉造影

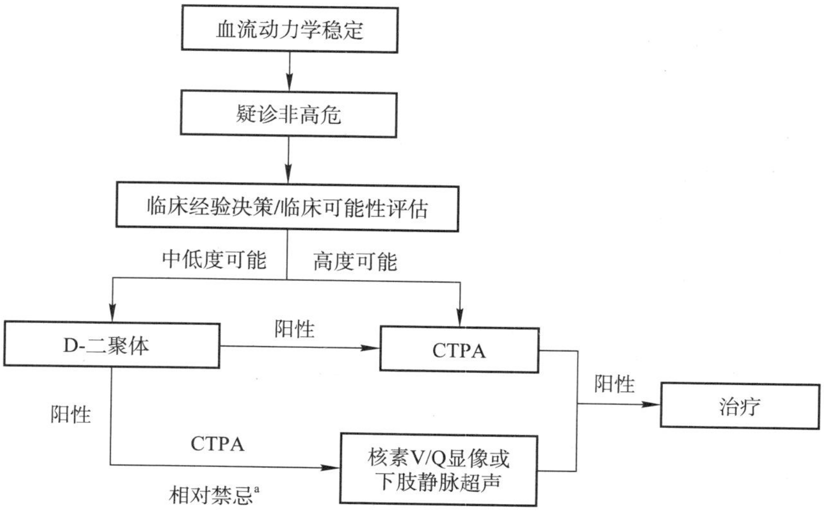

血流动力学稳定
疑诊非高危
临床经验决策/临床可能性评估
中低度可能
高度可能
D-二聚体
阳性
CTPA
阳性
治疗
阳性
CTPA
核素V/Q显像或下肢静脉超声
相对禁忌[a]

图 12-9 中低危肺血栓栓塞症诊断流程
注：V/Q：肺通影灌注；a：碘剂过敏、肾功能不全、孕妇

（三）主动脉夹层

经临床初步评估（表 12-10）高度怀疑 AD 者，应立即入胸痛诊间进行监护，限制活动，并尽快完成体格检查及血常规及血型、血气分析、心肌损伤标志物、凝血功能、血生化、床旁心电图、超声心动图等辅助检查。给予有效镇痛、控制心率和血压，控制夹层发展，降低主动脉夹层破裂的风险。理想控制目标为心率 60～80 次 / 分和收缩压 100～120 mmHg。在有效镇痛、心率血压控制稳定后，尽快完成主动脉 CTA 检查，明确急性主动脉夹层的分型及受累范围，为手术方案的选择提供依据。Stanford A 型 AD 应积极手术治疗，不具备大血管介入和手术能力的医疗机构，应当建立完善的急性主动脉夹层转诊机制。Stanford B 型 AD 药物治疗是基本治疗方式，部分病人可获得长期良好的预后。

表 12-10　主动脉夹层危险评分

条目	评分（分）
高危病史	
Marfan 综合征等结缔组织病	1
主动脉疾病家族史	1
主动脉瓣疾病	1
胸主动脉瘤	1
主动脉介入或外科手术史	1
高危胸痛特点	
突发疼痛	1
剧烈疼痛、难以忍受	1
撕裂样、刀割样尖锐痛	1
高危体征	
动脉搏动消失或无脉	1
四肢血压差异明显	1
局灶性神经功能缺失	1
新发主动脉瓣杂音	1
低血压或休克	1

注：总分 0 分为低度可疑，1 分为中度可疑，2～3 分为高度可疑。

（四）张力性气胸

应立即施行胸腔穿刺术（穿刺位置常为患侧锁骨中线第 2 肋间，可使用粗针头穿刺排气），予紧急排气、减压。穿刺减压同时需进行床旁 X 线或胸部 CT 检查；若条件允许，亦可先行胸腔闭式引流术，再行相关检查。

六、护理措施

（一）即刻护理

1. 休息 立即停止活动，卧床休息，取卧位或半卧位。保持环境安静，情绪稳定。

2. 稳定生命体征 快速监测生命体征，生命体征不稳定者尽快稳定生命体征，必要时心肺复苏。

3. 吸氧 必要时吸氧，如果合并左心衰竭等并发症的病人常伴严重低氧血症，需面罩加压给氧或气管插管并机械通气。

4. 镇痛护理 STEMI 伴剧烈胸痛或主动脉夹层等病人应迅速给予有效镇痛剂，如静脉注射吗啡。

（二）病情观察

1. 心电监护 监测心率、脉搏、血氧饱和度、血压、心脏电活动变化，以及时发现心律失常。

2. 生命体征监测 怀疑主动脉夹层的病人应监测双上肢血压情况，关注神志、血氧饱和度、皮肤黏膜、出入量等的变化，有条件者可进行血流动力学监测，观察有无休克、心力衰竭等并发症。

3. 关注实验室检查及心电图变化 根据病情所需而进行床旁即时检验，帮助明确诊断，判断病情，做出正确护理。

4. 胸痛症状观察 关注胸痛程度、持续的时间、疼痛的部位、疼痛的性质、伴随症状、体征等快速识别高危 ACS、AAD、APE、张力性气胸等致命性胸痛疾病。

（三）用药护理

1. 迅速建立静脉通路，保证输液通畅。

2. 遵医嘱应用镇痛、镇静剂，注意观察用药效果及不良反应，应用吗啡时注意有无呼吸抑制。

3. 遵医嘱使用扩血管、降压、控制心率的药物。使用以上药物时应严格控制速度，密切监测血压、心率变化，以及病人主诉情况。

4. 抗凝、抗血小板用药护理。用药期间应严格掌握剂量，定期监测血小板、凝血指标，观察有无黑便、牙龈、皮肤黏膜出血等出血表现。告知病人药物疗效及不良反应，教会其自我观察。

（四）对症护理

1. 经皮冠状动脉介入治疗护理

（1）术前护理：①对可疑 AMI 者在首次医疗接触 10 min 内进行 18 导联心电图检查，迅速评估病人症状及生命体征，快速完善相关实验室检查。②尽快心电监护，并准备好除颤仪。

（2）安全转运及交接：①制订急诊 PCI 病人的安全转运流程，包括转运前的评估及准备、转运途中监测、转运后交接。②在交接和评估病人时快速了解其主要病情，包括生命体征、体重、既往史、过敏史等，评估病人的胸痛程度及抗血小板药物的负荷情况。

（3）术中护理：①向病人强调配合重点及可能的不适反应，并予以心理护理，消除病人紧张、焦虑情绪。②注意观察穿刺点周围皮肤张力、有无血肿和渗血、穿刺侧肢体有无肿胀、肢体末端皮肤颜色和温度变化；桡动脉穿刺者观察桡动脉搏动及穿刺侧手指活动度；股动脉穿刺者需观察双侧足背动脉搏动。③检测凝血功能变化，抗血小板过程中严密观察有无胃肠道反应、有无应激性溃疡、消化道出血的发生。④评估病人有无头晕、乏力、胸闷憋气、视物模糊、出冷汗、心率慢、血压低、尿量减少等情况，警惕发生迷走神经反射，并备好抢救药物。

（4）术后护理：注意观察病人基础疾病、意识、病变血管及血运重建情况，了解病人电解质、血常规、心功能、肾功能、肝功能等实验室指标，评估病人疼痛感受。保持病室安静，指导床上活动及排便，保持大便畅通，加强心理护理，使病人保持情绪稳定。对完全血运重建、无心律失常且血流动力学稳定的急诊 PCI 术后病人早期进行Ⅰ期康复训练（表 12–11）。

表 12–11　冠心病心脏康复Ⅰ期康复相关内容

分期	Ⅰ期康复
内容	冠心病病人住院时运动治疗，包括综合评估、指导戒烟、运动训练、日常活动指导和健康教育；重点进行日常活动指导和床边运动训练，出院时进行心肺运动试验或 6 min 步行试验等测试，指导制定运动处方及出院后运动康复和注意事项
目标	缩短住院时间，促进日常生活及运动能力恢复，增加病人自信心，减少心理痛苦，减少再住院：避免卧床带来运动耐量减退、血栓栓塞性并发症
适宜人群	AMI、急性心衰、冠状动脉 PCI 手术、CABG、心脏瓣膜手术、先心病外科手术住院者等
备注	Ⅰ期院内康复要在医学监护下运动训练

2. 静脉溶栓治疗的护理

（1）针对病人病情制定针对性强的护理方案。

（2）准确遵医嘱用药。使用输液泵准确控制用药剂量，预防药物渗漏，做好器械和急救药品的准备工作。当病人口服溶栓药物后，注意观察其是否存在皮疹、发热等不良反应。

（3）出血并发症的预防。治疗期间，密切观察病人有无出血倾向，并注意病人口腔、鼻腔、皮肤黏膜和穿刺部位有无出血情况，观察病人的感觉和意识变化。在实施低分子肝素钠注射治疗时，观察病人有无皮下瘀斑情况，注射时避免对这些部位的操作。还应密切监测病人的凝血功能，当纤维蛋白原在 0.05 g/L 以下，APTT 在正常值 2.5 倍以上时立即通知医师，停止治疗。

（4）溶栓治疗后的护理监测。继续监测病人的血压、体温、血氧饱和度、心率、意识状态和心电图，并做好监测记录。

（5）预防新血栓形成。观察病人有无再发胸闷、气促等情况，每日测量双下肢围度，并观察双下肢皮温是否一致、有无肿胀、是否对称等，并做好记录。

3. 主动脉夹层病人疼痛护理　疼痛是主动脉夹层最主要的临床表现，疼痛突然加重或减轻常提示病情的进展，护理此类病人时需对疼痛进行全面评估，并报告医师，及时采取镇痛措施，如使用吗啡、度冷丁，亦可采用镇痛泵镇痛等。

（五）心理护理

胸痛多起病急骤，加上入院后监护仪器和陌生环境，病人多存在紧张、焦虑、恐惧心理，护理人员应根据不同层次的病人，掌握其心理状态，给予不同的心理护理。向病人及家属介绍胸痛基本的常识，讲明情绪激动对本病的危害，帮助其正视疾病的现实，尽快进入病人角色，增加战胜疾病的信心。

（六）健康指导

1. 饮食指导 控制每日能量摄入，饮食中饱和脂肪、盐及其他营养成分的比例科学健康，避免暴饮暴食。

2. 出院指导 ①坚持药物治疗；②告知病人疾病防治的相关知识，包括危险因素控制、生命质量评估、运动指导、饮食及体重控制、出院用药和随访计划等；③改变不良生活方式，如戒烟、戒酒、改变不运动的习惯等；④对病人及家属普及急救知识。

3. 随访 遵医嘱定期门诊检查、评估、随访，进一步提高生活方式治疗的依从性和疾病自我管理能力。

（王学娟）

数字课程学习

教学 PPT　　自测题

第十三章
急诊重症监护

【学习目标】

知识：

1. 了解急诊重症监护概述。
2. 熟悉急诊重症监护病房的布局与设置。
3. 熟悉急诊重症监护的管理制度。
4. 掌握急诊重症监护的各项监护内容。

技能：

1. 学习过程中培养急诊重症监护的能力。
2. 正确运用所学知识，实施急诊重症监护。

素质：

1. ICU 护士需责任心强，有爱伤观念，有敏锐的观察及判断力，基础护理功底扎实。
2. ICU 护士必须经过严格的专业培训，熟练掌握重症护理基本理论和技能。

情景导入

19世纪中叶，南丁格尔在医院手术室旁设立手术后病人恢复病房，为病人进行护理提供住所，这不但被称为护理学和医院管理上的革命，也被传统观念认为是ICU的起源。20世纪40年代后，国外逐步建立了麻醉恢复室，以集中观察治疗麻醉手术后的病人，这进一步启发和孕育了建立ICU的设想。1958年美国正式成立了综合ICU，当时隶属麻醉科管理，1962年又成立了心脏病ICU。1963年美国在全国范围内首次大规模举办了ICU学习班，并于1970年成立了危重病医学会。

我国ICU的建设起步较晚，1982年北京协和医院成立了手术后ICU（属外科系统管理），1984年成立了综合性ICU。经过10余年的探索和实践，目前，全国各省级医院及许多市级医院均已设置了ICU。1997年9月中国危重病医学专业委员会在北京正式成立。

课程思政 13-1
重症"八仙"

重症医学（critical care medicine，CCM）是研究和处理各种原因导致的疾病或创伤病人危及生命的疾病状态的发生、发展规律及其诊治方法的临床医学学科。重症监护病房（intensive care unit，ICU）是重症医学学科的临床基地，是受过专门训练的医护人员应用现代医学理论、现代化高科技医疗设备，对各种原因导致一个或多个器官与系统功能障碍，危及生命或具有潜在高危因素的病人及时提供系统的、高质量的医学监护和救治技术的场所，是医院集中监护和救治重症病人、应对重大突发公共卫生事件重症救治的专业科室。重症监护是急诊医疗服务体系的重要组成部分。

第一节 急诊重症监护病房

情境一：

某三甲医院急诊科共有留观床位50张，目前有一300 m^2的建筑，正在筹备建设急诊重症监护病房。

请思考：

1. 您认为该三甲医院应设置几张急诊重症监护病房病床？需要配备多少护理人员？
2. 您认为需要配备哪些抢救仪器？

急诊重症监护病房（emergency intensive care unit，EICU）是急诊科集中监护和救治危重病人的单元。EICU的职能是应用先进的诊断、监护和治疗设备与技术，对病情进行连续、动态的定性和定量观察，并通过有效的干预措施，为急危重症病人提供规范的、高质量的生命支持，改善生存质量。急危重症病人的生命支持技术水平，直接反映医院的综合救治能力，体现医院整体医疗实力，是现代化医院的重要指标。

一、布局与设置

急诊重症监护室应该使医疗区域、医疗辅助用房区域、污物处理区域和医务人员生活辅助用房区域具有相对独立性，以减少彼此干扰，并有利于控制感染。

（一）病房位置

EICU 应位于方便病人转运、检查和治疗的区域，并宜接近手术室、医学影像学科、检验科和输血科（血库）等。当横向无法实现“接近”时，应该考虑楼上楼下的纵向“接近”。

（二）病室设置

1. 整体布局　应划分医疗区、办公区、污物处理区和生活辅助区等功能区域，各区域相对独立，以减少干扰并有利于感染控制。护士站最好能位于病房中央，中心监护站应该设置在所有病床的中央地区。功能用房面积与病房面积之比一般应达到 1.5：1 以上。

2. 床单位　每床占地面积不少于 15 m^2，床间距 > 1 m。最少配备一个单间病房，使用面积不少于 18 m^2，用于收治隔离病人。床单位在设计时应确保患者尽可能地在医护人员视线范围内。

3. 病室环境　室温要求保持在（24 ± 1.5）℃，湿度以 50％～60％为宜，且根据需要设置空气净化系统，必要时能够保证自然通风。根据国际噪声协会建议，ICU 噪声白天最好不超过 45 dB、傍晚 40 dB、夜晚 20 dB，地面覆盖物、墙壁和天花板应该尽量采用高吸音的建筑材料。

（三）仪器设备配置

所有仪器设备均应放在指定位置，并有明显标记，做到专人保管，定期保养，保持性能良好，严禁人为挪用或外借，所有抢救设备处于完好备用状态。

1. 多功能医用设备带　每张床旁均应配电源、氧气设备、压缩空气和负压吸引等装置功能支持。医疗用电和生活照明用电线路分开。每个 ICU 床位的电源应该是独立的反馈电路供应。ICU 最好有备用的不间断电力系统和漏电保护装置；最好每个电路插座都在主面板上有独立的电路短路器。

2. 监护仪器　包括多功能生命体征监测仪，进行心电、血压、脉搏、血氧饱和度、有创压力监测等基本生命体征监护；呼吸功能监测装置，血气分析仪，凝血功能检测仪、心脏血流动力学监测仪，主动脉内球囊反搏，颅内压监测仪，心电图机等。为便于安全转运病人，每个重症监护病房至少配备一台便携式监护仪。

3. 抢救仪器　除颤仪，心肺复苏机，呼吸机，体外心脏起搏器，体外膜肺、床旁血滤机，纤维支气管镜。三级综合医院的重症监护病房，应每床配备一台呼吸机，二级医院的 ICU 可根据实际需要配备适当数量的呼吸机。每床配备简易呼吸器，为便于安全转运病人，每个重症监护病房至少应有一台便携式呼吸机。抢救车（备有喉镜、气管插管、各种接头、急救药品以及其他抢救用具等）。

4. 其他设备　输液泵和微量注射泵每床均应配备 2 套以上。另配备一定数量的肠内营养输注泵以及温液仪。电子升降温设备、预防下肢静脉血栓发生的仪器、胸部震荡排痰装置、彩色多普勒超声机、床边 X 线机。完善的通讯系统、网络与临床信息管理系统、广播系统也是 ICU 必备设备。

（四）人员配备

1. 人员编制　ICU 专科医师的固定人数与床位数之比为 0.8：1 以上，护士人数与床位数之比不低于 3：1。

2. 人员资质 护士长应当具有中级以上专业技术职务任职资格，具备较强的行政管理能力，且具有在重症医学科连续工作三年以上或三级医院重症医学科进修一年的经历。护理人员必须经过严格的专业培训，熟练掌握急危重症护理基本理论和技能，根据科室工作需要，掌握各系统急危重症病人的常规护理、重症康复护理、各系统器官功能监测护理、营养支持护理、心理护理、医院感染预防与控制、内镜使用及急危重症病人抢救配合技术等，且需经科室考核合格后，才能独立上岗。

二、工作制度

（一）规章制度

急诊重症监护病房应根据要求，建立健全各项规章制度、岗位职责和相关技术规范、操作规程，并严格遵守执行，保证医疗服务质量。除执行政府和医院临床医疗的各种制度外，还应制订以下符合ICU相关工作特征的制度，以保证ICU的工作质量，主要包括：医疗质量控制制度；临床诊疗及医疗护理操作常规；患者转入、转出制度；抗生素使用制度；血液与血液制品使用制度；抢救设备操作与管理制度；特殊药品管理制度；院内感染控制制度；不良事件防范与报告制度；疑难病例讨论制度；医患沟通制度；突发事件的应急预案制度；医护人员培训考核制度等。

（二）收治范围和转出标准

1. 收治范围

（1）急性、可逆、已经危及生命的器官或者系统功能障碍或衰竭，经过严密监护和加强诊疗短期内可能得到恢复的病人。

（2）存在各种高危因素，具有潜在生命危险，经过严密的监护和有效诊疗可能减少死亡风险的病人。

（3）在慢性器官或者系统功能不全的基础上，出现急性加重且危及生命，经过严密监护和诊疗可能恢复到原来或接近原来状态的病人。

（4）突发公共卫生事件的重症病人。

（5）其他适合在重症医学科进行监护和诊疗的病人。

（6）慢性消耗性疾病、不可逆性疾病和不能从加强监测治疗中获得益处者不宜收入EICU。

2. 转出标准

（1）急性器官或系统功能衰竭已基本纠正，需要其他专科进一步诊断治疗。

（2）病情转入慢性状态。

（3）病人不能从继续加强监护治疗中获益。

（三）质量管理

1. 质量管理原则 包括质量第一、预防为主、以患者为中心、全面质量管理并持续改进。应突出量化管理的概念，包括数据采集、病情评估、疾病诊断和治疗等需以数据为依据，客观反映质量水平。

2. 质量监测指标 是指在一定的时间和条件下，能科学、动态地反映ICU医疗护理质量的基础、过程和结果应达到的指数、规格或标准。包括：①呼吸机相关肺炎的预防率、发病率；

②中心静脉置管相关血流感染发生率；③留置导尿管相关泌尿系感染发病率；④重症患者死亡率；⑤重症患者压力性损伤发生率；⑥人工气道脱出例数等。

（四）院内感染控制

由于EICU收治的病人病情危重，特殊的诊疗环境及侵入性的诊疗操作构成了ICU感染的危险因素，是院内感染的高发区。院内感染控制和预防应从以下环节综合考虑。

1. 设置隔离病房　用以收治严重创伤、感染及免疫力低下的患者。有感染的或易感染者单间隔离，做好感染患者体液的处理、污染的医疗仪器的清洁及消毒、污染的床单被服的清洁及消毒。

2. 严格无菌操作　危重症患者实施专人管理，实行责任制护理，给患者做治疗或护理时，严格执行无菌操作程序。

3. 加强病室管理　放置病床的医疗区域、医疗辅助用房区域、污物处理区域和医务人员生活辅助用房区域等有相对的独立性，以减少彼此之间的干扰和控制医院感染，要有合理的包括人员流动和物流在内的医疗流向。

4. 注意手卫生　接触患者前后、进行清洁或侵入性操作前、接触患者体液或分泌物后、接触患者使用过的物品后，当手上有血迹或分泌物等明显污染时必须洗手。

5. 探视管理　严格限制非医务人员的探访，确需探访的应穿隔离衣，并遵循有关医院感染预防控制的规定。

6. 人员培训　对医务人员进行院感相关知识、消毒隔离技术的教育与培训，并留有培训考核记录。

7. 持续质量改进　科室落实定期核查及存在问题总结、分析、报告机制，对存在的问题，及时反馈，有改进措施。

拓展阅读13-1
弹性探视改善重症监护病房病人的认知功能

第二节　急诊重症病人的护理评估

情境二：

病人，女性，62岁，因“发热、咳嗽咳痰8天，憋喘3天”于20：00急诊就诊。入院时T 39.1℃，P 118次/分，R 35次/分，BP 130/80 mmHg。查体：咽红、明显呼吸困难伴三凹征，听诊可闻及大气道喘鸣音，予吸氧、抗生素治疗后无好转，21：00病人病情加重，口唇发绀，问答无反应，予查体不配合，遂转入EICU。面罩吸氧8 L/min，心率120次/分，SpO_2 75%，立即行床旁气管插管，呼吸机辅助通气。

请思考：

1. 护士应对该病人进行哪些护理评估？
2. 护士可运用哪些评估工具协助评估该病人？

急危重症病人病情凶猛，变化迅速，严重者可能在短时间内死亡，因此，在护理此类病人时，护士应全面评估病情，识别危险因素，评价治疗及护理效果，预防并发症，从而改善急危重症病人的预后。目前，临床上除使用传统的评估方法之外，还会借助高质量的评估工具来提高护理评估的准确性。本节将主要介绍一般病情观察内容及常用的护理评估工具。

一、一般病情评估

（一）生命体征评估

生命体征评估在病情观察中占据重要地位，当机体患病时，生命体征将发生显著变化。

1. 体温 ①体温不升：常见于大出血所致休克的病人。②体温过高：应明确是否为机体感染所致，并了解体温变化趋势。

2. 脉搏 节律改变多为严重心脏疾病、药物中毒、电解质紊乱等原因所致，应密切观察脉搏的频率、节律、强弱、心率和脉率的差异等。

3. 呼吸 病人主诉为呼吸系统症状时，评估呼吸的次数、节律、深度、对称程度、呼吸形态等。

4. 血压 病人大出血、创伤、药物中毒时，及时测量双上肢血压，计算脉压、平均动脉压。若病人脉压降低，提示心排血量降低，周围血管阻力增加；若病人收缩压、舒张压持续升高，应警惕高血压危象。

此外，脉搏血氧饱和度（SpO_2）的测量有助于评估病人呼吸或血流动力学功能受损、意识改变、疾病严重程度等，同时协助医护人员评价治疗的有效性。

（二）意识状态评估

意识障碍（disturbance of consciousness，DOC）指机体对外界环境刺激缺乏正常反应的一种精神状态。主要表现为病人对自身及周围环境的认知、思维、定向力、知觉等精神活动发生不同程度的异常改变。意识障碍一般可分为：

1. 嗜睡（somnolence） 为最轻度的意识障碍。病人处于持续睡眠状态，能被语言唤醒或强制刺激唤醒，醒后能够正确、简单而缓慢地回答问题，但反应迟钝，停止刺激后很快进入熟睡状态。

2. 意识模糊（confusion） 临床表现包括思维和语言不连贯，时间、地点、人物的定向力完全或部分发生障碍，可能出现幻觉、错觉、躁动或谵妄症状。

3. 昏睡（stupor） 病人处于熟睡状态，不易唤醒。压迫眶上神经、摇动身体等强刺激可被唤醒，醒后答非所问或表达含糊，停止刺激后即进入熟睡状态。

4. 昏迷（coma） 病人出现持续的意识中断或完全意识丧失，是最严重的意识障碍。根据严重程度分为：

（1）轻度昏迷：意识大部分丧失，无自主运动，对声、光刺激无反应，疼痛刺激可有痛苦表情及躲避行为。瞳孔对光反射、角膜反射、眼球运动、吞咽反射、咳嗽反射等可存在。

（2）中度昏迷：对周围事物及各种刺激均无反应，剧烈刺激可出现防御反射。角膜反射减弱，瞳孔对光反射迟钝，眼球无转动。

（3）深度昏迷：全身肌肉松弛，对各种刺激均无反应。深、浅反射均消失。

临床中可以使用特定的量表对病人意识状态进行评估，如格拉斯哥昏迷量表（Glasgow coma scale，GCS）（表 13-1）。

表 13-1　格拉斯哥昏迷量表（GCS）

睁眼反应	得分	语言反应	得分	运动反应	得分
自主睁眼	4	正常交流	5	遵嘱运动	6
呼唤睁眼	3	回答错误	4	刺痛定位	5
刺痛睁眼	2	胡言乱语	3	刺痛躲避	4
刺痛无反应	1	只能发声	2	刺痛屈曲	3
		不能发声	1	刺痛伸直	2
				刺痛无反应	1

* 注：GCS 总分范围为 3 ~ 15 分，15 分为病人意识清楚，13 ~ 14 分为轻度意识障碍，9 ~ 12 分为中度意识障碍，3 ~ 8 分为重度意识障碍。

（三）瞳孔评估

瞳孔变化是多种疾病，尤其是颅内疾病、药物中毒、昏迷等病情变化的重要指征。瞳孔观察需从形状、对称性、边缘、大小及对光反射等方面进行评估。

1. 形状　正常瞳孔呈圆形，位置居中，边缘整齐，双侧等大等圆。瞳孔呈椭圆形伴散大，常见于青光眼等；形状不规则者，常见于虹膜粘连。

2. 大小及对称性　自然光线下，正常瞳孔的直径为 2 ~ 5 mm，调节反射两侧相同。病理情况下，瞳孔大小可发生变化。

（1）缩小：指瞳孔直径小于 2 mm，瞳孔直径小于 1 mm 称为针尖样瞳孔。单侧瞳孔缩小多提示同侧小脑幕裂孔疝早期；双侧瞳孔缩小，多见于有机磷农药、氯丙嗪、吗啡等中毒。

（2）扩大：指瞳孔直径大于 5 mm。当病人一侧瞳孔扩大、固定时，多提示同侧颅内病变（如颅内血肿、脑肿瘤等）所致的小脑幕裂孔疝；双侧瞳孔散大，常见于颅内压增高、颅脑损伤、颠茄类药物中毒及濒死状态。

3. 对光反射　正常瞳孔对光反射灵敏，光亮处瞳孔收缩，昏暗处瞳孔扩大。若病人瞳孔大小不随光线刺激而变化，称为瞳孔对光反射消失，常见于危重或深昏迷者。

二、常用护理评估工具

（一）病情危重程度的评估

急性生理与慢性健康评分Ⅱ（acute physiology and chronic health evaluation Ⅱ，APACHE-Ⅱ）是常用的急危重症病人病情危重程度分级的评估工具，由急性生理评分（acute physiology score，APS）（表 13-2）、慢性健康状况评分（chronic health score，CHS）（表 13-3）及年龄评分（表 13-4）三部分组成，总分范围为 0 ~ 71 分，得分越高，病人病情危重程度越重。

（二）疼痛的评估

疼痛是指因躯体损伤或炎症刺激或因情感痛苦而产生的一种不适的躯体感觉及精神体验。急危重症病人疼痛来源包括原发疾病、手术、创伤、烧伤、吸痰、气管插管、导管插入与拔除等相关操作及长时间制动等因素。疼痛评估是急危重症病人疼痛管理的第一步，《中国成人 ICU 镇痛镇静治疗指南（2018）》建议，对能够自主表达的病人，应使用数字评分表（numeric

表 13-2 急性生理评分（APS）

监测指标	异常升高值					异常降低值			
	4分	3分	2分	1分	0分	1分	2分	3分	4分
肛温（℃）	≥41	39.0 ~ 40.9		38.5 ~ 38.9	36.0 ~ 38.4	34.0 ~ 35.9	32.0 ~ 33.9	30.0 ~ 31.9	≤29.9
MAP（mmHg）	≥160	130 ~ 159	110 ~ 129		70 ~ 109		50 ~ 69		≤49
HR（次/分）	≥180	140 ~ 179	110 ~ 139		70 ~ 109		55 ~ 69	40 ~ 54	≤39
RR（次/分）	≥50	35 ~ 49		25 ~ 34	12 ~ 24	10 ~ 11	6 ~ 9		≤5
PaO_2（mmHg）（FiO_2<0.5）*					>70	61 ~ 70		55 ~ 60	<55
（A-a）DO_2（mmHg）（FiO_2>0.5）*	≥500	350 ~ 499	200 ~ 349		<200				
pH	≥7.7	7.6 ~ 7.69		7.5 ~ 7.59	7.33 ~ 7.49		7.25 ~ 7.32	7.15 ~ 7.24	<7.15
HCO_3^-（mmol/L）	≥52	41 ~ 51.9		32 ~ 40.9	22 ~ 31.9		18 ~ 21.9	15 ~ 17.9	<15
Na^+（mmol/L）	≥180	160 ~ 179	155 ~ 159	150 ~ 154	130 ~ 149		120 ~ 129	111 ~ 119	≤110
K^+（mmol/L）	≥7	6.0 ~ 6.9		5.5 ~ 5.9	3.5 ~ 5.4	3 ~ 3.4	2.5 ~ 2.9		<2.5
Cr（mg/dl）	≥3.5	2.0 ~ 3.4	1.5 ~ 1.9		0.6 ~ 1.4		<0.6		
Hct（%）	≥60		50 ~ 59.9	46 ~ 49.9	30 ~ 45.9		20 ~ 29.9		<20
WBC（$\times 10^9$/L）	≥40		20 ~ 39.9	15 ~ 19.9	3 ~ 14.9		1 ~ 2.9		<1
GCS评分	分值等于15减去实际GCS分值								

注：* 当 FiO_2 < 0.5 时用 PaO_2；当 FiO_2≥0.5 时用（A-a）DO_2；（A-a）DO_2 =（$713 \times FiO_2$）-（PaO_2/0.877 7）-PaO_2

表 13-3 慢性健康状况评分（CHS）

慢性健康评估要点	无器官衰竭	常规手术前存在器官衰竭或免疫抑制	急诊手术前或不能手术但存在器官衰竭或免疫抑制
分数	0	2	5

注：只有当患者存在以下慢性病时才进行 CHS：①肝硬化及明确的门静脉高压；②美国纽约心脏病学会心功能Ⅳ级；③慢性阻塞性、梗阻性或血管性肺疾病导致活动重度受限；④接受长期透析治疗；⑤因治疗影响机体对感染的抵抗力。

表 13-4 年龄评分

年龄（岁）	≤44	45～54	55～64	65～74	≥75
分数	0	2	3	5	6

rating scale，NRS）进行疼痛评估。推荐对于不能表达但具备躯体运动功能或行为的病人应用行为疼痛量表（behavioral pain scale，BPS）（表 13-5）或重症监护疼痛观察工具（critical care pain observation tool，CPOT）（表 13-6）进行疼痛评估，评分越高表示病人的疼痛程度越高。

表 13-5 中文版行为疼痛量表（BPS）

条目	描述	得分
面部表情	放松	1
	不完全紧张（如眉毛下沉）	2
	完全紧张（如眼睑闭合）	3
	愁眉苦脸	4
上肢活动	无活动	1
	部分弯曲	2
	完全弯曲	3
	持久回缩（抵抗护理）	4
通气依从性（插管）	完全能耐受	1
	咳嗽，但大部分时间可耐受通气	2
	抵抗呼吸机	3
	不能控制换气	4
发声（非插管）	无疼痛相关发声	1
	呻吟≤3 次 / 分且每次持续时间≤3 s	2
	呻吟 >3 次 / 分或每次持续时间 >3 s	3
	咆哮或使用“哦”“哎哟”等言语抱怨，或屏住呼吸	4

表 13-6 重症监护疼痛观察工具（CPOT）

指标	条目	描述	得分
面部表情	放松、自然	无肌肉紧张表现	0
	表情紧张	皱眉、眉毛下垂、眼窝紧缩、轻微的面肌收缩，或其他改变（如侵入性操作中睁眼或流泪）	1
	脸部扭曲、表情痛苦	出现上述所有面部运动，并有眼睑紧闭（可以表现出张口或紧咬气管插管）	2
身体活动	没有活动或正常体位	根本不动或正常体位	0
	防卫活动	缓慢、小心地活动，触摸或摩擦痛处，通过活动寻求关注	1
	躁动不安	拔管，试图做起，肢体乱动 / 翻滚，不听指令，攻击医务人员，试图爬离床	2
肌肉紧张度	放松	被动运动时无抵抗	0
	紧张、僵硬	被动运动时有抵抗	1
	非常紧张或僵硬	强烈抵抗，无法完成被动运动	2
机械通气顺应性（插管）	耐受呼吸机或运动	无报警，通气顺畅	0
	咳嗽但可耐受	咳嗽，可以触发报警但自动停止报警	1
	人机对抗	不同步：人机对抗，频繁引起报警	2
发声（非插管）	言语正常或不发声	说话音调正常或不发声	0
	叹息，呻吟	叹息、呻吟	1
	喊叫、哭泣	喊叫、哭泣	2

（三）镇静的评估

定时评估病人的镇静程度有利于及时调整镇静药物及用量，实现最佳的镇静目标。目前 ICU 常用的镇静评估工具有 Richmond 烦躁 - 镇静评分（Richmond agitation sedation scale，RASS）（表 13-7）和镇静 - 躁动评分（sedation-agitation scale，SAS）（表 13-8）。RASS 及 SAS 评分的应用还有助于对 ICU 谵妄进行筛查和评估，相关性良好。

表 13-7 Richmond 烦躁 - 镇静评分（RASS）

分数	状态描述	
+4	有攻击性	有暴力行为
+3	非常躁动	试着拔除呼吸管、鼻胃管或静脉点滴
+2	躁动焦虑	身体激烈移动，无法配合呼吸机
+1	不安焦虑	焦虑紧张，但身体只能轻微移动
0	清醒且平静	清醒自然状态
-1	昏昏欲睡	没有完全清醒，唤醒后可维持清醒状态超过 10 s
-2	轻度镇静	没有完全清醒，唤醒后无法维持清醒状态超过 10 s

续表

分数		状态描述
-3	中度镇静	对声音有反应
-4	重度镇静	对身体刺激有反应
-5	昏迷	对声音及身体刺激都没有反应

表 13-8　镇静 - 躁动评分（SAS 评分）

评分	分级	描述
7	危险躁动	拉拽气管内插管，试图拔除各种导管，翻越床栏，攻击医护人员，在床上辗转挣扎
6	非常躁动	需要保护性约束并反复语言提示劝阻，咬气管插管
5	躁动	焦虑或身体躁动，经语言提示劝阻可安静
4	安静合作	容易唤醒，服从指令
3	镇静	嗜睡，语言刺激或轻轻摇动可唤醒并能服从简单指令，但又迅速入睡
2	非常镇静	对躯体刺激有反应，不能交流及服从指令，有自主运动
1	不能唤醒	对恶性刺激无或仅有轻微反应，不能交流及服从指令

（四）谵妄的评估

谵妄是多种原因引起的一过性意识混乱状态伴认知功能障碍。急危重症病人因手术、代谢异常、缺氧、循环不稳定或神经系统病变以及长时间置身于嘈杂的 ICU 环境等原因，可能出现谵妄症状。《中国成人 ICU 镇痛镇静治疗指南（2018）》推荐对于 RASS 评分≥-2 分且具有谵妄相关危险因素的急危重症病人常规进行谵妄评估，推荐使用重症监护谵妄筛查量表（intensive care delirium screening checklist，ICDSC）（表 13-9），或 ICU 意识模糊评估法（confusion assessment method for the ICU，CAM-ICU）（表 13-10）作为谵妄评估工具。

表 13-9　重症监护谵妄筛查量表（ICDSC）

项目	评判标准	得分
意识变化水平 （如果为 A 或 B，该期间暂时终止评价）	A. 无反应 B. 对于加强的和重复的刺激有反应 C. 对于轻度或者中度刺激有反应 D. 正常清醒 E. 对正常刺激产生夸大的反应	A：0 分 B：0 分 C：1 分 D：0 分 E：1 分
注意力不集中		0 分或者 1 分
定向力障碍		0 分或者 1 分
幻觉——幻想性精神病状态		0 分或者 1 分
精神运动型激越或阻滞		0 分或者 1 分
不恰当的言语和情绪		0 分或者 1 分
睡眠 - 觉醒周期失调		0 分或者 1 分
症状波动		0 分或者 1 分
总分（0～8 分）		

表 13-10 ICU 意识模糊评估表（CAM-ICU）

特征	阳性标准
特征 1：意识状态急性改变或波动	
病人的意识状态是否与其基线状况不同 24 h 内，病人的意识状态是否有任何波动 表现为镇静量表（如 RASS）、GCS 或既往谵妄评分的波动	任何问题答案为“是”
特征 2：注意力障碍	
跟病人说：“我要给您读 10 个数字，任何时候当您听到数字‘8’，就捏一下我的手表示。”然后用正常的语调朗读下列数字，每个数字间隔 3 s。“6、8、5、9、8、3、8、8、4、7” 当读到数字“8”时病人没有捏手或者读到其他数字时病人做出捏手动作，均记为错误。	错误数 > 2
特征 3：意识水平改变	
如果 RASS 的实际得分不足 0 分（清醒且平静）为阳性	RASS 不为 0
特征 4：思维混乱	
A 是非题 （1）石头是否能浮在水面上？ （2）海里是否有鱼？ （3）1 斤是否比 2 斤重？ （4）您是否能用榔头钉钉子？ 当病人回答错误时记录错误的个数 **B 执行命令** 跟病人说：“伸出这几根手指”（检查者在病人面前伸出 2 根手指），然后说：“现在用另一只手伸出同样多的手指”（这次检查者不做示范） 如果病人只有一只手能动，第二个指令改为要求病人“再增加一个手指” 如果病人不能成功执行全部指令，记录 1 个错误	错误总数 > 1

CAM-ICU 总体评估说明：特征 1 和特征 2 同时为阳性，再加上特征 3 或者特征 4 其中一项为阳性，即为 CAM-ICU 阳性

（五）营养风险的评估

急危重症病人因感染、血流动力学不稳定、脏器功能不全等原因多处于应激高分解状态；且多存在不同程度的胃肠功能障碍，容易出现营养不良情况，进行营养风险筛查至关重要。危重症营养风险评分（NUTRIC 评分）（表 13-11）和营养风险筛查表 2002（NRS-2002）（表 13-12）是营养状况和疾病严重程度相结合的评估工具。当 NUTRIC 评分≥6 分时或 NRS-2002 分数≥3 分说明病人存在营养风险，需营养支持。NRS-2002 分数 < 3 分，病人需要每周重测。

表 13-11 危重症营养风险评分（NUTRIC 评分）

参数	范围	评分值
年龄（岁）	< 50	0
	50 ~ 74	1
	≥75	2

续表

参数	范围	评分值
APACHE Ⅱ评分（分）	< 15	0
	15 ~ 19	1
	20 ~ 27	2
	≥28	3
SOFA 评分（分）	≤6	0
	6 ~ 9	1
	≥10	2
引发器官功能不全（个）	0 ~ 1	0
	≥2	1
入 ICU 前的住院天数（天）	0	0
	≥1	1
白细胞介素 -6（IL-6）(pg/mL)	< 400	0
	≥400	1

表 13-12 营养风险筛查表 2002（NRS-2002）

<table>
<tr><th colspan="6">风险初筛
以下任一项答“是”，则进入最终筛查表评分；答“否”，应每周重复调查一次</th></tr>
<tr><td colspan="6">1. 是否 BMI < 20.5?（体重 / 身高 ^{2}，kg/m^2）</td></tr>
<tr><td colspan="6">2. 病人在过去 1 ~ 3 个月有体重下降吗?</td></tr>
<tr><td colspan="6">3. 病人在过去的 1 周内有摄食减少吗?</td></tr>
<tr><td colspan="6">4. 病人病情严重吗?（如在重症监护中）</td></tr>
<tr><th colspan="6">最终筛查表</th></tr>
<tr><td colspan="3">1. 营养状况受损评分</td><td colspan="3">2. 疾病严重程度</td></tr>
<tr><td>无</td><td>0 分</td><td>正常营养状态</td><td>无</td><td>0 分</td><td>正常营养状态</td></tr>
<tr><td>轻度</td><td>1 分</td><td>3 个月内体重下降 >5%，或一周内进食量减少 25% ~ 50%</td><td rowspan="2">轻度</td><td rowspan="2">1 分</td><td rowspan="2">髋骨折□ 恶性肿瘤□
糖尿病□
肝硬化□ 长期血液透析□
慢性疾病有急性并发症□
慢性阻塞性肺疾病（COPD）□</td></tr>
<tr><td>中度</td><td>2 分</td><td>2 个月内体重下降 >5%，或一周内进食量减少 50% ~ 75%，或 BMI 18.5 ~ 20.5</td></tr>
<tr><td>严重</td><td>3 分</td><td>1 个月内体重下降 >5%，或一周内进食量减少 75% 以上，或 BMI<18.5</td><td>中度</td><td>2 分</td><td>腹部大手术□ 脑卒中□
重症肺炎□
血液系统恶性肿瘤□</td></tr>
<tr><td>严重</td><td>3 分</td><td>无法站立、严重腹水无法得到准确 BMI 或无肝肾功能明显异常的病人，血清蛋白 <35 g/L</td><td>严重</td><td>3 分</td><td>颅脑损伤□ 骨髓移植□
APACHE Ⅱ > 10 分的重症监护病人□</td></tr>
<tr><td colspan="2">3. 年龄评分</td><td colspan="4">≥70 岁为 1 分，否则为 0 分</td></tr>
<tr><td colspan="2">营养风险总评分</td><td colspan="4">疾病严重程度（ ）+ 营养状况受损评分（ ）+ 年龄评分（ ） = （ ）分</td></tr>
</table>

（六）压力性损伤护理风险的评估

压力性损伤评估工具可帮助护理人员识别高危人群，提供压力性损伤需优先考虑和监测的因素。常用的评估工具有 Barden 评估量表、修订的 Jackson/Cubbin 量表、Norton 量表、Waterlow 压力性损伤危险因素评估表（表 13–13）。Waterlow 压力性损伤危险因素评估表对危重患者的压力性损伤风险评估特异性最高，适用于危重患者的压力性损伤风险评估。当评分 > 10 分时，则说明患者存在压力性损伤风险，应采取压力性损伤预防措施。

表 13–13 Waterlow 压力性损伤危险因素评估表

<table>
<tr><th colspan="2">体重指数 BMI</th><th colspan="2">皮肤类型</th><th colspan="2">性别和年龄</th><th colspan="4">营养状况评估工具</th></tr>
<tr><td>中等（BMI 20 ~ 24.9）</td><td>0</td><td>健康</td><td>0</td><td>男</td><td>1</td><td colspan="2">A– 近期体重下降</td><td colspan="2">B– 体重下降评分</td></tr>
<tr><td>高于中等（BMI 25 ~ 29.9）</td><td>1</td><td>薄如纸</td><td>1</td><td>女</td><td>2</td><td colspan="2">是到 B</td><td colspan="2">0.5 ~ 5 kg =1</td></tr>
<tr><td>肥胖（BMI≥30）</td><td>2</td><td>干燥</td><td>1</td><td>14 ~ 49 岁</td><td>1</td><td colspan="2">否到 C</td><td colspan="2">5.1 ~ 10 kg =2</td></tr>
<tr><td rowspan="4">低于中等（BMI≤20）</td><td rowspan="4">3</td><td>水肿</td><td>1</td><td>50 ~ 64 岁</td><td>2</td><td colspan="2">不确定到 C 并计 2 分</td><td colspan="2">10.1 ~ 15 kg =3</td></tr>
<tr><td>潮湿</td><td>2</td><td>65 ~ 74 岁</td><td>3</td><td colspan="2">C– 患者进食少或食欲差</td><td colspan="2">>15 kg =4</td></tr>
<tr><td>颜色异常</td><td>2</td><td>75 ~ 80 岁</td><td>4</td><td colspan="2">否 = 0 是 = 1</td><td colspan="2">不确定 =2</td></tr>
<tr><td>破溃</td><td>3</td><td>>81 岁</td><td>5</td><td colspan="2"></td><td colspan="2"></td></tr>
<tr><th colspan="2">失禁</th><th colspan="2">运动能力</th><th colspan="6">特殊因素</th></tr>
<tr><td>完全控制 / 导尿</td><td>0</td><td>完全</td><td>0</td><td colspan="2">组织营养状况</td><td colspan="2">神经系统缺陷</td><td colspan="2">大手术或创伤</td></tr>
<tr><td>偶尔失禁</td><td>1</td><td>躁动不安</td><td>1</td><td>恶病质</td><td>8</td><td>糖尿病</td><td>4 ~ 6</td><td>骨 / 脊柱手术</td><td>5</td></tr>
<tr><td>大 / 小便失禁</td><td>2</td><td>冷漠的</td><td>2</td><td>多器官衰竭</td><td>8</td><td rowspan="2">运动 / 感觉异常</td><td rowspan="2">4 ~ 6</td><td rowspan="2">手术时间 > 2 h</td><td rowspan="2">5</td></tr>
<tr><td rowspan="3">大小便失禁</td><td rowspan="3">3</td><td>限制的</td><td>3</td><td>单器官衰竭</td><td>5</td></tr>
<tr><td>卧床</td><td>4</td><td>外周血管病</td><td>5</td><td>截瘫</td><td>4 ~ 6</td><td>手术时间 > 6 h</td><td rowspan="2">8</td></tr>
<tr><td>轮椅</td><td>5</td><td>贫血（Hb < 80 g/L）</td><td>2</td><td></td><td></td><td></td></tr>
<tr><td colspan="4">评分结果：</td><td>吸烟</td><td>1</td><td></td><td></td><td></td><td></td></tr>
<tr><td colspan="4">总分 10 ~ 15 分：危险</td><td colspan="6">药物</td></tr>
<tr><td colspan="4">总分 15 ~ 20 分：高度危险</td><td colspan="5" rowspan="2">长期应用细胞毒性药物 / 大剂量类固醇、抗生素</td><td rowspan="2">4</td></tr>
<tr><td colspan="4">总分 > 20 分：非常危险</td></tr>
</table>

第三节　急诊重症病人的监护

情境三：

病人，女，34岁，因车祸致多处肋骨骨折，被紧急送往急诊科。入院后诊断为“创伤性休克、多处肋骨骨折、肝破裂”，经紧急输血抢救后急诊行肝叶修补手术，术后送入EICU进一步治疗。入室生命体征：T 38.5℃，P 122次/分，R 30次/分，BP 85/50 mmHg，SpO_2 85%，痰液多，黏稠，呼吸急迫，鼻翼扇动，口唇发绀。胸片示右下肺大片浸润阴影。

请思考：

1. 病人需要监护及观察的要点有哪些？
2. 护理该病人过程中，可以采取哪些监护方法及措施？
3. 此病人的护理要点有哪些？怎样减少相关并发症的发生？

一、循环系统的监护

循环系统监护旨在获得病人及时、准确的心脏、血管、组织氧的供应与消耗及心脏电生理等方面的功能指标，为临床医护人员病情观察、救治与护理工作提供重要参考依据。循环系统监测主要包括心电图监测、血压监测、中心静脉压监测、心排血量监测等内容。本节将介绍常用的循环系统监测方法。

（一）心电图监测

心电图（electrocardiography，ECG）监测是持续或间断地监测病人的心肌电活动，及时反映病人心电改变及心律失常。

1. 目的　持续观察心脏电活动，观察病人心率、心律变化，判断有无心律失常；读取心电波形，协助医护人员诊断心脏器质性病变及电解质紊乱；监测药物对心脏的影响，为指导用药提供依据；监测心脏起搏器工作状态等。

2. 适应证　心律失常；电解质紊乱；缺血性心脏病；严重创伤和休克；大中型手术的术中和术后及其他危重疾病的监护。

3. 禁忌证　心电图监测作为一种无创监测技术，目前暂无禁忌证。

4. 护理要点

（1）安放电极时应尽量减少与皮肤接触不良的情况，以避免造成皮肤－电极间的阻抗增高，信号幅度降低。

（2）妥善放置电极，避免放置在骨隆突处；避免放置在肌肉活动部位，以免干扰心电图波形，同时不影响心脏听诊、心电图检查和心脏电除颤。

（3）根据病人病情选择需要监测的导联。常用的心电监护仪有3个电极、4个电极、5个电极三种。

（4）定时观察并记录心率和心律，密切监测心电波形变化，及时发现心律失常。

（5）定时更换电极片及监护部位，当电极片脱落、接触不良或检测图形出现干扰时也应及时更换电极片。

（二）血压监测

血压是评估心血管功能的常用指标，监测方法包括无创监测和有创监测两种方式。

1. 无创动脉血压监测 是将血管内血流改变所产生的振荡通过听诊或自动检测来获取。目前，急诊与ICU常使用自动无创血压监测（automated noninvasive blood pressure monitoring，ANIBP）动态监测病人血压变化，医护人员可以根据病人病情设定测量间隔和报警阈值。其测量结果会随袖带的大小、设备故障和血压计的位置而变化，而且高压力和频繁测量可使病人感觉不适、皮肤完整性受损。对于危重病人，这种血压监测方法通常用于有创监测使用受限时。

2. 有创动脉血压监测（invasive arterial blood pressure monitoring，IABP） 是将动脉导管置入周围动脉直接测量动脉内血压的方法，可以反映动脉压的动态变化。适用于严重低血压、休克、周围血管收缩或痉挛等病人的动脉血压监测，特别适用于当病人心排血量降低时，无创血压测量结果可能失真，不能及时准确反应治疗措施对血压的影响（详见本书第十六章第十节）。

（三）中心静脉压监测

中心静脉压（central venous pressure，CVP）是指右心房及上、下腔静脉的压力，可直接反应右心前负荷和循环血量变化，间接推断容量治疗效果，是临床血流动力学监测的主要指标之一。CVP正常值为5～12 cmH_2O（0.49～1.18 kPa），CVP小于5 cmH_2O时提示右心房充盈不良或血容量不足；CVP大于15 cmH_2O表示右心功能不良或血容量超负荷。主要适用于严重创伤、休克、急性循环衰竭；各类大中型手术；监测和判断容量治疗效果（详见本书第十六章第十节）。

（四）心排血量监测

心排血量（cardiac output，CO）是指心脏每分钟射出的血量，可反映整个循环系统的功能状况，包括心脏机械做功和血流动力学，了解前后负荷、心率及心肌收缩力。常用于危重病人和血流动力学不稳定者的监测，以指导病人的治疗和观察病情进展（详见本书第十六章第十节）。

二、呼吸系统的监护

无论潜在的或是急性起因的通气不足都是病人进入ICU的常见原因。因此，全面及不断的呼吸评估十分重要。呼吸系统监测包括呼吸运动、通气功能和换气功能监测。临床中常用经皮脉搏氧饱和度监测、呼气末二氧化碳分压监测、动脉血气监测。

（一）经皮脉搏氧饱和度监测

1. 目的 经皮脉搏氧饱和度（saturation of peripheral oxygen，SpO_2）监测是一种无创监测，它能够测量病人血流中的血红蛋白氧含量，以此判断病人组织氧供情况，是临床常用的评价氧合功能的指标。

2. 适应证 需持续监测SpO_2者，需动态调整氧疗方案和可能发生低氧血症者。

3. 禁忌证 监测部位损伤，感染，循环障碍。

4. 护理要点

（1）SpO_2的正常值为96%～100%。$SpO_2 < 90\%$多提示低氧血症存在。

（2）应注意当体温低于 35℃、舒张压小于 50 mmHg、休克时，末梢循环障碍，会导致监测信号下降。

（3）一氧化碳中毒时，由于碳氧血红蛋白与氧合血红蛋白的吸收光谱非常近似，SpO_2 监测结果多正常，可能掩盖严重的低氧血症。

（4）根据传感器规格和形状选择监测部位，如指（趾）甲床、耳垂和鼻翼等。监测部位应洁净、无污垢、无染色物和灰指（趾）甲。指（趾）甲不宜过长，并确保探头内发出暗红光或红光一面与甲床接触。

（5）定时更换监测部位，防止因指（趾）甲长期受压而出现血循环障碍，影响监测结果，或致病人指（趾）甲青紫、肿胀。

（二）呼气末二氧化碳分压监测

1. 目的　呼气末二氧化碳分压（pressure of end-tidal carbon dioxide，$P_{ET}CO_2$）监测属于无创监测方法，指呼气终末期呼出的混合肺泡气含有的二氧化碳分压或浓度值，可反应肺通气功能、循环功能、肺血流情况。

2. 适应证　机械通气，呼吸功能不全，严重创伤和休克，心肺脑复苏，大中型手术的术中和术后监测。

3. 禁忌证　$P_{ET}CO_2$ 为无创监测技术，目前暂无禁忌证。

4. 护理要点

（1）$P_{ET}CO_2$ 正常值为 35 ~ 45 mmHg。

（2）动态观察 $P_{ET}CO_2$ 数值变化，呼吸频率、血氧饱和度与 $P_{ET}CO_2$ 的关系。

（3）循环功能衰竭时，随着肺血流量减少，$P_{ET}CO_2$ 也降低，呼吸心跳停止时 $P_{ET}CO_2$ 迅速降为零。

（4）气管插管移位误入食管时 $P_{ET}CO_2$ 也会接近于零。当气管内导管发生阻塞时，$P_{ET}CO_2$ 与气道压力均升高。

（5）COPD 病人动态监测 $P_{ET}CO_2$，可减少动脉血气分析的频次，从而降低对患者的损伤和费用。

（6）妥善固定监测管道，保持监测装置清洁。

（三）动脉血气监测

1. 目的　动脉血气分析可反映肺泡与肺循环之间的气体交换情况，是评价急危重病人呼吸功能、肺部气体交换功能最准确的方法之一，是急危重症病人常用的监测指标。

2. 适应证　酸碱失衡，机械通气，通气或换气功能障碍，严重创伤和休克，不明原因神志不清，大中型手术的术中和术后监测。

3. 禁忌证　无绝对禁忌证，有出血倾向的病人应谨慎使用。

4. 护理要点

（1）动脉血气检测正常结果及临床意义见表 13-14。

（2）正确选择采血部位，常选择桡动脉，避免误采静脉血。穿刺动脉后，动脉血自动充盈采集器，而静脉不会自动充盈。尽量避免抽拉注射器。

（3）若采血过程引入气泡，应在第一时间充分排气。

（4）根据动脉采血器产品说明书要求使血液与抗凝剂充分混匀，动作轻柔，避免导致溶血。

表 13-14 动脉血气分析常用监测指标及其临床意义

监测指标	正常值	临床意义
pH	7.35 ~ 7.45	酸中毒：pH < 7.35；碱中毒：pH > 7.45
BE	−2.3 ~ +2.3 mmol/L	代谢性酸中毒：BE < −2.3 mmol/L 代谢性碱中毒：BE > +2.3 mmol/L
SB 和 AB	22 ~ 27 mmol/L	代谢性酸中毒：AB = SB < 22 mmol/L 代谢性碱中毒：AB = SB > 27 mmol/L 呼吸性酸中毒：AB > SB 呼吸性碱中毒：AB < SB
$PaCO_2$	35 ~ 45 mmHg	呼吸性酸中毒：$PaCO_2$ < 35 mmHg 呼吸性碱中毒：$PaCO_2$ > 45 mmHg
PaO_2	90 ~ 100 mmHg	轻度低氧血症：$PaO_2$60 ~ 80 mmHg 中度低氧血症：$PaO_2$40 ~ 60 mmHg 重度低氧血症：PaO_2 < 40 mmHg
SaO_2	95% ~ 98%	轻度低氧血症：$SaO_2$91% ~ 95% 中度低氧血症：$SaO_2$75% ~ 90% 重度低氧血症：SaO_2 < 75%

拓展阅读 13-2
重症护理超声在呼吸功能评估与监测中的应用

（5）病人使用呼吸机或吸氧时，应在调节呼吸机参数或吸氧浓度后等待 30 min 再采集标本。

（6）血标本采集后应在 30 min 内检测，放置时间过长，可由于血细胞持续代谢，导致气体分压、血糖、乳酸等检测项目的准确性受到干扰。

三、神经系统的监护

神经系统受损的急危重症病人，特别是颅脑损伤或颅脑器质性病变的病人，监测神经功能至关重要。临床工作中需密切观察病人的临床症状，为避免单一指标的局限性，应结合神经系统体格检查、仪器监测报告等进行综合分析。

（一）颅内压监测

1. 目的 颅内压（intracranial pressure，ICP）是指颅内容物（脑组织、脑脊液、血液）对颅腔壁产生的压力，是诊断颅内高压最迅速、客观与准确的方法。持续动态的颅内压监测，可早期发现颅内压改变，给予处理，减少脑疝发生。对改善脑创伤、脑出血和蛛网膜下腔出血病人的预后有重要意义。

2. 适应证 急性颅脑创伤，脑血管意外，颅内肿瘤，其他脑功能受损的疾病。

3. 禁忌证 凝血异常，颅内感染或穿刺点附近感染。

4. 护理要点

（1）正常成人 ICP 为 5 ~ 15 mmHg。ICP 在 15 ~ 20 mmHg 为轻度升高，ICP 在 21 ~ 40 mmHg 为中度升高，ICP > 40 mmHg 为重度升高。

（2）当颅内压超过 15 mmHg（20 cmH_2O）持续 5 min 以上即可判断为颅内压增高，可使病人发生意识障碍，严重者出现脑疝，可在短时间内危及生命。

（3）行 ICP 监测时，病人取平卧位，床头抬高 10° ~ 15°。

（4）确保监测装置正常，正确连接，妥善固定，保持通畅。

（5）观察数据变化并记录，异常时及时报告医生处理。

（6）病人躁动、咳嗽或翻身时可使 ICP 升高，应待病人平静后监测。

（7）加强穿刺点皮肤护理，预防颅内感染的发生。

（二）脑电双频指数监测

1. 目的　脑电双频指数（bispectral index，BIS）是应用非线性相位锁定原理对原始 EEG 波形进行处理并量化的持续脑电图监测技术，能反应大脑皮质功能状况。在 ICU，它提供更为及时、客观、量化的镇静指标，以期用最小的镇静药物剂量达到最佳的镇静效果。

2. 适应证　麻醉深度监测或用于测定病人非手术状态意识水平（如镇静深度）。

3. 禁忌证　氯胺酮麻醉时 BIS 升高，故 BIS 不能用于氯胺酮麻醉监测，也不能用于评价 N_2O 镇静。

4. 护理要点

（1）监测数值范围为 0 ~ 100，数值越大，病人越趋于清醒；数值越小，提示病人大脑皮质的抑制越严重。BIS 在 85 ~ 100 表示清醒状态，65 ~ 84 表示镇静状态，40 ~ 64 表示适当的麻醉状态，低于 40 表示深度催眠和各种意识不清的麻醉状态并可能呈现爆发抑制。

（2）BIS 传感器、转换器及连线等，尽量不要与其他传导物体连接，以减少干扰。

（3）BIS 电极尽量不要与病人皮肤长时间接触，避免因产生热量造成不适。

（4）低血糖、低血容量、低体温以及中枢神经系统的疾病会导致 BIS 值下降。

拓展阅读 13-3
脑电双频指数监测技术的临床应用

四、泌尿系统的监护

泌尿系统功能监测是急危重症病人系统监测的重要内容之一，临床上通过泌尿系统各症状体征及临床指标的监测，为临床医护人员病情观察、救治与护理工作提供重要参考依据。

（一）尿液监测

1. 目的　尿液是血液经过肾小球滤过、肾小管重吸收及分泌作用而形成，最终通过泌尿系统排出体外的代谢产物。通过尿量、气味等尿液指标的监测，判断病人的肾血流灌注情况及肾小球滤过功能，有助于泌尿系统疾病或其他系统疾病（如糖尿病、休克）的诊断和预后判断。

2. 适应证　泌尿系统疾病的诊断与疗效观察；卡那霉素与磺胺类药物等可引起肾损害药物使用过程中的检测，以确保用药安全；其他系统疾病（如糖尿病、休克）的诊断和预后判断。

3. 禁忌证　尿液监测是为了了解肾功能状态，目前暂无禁忌证。

4. 护理要点

（1）尿量是肾小球滤过率的直接反映。重症病人通常应监测每小时尿量和 24 h 尿量。尿量 > 30 mL/h 或 > 1 mL/（kg · h）表示内脏灌注良好，尿量 < 0.5 mL/（kg · h）表示内脏灌注减少。尿量 < 17 mL/h 或 24 h 尿量 < 400 mL 为少尿，24 h 尿量 < 100 mL 为无尿，尿量 > 250 mL/h 或 24 h 尿量 > 2 500 mL 为多尿。48 h 内尿量 < 0.5 mL/（kg · h）并持续 6 h 以上，提示病人肾功能有发生损伤的危险；尿量 < 0.5 mL/（kg · h）并持续 12 h 以上，提示病人发生急性肾损伤；尿量 < 0.3 mL/（kg · h）并持续 24 h 以上或无尿持续 12 h 以上，提示病人出现急性肾衰竭。

（2）正常尿色为透明淡黄色，若尿液颜色变深至棕、褐色，提示胆红素、肌红蛋白或血红蛋白含量增加，应及时鉴别是否存在溶血、肌细胞破坏或溶解等导致肾功能损害的因素存在；红色尿提示尿中混有红细胞、肌红蛋白或血红蛋白。

（3）正常尿比重可波动在1.015～1.025。尿比重增加常见于各种原因导致的有效循环血容量不足、急性肾小球肾炎；尿比重下降提示肾功能受损、机体水负荷增加。

（4）住院病人尿常规检查最好留取清晨第一次尿，门诊或急诊病人可随时留取，但需在标本容器上注明留取时间。应使用清洁一次性专用的有盖尿标本容器。

（5）应避免尿液污染。男性病人避免混入前列腺液和精液；女性病人避免混入经血或阴道分泌物，必要时冲洗外阴后留取中段尿检查。

（6）尿标本如不能及时检查，因各种物质易受微生物等孳生破坏，需做适当保存，常用方法有冷藏法和化学法。冷藏以4℃为宜，避免结冰；化学法可选用甲苯、甲醛、浓盐酸等防腐剂。

（7）应用精密尿袋监测病人每小时尿量，每次记录后应将精密计量盒内的尿液排入尿袋中。同时应密切观察尿液颜色和性状，若进行尿标本检查，尿标本应在1 h内送检，以免因酸碱度变化影响尿中的有形成分。

（8）病人出现无尿或少尿时，应首先检查导尿管的位置是否正确，导尿管是否通畅，然后根据血压、中心静脉压和输入液体量的变化进行综合考虑，判断尿量减少是肾前性、肾性，还是肾后性因素引起的。

（二）血生化监测

1. 目的　通过血肌酐（creatinine in blood，Cr）和血尿素氮（blood urea nitrogen，BUN）等指标的观察，判断病人的肾血流灌注情况及肾小球滤过功能。

2. 适应证　严重创伤和休克，大中型手术后，上消化道出血，大面积烧伤，心功能不全，肾衰竭，尿毒症。

3. 禁忌证　血生化监测是为了了解肾功能状态，目前暂无禁忌证。

4. 护理要点

（1）肌酐是肌肉代谢产物，经肾小球过滤，不能被肾小管吸收和分泌。血Cr参考值（苦味酸法）为男性44～133 μmol/L、女性70～106 μmol/L、儿童27～62 μmol/L。在肾血流正常的情况下，血Cr升高表明肾小球滤过功能降低。由于肾脏代偿能力大，当肾小球轻度损害时，血肌酐通常不升高。若48 h内血Cr增加的绝对值超过26.4 μmol/L或增加值≥基础值的1.5倍提示病人肾功能有发生损伤的危险；血Cr增加值≥基础值的2倍提示病人发生急性肾损伤；血Cr>354 μmol/L且增加的绝对值超过44 μmol/L或增加值≥基础值的3倍提示病人出现急性肾衰竭。

（2）血尿素氮是肾排泄的蛋白质代谢产物，参考值为2.8～6.8 mmol/L（酶法）。BUN升高表明肾小球滤过率减少或体内蛋白质过度分解。通常轻度肾功能损害时血尿素氮无变化，血尿素氮进行性升高（>20 mmol/L）则表明肾衰竭或病人处于高分解状态，应动态进行监测。

（3）血肌酐不受高蛋白饮食影响，但血尿素氮易受饮食和运动影响。因此，血尿素氮检查前3日，病人每日进食蛋白量应<40 g/d，并禁食肉类、咖啡和浓茶，禁止剧烈运动。

（4）空腹要求至少禁食8 h。若有静脉输液，宜在输液的对侧肢体或同侧肢体输液点的远端采血。

（5）静脉血液标本采集后宜立即送检。

（6）密切监测血生化各项指标变化，及时发现异常并通知医师。

五、消化系统的监护

消化系统功能监测主要包括肝功能监测与胃肠功能监测。肝与胃肠功能障碍会引发机体环境与全身功能状态的改变。因此，危重病人消化系统功能状态的监测不容忽视。

（一）肝功能监测

1. 目的　肝功能监测是通过各种生化试验方法，检测与肝功能代谢有关的各项指标，以反映肝功能的基本状况。其目的在于评价肝功能，判断是否存在肝病，对肝功能状态做动态比较，观察病人的病情变化，评价肝病的严重程度及预后。

2. 适应证　严重创伤和休克，黄疸，肝炎，肝性脑病，急性出血坏死性胰腺炎，肝肾综合征，急性梗阻性化脓性胆管炎，静脉高营养。

3. 禁忌证　肝功能检测是为了了解病人肝功能状态，目前暂无禁忌证。

4. 护理要点

（1）肝功能检查与运动、饮食密切相关，因此检查前一日病人应避免食用富含胡萝卜素、叶黄素的食物，晚餐应禁酒、禁食高脂肪和高蛋白食物，禁食禁水 8 ~ 12 h，抽血当日避免剧烈运动。

（2）静脉采血行血白蛋白、胆红素、血清酶和碱性磷酸酶等测定。

（3）采血时，止血带压迫时间应控制在 1 min 内，防止血管长期受压迫后静脉淤血，导致总蛋白检测结果数值升高。

（4）标本采集后避免阳光直射，防止溶血，及时送检。进行血氨检测时，标本应隔绝空气，防止发生脱氨作用使结果偏高。

（5）常用的血清酶学监测指标，如丙氨酸氨基转移酶（ALT）、天门冬氨酸氨基转移酶（AST）及碱性磷酸酶（ALP）对于了解和评估肝功能具有重要的临床价值。前两项指标升高是肝细胞损伤的敏感标识，后两项指标升高主要见于肝内外胆汁淤积。

（6）胆红素代谢监测可了解肝排泄功能；监测血清胆红素、直接胆红素、间接胆红素和直接胆红素与间接胆红素比值，可帮助判断黄疸类型和程度。

（7）血氨升高常提示肝代谢功能严重受损。当血氨升高 2 倍以上时，病人多出现意识障碍。

（8）密切监测肝功能各项指标变化，及时发现异常并通知医师。

（二）胃肠黏膜内 pH 监测

胃肠道缺血引起胃肠黏膜屏障受损是胃肠功能障碍发生的重要启动因素，常是多器官功能障碍综合征（MODS）早期表现之一。胃肠黏膜内 pH（intramucosal pH，pHi）能够早期敏感反映 MODS 发生过程中胃肠黏膜缺氧及病人病情的变化情况，成为判断危重病人复苏的一项重要监测指标。pHi 的正常范围为 7.35 ~ 7.45。

1. 休克病人器官灌注状态评估　当机体遭受创伤、失血及感染等因素发生休克后，组织细胞氧供应不足，ATP 的合成小于其分解而产生大量的 H^+，存在于胃黏膜内，引起 pHi 下降，严重时可引发胃肠功能障碍直至并发 MODS。组织细胞缺氧程度越严重，pHi 下降越明显。因此，pHi 监测提供了部分器官组织氧合充分与否的判定依据。胃肠道是休克时缺血发生最早、最明显的脏器，同时也是复苏后逆转最晚的脏器。休克早期单纯从临床表现与全身性的氧输送指标等常难以发现局部或隐藏的器官低灌注状态。通过 pHi 监测能够早期预警，指导治疗，纠正缺血缺氧状态，预防 MODS 发生。

2. 危重病人预后评估 pHi 监测被认为是更为敏感和可靠的评估危重病人预后的重要指标之一。全身监测指标已完全恢复正常，而 pHi 仍低的状态称为“隐性代偿性休克”，是导致胃肠黏膜屏障受损害、造成细菌和内毒素移位，进而诱发严重的脓毒症和 MODS 的主要原因。对循环衰竭的危重患者的研究表明，pHi 低值病人较 pHi 正常者的死亡率明显增高。纠正 pHi 可以改善复苏病人的预后。因此，监测复苏病人 pHi 的变化，并及时纠正 pHi 具有重要临床意义。

拓展阅读 13-4
急性胃肠道损伤生物标志物的研究进展

六、水、电解质的监护

人体内环境是维持细胞和各器官生理功能的基本保证，内环境的稳定主要由体液、电解质和渗透压所决定，体内水和电解质的动态平衡若因疾病、手术和创伤等因素破坏将导致水、电解质代谢紊乱。体液平衡主要包括：水平衡、渗透压平衡、电解质平衡和酸碱平衡。维持体液平衡是机体赖以生存的必要条件，也是临床治疗的基础，若不能维持体液平衡，其他各种治疗也难以奏效。

（一）水代谢监测

1. 目的 观察出入量情况，及时纠正水、电解质平衡失调，是保障危重病人各重要脏器功能正常的主要措施之一。也可用于观察应用利尿剂、脱水药物的效果等。

2. 适应证 休克，大面积烧伤，肾脏疾病，心脏疾病，大手术后，肝硬化腹水。

3. 禁忌证 属于无创监测技术，目前暂无禁忌证。

4. 护理要点

（1）详细记录 24 h 出入量是水监测的主要途径。

（2）入量是进入体内的所有液体，包括饮水量、食物中含水量、输液量和输血量。

（3）出量是从体内排出的所有液体，包括尿量、大便量、咳出物量（咯血、咳痰）、呕吐物量、出血量、引流液量、创面渗液量、非显性失水量。

（4）加强对非显性失水量的监测。正常生理条件下，通过皮肤和呼吸蒸发的非显性失水量约为 850 mL。在异常情况下，失水量可能更多。如体温增高可增加水分蒸发，体温每升高 1℃，每日每公斤体重将增加失水量 3 ~ 5 mL；明显出汗时失水量增加，汗液湿透一身衬衣裤约失水 1 000 mL；气管切开患者呼吸失水量是正常时的 2 ~ 3 倍。

（5）使用标准量具准确记录实际出入量，并记录时间，以保证结果的准确性。

（二）电解质代谢监测

1. 目的 通过对血钾、血钠、血氯化物等血液电解质的测定，了解人体内电解质的含量，为补充电解质、维持体内渗透压及酸碱平衡提供依据，对判断呼吸、循环及肾脏功能有重要的价值。

2. 适应证 呕吐、腹泻、发烧、休克，肝硬化、心力衰竭、肾功能障碍，抽搐、心率异常，营养不良、甲状腺功能异常，急、慢性呼衰及机械通气。

3. 禁忌证 严重出血倾向。

4. 护理要点

（1）一般选择静脉采血，尽量早晨空腹抽血，空腹时间需超过 12 h。

（2）检查前勿服用影响血液成分的药物。检查前三天清淡饮食，不能饮酒，因为高蛋白食物和酒精会影响血液成分比例，影响检查结果。

（3）病人运动后 20 min 方可采集血标本，避免影响结果。

（4）采血后应立即送检，如不能立即送检，应放在 4℃冰箱保存，但保存时间不宜超过 2 h。

（5）如需行动脉血气分析，判断呼吸衰竭情况，应采集动脉血。

（6）密切监测电解质各项指标变化，及时发现异常并通知医师。电解质正常值及意义见表 13–15。

表 13–15　血电解质常用监测指标及其临床意义

监测指标	正常值	临床意义
Na^+	135 ~ 145 mmol/L	高渗性脱水：血清 $Na^+ > 150$ mmol/L，可能与水分摄入不足（如重危病人的摄水不足、过分控制入水量）、丢失过多（如高热大量出汗、大面积烧伤暴露疗法）、高渗物质摄入过多或应用利尿药不当等有关
		等渗性脱水：血清 Na^+ 处于正常值范围，可能与消化液急性丢失（如大量呕吐、腹泻、肠外瘘）、体液严重丢失（如腹腔内或腹膜后感染、肠梗阻、烧伤）、摄入液体减少（如禁食、感染、发热）等有关
		低渗性脱水：血清 $Na^+ < 135$ mmol/L，可能与溶质丢失过多（如反复呕吐、长期胃肠减压、慢性肠梗阻、大面积烧伤）、溶质摄入不足（如低钠饮食、大量利尿剂的使用或输入大量的低张溶液）、水分摄取过多（如清水灌肠、等渗性脱水治疗时补充水分过多）等有关
		水中毒：血清 $Na^+ < 120$ mmol/L，可能与水摄入过多（如用无盐水灌肠、持续性大量饮水、过度纠正低渗性脱水）、水排出减少（如恐惧、休克、失血状态下抗利尿激素分泌过多，肾功能不全，排尿量下降）等有关
K^+	3.5 ~ 5.5 mmol/L	低钾血症：血清 $K^+ < 3.5$ mmol/L，可能与钾摄入不足（在消化道梗阻、昏迷、神经厌食症及手术后较长时间禁食）、钾丢失过多（经肾脏丢失、肾外途径丢失、钾向细胞内转移）等有关
		高钾血症：血清 $K^+ > 5.5$ mmol/L，可能与钾摄入过多（口服或静脉补钾过多，输注大量库存血）、钾排出减少（肾衰竭、长期使用保钾利尿剂、醛固酮减少症）、细胞内钾外逸（酸中毒、高血糖合并胰岛素不足、挤压综合征）、假性高钾血症（白细胞增多症或血小板增多症病人）等有关
Ca^{2+}	2.25 ~ 2.75 mmol/L	低钙血症：血清 $Ca^{2+} < 2.25$ mmol/L，可能与维生素 D 代谢障碍，活性维生素 D 减少，甲状旁腺功能减退等有关
		高钙血症：血清 $Ca^{2+} > 2.75$ mmol/L，可能与甲状旁腺功能亢进（甲状旁腺瘤、增生、腺癌）、恶性肿瘤（白血病、多发性骨髓瘤等）、维生素 D 中毒、甲状腺功能亢进、肾上腺功能不全等有关

（李尊柱　赵礼婷）

数字课程学习

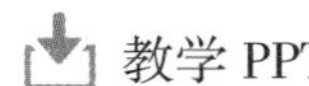 教学 PPT　　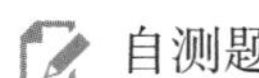 自测题

第十四章
急性中毒病人的急救与护理

【学习目标】

知识：

1. 掌握常见急性中毒的典型临床表现。
2. 掌握常见急性中毒的救治及护理要点。
3. 掌握常见毒物的特效解毒剂应用及观察重点。
4. 掌握“阿托品化”和“阿托品中毒”的鉴别要点。
5. 熟悉常见急性中毒的病因及中毒机制。
6. 了解中毒的日常防范措施。

技能：

1. 正确运用所学知识为急性中毒病人提供正确、及时的急救与护理。
2. 正确运用所学知识为病人进行急性中毒相关的健康教育。
3. 运用所学知识，为急性中毒病人选择正确的洗胃溶液。
4. 学习过程中培养警觉意识、批判性思维、创新性思维及应对突发情况的应变能力。

素质：

1. 具有娴熟的急救技能、敏锐的观察力、高度的责任感和同情心。
2. 善于沟通，注意保护病人隐私，加强健康教育，体现人文关怀意识。

情景导入

一名两岁的小孩小武在家中玩耍时，不慎将水倒进装有含氯消毒片的瓶子，随即小武一阵咳嗽和撕心裂肺的哭喊。妈妈赶到现场时，房间内弥漫着刺鼻的味道，一旁的瓶子里有残留的消毒片残渣。短短几秒钟，小武妈妈也开始咳嗽、流眼泪，她赶紧抱着孩子往屋外跑，立即拨打了“120”急救电话……

据我国原卫生部发布有关全国死因的数据显示，急性中毒已成为继恶性肿瘤、脑血管、心血管及呼吸系统疾病的第五大死因，已被世界卫生组织确定为危害人类健康的主要疾病。急性中毒（acute poisoning）是指机体一次大剂量暴露或 24 h 内多次暴露于某种或某些有毒物质引起的急性病理生理变化及临床表现，其发病急、病情重、变化快，严重者可出现脏器损伤甚至丧失生命。因此，防治急性中毒、采取准确有效的紧急处理措施十分重要，而且医护人员需要根据不同急性中毒的特点进行救治与护理。

第一节 概 述

情境一：

经判断因消毒片遇水产生了高浓度氯气，小武吸入大量有毒气体，导致急性中毒，并出现呼吸困难，血压、血氧饱和度下降等症状，性命垂危。

请思考：

1. 护士观察病情时，应重点观察哪些方面？
2. 作为急诊科护士，应配合医生尽快采取哪些护理措施？
3. 在日常生活中我们如何才能避免这样的悲剧再次发生？

急性中毒病死率为 1.09%～7.34%，是急诊科常见的急症。毒物进入人体后，产生毒性作用，导致机体功能障碍或（和）器质性损害，引发疾病导致死亡。急诊科护士不仅在防治急性中毒及提高抢救成功率中发挥着至关重要的作用，需熟练掌握急性中毒的病因、机制、护理评估、病情判断及救治，而且在急性中毒健康宣教中扮演着重要的角色。

一、急性中毒的病因

1. 生产性中毒　在生产工作过程中，不注意劳动保护或者违反安全防护制度，密切接触有毒原料、中间产物或者成品。

2. 生活性中毒　由于误食或意外接触有毒物质、用药过量、药物成瘾、自杀或投毒谋害等引起中毒。

二、急性中毒的机制

（一）毒物在体内的代谢

1. 毒物的入侵途径 毒物主要经呼吸道、消化道、皮肤黏膜、血管等途径进入人体。气态、烟雾态或气溶胶态的物质大多经呼吸道进入人体。液态、固态毒物多经消化道进入人体，胃和小肠是主要的吸收部位。大多数毒物不能经健康的皮肤吸收，但少数脂溶性毒物，如有机磷、苯类、乙醚、氯仿等可穿透皮肤的脂质层吸收。腐蚀性毒物，如强酸、强碱，造成皮肤直接损伤。毒蛇咬伤时，毒液可经伤口入血引起中毒，部分毒品可直接经静脉直接进入人体。

2. 毒物的代谢 毒物经血液吸收后分布全身，主要在肝脏进行代谢。大多数毒物经代谢后毒性降低，但也有少数毒物在代谢后毒性反而增强，如对硫磷（1605）氧化为毒性更强的对氧磷（毒性增强约 300 倍）。

3. 毒物的排泄 肾是毒物排出的主要器官。易挥发的毒物和部分气体经呼吸道排出。重金属如铅、汞、砷等以及生物碱由消化道排出，有些毒物经皮肤、汗腺、唾液腺、乳腺、胆道等排出。

（二）中毒机制

1. 局部腐蚀、刺激作用 强酸、强碱可吸收组织中的水分，与蛋白质或脂肪结合，导致局部组织、细胞变性或坏死。

2. 阻碍氧的交换、输送和利用 刺激性气体可导致肺水肿，使肺泡气体交换受阻。窒息性气体，如一氧化碳等与血红蛋白结合，使血红蛋白丧失携氧功能。氰化物中毒时抑制细胞色素氧化酶功能，使细胞利用氧障碍。

3. 麻醉作用 亲脂性强的毒物（如有机溶剂和吸入性麻醉剂），可通过血脑屏障，进入脑内，从而抑制其功能。

4. 抑制酶的活力 有些毒物或其代谢产物，可通过对酶系统的干扰而引起中毒，如有机磷杀虫药、氨基甲酸酯类抑制胆碱酯酶活性。重金属可抑制含巯基酶活性等。

5. 干扰细胞膜或细胞器的生理功能 如四氯化碳代谢产生的自由基，会导致脂质膜的完整性受损，使细胞死亡。锌、汞可影响三羧酸循环和氧化磷酸化过程。

6. 竞争受体 阿托品过量时，通过竞争性阻断毒蕈碱受体而产生毒性作用。

7. 损害免疫功能 抗肿瘤药物可使免疫功能下降。异氰酸脂类、多胺固化剂等可引起职业性哮喘。氟中毒等可引起脾和胸腺的损害。

（三）影响毒物作用的因素

影响毒物的作用因素包括：毒物的化学结构及理化性质，毒物进入机体的途径、剂量及作用时间，中毒病人的个体差异，毒物之间的相互作用。

三、护理评估与病情判断

（一）护理评估

1. 毒物暴露史 急性中毒临床表现复杂，多数症状缺乏特异性，因此接触史对于确诊具有重要意义。

（1）神志清醒者可询问本人，神志不清或企图自杀者应向病人家属、亲友、室友或现场目击者了解情况。

（2）对疑似药物过量者，应详细了解病人的生活情况、心理精神状态、长期用药的情况、家中药品有无缺失、发病时身旁有无药瓶、药袋等。

（3）怀疑食源性中毒时，应询问进餐地点、进食种类、同餐者有无类似症状，注意观察剩余食物和呕吐物的气味、性状并及时送检。

（4）怀疑一氧化碳中毒时，需查问室内是否燃烧煤炉、通风情况、有无煤气泄漏、同室其他人员情况。

（5）对于职业性中毒，应详细询问职业史，包括工种、工龄、接触毒物的种类和时间、工作环境、防护措施、是否发生过类似情况以及在相同的工作条件下其他人员有无发病等。

2. 临床表现 不同毒物急性中毒的表现不完全相同，中毒症状及体征取决于毒物的毒理作用和机体的反应性（表 14–1）。严重中毒时会表现为昏迷、惊厥、呼吸困难、休克等症状。

表 14–1 常见毒物中毒的临床表现

受累系统	临床表现	毒物
皮肤黏膜	灼伤	强酸、强碱、甲醛、苯酚、百草枯
	发绀	亚硝酸盐、氰化物、麻醉药、刺激性气体、苯胺
	颜面潮红	阿托品、乙醇、一氧化碳
	皮肤湿润	有机磷杀虫药、酒精、水杨酸、拟胆碱药、吗啡类
	樱桃红色	一氧化碳、氰化物
	黄疸	毒蕈、鱼胆、四氯化碳、百草枯
眼	瞳孔缩小	有机磷杀虫药、阿片类、镇静催眠药、毒蕈
	瞳孔扩大	阿托品、肉毒、甲醇、乙醇、苯、氰化物
	视神经炎	甲醇、一氧化碳
神经系统	昏迷	麻醉药、镇静催眠药、有机磷杀虫药、有机溶剂、硫化氢、氰化物、有机汞、拟除虫菊酯、乙醇、阿托品
	谵妄	有机磷杀虫药、有机汞、拟胆碱药、醇、苯、铅
	肌纤维颤动	有机磷杀虫药、有机汞、汽油、乙醇、硫化氢
	惊厥	毒鼠强、窒息性毒物、拟除虫菊酯、异烟肼
	瘫痪	一氧化碳、三氧化二砷、蛇毒、河豚毒素
	精神异常	一氧化碳、乙醇、阿托品、蛇毒、抗组胺药
呼吸系统	呼吸气味	氰化物（苦杏仁味），有机磷杀虫药、铊等（大蒜味），苯酚和甲酚皂溶液（苯酚味）
	呼吸加快或深大	二氧化碳、呼吸兴奋剂、甲醇、水杨酸类、抗胆碱药

续表

受累系统	临床表现	毒物
	呼吸减慢	镇静催眠药、吗啡、海洛因、氰化物
	肺水肿	刺激性气体、磷化锌、有机磷杀虫药、百草枯
消化系统	胃肠症状	有机磷杀虫药、铅、锑、砷、强酸、强碱、磷化锌
	肝损害	磷、毒蕈、氰化物、蛇毒
循环系统	心动过速	阿托品、颠茄、氯丙嗪、拟肾上腺素、可卡因
	心动过缓	洋地黄类、毒蕈、拟胆碱药、β 受体阻滞剂
	心脏毒性	洋地黄、奎尼丁、氨茶碱
	缺氧	窒息性毒物
泌尿系统	低钾血症	可溶性钡盐、棉酚、排钾性利尿剂
	肾小管坏死	四氯化碳、毒蕈、蛇毒、生鱼胆、斑蝥、氨基糖苷类
	肾小管堵塞	砷化氢、蛇毒、磺胺结晶
血液系统	溶血性贫血	砷化氢、苯胺、硝基苯
	再生障碍性贫血	氯霉素、抗肿瘤药、苯
	出血	阿司匹林、氯霉素、氢氯噻嗪、抗肿瘤药
	凝血障碍	肝素、香豆素类、水杨酸类、敌鼠、蛇毒

3. 辅助检查及临床意义（表 14–2）

表 14–2 常见毒物辅助检查及临床意义

检查项目	异常表现	常见毒物
心电图	心律失常	洋地黄、夹竹桃、氨茶碱、三环类抗抑郁药等
血液外观检查	褐色	亚硝酸盐、苯胺、硝基苯
	粉色	急性溶血，如砷化物、苯胺、硝基苯
血生化检查	肝功能异常	四氯化碳、硝基苯、毒蕈、氰化物、蛇毒、重金属
	肾功能异常	氨基糖苷类抗生素、蛇毒、生鱼胆、毒蕈、重金属
	低钾血症	溶性钡盐、排钾利尿药、氨茶碱
凝血功能检查	凝血功能异常	抗凝血类杀鼠药、水杨酸类、肝素、蛇毒
酶学检查	全血胆碱酯酶	有机磷杀虫药、氨基甲酸酯类杀虫药
动脉血气分析	低氧血症	刺激性气体、窒息性毒物
	酸中毒	水杨酸类、甲醇等
血红蛋白检测	碳氧血红蛋白增高	一氧化碳中毒
	高铁血红蛋白血症	亚硝酸盐、苯胺、硝基苯
尿液检查	肉眼血尿	抗凝血类杀鼠药、肝素、蛇毒
	蓝色尿	亚甲蓝
	绿色尿	麝香草酚
	橘黄色尿	氨基比林
	灰色尿	酚或甲酚
	结晶尿	扑痫酮、磺胺

（二）病情判断

在进行救治的同时，应对病人中毒的严重程度做出判断，以便指导治疗和评估预后。

1. 一般情况 病人的生命体征、胃肠道症状（恶心、呕吐、腹痛、腹泻等）、中枢神经系统症状（头痛、头晕、谵妄、意识障碍、抽搐等）、排泄的情况（呕吐物、小便及粪便性状等）、特殊气味等。

2. 尽快明确中毒途径、剂量、接触时间，毒物的种类（名称），院外处置情况等。

3. 病情危重程度的判断见表 14–3。

表 14–3 中毒严重程度评分标准

严重程度	得分	评分标准
无症状	0 分	没有中毒的症状体征
轻度	1 分	一过性、自限性症状或体征
中度	2 分	明显、持续性症状或体征，出现器官功能障碍
重度	3 分	出现器官功能严重障碍，严重的威胁生命的症状或体征
死亡	4 分	死亡

四、救治与护理

（一）急性中毒的救治原则

1. 立即终止接触毒物 对吸入性中毒者应迅速将病人搬离有毒环境，移至空气清新的安全地方，解开衣扣保持呼吸顺畅。对接触性中毒者立即将病人撤离中毒现场，除去污染衣物和肉眼可见的毒物。

2. 紧急复苏及对症支持处理

（1）紧急复苏：心搏骤停时，立即行心肺复苏及支持治疗；及时发现心律失常，遵医嘱应用抗心律失常药物；保持呼吸道通畅，维持血液循环，补充血容量及血管活性药物的应用。

（2）对症治疗：目前绝大多数毒物急性中毒无特效解毒剂或拮抗剂治疗，只能通过积极的对症支持治疗、处理并发症，使机体内环境稳定，为病人重要器官功能恢复创造条件。

1）高压氧治疗：主要适应于急性一氧化碳、急性硫化氢、铬化物中毒，急性中毒性脑病，急性刺激性气体中毒所致肺水肿等。

2）保持呼吸道通畅。

3）出现惊厥时，应用巴比妥类、地西泮等药物治疗；对休克、呼吸衰竭、电解质及酸碱平衡紊乱等情况，均应给予积极救治。

3. 清除尚未吸收的毒物

（1）吸入性中毒：将病人移至上风或侧风方向，使其吸入新鲜空气，保持气道通畅。

（2）接触性中毒：立即脱去病人污染的衣物，充分冲洗接触部位的皮肤、眼、毛发、伤口、指甲。冲洗过程避免使用热水，以免增加毒物的吸收。对于可能引起化学性烧伤的毒物，可选择适当的中和剂中和处理。若毒物遇水发生反应，应先用干布抹去毒物后再用清水冲洗。眼部沾染的毒物，用清水至少冲洗 10 ~ 15 min，在冲洗时做眨眼动作，必要时反复冲洗。

（3）口服中毒：可通过催吐、洗胃、肠道毒物吸附、导泻、全肠道灌洗、灌肠等方法来清除肠道内尚未吸收的毒物。

1）催吐（emesis）：适应于口服中毒、神志清醒、无催吐禁忌证的病人。禁忌证：昏迷、惊厥、无呕吐反射者、休克、原有严重心肺疾患、食管胃底静脉曲张及腐蚀性毒物摄入的病人禁用，孕妇禁用。方法：①物理法刺激催吐：用手指或压舌板刺激咽后壁或舌根诱发呕吐，未见效果时，可饮温水 200～300 mL，再用上述方法刺激催吐，不断重复，直至胃内容物完全呕出为止。②药物催吐：临床应用较少。可用药物有吐根糖浆、阿扑吗啡等。

拓展阅读 14-1
急性中毒洗胃的时机

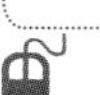

2）洗胃（gastric lavage）：适应于口服中毒、无洗胃禁忌证者。洗胃应尽早进行，某些吸收缓慢的毒物或有胃排空障碍的中毒者、急性重度中毒病人，可酌情考虑延长洗胃。禁忌证：吞服强腐蚀性毒物、惊厥或正在抽搐、食管胃底静脉曲张、消化道大出血者。洗胃液的选择：对不明原因的中毒，一般用清水洗胃。根据毒物的种类不同可选择适当的洗胃液，常见洗胃液的选择见表 14–4。百草枯中毒病人洗胃，参考百草枯中毒诊断与治疗“泰山共识”（2014）推荐的“白 + 黑方案”，思密达 30 g 溶于 20% 甘露醇 250 mL，分次服用；药用炭 30 g（粉剂）溶于 20% 甘露醇 250 mL，分次服用。

表 14–4 洗胃液配制和应用注意要点

洗胃液配制	毒物种类	注意要点
清水或生理盐水	砷、硝酸银、不明原因中毒	
1∶5 000 高锰酸钾	镇静催眠药、阿片类、烟碱、生物碱、氰或砷化物、无机磷	1605 等硫代类有机磷 * 中毒禁用
2% 碳酸氢钠	有机磷、氨基甲酸酯类、拟菊酯类、苯、汞、硫、硫酸亚铁或磷	美曲膦酯（敌百虫 **）或强酸中毒禁用
0.3% 过氧化氢 ***	阿片类、氰化物或高锰酸钾	
1%～3% 鞣酸	吗啡类、洋地黄、阿托品、颠茄、发芽马铃薯或毒蕈	
0.3% 氧化镁	阿司匹林或草酸	
5% 硫酸钠	氯化钡或碳酸钡	
5%～10% 硫代硫酸钠	氯化物、碘、汞	
石灰水上清液	氟化钠、氟乙酰胺	
10% 药用炭悬浮液	河豚或生物碱	
鸡蛋清 ****	腐蚀性毒物	
液状石蜡	硫黄、煤油、汽油	口服后再用清水洗胃
10% 面糊	碘或碘化物	

注：*1605 等硫代类有机磷等禁用高锰酸钾洗胃，会氧化成毒性更强的物质；** 敌百虫遇碱解出毒性更强的敌敌畏；*** 氧化剂可将化学性毒物氧化，减轻或去除其毒性；**** 蛋清水可黏附于黏膜表面或创面上，从而起到保护作用，并可减轻病人疼痛。

3）肠道毒物吸附：吸附剂（adsorbent）是能够减少毒物从胃肠道吸收入血的清除剂。药用炭是安全有效的吸附剂，能吸附多种毒物，一般成人 50 g，儿童 1 g/kg，加水 200 mL，分次口服或胃管内注入。肠梗阻者禁用。

4）导泻（catharsis）：适应于口服中毒病人。在洗胃或（和）灌入吸附剂后使用导泻药物。禁忌证：小肠梗阻或穿孔、近期肠道手术、低血容量性低血压、腐蚀性物质中毒。常用导泻药有甘露醇、硫酸镁、硫代硫酸钠、聚乙二醇等。方法：洗胃后拔出胃管前，经胃管灌入泻药。

5）全肠灌洗（whole bowel irrigation，WBI）：快速清除肠道毒物。适用于口服重金属中毒、缓释药物、肠溶药物中毒及消化道藏毒品者。方法：经口或胃管快速注入高分子聚乙二醇溶液，连续灌洗速度 2 L/h，多次注入直至排泄物变清为止。此方法可在 4 ~ 6 h 内清空肠道。

6）灌肠（enema）：主要用于口服中毒时间超过 6 h 或经导泻及全肠灌洗仍无排便者。除腐蚀性中毒外可予多次灌肠。

4. 促进已吸收毒物的排出

（1）强化利尿及改变尿液酸碱度：主要用于以原型从肾脏排出的毒物中毒。

1）强化利尿：如无脑水肿、肺水肿和肾功能不全等情况，可快速补液，然后静脉注射呋塞米，促进毒物随尿液排出。

2）碱化尿液：弱酸性毒物（苯巴比妥或水杨酸）中毒，静脉滴注碳酸氢钠碱化尿液（$pH \geqslant 8.0$），可加速毒物排出。

3）酸化尿液：碱性毒物（苯丙胺、士的宁、苯环己哌啶）中毒时，可静脉应用大剂量维生素 C（4 ~ 8 g/d）或使尿液 $pH < 5.0$，促进毒物排出。

（2）高压氧治疗：适用于一氧化碳中毒，可促进碳氧血红蛋白解离，加速一氧化碳排出，还能减少迟发性脑病的发生。

（3）血液净化（blood purification）：是指把病人血液引出体外，通过净化装置除去其中某些致病物质，达到净化血液、治疗疾病目的的一系列技术，常用方法有血液透析、血液灌流、血浆置换、连续性血液净化。

1）血液透析（hemodialysis，HD）：可清除高水溶性、小分子（相对分子质量 < 500）和部分中分子、低蛋白结合率和（或）伴酸中毒的毒物清除，同时能纠正水、电解质、酸碱平衡紊乱。脂溶性毒物中毒透析效果差。

2）血液灌流（hemoperfusion，HP）：主要用于高蛋白结合率、高脂溶性、大中分子（相对分子质量 500 ~ 40 000 D）的毒物中毒，常作为急性中毒的首选净化方式。可根据进入体内毒物的量或血液毒物浓度决定进行一次或多次血液灌流。

3）血浆置换（plasmapheresis，PE）：适用于清除蛋白结合率高和游离的毒物，且可清除炎性因子、补充血液中有益成分，如活性胆碱酯酶，常用于生物毒（如蛇毒、蕈中毒）、砷化氢等溶血性毒物中毒的治疗。

4）连续性血液净化（continuous blood purification，CBP）：即连续性肾脏替代治疗（continuous renal replacement therapy，CRRT），是血液净化的一种特殊形式。通过对流和弥散方式缓慢清除毒物，能长时间维持内环境的平衡。

国际中毒血液净化工作小组（EXTRIP）推荐与建议的毒（药）物中毒血液净化及其模式选择见表 14–5。

5. 特殊解毒药的应用

（1）金属中毒解毒药：此类药物多属于螯合剂（chelating agent）。依地酸钙钠，可与多种金属形成稳定、可溶、无毒的络合物随尿排出体外，主要治疗铅中毒。二巯丙醇、二巯丙磺钠、二巯基丁二酸钠等，巯基与重金属结合形成复合物，后者经尿液排出，还能夺取已与酶结合的重金属，使酶恢复活力，主要用于治疗于砷、汞、铅、铜、锑、镍、铬、镉等中毒。

表 14-5 毒(药)物中毒血液净化模式选择

药(毒)物名称	血液透析	血液灌流	CRRT 或 RRT*	血浆置换
锂	首选血液透析	——	RRT	——**
铊	血液透析	——	——	——
甲醇	血液透析	——	——	——
二甲双胍	血液透析	——	——	——
卡马西平	首选血液透析	次选血液灌流	或 CRRT	——
对乙酰氨基酚	血液透析	——	——	——
巴比妥类药物	血液透析	——	——	——
茶碱	首选血液透析	次选血液灌流	或 CRRT	——
苯妥英	首选血液透析	次选血液灌流	——	——
水杨酸	首选血液透析	次选血液灌流	或 CRRT	——
丙戊酸	首选血液透析	次选血液灌流	或 CRRT	——

注:* RRT 为肾脏替代治疗(renal replacement therapy);** “——”表示不详。

(2)高铁血红蛋白血症解毒药:常用亚甲蓝。可使高铁血红蛋白还原为正常血红蛋白,用于亚硝酸盐、苯胺、硝基苯等中毒引起的高铁血红蛋白血症。

(3)氰化物中毒解毒药:硫代硫酸钠、亚硝酸盐－硫代硫酸钠疗法,可将血红蛋白中的二价铁氧化成三价铁,形成高铁血红蛋白,解救氰化物中毒。

(4)有机磷杀虫药中毒解毒药:主要有阿托品、盐酸戊乙奎醚、胆碱酯酶复能剂(碘解磷定、氯磷定等)。

(5)中枢神经抑制剂中毒解毒药:①纳洛酮:可竞争性结合阿片受体,是阿片类药物的解毒剂,对麻醉镇痛药所致的呼吸抑制有特异性拮抗作用,对急性酒精中毒和镇静催眠药中毒引起的意识障碍有一定的效果。②氟马西尼:苯二氮䓬类中毒的解毒药。

(二)护理要点

1. 即刻护理　立即中止毒物暴露,现场洗消。清醒的病人应立即催吐处理,保持气道通畅,及时清理呼吸道分泌物。深昏迷病人应予以呼吸道保护,防止舌后坠,必要时予以气管插管或气管切开,呼吸机辅助通气。迅速建立静脉通路,遵医嘱用药。

2. 洗胃的护理

(1)严格掌握洗胃的适应证、禁忌证。

(2)严格规范操作:洗胃前做好各项准备工作,洗胃时选择较大口径胃管,插胃管动作要轻柔,插管深度适宜,每次注入洗胃液 200～300 mL(一次性注入量过大易促使毒物进入肠腔内),反复灌洗,直至洗出液澄清无味为止,并可在拔管前注入导泻剂。拔胃管时先将胃管尾部夹住,以免拔管过程中管内液体反流进入气管内,拔管后及时清除病人口咽部或气管内的分泌物、胃内容物。洗胃结束后严格清洗和消毒洗胃机。

(3)观察并记录洗胃液的量、颜色及病人的反应,同时记录病人的生命体征。留取病人的呕吐物、首次抽吸物做毒物鉴定。

(4)防治洗胃并发症:如心搏骤停、窒息、胃穿孔、消化道出血、吸入性肺炎、咽喉食管黏膜损伤等。

3. 病情观察

（1）严密监测病人各项生命体征的变化。

（2）密切观察病人神志、瞳孔的变化。

（3）观察皮肤色泽、湿润度、弹性的变化。

（4）详细记录出入量，注意观察呕吐物、排泄物的颜色及量。

（5）监测血电解质、血糖、肝肾功能、血气分析、影像学检查等。

4. 对症护理　昏迷者应加强气道护理，保持呼吸道通畅，保证有效通气，维持呼吸功能；惊厥时应保护病人避免受伤，应用抗惊厥药物；高热者给予物理或药物降温；尿潴留者给予导尿等。

5. 一般护理

（1）饮食护理：急性中毒者病情许可时，鼓励进食高蛋白、高碳水化合物、高维生素的无渣食物；腐蚀性毒物中毒者应早期给予乳类等流质饮食。

（2）口腔护理：吞服腐蚀性毒物者应加强口腔护理，密切观察病人口腔黏膜的变化，预防口腔感染。

（3）皮肤护理：中毒引起昏睡、昏迷的病人应按时翻身，防止压力性损伤的发生；毒物暴露处皮肤如有皮疹、皮损发生时，应注意创面保护。

6. 心理护理　细致评估病人的心理状况，特别是对服毒自杀者，要做好病人的心理护理，做好防范工作，防止病人再次自杀。

（三）健康教育

1. 加强防毒宣传　在厂矿、农村、城市居民中，结合实际情况，因时、因地进行宣传，向群众介绍有关中毒的预防和急救知识。

2. 防止误食或药物过量　特殊食品食用前了解有无毒性，不吃有毒或变质的食物，如无法辨别有无毒性的蕈类、可能被毒死的家禽、河豚、棉籽油、新鲜腌制咸菜等。精神病病人用药应专人管理，家庭用药应加强管理，远离儿童。

3. 加强毒物管理　严格遵守有关毒物的管理、防护和使用制度，加强毒物保管。生产车间应加强通风，防止毒物聚积导致中毒。剧毒的农药，要加强保管，标记清楚，防止误食。

第二节　急性有机磷杀虫药中毒的救护

情景导入

王某，女性，55 岁，因“意识模糊 1 h”入院。询问家属得知，病人上午在菜园采摘黄瓜时，进食了未清洗的黄瓜，后出现呕吐（呕吐物有大蒜味）、多汗。既往体健。

查体：T：37℃，HR：50 次 / 分，R：16 次 / 分，BP：91/55 mmHg。意识呈浅昏迷状态，流涎，皮肤湿冷，肌肉颤动，双侧瞳孔呈针尖样大小，对光反射弱，双肺散在湿啰音。

请思考：

1. 考虑此病人急性中毒可能，准备洗胃，在洗胃时有哪些注意事项？
2. 此病人确诊为“有机磷杀虫药中毒”，治疗上有哪些特效解毒剂？
3. 医生嘱予静脉注射阿托品，在阿托品使用过程中的观察要点有哪些？

有机磷杀虫药（organophosphorus insecticides，OPI）是目前使用最广泛、用量最大的杀虫剂之一，据 WHO 估计，每年全球有数百万人发生急性有机磷杀虫药中毒（acute organic phosphorus insecticides poisoning，AOPIP），其中约 20 万人死亡。在我国每年发生的中毒病例中 AOPIP 占 20%～50%，病死率为 3%～40%。由于 AOPIP 起病急、进展快，为降低 AOPIP 的死亡率，应采取及时、有效、规范的急救措施和护理。

（一）中毒的病因

1. 生产性中毒　生产和使用过程中，防护措施不当，或生产设备密闭不严，化学物质泄漏，杀虫药经皮肤或呼吸道进入人体引起中毒。

2. 生活性中毒　主要由于误服或故意吞服杀虫药，饮用、食用被杀虫药污染的水源、食品所致。

（二）中毒的机制

1. 毒物的吸收代谢与排泄

（1）毒物的吸收：有机磷杀虫剂主要经胃肠道、呼吸道、皮肤和黏膜吸收。吸收后迅速分布于全身各器官，6～12 h 血中浓度达到高峰，以肝浓度最高，肌肉和脑内最少。

（2）毒物的代谢：有机磷杀虫剂吸收后主要在肝脏代谢，进行多种形式的生物转化。一般先经氧化反应使毒性增强，后经水解降低毒性。例如，对硫磷、内吸磷代谢时，首先氧化为对氧磷、亚砜，使毒性分别增加 300 倍和 5 倍，然后经水解反应降低毒性。敌百虫代谢时，先转化为毒性更强的敌敌畏，然后经一系列的水解及降解反应失去毒性。

（3）毒物的排泄：有机磷杀虫药代谢产物主要通过肾排泄，少量经肺排出。多数有机磷杀虫药及代谢产物 48 h 后可完全排尽，少数剧毒类毒物在体内可存留数周甚至更长时间。

2. 中毒机制　急性有机磷杀虫药对人畜的毒性主要在于抑制乙酰胆碱酯酶（acetylcholinesterase，AChE）活性，形成无分解乙酰胆碱（acetylcholine，ACh）能力的磷酰化胆碱酯酶（图 14-1），从而引起乙酰胆碱蓄积，导致胆碱能神经持续冲动，产生先兴奋后抑制的一系列毒蕈碱样、烟碱样和中枢神经系统症状。

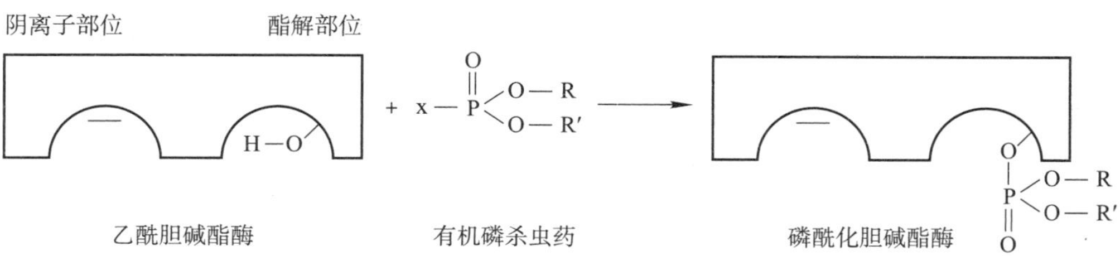

图 14-1　乙酰胆碱酯酶形成磷酰化胆碱酯酶示意图

（三）护理评估与病情判断

1. 护理评估

（1）毒物暴露史：了解中毒时间、毒物种类（农药的商品名）、剂量、中毒途径和中毒经过。评估病人污染部位或呼出气、呕吐物中是否有有机磷杀虫药所特有的大蒜臭味。收集现场可疑的药品、盛放毒物的容器等。

（2）临床表现：口服毒物中毒者多在 10 min～2 h 内发病；吸入毒物中毒者 30 min 内发病；皮肤吸收毒物中毒者常在接触后 2～6 h 发病。

1）急性中毒表现：急性胆碱能危象（acute cholinergic crisis）

毒蕈碱样症状（muscarinic signs）：又称 M 样症状。主要由于副交感神经末梢过度兴奋，引起平滑肌痉挛和腺体分泌增加。临床表现：恶心、呕吐、腹痛、腹泻、尿频、大小便失禁、多汗、全身湿冷（躯干和腋下等部位明显）、流泪、流涎、心率减慢、瞳孔缩小（严重时呈针尖样）、气道分泌物增加、支气管痉挛等，严重者可出现肺水肿。

烟碱样症状（nicotinic signs）：又称 N 样症状。由于乙酰胆碱在横纹肌神经肌肉接头处过度蓄积，持续刺激突触后膜上烟碱受体所致。临床表现：早期出现肌纤维颤动、甚至全身肌肉强直性痉挛；后期可出现肌力减退和瘫痪，严重时并发呼吸肌麻痹，引起周围性呼吸衰竭。

中枢神经系统症状：中枢神经系统受乙酰胆碱刺激后可出现头晕、头痛、疲乏、共济失调、烦躁不安、谵妄、抽搐、昏迷等症状。

2）中间型综合征（intermediate syndrome，IMS）：常发生于急性中毒后 1～4 日，个别病例可在第 7 日发病。主要表现为部分肌肉肌力减退，病变累及呼吸肌时，常引起呼吸肌麻痹，并可进展为呼吸衰竭。

3）迟发性多发性神经病（delayed polyneuropathy）：少数病人在急性重度中毒症状消失后 2～3 周可发生多发性神经病变，主要表现为肢体末端烧灼、疼痛、麻木及下肢无力、瘫痪、四肢肌肉萎缩等异常。

4）反跳：急性有机磷杀虫药中毒（特别是乐果和马拉硫磷中毒），经积极抢救临床症状好转，稳定数天至一周后病情突然急剧恶化，再次出现胆碱能危象，甚至发生昏迷、肺水肿或突然死亡。

（3）辅助检查

1）毒物检测：可在病人的血液、尿液、粪便、胃内容物中检测到有机磷杀虫药特异性代谢产物成分，有助于病情诊断及治疗。

2）实验室检查：胆碱酯酶活力测定：是诊断有机磷杀虫药中毒的特异性实验指标，对判断中毒程度、疗效和预后均极为重要。

2. 病情判断　病情程度的判断见表 14–6。

表 14–6　急性有机磷中毒的病情分度

病情程度	临床表现	全血胆碱酯酶活性（%）
轻度	M 样症状为主	正常值的 50～70
中度	M 样和 N 样症状	正常值的 30～50
重度	典型 M 样、N 样和中枢神经系统症状	<正常值的 30

（四）救治与护理

1. 急性有机磷杀虫药中毒的救治

（1）中止毒物接触：立即脱离中毒现场，脱去被污染的衣服，用肥皂水清洗被污染的皮肤、毛发和指甲。眼部污染时用清水或生理盐水冲洗。

（2）迅速清除毒物

1）催吐：口服中毒、无催吐禁忌证的病人进行催吐。

2）洗胃：在中毒后尽早进行彻底的洗胃，根据毒物的种类选择合适的洗胃液，直至洗出液澄清、无味为止。

3）吸附剂与导泻：可使用活性炭吸附毒物，降低其在胃肠道内的吸收，在洗胃后进行导泻，可用硫酸钠 20 ~ 40 g、20% 甘露醇（250 mL）或聚乙二醇散口服或经胃管注入。

4）评估病人的心肺功能，予以补液利尿治疗。

5）血液净化治疗：血液灌流或血液灌流联合血液透析等方式可有效消除血液中的有机磷杀虫药。

（3）特效解毒药应用

1）胆碱酯酶复活剂：能有效解除烟碱样症状，迅速控制肌纤维颤动。目前常用药物有氯解磷定、碘解磷定及双复磷。

2）抗胆碱药：①阿托品（atropine）：主要阻断乙酰胆碱对副交感神经和中枢神经系统毒蕈碱受体（M 受体）的作用，能有效解除 M 样症状及呼吸中枢抑制。②盐酸戊乙喹醚 M（penehyclidine hydrochloride）：是一种新型抗胆碱药，对心率影响小。一般采用肌内注射，首次剂量依中毒程度而定。

（4）对症处理：心脏停搏时紧急心肺复苏，积极防治并发症，如酸中毒、低钾血症、严重心律失常、脑水肿等。

2. 护理要点

（1）即刻护理措施：维持中毒病人的有效通气，昏迷或清理呼吸道无效的病人可行保护性气管插管或气管切开，正确应用机械通气等。

（2）用药护理

1）早期遵医嘱给药，洗胃与特效解毒剂使用同步进行，首次给药应足量。

2）复能剂用药护理：复能剂在碱性溶液易水解成有剧毒的氰化物，应禁与碱性药物配伍使用。使用复能剂时，应稀释后缓慢静推或静滴，若使用过量、注射过快或未经稀释，可产生中毒反应，造成呼吸抑制。由于碘解磷定刺激性强，用药前应评估血管通路情况，且不宜肌内注射用药。

3）阿托品用药护理：由于“阿托品化”和阿托品中毒的剂量接近，因此使用过程中应严密观察病情变化，区别“阿托品化”与阿托品中毒（表 14–7）。应根据中毒程度选用适当剂量、给药途径及间隔时间，同时严密观察病人神志、瞳孔、皮肤、心率和肺部啰音变化情况，及时调整用药，使病人尽快达到阿托品化并维持阿托品化，还要避免发生阿托品中毒。

（3）病情观察

1）生命体征。监测血压、心率、脉搏、血氧饱和度，密切观察病人呼吸及循环情况。

2）神志、瞳孔变化。多数病人中毒后即出现意识障碍。严密观察神志、瞳孔的变化，有助于准确判断病情。

表 14-7　阿托品化与阿托品中毒的主要区别

区别点	阿托品化	阿托品中毒
神经系统	意识清楚或模糊	谵妄、躁动、幻觉、双手抓空、抽搐、昏迷
皮肤	颜面潮红、干燥	紫红、干燥
瞳孔	由小扩大后不再缩小	极度散大
体温	正常或轻度升高	高热，＞40℃
心率	≤120 次 / 分，脉搏快而有力	心动过速，甚至有室颤发生

3）中毒症状。观察有无肌肉震颤、抽搐等烟碱样症状，有无瞳孔缩小、多汗、流涎、支气管痉挛等毒蕈碱样症状。警惕中毒后“反跳”、迟发性多发性神经病、中间型综合征等症状的出现，一旦出现抬头无力，转颈、耸肩困难、四肢近端肌力减弱等肌力减退现象，立即报告医生，及时处理。

4）药物作用及副作用（见用药护理）。

5）动态监测血常规、肝功能、肾功能、胆碱酯酶、血气分析及心电图等检查的变化情况，动态评估病人病情。

6）出入量的变化。频繁的呕吐和腹泻可导致脱水和电解质紊乱，予以适当补液，注意控制补液速度，以免出现肺水肿。

（4）一般护理

1）饮食护理：多吃高热量、高蛋白、富含维生素的食物。

2）皮肤护理：昏迷病人要加强基础护理，按时翻身、预防性使用减压敷料防止压力性损伤发生。

3）心理护理：护士应了解病人服毒或染毒的原因，根据不同的心理特点予以心理疏导，以诚恳的态度为病人提供情感上的支持，并认真做好家属的思想工作。

3. 健康教育

（1）住院期间健康教育：向病人及家属讲解急性有机磷中毒的临床表现、病情发展、阿托品使用的注意事项。自杀中毒病人给予病人情感上的帮助，稳定病人的情绪。

（2）出院健康教育：普及预防有机磷杀虫药中毒的知识，向病人宣传喷洒过程中应遵守操作规程，加强个人防护。

（3）有机磷杀虫药的管理：标志清晰，合理放置，防止儿童触及，以免发生意外。

拓展阅读 14-2
护理质量管理模式对缩短急性有机磷中毒病人急救反应时间、提高抢救效率及改善抢救效果的影响

第三节　急性百草枯农药中毒的救护

情景导入

陈某，男，47 岁，因口服百草枯约 80 mL，随即出现恶心、呕吐、腹部不适，被家人发现后立即送至我院急诊科就诊。既往身体健康。

查体：T 36.8℃，HR 98 次 / 分，R 28 次 / 分，BP 128/76 mmHg，SpO_2 92%。病人意

识清楚，呼吸急促，口腔黏膜破溃，听诊双肺呼吸音粗，未闻及干湿啰音，心律齐，腹软，腹部压痛（+），无反跳痛，肝脾未触及。

请思考：

1. 如果你在中毒发生现场，应该如何处理？
2. 为该病人进行口腔护理时有哪些注意事项？
3. 如果你是责任护士，针对此病人护理观察要点有哪些？

百草枯（paraquat）为联吡啶类化合物除草剂，毒性极大，水溶液成人致死量为 20 ~ 40 mg/kg（5 ~ 15 mL），且无特效解毒药，机体的损伤与中毒的剂量呈正相关，病死率高达 50% 以上。农业部等颁布的第 1745 号公告（索引号 07B100214201200455）规定，2014 年 7 月 1 日起，撤销百草枯水剂登记和生产许可，2016 年 7 月 1 日停止水剂在国内销售和使用，但是公告并没有禁止百草枯其他剂型的生产和使用，因此百草枯中毒的救治仍然任重道远。

（一）中毒的病因

1. 生产性中毒　生产工作过程中，不注意劳动保护或者违反安全防护制度，密切接触有毒原料、中间产物或者成品，百草枯药液经皮肤黏膜接触吸收所致。

2. 生活性中毒　自服农药和误服被百草枯农药污染的食物、水源等，是我国百草枯中毒的主要原因。

（二）中毒的机制

1. 毒物的吸收代谢与排泄

（1）毒物的吸收：百草枯主要经胃肠道、皮肤和黏膜吸收。进入人体后，迅速分布到全身各器官组织，以肺中浓度最高。

（2）毒物的代谢与排泄：百草枯在体内很少降解，多以原形随粪、尿排出，少量经乳汁排出。

2. 中毒机制　百草枯中毒机制尚未完全明确。一般认为，百草枯对机体抗氧化防御系统有毒性作用，使机体氧化还原系统破坏，细胞内发生氧化应激反应，引起细胞因子与基因表达变化，导致肺损伤与多器官功能衰竭。百草枯对皮肤、黏膜亦有刺激性和腐蚀性。

（三）护理评估与病情判断

1. 护理评估

（1）毒物暴露史：询问病人毒物接触的时间、侵入途径、剂量及其性状。

（2）临床表现：根据毒物的接触途径、速度、剂量及病人健康状态，中毒表现也有个体差异。潜伏期可从数分钟到数天。

1）局部刺激表现：毒物污染皮肤可引起接触性皮炎，甚至出现灼伤性损害。眼污染可出现刺激症状及结膜或角膜灼伤。呼吸道吸入会产生鼻、喉刺激症状和鼻出血等现象。

2）呼吸系统表现：肺是百草枯中毒损伤的主要靶器官。严重者 1 ~ 3 天内可迅速出现肺水肿及肺炎表现，病人可因急性呼吸窘迫综合征（ARDS）致死。存活病人，病情变化以进行性肺渗出性炎性病变和纤维化形成、呼吸衰竭为主。

3）消化系统损害：口服中毒者可表现为口咽部及食管灼伤，恶心、呕吐、腹痛，甚至出现呕血、便血、胃肠穿孔等，个别病人出现食管黏膜表层剥脱症。中毒性肝病表现为肝脏肿大、肝区疼痛、肝功能异常等。

4）泌尿系统：中毒数小时后即可出现蛋白尿及血肌酐和尿素氮升高，中毒后 2～3 天可出现尿频、尿急、尿痛等膀胱刺激症状，严重者发生急性肾衰竭。

5）神经系统损害：多见于严重中毒病人，表现为头痛、头晕、幻觉、抽搐、意识障碍等。

6）免疫系统：突出表现为局部脏器及全身炎症反应。

7）循环系统损害：主要表现胸闷、心悸，心电图可有 T 波及 ST–T 改变、心律失常等。

8）其他：可有发热、纵隔及皮下气肿、贫血、甲状腺功能减退等。

（3）辅助检查

1）毒物检测：血液、尿液百草枯测定，注意样本要保存在塑料试管内，不可用玻璃试管。

2）实验室检查：血常规常表现为白细胞计数增高；尿常规可见尿蛋白阳性；血生化检查可见肝、肾功能损伤，动脉血气分析示氧分压降低等。

3）其他检查：肺部高分辨 CT 早期以渗出性病变为主，中晚期出现肺纤维化表现。肺功能检查可出现限制性通气障碍及小气道病变表现。心电图检查可有 T 波及 ST–T 改变、心律失常等表现。

2. 病情判断　百草枯中毒诊断分级标准见表 14–8。

表 14–8　百草枯中毒诊断分级标准

病情程度	早期尿液快速半定量检测百草枯浓度	临床表现
轻度	< 10 μg/mL	除胃肠道症状外，可出现一过性低氧血症，伴急性轻度中毒性肾病（见 GBZ79—2013*）或急性轻度中毒性肝病（见 GBZ59—2010**）
中度	10～30 μg/mL	在轻度中毒基础上，具备下列表现之一者：急性化学性肺炎（见 GBZ73—2009***），急性中度中毒性肾病（见 GBZ79—2013*），急性轻度中毒性肝病（见 GBZ59—2010**）
重度	> 30 μg/mL	在中度中毒基础上，具备下列表现之一者：急性化学性肺水肿、急性呼吸窘迫综合征、纵隔气肿、气胸或皮下气肿（见 GBZ73—2009***），胸腔积液或弥漫性肺纤维化，急性重度中毒性肾病（见 GBZ79—2013），多器官功能障碍综合征（见 GBZ77—2002****），急性中度或重度中毒性肝病（见 GBZ59—2010）

注：* GBZ79—2013　职业性急性中毒性肾病的诊断；** GBZ59—2010　职业性中毒性肝病诊断标准；*** GBZ73—2009　职业性急性化学物中毒性呼吸系统疾病诊断标准；**** GBZ77—2002　职业性急性化学物中毒性多器官功能障碍综合征诊断标准。

（四）救治与护理

1. 百草枯中毒的救治

（1）中止毒物接触：一经发现，立即脱离现场，尽快脱去污染的衣物。皮肤、毛发、眼部皮肤污染时立即冲洗。

（2）迅速清除毒物

1）口服者立即给予催吐，早期中毒现场可给予适量泥浆水口服（吸附肠道未吸收的毒物）。

2）减少毒物吸收：给予洗胃、口服吸附剂、导泻等措施减少毒物的继续吸收。

3）促进毒物排泄：血液灌流是清除血液中百草枯的有效治疗手段，且 6 h 内完成效果较好。

（3）防治百草枯肺损伤

1）遵医嘱用药：及早给予大剂量应用糖皮质激素、抗氧化剂，如维生素 C、维生素 E、还原型谷胱甘肽等应用，可延缓肺纤维化的发生，降低死亡率。中、重度中毒病人，为防止肺纤维化，可使用环磷酰胺。

2）慎重氧疗：原则上不予吸氧，因为吸氧会促进氧自由基形成，加重百草枯引起的肺损伤。但对于血气分析氧分压 < 40 mmHg 或血氧饱和度 < 70% 的呼吸衰竭病人，应根据情况予以氧疗或机械通气治疗。

3）中医药治疗：临床实践证实，中医药在治疗百草枯中毒中具有独特的疗效，丹参制剂、虫草制剂及血必净注射液的使用有助于病情的恢复。

（4）对症治疗：纠正电解质紊乱，维持酸碱平衡，保护胃黏膜，保护肝、肾、心脏功能，防治肺水肿，积极控制感染。

2. 护理要点

（1）即刻护理

1）口服者立即给予催吐和充分的洗胃，百草枯具有腐蚀性，洗胃时应动作轻柔，以免导致食管或胃穿孔。

2）保持呼吸道通畅，防止呕吐物误吸、窒息。

（2）病情观察

1）心电监护：密切监测病人生命体征、意识变化，保持呼吸道通畅。

2）肺损伤的观察：观察是否有胸闷、气短、低氧血症、发绀、进行性呼吸困难及肺水肿和肺炎表现，关注血气分析指标、肺部影像学及肺功能检查。

3）消化系统损害观察：观察口咽部及食管有无灼伤，是否出现腹痛、呕血、便血甚至消化道穿孔表现。观察皮肤及黏膜有无黄染，转氨酶有无升高等肝功能损害表现。

4）肾功能损害观察：准确记录病人尿量情况，关注是否出现蛋白尿及血肌酐和尿素氮升高。

5）皮肤及黏膜：观察百草枯污染处皮肤及黏膜有无皮炎、灼伤发生。若百草枯污染眼睛，是否发生结膜或角膜灼伤。

（3）一般护理

1）饮食护理：有口咽部、食管严重损伤及消化道出血者予以禁食，禁食期间，应加强静脉营养。其他均应给予温凉流质饮食。

2）消化道灼伤的护理：加强对口腔溃疡、炎症的护理，可应用复方氯己定含漱液漱口，冰硼散等喷洒于口腔创面。

（4）心理护理：百草枯中毒的主要途径为自服农药中毒。护理人员应给予病人情感上的帮助，理解、安慰、鼓励，减轻病人的恐惧感、心理压力，教会一些放松技巧，树立战胜疾病的信心。

3. 健康教育

（1）住院期间健康教育：向病人及家属讲解百草枯中毒的临床表现、病情发展及预后，使其重视治疗，提高战胜疾病的信心。

（2）出院健康教育：提高病人及家属对百草枯中毒危害的认知。出院时嘱其遵医嘱服药。存活者应至少半年随访一次，定期复查肺功能及肝肾功能情况。

（3）多渠道社会宣传：充分利用报纸、电台、广播等媒体广泛宣传百草枯的中毒危害。

（4）百草枯药品管理：加强对百草枯的正确管理和存放，在药液中加入警告色、恶臭剂或催吐剂等以防误服。在生产过程中注意自我保护，减少接触中毒，从而减少中毒的发生。

第四节　镇静催眠药中毒的救护

情景导入

病人张某，男性，29岁，因“被妻子发现意识模糊1 h余”急诊入院，追问其妻子得知，张某患忧郁症多年，每天都要服用安眠药才能入睡。今天凌晨2时许，张某的妻子突然听见丈夫呼噜声大且口吐白沫，呼之不应，并且床边写字台上的几个药瓶均为空。张某妻子马上意识到丈夫可能服用了大量的安眠药随即拨打“120”，急诊就诊于我科。经诊疗后，初步诊断为“镇静催眠药中毒”。

请思考：

1. 出现哪些指标可提示病人病情危重?
2. 为该病人洗胃时有哪些注意事项?
3. 作为接诊护士应采取哪些护理措施?

镇静催眠药（sedative-hypnotics）具有镇静催眠、抗焦虑、抗惊厥、抗癫痫及肌肉松弛作用，广泛应用于临床各科，是目前全球处方最多的药物品种之一。国内外资料显示，镇静催眠药的临床总体使用量一直在增长。一次性大剂量服用可引起急性镇静催眠药中毒，出现一系列以中枢神经系统过度抑制为主的症状和体征，如呼吸抑制、昏迷和休克等。

（一）中毒的病因

过量服用是镇静催眠药中毒的主要病因。一次性过量服用可导致急性中毒，长期滥用镇静催眠药可发生慢性中毒。

（二）中毒的机制

1. 毒物的吸收代谢与排泄

（1）毒物的吸收：镇静催眠药具有脂溶性，其吸收、分布与药物的脂溶性有关。脂溶性越强越易通过血脑屏障。

（2）毒物的代谢与排泄：大部分经肝代谢，经肾缓慢排泄。

2. 中毒机制

（1）苯二氮䓬类（benzodiazepine，BZD）：作用于 $GABA_A$ 受体的 α_1、α_2、α_3、α_5 亚基，加强 γ- 氨基丁酸（GABA）与 GABA 受体结合的亲和力，使与 GABA 受体偶联的氯离子通道开放，增强 GABA 对突触后的抑制功能，还可产生肌肉松弛作用。常见药物有：地西泮、氯硝西泮、劳拉西泮、阿普唑仑、艾司唑仑、米达唑仑等。

（2）巴比妥类（barbiturates）：系巴比妥酸的衍生物，通过抑制丙酮酸氧化酶系统，抑制神经系统兴奋，抑制网状结构上行激活系统从而引起意识障碍。长期服用易产生耐药性与依赖性。巴比妥类对中枢神经系统的抑制有剂量 – 效应关系，随着剂量的增加，其作用逐步表现为镇静→催眠→抗惊厥、抗癫痫→麻醉作用。常见药物有：巴比妥、苯巴比妥、异戊巴比妥、硫喷妥钠等。

（3）非巴比妥非苯二氮䓬类：此类药物对中枢神经系统的作用机制与巴比妥类药物相似。常见药物为：水合氯醛、格鲁米特、甲喹酮、甲丙氨酯等。

（4）吩噻嗪类（phenothiazines）：主要作用于网状结构，减少邻苯二酚胺的生成，抑制中枢神经系统多巴胺受体，抑制脑干血管运动和呕吐反射，阻断 α 肾上腺素能受体，具有抗组胺、抗胆碱能等作用。常见的药物有：氯丙嗪、奋乃静、三氟拉嗪等。

（三）护理评估与病情判断

1. 护理评估

（1）毒物暴露史：是否有误服或一次性大剂量服用镇静催眠药物，并了解服药种类、剂量、服药的时间、服药前是否空腹、服药前后是否有饮酒史、情绪不稳等。

（2）临床表现

1）急性中毒临床表现

苯二氮䓬类中毒：主要表现为头晕、嗜睡、注意力不集中、共济失调、意识模糊。因中枢神经系统抑制较轻，很少出现长时间深度昏迷、呼吸抑制、休克等严重症状。如果出现严重症状，考虑可能合并其他药物中毒。

巴比妥类中毒：①轻度中毒：表现为嗜睡，注意力不集中、记忆力减退、言语不清、感觉迟钝，步态不稳，眼球震颤，有判断力和定向力障碍。②中度中毒：表现为昏睡或浅昏迷，腱反射消失、呼吸浅而慢，口唇、手指或眼球震颤。③重度中毒：表现为进行性中枢神经系统抑制，意识障碍逐渐加重，出现深昏迷，呼吸由浅慢到呼吸停止。血压下降甚至休克、腱反射消失、肌张力下降、大疱样皮损等，可并发肺炎、肺水肿、脑水肿、急性肾衰竭。

非巴比妥非苯二氮䓬类中毒：与巴比妥类中毒临床表现相似，但又各具特点。①水合氯醛中毒：呼出有梨样气味，瞳孔由小变大。大剂量服用可以发生严重的局部刺激征及中枢神经系统障碍。有心、肝、肾功能损害，甚至出现昏迷及休克。②格鲁米特中毒：意识障碍有周期性波动。有显著的循环系统抑制作用，如血压下降、休克表现；有抗胆碱能神经症状，如瞳孔散大等。③甲喹酮中毒：呼吸抑制作用突出，出现锥体束征，如肌阵挛、抽搐等。④甲丙氨酯中毒：突出表现为血压下降。

吩噻嗪类中毒：最常见表现为锥体外系反应，常表现为：①震颤麻痹综合征；②不能静坐；③急性肌张力障碍反应，如斜颈、吞咽困难、牙关紧闭、喉痉挛等；④抗胆碱能作用表现，瞳孔散大、心动过速、体温升高、口干、尿潴留、肠蠕动减少；⑤其他为心律失常、昏迷、呼吸抑制等。

2）慢性中毒临床表现：长期滥用镇静催眠药可发生慢性中毒，除轻度中毒临床表现外，常出现意识障碍和轻度躁狂状态、智能障碍和人格改变等。

3）戒断综合征：轻症者可出现厌食、无力、震颤、情绪不稳，如焦虑、易激惹、失眠等状态。重症者可在停药后的1～2天内出现幻觉、妄想、定向力丧失，还可能出现癫痫样发作、谵妄等临床表现。

（3）辅助检查

1）毒物检测：留取血、尿及胃内容物进行毒物测定对诊断有参考价值。不能用于中毒严重程度判断。

2）实验室检查：血常规、肝肾功能、电解质检查及动脉血气检查。

3）其他检查：心电图等。

2. 病情判断

（1）轻度中毒：表现为嗜睡、记忆力减退、注意力不集中、步态不稳等。

（2）重度中毒：病人大多出现神经系统及呼吸系统抑制的症状，表现为：①深度昏迷；②呼吸衰竭、肺水肿；③休克、多器官功能损伤；④继发肺部感染等。

（四）救治与护理

1. 镇静催眠药中毒的救治

（1）迅速清除毒物

1）催吐与洗胃：清醒的病人应立即催吐，口服中毒者应尽早洗胃。

2）吸附剂及导泻：药用炭对各种镇静催眠药均有吸附作用，在洗胃后使用药用炭吸附毒物，并同时使用硫酸钠（一般不用硫酸镁）导泻。

3）补液、碱化尿液及利尿：补液利尿的同时可适当碱化尿液，促进毒物在尿液中的解离，减少肾小管的重吸收。

4）血液净化治疗：对苯巴比妥和吩噻嗪类药物中毒的危重病人可应用血液透析、血液灌流治疗。

（2）特效解毒剂的应用：氟马西尼（flumazenil）是苯二氮䓬类药物特异性拮抗剂，能竞争置换苯二氮䓬类中枢神经受体，逆转中枢镇静作用。

（3）对症治疗：当吩噻嗪类中毒引起中枢神经系统兴奋症状及惊厥、痉挛或癫痫大发作时，可使用异丙巴比妥钠对症处理。对中毒引起的并发症，如肺炎、肝功能损害、急性肾衰竭等积极处理。重度中毒的深昏迷者，可适当应用尼可刹米、纳洛酮等药物兴奋呼吸、改善通气。

2. 护理要点

（1）即刻护理：保持呼吸道通畅，昏迷病人头偏向一侧，及时吸出呕吐物或气道分泌物，防止窒息和误吸的发生；保持有效通气，给予氧气吸入，防止脑组织因缺氧而加重脑水肿；适当保暖；心电血压监护，并迅速建立静脉通路等。

（2）病情观察

1）意识状态和生命体征的观察：密切监测生命体征，观察意识、瞳孔、血氧饱和度等变化。若出现瞳孔散大、血压下降、呼吸变浅或不规则，则提示病情恶化，采取紧急救护措施。

2）药物治疗的观察：遵医嘱静脉输液，并密切观察药物作用、副作用及病人的反应。

3）并发症的观察：关注病人各项脏器功能指标、肺部影像学检查的改变，尽早防治各种并发症和脏器功能衰竭。

（3）一般护理

1）饮食护理：应给予高热量、高蛋白易消化的流质饮食。对于意识障碍时间超过 3～5 天、不能进食的病人，可保留胃管，给予鼻饲流质饮食。

2）皮肤护理：长期昏睡、昏迷的病人应按时翻身，防止压力性损伤的发生；巴比妥类药物中毒病人出现皮疹时，可使用抗组胺药物、炉甘石等治疗。

3）胃肠道灼伤护理：水合氯醛局部刺激性大，大量口服后可出现消化道症状，如恶心、呕吐、出血性胃炎等，可给予牛乳、蛋清等胃黏膜保护剂，必要时加用止血剂。

（4）心理护理：对于自杀中毒的病人，护理人员应注意倾听与沟通，给予理解和安慰，稳定其情绪。同时引导病人深入认识服毒对自身生命的危害以及对亲人身心健康的伤害。指导家属给予病人真切的关心和鼓励，帮助其重建生命价值感，激发其求生欲。

3. 健康教育

（1）住院期间健康教育：针对长期服用镇静催眠药品病人，应指导病人按医嘱服药，严格掌握服药的剂量及疗程。向失眠者提供行之有效的促进睡眠的措施。

（2）出院健康教育：长期服用大量镇静催眠药的病人，告知其不能突然停药，应逐渐减量后停药。有精神疾病的病人，家属应定时定量发药，并看管其服用。告知病人及家属药品的作用及副作用，定期复查肝肾功能，要防止药物的依赖性。

课程思政案例 14-1
急诊护士日记

（3）药品管理：镇静催眠药处方的使用、保管应严加控制。对情绪不稳定或精神不正常者，应慎重用药。多种精神类药品联合使用时，应注意药物间的相互作用。

第五节 杀鼠药中毒的救护

情景导入

急诊接诊一名男性病人，26 岁，意识清楚，突发皮下瘀斑、血尿、流鼻血不止就诊。HR：65 次 / 分，R：21 次 / 分，BP：108/60 mmHg。询问病史得知，病人之前曾吃过街边烤的肉串。

请思考：

1. 该病人诊断是什么？
2. 为确定该诊断需要完善哪些检查？
3. 针对此案例的发病原因，你将如何进行健康宣教？

杀鼠药（rodenticide）可通过皮肤、呼吸道、胃肠道吸收进入体内而中毒，多数中毒者有消化道症状、中枢神经系统症状，如恶心、呕吐、腹痛、腹泻、抽搐、癫痫等，严重者出现重要器官功能衰竭或凝血功能障碍，危及生命。

（一）中毒的病因

1. 生产性中毒　生产和使用过程中，防护措施不当，或生产设备密闭不严，化学物质泄漏，杀鼠药经皮肤或呼吸道进入人体引起中毒。

2. 生活性中毒　主要由于误服、自服杀鼠剂或由其制成的毒饵，或食用被杀鼠剂污染的动、植物所致。

（二）中毒的机制

1. 毒物的吸收代谢与排泄　抗凝血类杀鼠药经口服摄入后，98%～99%与血浆白蛋白结合，可以长时间在肝蓄积，代谢缓慢。毒鼠强其化学性质相当稳定，在环境和生物体内代谢极其缓慢，在动物体内以原型从尿中排泄，易致二次中毒及环境污染。

2. 中毒机制

（1）抗凝血类杀鼠药：为最广泛使用的一类杀鼠药，如敌鼠钠、溴鼠隆等，因其与维生素 K 结构相似，可干扰肝对维生素 K 的利用，抑制凝血因子及凝血酶原合成，同时其代谢产物能损伤毛细血管，导致血管壁通透性增加，引起严重内出血。

（2）兴奋中枢神经系统类杀鼠药

1）氟乙酰胺（敌蚜胺）、氟乙酸钠和甘氟：这类药物进入体内后，干扰三羧酸循环，导致三磷酸腺苷合成障碍及柠檬酸堆积，从而刺激中枢神经系统或对神经系统产生直接毒性作用，导致抽搐发作。

2）毒鼠强：又称没鼠命，化学名称四亚甲基二砜四胺。可拮抗 γ- 氨基丁酸受体，产生强烈的中枢神经兴奋作用，特别对脑干有强烈刺激作用，导致中枢神经系统过度兴奋而引起惊厥。

（3）无机化合物类杀鼠药：如磷化锌、磷化铝等，其作用机制为经口入胃后，在胃酸的作用下生成磷化氢和氯化锌，磷化氢可抑制细胞色素氧化酶活性造成细胞内缺氧，同时可广泛破坏毛细血管内皮细胞，造成脏器损伤。磷化锌可腐蚀胃黏膜，引发胃出血。

（三）护理评估与病情判断

1. 毒物暴露史　有口服、使用杀鼠药等接触史，了解中毒的时间、种类、剂量、中毒的经过和中毒的途径，收集现场物品，包括可疑药品、盛放毒物的容器等。

2. 临床表现　可因杀鼠药种类、剂量和中毒途径不同而异。

（1）溴鼠隆：是慢性杀鼠药，服用剂量大时，可在半小时内出现症状，一般 1～3 天内发病。中毒量小者可无出血表现，不治自愈。剂量达到一定时，初期表现为胃肠道症状，如恶心、呕吐、食欲减退，继而头晕、头痛、腹痛，便血、血尿、牙龈出血、全身皮肤黏膜紫癜。严重者出现肾损害，可导致肾衰竭和失血性休克或因颅内出血而死亡。

（2）氟乙酰胺：潜伏期短，起病迅速。轻型病人仅感头晕、恶心、呕吐。中型病人除上述症状外，可出现分泌物多、烦躁、呼吸困难、肢体痉挛、心肌损害。重型病人可出现昏迷、惊厥、严重心律失常、瞳孔缩小、肠麻痹、二便失禁、心肺衰竭。

（3）毒鼠强：症状主要为阵发性抽搐。轻者仅感头晕、恶心、呕吐。重者可出现全身抽搐、意识障碍，口吐白沫、尿失禁等癫痫样大发作，可因剧烈抽搐导致呼吸衰竭而死亡。

（4）磷化锌：一般口服后 15 min～2 h 出现中毒症状。轻度中毒者以消化道症状为主，呕吐物有蒜味；重度中毒者出现意识障碍，抽搐及惊厥，呼吸困难，甚至昏迷，当脑、心、肝、肾功能等损害时，表现为脑水肿、黄疸、谷丙转氨酶升高、无尿等。

3. 辅助检查

（1）毒物检测：可从呕吐物、洗胃液或剩余食物中进行检测，有助于明确杀鼠药类型。

（2）实验室检查：抗凝血类杀鼠药可有出凝血时间及凝血酶原时间延长，红细胞、血红蛋白减少。毒鼠强中毒或氟乙酰胺中毒者可有肝细胞损伤、坏死，引起肝脏转氨酶异常、黄疸等。部分病人有血尿、蛋白尿、肾功能异常。重度中毒者可有水、电解质与酸碱失衡。

（3）其他检查：毒鼠强中毒有抽搐者脑电图可出现癫痫性放电；有心肌损害者可有心律失常，心电图有心肌损伤或缺血，表现为 ST–T 改变。

（四）救治与护理

1. 杀鼠药中毒的救治

（1）立即终止毒物接触：脱去污染的衣服，用肥皂水清洗被污染的皮肤、毛发和指甲。眼部污染时用清水或生理盐水冲洗。

（2）迅速清除毒物

1）催吐：清醒病人给予口服催吐法，选用温水催吐，用压舌板刺激舌根部的同时在中上腹按压催吐。

2）洗胃：口服中毒者一般采用 35℃左右的温水，每次用量约 300 mL。洗胃需彻底，可反复进行，直至洗胃液澄清、无味为止。磷化锌中毒者用硫酸铜洗胃。

3）导泻：洗胃后通常向胃内注入 20% 甘露醇或药用炭，促进毒物排出。

4）灌肠：可用 1% 的肥皂水多次灌肠，减少毒物吸收。

5）血液净化治疗：行血液灌流或血液透析治疗，加速已经吸收的毒物排出。溴鼠灵及溴敌隆等杀鼠药可导致凝血功能障碍，中毒后多采用无肝素血液灌流。

（3）特效解毒剂的应用

1）溴鼠隆：维生素 K_1 是抗凝血类杀鼠药的特效拮抗剂，应足量足疗程使用来维持正常的凝血功能，并根据疗效反应调整剂量。严重出血病人同时输新鲜冰冻血浆治疗。

2）氟乙酰胺：乙酰胺适用于氟乙酰胺中毒，为氟乙酰胺的特效解毒药，具有延长中毒潜伏期，制止发病，减轻发病症状作用。

3）毒鼠强：对于惊厥病人采用抗惊厥治疗，选用地西泮、苯巴比妥钠、γ– 羟基丁酸钠、二硫丙磺钠等药物。禁用阿片类药物。

4）磷化锌：目前磷化锌中毒无特效解毒药。

（4）对症治疗

1）惊厥病人在控制抽搐的同时应气管插管保护气道，同时注意防止意外伤害的发生；昏迷病人可应用高压氧疗法。

2）保护心肌，纠正心律失常。可静滴极化液、1,6 二磷酸果糖和维生素 B_6。

3）磷化锌中毒者出现眼部、皮肤刺激症状时，先用生理盐水冲洗 15 min，再用抗生素眼药水和可的松眼药水交替滴眼。

2. 护理要点

（1）即刻护理：杀鼠药中毒抽搐昏迷者，应保持病人呼吸道通畅，维持有效通气功能，如及时有效地清除呼吸道分泌物、正确维护气管插管和气管切开、正确应用机械通气等。出血致循环衰竭者，应维持循环功能，建立静脉通道，采取有效复苏措施，维持并稳定生命体征。惊厥者采用抗惊厥药物治疗。

（2）病情观察

1）监测生命体征：高热病人每 4 h 监测体温，给予降温处理，注意观察有无大汗淋漓等脱水的现象。

2）保持呼吸道通畅：昏迷者绝对卧床休息，头偏向一侧，2～3 h 翻身拍背 1 次。对抽搐频繁者应及时解开衣扣，清除口、鼻腔分泌物。

3）密切观察病情：观察病人的意识和瞳孔、神经系统症状，注意有无恶心、呕吐、发热、颈项强直及出血等症状，使用安全防护措施，必要时进行保护性约束。

4）预防意外发生：对抽搐频繁者防止舌咬伤及舌后坠，防止抓伤、碰伤、坠床等意外事故的发生。

（3）一般护理

1）饮食护理：开始进食时应从流质饮食开始，逐渐过渡为普食，多吃高热量、高蛋白、富含维生素的食物。磷化锌中毒者禁食牛奶、蛋清、油类或脂类食物。

2）活动与休息：中毒急性期，嘱病人绝对卧床休息，惊厥躁动病人要适当约束，昏迷病人要加强基础护理及气道护理，协助翻身，防止压力性损伤的发生。

3）心理护理：应了解病人服毒或中毒的原因，根据不同的心理特点予以针对性的心理疏导，以诚恳的态度为病人提供情感上的支持，并认真做好家属的思想工作。

3. 健康教育

（1）普及预防杀鼠药中毒的知识：向病人宣传杀鼠药可通过皮肤、呼吸道、胃肠道吸收进入体内而中毒。使用过程中应遵守操作的规范流程，加强个人防护。

（2）加强杀鼠药的管理：标志清晰，合理放置，防止触及，以免发生意外。

第六节　急性一氧化碳中毒的救护

情景导入

病人女性，于 22:45 入院，入院前 1 h 被家人发现卧倒在卫生间里，意识不清，呼之不应，无肢体抽搐，无恶心、呕吐，家人立即拨打急救电话，送至我院。

查体：神志呈深昏迷状态，双侧瞳孔 4.0 mm，对光反射消失，面色呈樱桃红色，大小便失禁。

立即予保持呼吸道通畅、导尿、开放静脉通道并遵医嘱留取血标本等对症处理，检验结果显示：碳氧血红蛋白（HbCO）50%。诊断：一氧化碳中毒（重度）。

请思考：

1. 一氧化碳中毒现场，首要的处理措施是什么？
2. 一氧化碳中毒的临床表现有哪些？
3. 如何判断一氧化碳中毒的轻重程度？

一氧化碳（CO）为无色、无臭、无刺激性的窒息性气体，是工业生产和生活环境中最常见的窒息性气体。在我国，一氧化碳中毒的发病率及死亡率均占职业和非职业危险前位。一氧化碳中毒是由于吸入一氧化碳与人体血红蛋白结合形成碳氧血红蛋白（HbCO），使氧气不能与血红蛋白结合而失去携氧能力，导致人体组织器官缺氧，从而诱发一系列临床症状的急性疾病。

（一）中毒的病因

1. 生产性中毒 工业生产过程中，炉门、窑门关闭不严，煤气管道泄露，瓦斯爆炸，失火现场一氧化碳浓度增高，可导致中毒。

2. 生活性中毒 家用煤炉取暖、煤气泄漏、汽车尾气、冬天的蔬菜大棚等因通风不良，可造成一氧化碳中毒。

（二）中毒的机制

一氧化碳与血红蛋白的结合力是氧与血红蛋白的结合力的 240 倍。当空气中一氧化碳浓度在 0.04%～0.06%或以上时，会很快进入机体，迅速与体内红细胞中的血红蛋白结合，使其形成 HbCO，HbCO 不能携带氧，且不易解离，使血红蛋白失去输送氧气的功能，导致机体缺氧。特别是中枢神经系统缺氧更为敏感，一旦断绝氧气供应，很快导致昏迷甚至危及生命。

（三）护理评估与病情判断

1. 护理评估

（1）毒物接触史：病人所处环境、一氧化碳在空气中的含量、接触途径及暴露时间。

（2）临床表现：一氧化碳中毒临床症状取决于中毒严重程度，不同中毒程度临床表现各异。

1）神经系统：中毒性脑病、脑水肿、周围神经损害、皮质盲等。

2）呼吸系统：急性肺水肿、急性呼吸窘迫综合征（ARDS）等。

3）循环系统：少数病人可发生心律失常、休克等，表现为血压低、脉压缩小、脉搏细速，四肢末梢湿冷，皮肤苍白、毛细血管充盈时间延长，少尿或无尿等。

4）泌尿系统：肾前性氮质血症、急性肾衰竭等。

5）迟发性脑病：重度中毒病人抢救清醒后，经过 2～60 天的“假愈期”，可出现迟发性脑病的症状。去大脑皮质状态、帕金森病综合征、肢体瘫痪、癫痫、周围神经病变。昏迷时间超过 48 h 者，迟发性脑病发生率较高。

（3）辅助检查

1）血中 HbCO 测定：HbCO 的浓度是判断中毒程度的重要依据。

2）脑电图：判断病人意识障碍、脑损伤的严重程度。

3）影像学检查：颅内病变可完善头颅 CT 平扫、头颅 MRI 检查。

4）实验室检查：血常规提示红细胞、白细胞总数及中性粒细胞增高，重度中毒时白细胞高于 18×10^9/L；血气分析帮助判断低氧血症以及酸碱平衡状态，提供治疗依据。

5）心电图：部分病人可出现 ST-T 改变，亦可见到室性期前收缩、传导阻滞或一过性窦性心动过速。

2. 病情判断 根据临床症状的严重程度及血液中碳氧血红蛋白的含量，将急性 CO 中毒分为轻、中、重三度。

（1）轻度中毒：血液中 HbCO 浓度为 10%～20%。病人感头痛、头晕、四肢无力、胸闷、恶心、呕吐、心悸等。脱离中毒环境吸入新鲜空气或吸氧后，症状很快消失。

（2）中度中毒：血液中 HbCO 浓度为 30%～40%。除上述症状加重外，病人常出现浅昏迷、皮肤多汗、面色潮红、口唇呈樱桃红色。氧疗后病人常于数小时后清醒，无明显并发症。

（3）重度中毒：血液中 HbCO 浓度为 40%～60%。病人进入深昏迷、抽搐、呼吸抑制、呼吸浅而快、面色苍白、四肢湿冷、周身大汗，可有大小便失禁、血压不降。最后可因脑水肿、呼吸循环衰竭而死亡。

（四）救治与护理

1. CO 中毒的救治

（1）终止 CO 吸入：迅速将病人转移到空气新鲜处，解开衣领，保持呼吸道畅通，昏迷病人头偏向一侧，避免呕吐物误吸。

（2）早期抢救治疗：高流量、高浓度氧疗和积极的支持治疗，包括气道管理、血压支持、稳定心血管系统、纠正酸碱平衡和水电解质平衡失调，改善全身缺氧所致主要脏器脑、心、肺、肾缺氧所致器官功能失调。当持续严重低氧血症，经吸痰、吸氧等积极处理低氧血症不能改善时，应及时行气管插管。

（3）高压氧治疗：高压氧治疗可以加速碳氧血红蛋白解离，促进一氧化碳排出，迅速纠正组织缺氧，预防 CO 中毒迟发性脑病。有条件者，在病情允许下 CO 中毒病人应尽早开展高压氧治疗。

（4）防治脑水肿：严重 CO 中毒者，脑水肿可在 24～48 h 发展到高峰，积极纠正缺氧的同时应给予脱水降颅压治疗。目前最常用的是 20% 甘露醇静脉快速滴注。如频繁抽搐，首选地西泮 10～20 mg 静脉注射。

（5）防治并发症和后发症：保持呼吸道通畅，必要时行气管插管或气管切开。定时翻身以防发生压力性损伤和坠积性肺炎。给予营养支持，必要时鼻饲。为防止神经系统和心脏后发症的发生，病人苏醒后，应尽可能休息观察 2 周，如有后发症，给予相应治疗。

2. 护理要点

（1）病情观察：监测生命体征，观察神志变化，病人有无头痛、喷射性呕吐等脑水肿征象，记录出入量。

（2）加强气道护理：保持气道通畅，意识障碍病人，取平卧位头偏向一侧或左侧卧位，松解衣领、裤带；及时清除口鼻腔分泌物；摘除义齿，以防误咽；防止出现舌后坠、舌咬伤情况，可以放置口咽管，保持呼吸道通畅，严重者可实行气管插管或气管切开呼吸机辅助通气。

（3）氧疗、建立静脉通道、及时用药：遵医嘱立即给予高流量吸氧，建立静脉通道，利于抢救；积极采取脱水、降低颅内压、改善脑水肿、高压氧等治疗措施，以减少迟发性脑病的发生。

（4）排便护理：昏迷病人予以留置导尿管，防止病人发生失禁性皮炎，并减轻病人因膀胱充盈而引起的烦躁。

（5）恢复期护理：病人清醒后仍要休息 2 周，可加强康复锻炼。

3. 健康教育

（1）加强生产、生活安全管理：厂矿应加强劳动防护措施，煤气发生炉和管道定期检修，定期测定空气中 CO 浓度。家庭用火炉、煤炉要安装烟筒或排风扇，加强开窗通风。

（2）普及预防一氧化碳中毒的知识：勿在可能产生一氧化碳聚积的场所停留，勿在密闭环境中使用煤炉取暖，若出现头痛、头晕、恶心等先兆，应立即离开。

第七节 急性酒精中毒的救护

情景导入

病人张某，男，32 岁，宴会时饮用绍兴花雕（30% 黄酒）1 000 mL，30 min 后出现颜面潮红、神志模糊，继而乱语，伴步态不稳、小便失禁，被同行人送至急诊就医。

请思考：

1. 为确定急性酒精中毒的程度，需完善哪些辅助检查？
2. 护理急性酒精中毒病人的过程中需注意什么？

急性酒精中毒也称为急性乙醇中毒，是指由于短时间摄入大量酒精或含酒精饮料后出现的中枢神经系统功能紊乱状态，多表现为行为和意识异常，严重者会出现脏器功能损伤，呼吸循环衰竭，进而危及生命。急性酒精中毒为急诊科常见的中毒之一，无论国内还是国外，发病均呈上升趋势。这类人群，虽然直接病死率不高，但为多种急症的诱发因素，故应予以重视。

（一）中毒的病因

人体对乙醇的耐受性差，饮酒量超过耐受程度可引起急性酒精中毒。机体对酒精过敏，可导致急性酒精中毒。

（二）中毒的机制

1. 酒精的吸收代谢与排泄

（1）酒精的吸收：主要经胃和小肠吸收，吸收后迅速分布于全身。

（2）酒精的代谢与排泄：90% 在肝代谢分解，10% 以原型从肺、肾排出。

2. 中毒机制

（1）抑制中枢神经系统功能：作用于脑内苯二氮䓬-γ 氨基丁酸受体（BZ-GABA 受体），减弱 GABA 对中枢的抑制作用。皮层下中枢和小脑活动受累。作用于网状结构，最后使延髓的血管运动中枢和呼吸中枢受到抑制。

（2）干扰代谢：乙醇在肝细胞内代谢生成大量的还原型烟酰胺腺嘌呤二核苷酸（NADH），使之可以高到正常值的 2～3 倍，相继发生乳酸增高、酮体蓄积导致代谢性酸中毒以及糖异生受阻所致低血糖。

（三）护理评估与病情判断

1. 护理评估

（1）酒精接触史：明确的过量酒精或含酒精饮料摄入史，呼出气体或呕吐物有酒精气味。确定饮入的量、饮酒时是否空腹。

（2）临床表现：急性酒精中毒的临床症状与是否空腹饮用、饮料含醇浓度、饮入速度、摄入总量、个人的耐受性有关，临床表现多变。

1）兴奋期：血乙醇浓度达到 11 mmol/L（50 mg/dL），病人表现为欣快、兴奋、头痛。血乙醇浓度达到 16 mmol/L（75 mg/dL），表现为健谈、饶舌、情绪不稳定、易激怒，可有粗鲁或攻击行为，也可表现为沉默孤僻。

2）共济失调期：血乙醇浓度达到 33 mmol/L（150 mg/dL），病人会出现肌肉运动不协调、言语不清、躁动，步态不稳，明显共济失调，眼球震颤，复视。

3）昏迷期：血乙醇浓度达到 54 mmol/L（250 mg/dL），病人进入昏迷期，出现较深的意识障碍如昏睡、浅昏迷、深昏迷，神经反射减弱、颜面苍白、皮肤湿冷、体温降低、血压升高或降低，呼吸节律或频率异常、心搏加快或减慢，大小便失禁等。

（3）辅助检查

1）血清或呼出气中乙醇测定：对诊断、判断中毒轻重及评估预后有重要价值。

2）其他：血糖、电解质、血淀粉酶、肝肾功、心肌酶谱、血气分析、心电图、头颅 CT、腹部平片等。

2. 病情判断　中毒程度分级以临床表现为主，血中乙醇浓度可供参考。

（1）轻度（单纯性醉酒）：仅有情绪、语言兴奋状态的神经系统表现，如语无伦次，但不具备攻击行为；能行走，但有轻度运动不协调；嗜睡能被唤醒，简单对答、基本正确，神经反射正常存在。

（2）中度：具备下列之一者为中度酒精中毒。①处于昏睡或昏迷状态、Glasgow 昏迷量表评分在 5～8 分；②经语言或心理疏导后，不能缓解的躁狂或攻击行为；③意识不清伴神经反射减弱的严重共济失调状态；④具有错幻觉或惊厥发作；⑤血液生化检测有以下代谢紊乱的表现之一者：如酸中毒、低血钾、低血糖；⑥在轻度中毒基础上并发脏器功能明显受损表现，如与酒精中毒有关的心律失常（频发早搏、心房颤动或扑动等），心肌损伤表现（ST–T 异常、心肌酶 2 倍以上升高）或上消化道出血、胰腺炎等。

（3）重度：具备下列之一者为重度酒精中毒。①处于昏迷状态，Glasgow 昏迷量表评分≤5 分；②出现微循环灌注不足表现，如脸色苍白，皮肤湿冷，口唇微紫，心率加快，脉搏细弱或不能触及，血压代偿性升高或下降（低于 90/60 mmHg 或收缩压较基础血压下降 30 mmHg 以上），昏迷伴有失代偿期临床表现的休克时也称为极重度；③出现代谢紊乱的严重表现如酸中毒（pH≤7.2）、低血钾（血清钾≤2.5 mmol/L）、低血糖（血糖≤2.5 mmol/L）之一者；④出现重要脏器如心、肝、肾、肺等急性功能不全表现。

（四）救治与护理

1. 酒精中毒的救治

（1）保持呼吸通畅：保持气道通畅，让病人平卧且头偏向一侧，左侧卧位。

（2）一般处理：轻症病人无需特殊处理，持续观察；肥胖、有基础疾病、共济失调者做好保暖、侧卧位防止呕吐、误吸等；严重者宜早期对症处理。

（3）清除未吸收的酒精：由于酒精吸收迅速，催吐、洗胃和活性炭不适用于单纯酒精中毒病人。洗胃应评估病情，权衡利弊，建议仅限于以下情况之一者：①大量饮酒后 2 h 内无呕吐，评估病情可能恶化的昏迷者；②同时存在或高度怀疑其他药物或毒物中毒；③已留置胃管特别是昏迷伴休克病人。洗胃液一般用 1% 碳酸氢钠液或温开水，洗胃液总量 2 000～4 000 mL 为宜，胃内容物吸出干净即可，洗胃时注意气道保护，防止呕吐误吸。

（4）促进已吸收的酒精排除：酒精易溶于水，也具有亲脂性，血液透析可以直接将乙醇和乙醇代谢产物迅速从血中清除，将血液透析作为首选。

（5）药物治疗

1）促酒精代谢药物：美他多辛是乙醛脱氢酶激活剂，加速乙醇及其代谢产物乙醛和酮体经尿液排泄，属于促酒精代谢药。

2）促醒药物：纳洛酮能特异性拮抗内源性吗啡样物质介导的各种效应，能解除酒精中毒的中枢抑制，缩短昏迷时间。

3）镇静剂：急性酒精中毒应慎重使用镇静剂。烦躁不安或过度兴奋特别有攻击行为可用地西泮，肌注比静脉注射安全，注意观察呼吸和血压；避免用氯丙嗪、吗啡、苯巴比妥类镇静剂。

4）其他：胃黏膜保护剂，应用于重度中毒特别是消化道症状明显的病人；维生素 B_1、维生素 B_6 可以加速乙醇在体内的氧化。

（6）维持重要脏器功能：保持呼吸道通畅，必要时气管插管；维持循环功能，静脉输液治疗；纠正水电解质及酸碱平衡紊乱，预防并及时处理低血糖现象。

2. 护理要点

（1）即刻护理：保持呼吸道通畅，平卧位，头偏向一侧，及时清除口鼻腔呕吐物及分泌物，防止呕吐物阻塞气道或再次返流入胃，要注意保暖。

（2）催吐及洗胃：对入院前发生呕吐者不予洗胃，入院前没有呕吐且神志清醒者，采用刺激会厌法催吐；昏迷者在 2 h 内予以洗胃，超过 2 h 不予洗胃。洗胃过程注意动作轻柔，观察呕吐物胃液性状。

（3）病情观察

1）密切监测生命体征、意识状态、呼吸的变化，心电监护观察心率、心律、血氧饱和度情况。

2）观察有无应激性溃疡。观察呕吐物、排泄物的颜色、量的变化，必要时记录出入量。

3）密切监测血糖变化，防止低血糖的发生。

4）并发症的观察。关注病人体温、肝肾功能变化，防止吸入性肺炎、脏器功能损伤加重；躁动病人注意保护安全。

（4）一般护理

1）饮食护理：清醒病人指导温凉流质饮食，可多饮牛奶，保护胃肠道黏膜。

2）心理护理：酒精中毒病人常有懊丧、焦虑表现，应及时理解病人的心理状态，帮助病人理解自己的病情，对其提出的问题给予耐心解释。

3. 健康教育

（1）介绍饮酒危害：饮酒引起的疾病、交通事故、暴力和家庭问题日益增加，已经成为继吸烟与高血压病之后的另一大疾病危险因素，应积极向病人及家属宣传酒精中毒的危害。

（2）学会不饮酒生活：避免与饮酒的人接触和到饮酒的地方去，结交不饮酒的朋友。用积极向上的依靠性，如新的爱好或参加志愿劳动等，代替对酒精的依赖性。参加锻炼，帮助心情平静等。

第八节　急性亚硝酸盐中毒的救护

情景导入

27岁的小张和29岁的小李两人在一家路边摊吃了几样卤味后，双双出现头晕、呕吐、乏力、嘴唇和指端青紫，被“120”紧急送入急诊科。就诊后即刻予以化验检查，两人静脉血呈紫褐色，血中高铁血红蛋白定性试验均呈阳性，血气分析提示血氧分压分别为70 mmHg与75 mmHg。经诊断，确定为“急性亚硝酸盐中毒”。

请思考：

1. 急性亚硝酸盐中毒的特效解毒剂是什么？
2. 怎样告知病人预防亚硝酸盐中毒的发生？

亚硝酸盐由于物理性状与食盐相似，常因误用引起中毒，且毒性较大，摄入0.2～0.5 g即可引起急性中毒，1～2 g可致人死亡。当餐后出现消化系统、神经系统症状时应考虑亚硝酸盐中毒可能，应即刻抽血检测，以免漏诊，延误治疗。

（一）中毒的病因

1. 生产性中毒　实验室中毒、工业用盐误当食用盐使用。

2. 生活性中毒　误将亚硝酸盐当做食盐、调味剂等食用。食用含亚硝酸盐过量的食物，如腐烂菜、新腌制的蔬菜，长期饮用含亚硝酸盐的苦井水，肉制品的发色剂等。胃肠功能紊乱时，胃肠道内硝酸盐还原菌大量繁殖，在食入富含硝酸盐的蔬菜时，硝酸盐在体内还原成亚硝酸盐，引起中毒，亦称为肠源性青紫症。

（二）中毒的机制

亚硝酸盐具有较强的氧化性，使正常的血红蛋白的二价铁被氧化成三价铁，形成高铁血红蛋白，高铁血红蛋白能抑制正常的血红蛋白携带氧和释放氧的功能，因而致使组织缺氧，特别是中枢神经系统缺氧更为敏感。亚硝酸盐还可松弛平滑肌导致血压降低。

（三）护理评估和病情判断

1. 护理评估

（1）毒物暴露史：有接触或误服工业用亚硝酸盐史，或有进食大量叶菜类或刚腌制不久的蔬菜，存放过久的熟菜史。

（2）临床表现：全身皮肤黏膜发绀为最特征性表现，并以口唇四肢末梢为著。

1）轻者表现为头痛、心慌、恶心、呕吐、腹痛、腹胀等。

2）重者除上诉症状外，会出现口唇青紫、面色发绀、呼吸困难、心律不齐、血压下降，甚至休克表现。

3）极重者伴有抽搐、心力衰竭、肺水肿、昏迷等多器官衰竭的表现。

（3）辅助检查

1）毒物检测：尿亚硝酸盐定性阳性。

2）实验室检查：高铁血红蛋白含量显著增高；若伴有心肌损害时，心肌酶检查提示异常；血气分析可提示低氧血症。

3）其他：心电图可出现现窦性心动过速等。

2. 病情判断

（1）轻度中毒：血中高铁血红蛋白浓度达10%～30%，病人口唇、耳廓、指甲及皮肤、黏膜呈典型的蓝灰色发绀样改变。

（2）中度中毒：血中高铁血红蛋白达30%～50%，发绀明显加重，恶心、呕吐、乏力、心悸、呼吸急促，有轻度的意识障碍如烦躁不安、谵妄、胡言乱语等。

（3）重度中毒：血中高铁血红蛋白达50%～70%，发绀进一步加重，呼吸抑制，可出现肺水肿、脑水肿、呼吸衰竭、血压下降、昏迷、惊厥等，常可危及生命。

（四）救治与护理

1. 亚硝酸盐中毒的救治

（1）紧急救治

1）促进毒物排出：采取催吐、洗胃、使用药用炭及导泻等方法排除毒素。进食时间短且神志清醒者，可刺激催吐。使用生理盐水或1∶5 000的高锰酸钾溶液反复洗胃，直至洗出液澄清无味为止。洗胃后由胃管注入20%甘露醇溶液导泻，加速毒物排泄，减少肠道内毒素吸收。

2）氧疗：吸氧，氧流量4～6 L/min，必要时高压氧治疗。高压氧治疗可迅速纠正机体缺氧状态，使血氧分压增高，并且加速置换出与高铁血红蛋白结合的亚硝酸盐，恢复亚铁血红蛋白携氧能力。

3）使用特效解毒药：亚甲蓝（又称美蓝）是亚硝酸盐中毒的特效解毒药。亚甲蓝用葡萄糖溶液稀释后，缓慢静脉注射，2～4 h后可重复使用。亚甲蓝宜小剂量使用，每次不超过0.2 g，每天不超过0.6 g。

4）输新鲜血或红细胞置换治疗：中毒严重者可输入新鲜血液，或应用血液净化疗法，必要时可考虑换血疗法。

（2）对症治疗，防治并发症：维护重要脏器功能，积极控制休克、抽搐、呼吸衰竭等并发症，如使用呼吸兴奋药、纠正心律失常药物等。

2. 护理要点

（1）即刻护理：首先确保呼吸通畅，有效清除呼吸道分泌物，给予吸氧、呼吸支持，保证有效通气，尽快催吐、洗胃，建立静脉通路。

（2）病情观察：予以病人心电监护，密切监测生命体征、心电情况；关注意识、瞳孔、心律、心率、面色、四肢末梢颜色等变化，及时发现病情变化，及时处理。

（3）用药护理：病人应用亚甲蓝时要注意观察病人面色、口唇黏膜、尿液的表现情况，如果出现尿液或者黏膜蓝色，立即停药。

（4）一般护理

1）饮食护理：指导病人进食富含维生素C新鲜食物与水果并嘱多饮水。

2）生活护理：保持病房环境通风、整洁，加强基础护理，预防压力性损伤。

3）心理护理：加强沟通，消除病人恐惧、紧张情绪，讲解疾病的发生、发展过程，增加其战胜疾病的信心。

3. 健康教育

（1）加强亚硝酸盐使用监管：加强硝酸盐的销售及使用单位监督检查，加大对聚餐的卫生监督力度，提倡在肉类加工中少用甚至不用硝酸盐或亚硝酸盐。

（2）普及预防亚硝酸盐中毒知识：普及亚硝酸盐使用及其危害的知识，改变饮食习惯。严把“病从口入”关，不吃久置、腐烂变质的食物；不吃劣质熟食品，特别是外观鲜红的肉制品及霉变食品；少吃腌菜酸菜或不吃腌制食品。

第九节　毒蕈中毒的救护

情景导入

病人，男，69岁，4天前进食自行采摘的蘑菇后恶心、呕吐、腹痛，即至当地诊所进行输液治疗后无缓解，遂急诊送至我院。完善检查后，提示肝肾衰竭。以“急性毒蕈中毒、急性肝衰竭、急性肾衰竭”收入院。

请思考：

1. 作为分诊护士，如何识别病人为毒蕈中毒？
2. 针对毒蕈中毒的病人应如何开展健康宣教？

毒蕈中毒又称毒蘑菇中毒，临床表现复杂多样，多数病人以恶心、呕吐、腹痛、腹泻等胃肠道症状为中毒始发表现，随后可因摄入毒蘑菇所含毒素不同，产生不同靶器官的损害，甚至衰竭导致死亡，其中具有肝毒性的鹅膏菌属品种中毒病死率高达80%。误食有毒野生菌引起的中毒已成为我国食源性疾病中病死率最高的一类急症，严重影响人民群众的生命安全，已成为一个突出的公共卫生问题。

（一）中毒的病因

误将有毒蘑菇当做食用蘑菇食用是引发中毒的主要原因。其中灰花纹鹅膏、致命鹅膏、裂皮鹅膏、条盖盔孢伞、肉褐鳞环柄菇和亚稀褶红菇等是我国最常见致人死亡的蘑菇种类。

（二）中毒的机制

目前，已知毒蘑菇所含毒素种类根据毒素结构和毒性可分为环肽类（cyclopeptides）、奥来毒素（orellanine）、毒蕈碱类（muscarine）、裸盖菇素（psi-locybin）、异噁唑衍生物（isoxazoles）、鹿花菌素（gyromitrin）、鬼伞菌素（coprinin）等。现阐述常见几种毒素作用机制。

1. 环肽类　为最主要致死毒素，主要包括鹅膏毒肽（amatoxins）、鬼笔毒肽（phallotoxins）及毒伞肽（virotoxins）等。常存在于鹅膏属、环柄菇属、盔孢伞属的部分品种中。主要通过抑制RNA聚合酶Ⅱ活性，阻止mRNA转录和蛋白质合成，造成细胞损伤；也可通过氧化应激，产生内源性因子，造成细胞凋亡；并可干扰丝状肌动蛋白与球状肌动蛋白转化平衡，阻止细胞骨架形成。肝为主要靶器官。

2. 奥来毒素 为致死毒素，存在于有丝膜菌属。毒素能抑制 DNA、RNA、蛋白质大分子合成，造成细胞氧化应激损伤。肾为主要靶器官。

3. 毒蕈碱类 主要发现于丝盖伞属（*Inocybe*）和杯伞属（*Clitocybe*）中，粉褶菌（*Entoloma*）和小菇属（*Mycena*）也有少数品种包含该类毒素，具有胆碱能促进作用，不能通过血脑屏障，中毒后可表现为副交感神经兴奋症状。

（三）护理评估与病情判断

1. 护理评估

（1）毒物暴露史：了解是否有采集食用野生蕈类史及接触的时间、种类、数量、中毒的经过。

（2）临床表现：毒蕈中毒临床分型见表 14–9。

表 14–9 毒蕈中毒临床分型

临床分型	种类	临床特点	预后
急性肝损伤型	鹅膏菌属、盔孢菌属、环柄菇属等	潜伏期通常一般为 10 ~ 14 h，初期表现为胃肠道症状；36 ~ 48 h 后出现黄疸、出血，凝血酶原时间延长，急性肝衰竭，多脏器功能衰竭，甚至死亡	高致死
急性肾衰竭型	鹅膏菌属、丝膜菌属等	潜伏期通常大于 6 h，表现为少尿，血肌酐、尿素氮升高，急性肾衰竭	可致死
溶血型	桩菇属、红角肉棒菌等	潜伏期 10 min ~ 2 h，表现为乏力，四肢酸痛，恶心呕吐，色深尿，胸闷等，后期可致急性肾衰竭，因呼吸循环衰竭而死亡	高致死
横纹肌溶解型	亚稀褶红菇、油黄口蘑等	潜伏期 30 min ~ 3 h，表现为少尿、无尿、血红蛋白尿、贫血、急性肾衰竭，休克、弥散性血管内凝血，严重时导致死亡	可致死
胃肠炎型	青褶伞属、乳菇属、红菇属、牛肝菌科等	潜伏期绝大多数小于 2 h，表现为胃肠道症状，重度可出现电解质紊乱、休克	良好
神经精神型	鹅膏菌属、丝盖伞属、小菇属、裸盖菇属、裸伞属等	潜伏期小于 2 h，表现为出汗、流涎、流泪、谵妄、幻觉、共济失调，癫痫、妄想等	良好
光敏性皮炎型	污胶鼓菌、叶状耳盘菌等	潜伏期最短 3 h，通常为 1 ~ 2 天，表现为晒后在颜面，四肢出现突发皮疹，瘙痒	良好

（3）辅助检查

1）毒物分析：可从呕吐物、洗胃液或剩余食物中进行检测，有助于明确中毒类型。

2）实验室检查：完善血常规、肝肾功能、电解质、凝血功能检查。

3）其他：心电图等检查。

2. 病情判断 根据《中国蘑菇中毒诊治临床专家共识 2019》对拟诊蘑菇中毒病人进行初步评估和再评估，将蘑菇中毒病情分为致死性和非致死性两类。

若初次评估 HOPE 6 评分（表 14–10）< 2 分且后续再评估 TALK 评分（表 14–11）< 1 分，考虑非致死性蘑菇中毒。

表 14-10　蘑菇中毒初次评估——HOPE 6 评分表

项目	描述	得分
毒物检测	毒物检测明确为致死性毒素类型，如鹅膏毒肽	1
出凝血时间	出凝血障碍，尤其 APTT、PT、TT 延长	1
肝功能损伤	肝功能损害，AST、ALT 升高，PTA 下降	1
肾功能损伤	血肌酐、尿素氮进行性升高	1

表 14-11　蘑菇中毒再评估——TALK 评分表

项目	描述	得分
病史	明确有蘑菇食用史	1
器官功能损害	生命体征不稳定或出现肝、肾、凝血等器官功能损害中的一项或多项	1
识图及形态辨别	实物或图片对比，鉴定为致死性蘑菇种类	1
症状出现时间	进食蘑菇后发病潜伏期超过 6 h	1

存在下列情形，应考虑致死性蘑菇中毒：①初次评估 HOPE 6 评分≥2 分；②初次评估 HOPE 6 评分＜2 分，再评估 TALK 评分≥1 分；③蘑菇样本经实验室鉴定明确为致死性蘑菇种类，或送检样本中检测到鹅膏毒肽等致死性毒素。

（四）救治与护理

1. 毒蕈中毒的救治

（1）阻止毒物吸收：尽早进行彻底洗胃，并给予吸附、导泻治疗。

（2）应尽早行血液净化治疗：优选血浆置换治疗，不具备条件者，可选择血液灌流治疗；对合并存在肝肾功能损害或多器官功能不全的病人，建议尽早联合应用多种血液净化方式并实施个体化治疗。

（3）解毒药物应用：急性鹅膏毒肽相关中毒者，应尽早选择应用青霉素 G、水飞蓟素、N- 乙酰半胱氨酸（NAC）、灵芝煎剂、巯基化合物等解毒药物。抗胆碱药主要用于含毒蕈碱的毒蕈中毒。

（4）脏器功能支持治疗：积极补液，维持循环稳定，呼吸支持、保护重要脏器功能，防治脑水肿及 DIC，预防感染，营养支持，维持水电解质和酸解平衡，避免使用肝肾毒性药物。

2. 护理要点

（1）即刻护理：予洗胃、导泻等处理；保持呼吸道通畅，做好气道护理；建立静脉通路，遵医嘱用药。

（2）病情观察

1）密切观察病情：心电监护、密切监测生命体征变化，观察病人的意识和瞳孔，是否有神经兴奋、抑制等状况。

2）观察呕吐物的颜色、性状、量及尿量的变化，及时处理。

3）预防意外发生：有神经系统症状者加强安全巡视，必要时适当约束，用药治疗。

（3）一般护理

1）饮食护理：易消化流质、半流质饮食，待肠胃功能恢复后给予高热量、高蛋白、高维生素饮食，避免辛辣、刺激、寒凉食物。

2）心理护理：消除病人的紧张、恐惧、焦虑心理，耐心开导，减轻心理负担。

3. 健康教育

（1）提高安全意识：避免蘑菇中毒的最有效方法是不采摘食用野生蘑菇。

（2）增强生活常识：蘑菇类一定要确保煮熟再进食，避免引起身体不适。如有不适，即刻就诊。

第十节 毒蛇咬伤中毒的救护

情景导入

病人朱某，男，48 岁，因“左小腿蛇咬伤 15 h”于 11：01 急诊入院。入院时情况：T 37.8℃、P 89 次 / 分，R 22 次 / 分，SpO_2 96%，BP 114/72 mmHg。查体：神志清楚，精神可，左小腿可见蛇咬伤痕迹，左小腿肿胀，触压痛明显，足背动脉可扪及，无活动障碍。入院后立即给予清创、解毒等对症处理。

请思考：

1. 遇到毒蛇咬伤后，在现场该如何处理？
2. 被毒蛇咬伤的病人，应该重点观察什么？

毒蛇咬伤（snake bite）是指人体被有毒的蛇咬伤后，其毒液由伤口进入人体而引起的一种急性全身中毒性疾病。在有毒动物导致的人类中毒病例中，蛇类占首要地位，全球每年有高达 40 多万例毒蛇咬伤者，致死者 2 万人以上。国内报道每年毒蛇咬伤者达十万余人次，以夏、秋两季为多见。

（一）中毒的病因

农民、渔民、野外工作者和从事毒蛇研究和蛇产业人员，靠近池塘、水流、树林等地时被毒蛇咬伤所致。

（二）中毒的机制

1. 毒液释放机制　毒蛇咬人时毒腺收缩，毒液通过排毒管，经有管道或有沟的牙注入人体组织。

2. 毒液对伤口的作用机制　毒液中的神经毒可麻痹神经末梢，引起肢体麻木，并可阻断运动神经与横纹肌之间的神经冲动，引起瘫痪。蛇毒中蛋白质溶解酶破坏血管壁，引起出血、损伤或局部坏死。

3. 毒液全身作用机制

（1）神经毒类：具有神经阻滞作用，引起横纹肌迟缓性瘫痪，可导致肌肉麻痹和呼吸麻痹等。有金环蛇、银环蛇、眼镜王蛇和海蛇等。

（2）血液毒类：血液毒素种类很多，包括蛇毒溶血因子、蛇毒蛋白酶、磷脂酶A、类凝血酶、蛇毒促凝因子等，主要影响血液和循环系统，引起溶血、出血、凝血及心脏血管毒性。有蝰蛇科、响尾蛇、尖吻蝮蛇、五步蛇等。

（3）细胞毒类：蛇毒中的透明质酸酶可使伤口局部组织透明质酸解聚、组织间质溶解和组织通透性增大，还促使蛇毒毒素更易于经淋巴管和毛细血管吸收进入血液循环。蛋白水解酶可损害血管和组织，同时释放多种血管活性物质；心脏毒素可引起细胞破坏、组织坏死，导致患肢残废，甚至直接引起心肌损害。

（三）护理评估及病情判断

1. 护理评估

（1）毒物暴露史：询问毒蛇咬伤的具体日期、时间、院外治疗情况。了解毒蛇的外形，有助于判断何种毒蛇咬伤。

（2）临床表现

1）局部表现：神经毒素局部症状可不明显或初期仅有轻微的肿胀，牙痕小且不渗液。血液毒素局部肿胀疼痛，轻者自牙痕或伤口处流出难以凝固血，严重者可引起伤口流血不止。细胞毒素作用的局部表现有剧痛，红肿，起水泡，坏死及溃烂。

2）全身表现：①神经毒损害：神经系统症状逐渐加重，先全身不适、四肢无力、头晕、眼花，继而胸闷、恶心、晕厥，接着出现吞咽困难、上眼睑下垂、视物模糊、斜视语言障碍等，严重者出现呼吸浅快，最终中枢神经或周围神经衰竭。常见于眼镜蛇咬伤。②血液毒损害：皮下出血、瘀斑，全身各部位如鼻腔、牙龈、巩膜、尿道、消化道，甚至脑部均可出血；还可出现心律失常、循环衰竭、急性肾衰竭。常见于蝰蛇类、竹叶青、尖吻蝮蛇等。③细胞毒损害：肿胀可延及整个患肢甚至躯干，溃烂坏死严重者可致患肢残疾；横纹肌大量溶解时会引起高钾血症、心律失常、急性肾衰竭。常见于眼镜蛇、海蛇咬伤。④混合毒损伤：眼镜王蛇、蝰蛇、蝮蛇毒液兼有神经、血液等毒性。应根据临床表现区别毒素主次。

（3）辅助检查

1）毒物检测：不明致伤原因时，有条件可做酶联免疫吸附试验（ELISA）或乳胶凝集试验（蛇毒抗原抗体反应实验）以确定蛇毒种类。

2）实验室检查：血常规可出现白细胞升高；血生化可出现心肌生化标记物、血淀粉酶、血肌酐、尿素增高，高血钾；动脉血气分析有酸中毒、低氧血症等表现。

3）其他检查：心电图可提示心律失常、窦性心动过速、传导阻滞等改变，或有T波或ST段改变。神经毒和混合毒中毒病人可出现进行性肌电衰减，传导时间延长。

2. 病情判断　根据病史，了解蛇咬伤经过、根据伤口的牙距及牙痕形态、临床表现、区域毒蛇咬伤流行病学特点，判断毒蛇种类。

（四）救治与护理

1. 毒蛇咬伤中毒的救治

（1）急诊处理原则：减少毒素扩散并将病人迅速转运至恰当的医疗中心。

（2）现场急救和伤口处理

1）绷带结扎：限制患肢活动，在伤口上方的近心肢体端用绷带（绳子、带子）结扎压迫，每隔 20 min 放松绷带一次，每次 1 ~ 2 min。有效治疗（如注射抗毒蛇血清、伤口处理）15 ~ 20 min 后，方可去除绷带。

2）伤口处理：可选用生理盐水、肥皂水、1 : 5 000 高锰酸钾溶液冲洗伤口及周围皮肤。冲洗后局部皮肤可切开排毒，以牙痕为中心做十字形或纵向切开，深至皮下，使含毒的淋巴液和血液排除，边挤压边用清水冲洗伤口。伤口较深或有污染时，应及时清创。

3）局部封闭：糜蛋白酶、利多卡因在伤口周围皮肤皮下进行浸润性注射，有助于清除伤口残留蛇毒，使部分蛇毒分解失去毒性。

（3）抗蛇毒血清：抗蛇毒血清是中和蛇毒的特效解毒药，应尽早足量使用。如能确定是被何种毒蛇咬伤，应首选单价特异性抗蛇毒血清，不确定则可选用多价抗蛇毒血清。

（4）针对性治疗

1）神经毒素类毒蛇咬伤：如出现胸闷、气促、呼吸困难等呼吸肌无力表现时，应该尽早行气管内插管，呼吸机辅助呼吸，改善呼吸功能。

2）血液毒素类毒蛇咬伤：可出现严重的血小板减少及凝血功能障碍，后期并发 DIC，应早期足量注射抗毒素血清，并密切监测血小板及凝血功能变化情况，及时处理早期 DIC。

3）根据不同的伤口级别进行相应的对症处理：对局部组织肿胀明显的病人，应早期切开减压，解除肿胀组织对血管的压迫，改善局部血液循环。

（5）中医中药疗法：中医药治疗毒蛇咬伤可以有效改善病人局部和全身中毒症状，明显提高毒蛇咬伤病人治愈率，降低死亡率、肢体伤残发生率。我国各地有针对常见毒蛇的中成药制剂，如南通蛇药、季德胜蛇药片、上海蛇药、广东蛇药、吴江蛇药等。一般口服使用，也可将药片调制呈糊状外敷于伤口处。

（6）对症支持疗法：常规注射破伤风抗毒素，治疗局部伤口感染；积极救治重要脏器出血、炎症反应、过敏反应等；呼吸衰竭时，及时行气管插管或气管切开机械通气；防治急性肾衰竭、心力衰竭、肝衰竭、DIC 等。

2. 护理要点

（1）局部伤口护理：正确清洗伤口，涂抹药膏，做好伤口护理。

（2）病情观察：监测生命体征的变化，观察局部伤口、患肢血运情况；观察神志、瞳孔的变化，预防神经病变；记录尿量，监测肾功能指标；观察皮肤、黏膜有无出血倾向。

（3）一般护理

1）休息与活动：中毒急性期患肢制动，并绝对卧床，减少活动。

2）饮食护理：宜清淡、高蛋白、高维生素饮食，忌辛辣食品。

（4）心理护理：加强与病人的沟通，减轻病人焦虑、紧张、恐惧情绪。

3. 健康教育

（1）提供野外生活常识：讲解常见毒蛇的生活习性及避免蛇咬伤的常识，如尽量避开在多草的地方行走；进入有蛇区应戴帽子，穿厚长裤、长袜、厚鞋靴，夜行应持手电筒照明；野外露营时将附近的长草、泥洞、石穴清除，以防蛇类躲藏等。

（2）教会蛇咬伤的自救与互救技能：一旦被蛇咬伤后伤肢制动并下垂，在伤口上 5 cm 处绷带绑扎，松紧以阻断淋巴液和静脉回流为宜，尽快处理伤口，送至有条件的医疗机构。

第十一节　毒品中毒的救护

情景导入

王某，男，19岁，两日内多次吸食一种新型的口含式毒品“贴邮票”，具体量不详，后出现明显的精神异常，表现为自言自语，无故哭笑、夜间睡眠差，进食量明显减少，后出现自残及攻击行为，家人报警后，在“110”工作人员的协助下送医。门诊以“急性精神病性障碍待查”收住院。

请思考：

1. 怀疑病人为急性毒品中毒，为明确诊断需做哪些检查？

2. 日常生活如何避免接触毒品？你将如何宣教？

毒品（narcotics）是指国家规定管制的能使人成瘾的麻醉药和精神药，该类物质具有成瘾性、危害性和非法性。急性毒品中毒（acute narcotics intoxication）是指短时间内滥用、误用或故意使用大量毒品超过个体耐受量产生相应临床表现，中毒者常死于呼吸或循环衰竭。毒品种类繁多，而且病人就诊时多数隐瞒病情或已昏迷不能准确告知所吸食毒品类型，因此，掌握不同毒品中毒相关临床表现及急诊救护，可帮助临床识别急性毒品中毒病人，并为其提供针对性的救护措施。

（一）中毒的病因

误食、误用或故意使用大量毒品导致中毒，方式包括口服、吸入、注射、黏膜给药等。治疗用药过量或频繁用药超过人体耐受所致。

（二）中毒的机制

1. 毒物的吸收代谢与排泄　因不同药品进入体内途径不同，其毒性作用起始时间也不同。大多数毒品经吸收可迅速进入血液循环，可以通过血脑屏障，并在肝内代谢，由肾排出，小部分以原形经尿和通过胆汁、胃液经粪便排泄。

2. 中毒的机制　我国将毒品分为麻醉（镇痛）药品和精神药品两大类。

（1）麻醉（镇痛）药

1）阿片（opium）类药品：通过激活体内阿片受体，对中枢神经系统、平滑肌系统及心血管系统产生作用。常见药物：吗啡、海洛因、可待因、哌替啶等。

2）大麻：改变脑内5-羟色胺及多巴胺活性，致中枢及周围交感神经兴奋。

（2）精神药

1）苯丙胺类（phenylamine）：主要作用机制是减少抑制性神经递质5-羟色胺的含量，促进脑内儿茶酚胺递质（多巴胺和去甲肾上腺素）释放。常见药物：甲基苯丙胺（冰毒）、硫酸苯丙胺（非那明）等。

2）氯胺酮（ketamine）：俗称K粉，为中枢兴奋性氨基酸递质甲基-天门冬氨酸（N-methyl-D-aspartate，NMDA）受体特异性阻断药，同时也有拮抗μ受体和激动k受体作用，亲脂性强，作用迅速。

（三）护理评估及病情诊断

1. 护理评估

（1）毒物暴露史：接触毒品的种类、接触的时间、接触的途径及症状。

（2）临床表现：毒品中毒因不同的毒物类型表现的临床症状有所不同，大多数的共同表现有激动、躁狂等兴奋表现。

1）阿片类药品中毒：急性中毒常发生昏迷、呼吸抑制和瞳孔极度缩小（针尖样）等改变，并可伴有严重心律失常、非心源性肺水肿、惊厥和谵妄等表现。

2）大麻中毒：表现为精神和行为异常，如幻觉、幻视及中毒性精神病，严重者会出现高热性谵妄、反射亢进、横纹肌溶解、多器官衰竭。

3）苯丙胺类中毒：急性中毒可出现中毒性精神病，如妄想、精神兴奋、紧张、幻觉和精神错乱等；还可出现头昏、震颤、易激惹、心悸、口干、金属异味、厌食、呕吐、腹泻、横纹肌溶解等症状，严重者会引起心律失常、循环障碍、多器官衰竭等。

4）氯胺酮中毒：神经精神症状，如精神错乱、言语含糊不清、幻觉、谵妄甚至抽搐或癫痫大发作；还可出现呼吸困难、血压升高、心率增快、皮肤斑块、结膜水肿等表现。

5）并发症：呼吸衰竭、肺水肿、脑出血、急性肾衰竭、休克等。

（3）辅助检查

1）毒物检测：口服中毒时留取胃内容物、呕吐物、尿液、血液进行毒物定性检查，有条件时测定血药浓度协助诊断。

2）其他检查：动脉血气分析，严重麻醉药类中毒者表现为低氧血症和呼吸性酸中毒；血液生化检查如血糖、电解质和肝肾功能检查等。

2. 病情判断 了解使用毒品的种类、剂量及途径，评估病人是否合并神经系统症状及多器官功能损伤情况。

（四）救治及护理

1. 毒品中毒的救治 目前以复苏支持治疗、解毒药治疗、去除毒品的病因治疗及对症治疗为主。

（1）紧急复苏

1）呼吸支持：呼吸衰竭者应保持呼吸道通畅，必要时行气管内插管或气管切开，呼吸机辅助呼吸。

2）循环支持：血流动力学不稳定者，取头低脚高位，同时静脉输液，必要时应用血管升压药。

3）纠正代谢紊乱：伴有低血糖、酸中毒和电解质平衡失常者应给予相应处理，可通过补液进行纠正。

（2）清除未吸收毒物 采取催吐、洗胃、使用药用炭及导泻等方法排除毒素。

（3）特效药物治疗：①苯丙胺类中毒可每 4 h 服用氯化铵 500 mg，酸化尿液，促进毒物排出；②纳洛酮是阿片类药物的拮抗剂，用于阿片类药物中毒；③烯丙吗啡化学结构与吗啡相似，对吗啡有直接拮抗作用，用于吗啡及其衍生物或其他镇痛药急性中毒的治疗。

（4）对症支持处理：高热者一般应用物理降温；惊厥抽搐者保护病人安全，必要时使用防护具，精神类毒品中毒惊厥者可应用硫喷妥钠或地西泮；肌肉强直应用肌肉松弛药；出现急性肾功能不全者，可行血液透析治疗。

2. 护理要点

（1）即刻护理措施：保持呼吸道通畅，昏迷病人头偏向一侧，及时吸出呕吐物或气道分泌物，防止窒息和误吸的发生；保证病人安全，有精神症状、烦躁者，遵医嘱使用镇静药物，并做好观察记录，必要时适当约束。

（2）病情观察

1）意识状态和生命体征的观察：密切监测生命体征，观察意识、瞳孔、血氧饱和度等变化。观察有无呼吸抑制、心律失常、低氧血症发生，观察并记录小便情况。

2）并发症的观察：关注病人各项脏器功能指标、血气分析结果，尽早防治各种并发症和器官衰竭。

（3）用药护理：遵医嘱静脉输液，予特效拮抗剂，并密切观察药物作用、副作用及病人的反应。

（4）一般护理

1）饮食护理：高蛋白、高热量易消化饮食。

2）心理护理：病人情绪消极、恐惧无助，运用沟通技巧与其多交流，获得安全感，积极治疗。培养良好的生活方式，情绪稳定，给予精神支持。

3. 健康教育

（1）加强药品管理：国家规定毒品毒麻限制药品严格管理，禁止制造、贩卖、走私、吸食毒品。

（2）防止药品滥用：严格掌握限制药品使用指征，避免长期反复用药。加强药品管控，防止误服。

（3）加强法制宣传：普法用法、宣传毒品危害，提高全员禁毒意识。

（费瑞芝　燕朋波）

数字课程学习

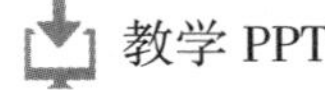

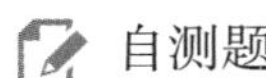

第十五章 理化因素损伤的急救与护理

【学习目标】

知识：

1. 掌握四种常见理化因素损伤的概念和临床表现。
2. 掌握理化因素损伤救治中的气道管理、呼吸和循环支持的护理要点。
3. 掌握淹溺、中暑、电击伤及冻僵的健康宣教和预防。
4. 熟悉常见理化因素损伤的病因和发病机制。
5. 了解淹溺、中暑、电击伤和冻僵的辅助检查。

技能：

1. 能够熟练应用紧急救护程序进行现场急救。
2. 运用所学知识为公众进行常见理化因素损伤的预防教育。
3. 学习过程中培养对突发理化因素损伤事件的应急处理能力。

素质：

1. 培养在突发事件应急任务中的应变思维和高度责任感。
2. 充分发挥在救治过程中的团队配合精神和分工协作能力。

情景导入

某地正在举行的山地马拉松越野赛遭遇极端天气，短时间内局部突然出现冰雹、冻雨、大风等灾害性天气，气温骤降。参赛人员出现身体不适和失温等情况，部分参赛人员失联，比赛停止。当地马上组织多方力量搜救失联人员。医护人员抵达现场后，发现部分运动员在避风处抱团取暖，部分运动员出现神志不清、无法控制行为的情况，还有部分幸存者已失去意识。

第一节 概 述

情境一：

在此次山地马拉松事件发生后，省卫健委、相关医院急救人员第一时间赶赴现场，组织救援。你作为其中一员在现场对病人进行伤情评估和急救处理。

请思考：

1. 你认为伤员们出现了什么情况？
2. 救援过程中，针对伤员应采取哪些急救措施？
3. 在恶劣天气环境下如何预防此类事件的发生？

一、理化因素损伤的概念

在人类赖以生存的自然、生活和工作环境中，存在着许多物理、化学和生物因素，在特殊条件下，它们可由安全因素转变为致伤因子。这种由物理、化学或生物等因素造成的机体组织结构破坏，及其所带来的局部和全身反应，称为理化因素损伤。常见理化因素损伤涵盖的急性疾病种类较多，受伤原因也较为复杂，多为复合型损伤，例如电击伤合并高处坠落伤等。理化因素损伤发病具有季节性、特征性，人群具有较强的职业性，如军人、高温作业者、户外运动者、水下作业者等。淹溺、中暑、电击伤、冻僵等损伤，可出现在灾难灾害事件中，但在日常生活中更为常见，是急诊和院前急救的常见病、多发病。

理化因素损伤往往事发突然、起病危急，若不能得到及时救治则预后较差。遭受此类损伤后，即使既往身体健康、无基础疾病的人群也可能会很快出现危及生命的病理生理变化，因此理化因素损伤也被称为环境性急诊（environmental emergency）。

二、理化因素损伤的特点

理化因素所致损伤具有突发性、紧迫性和艰难性的特点。

1. 突发性　常见理化因素损伤事件发生通常随机性较强，尤其是重大灾害事故，如风灾、洪涝等，发生时间、地点往往都是未知数，一旦发生可能随时威胁成批人员的生命安全。

2. 紧迫性　是指理化因素致伤的病人通常病情紧急，抢救时间紧迫。例如因淹溺、电击导致心搏骤停者需立即开展心肺复苏，方可提高救治成功率。

3. 艰难性　理化因素损伤可能出现在野外，救援时可能存在道路塌陷、交通受阻、通信中断等情况；环境的危险因素短时间内难以消除，给急救工作带来了巨大的困难。

三、理化因素损伤的急救原则

由于理化因素损伤的突发性、紧迫性和艰难性，要求急救人员熟练掌握常见理化因素损伤的临床表现、急救原则和救治流程等扎实的急救知识和精湛的急救技术，以便现场迅速展开救援。

急救人员到达现场后应先进行初步的环境评估，确定环境安全或尽可能帮助病人脱离致伤环境，转移至安全地带后方可实施救治。救治现场需迅速组建现场救护小组，积极引导自救、互救；迅速对伤情进行评估及判断，遵循由开放气道（airway）、人工呼吸（breathing）、胸外按压（circulation）组成的基础生命支持急救原则，及时采取有效措施抢救生命、稳定病情；防止继发性损伤的发生；快速建立绿色通道，保证病人高效转运至上级医院，以免延误抢救时机。

第二节 淹溺的救护

情景导入

王某，女性，22 岁，与友人游湖时不慎跌入湖中，附近游人迅速下水协助救援，8 min 后王某被救起，附近医疗点医护人员赶至现场时，发现王某呼之不应，双侧瞳孔散大，发绀严重，口腔内有类似水草样物质，鼻腔内有液体流出。

请思考：

1. 病人发生了什么情况？
2. 如果你是现场急救护士，为保持病人呼吸道通畅应立即采取哪些措施？
3. 到达医院后应该注意哪些护理要点？

淹溺（drowning）常称溺水，是指淹没或沉浸在水或其他液性介质中引起呼吸系统损伤导致窒息和缺氧的过程。淹溺引起的窒息死亡称溺亡（drowned）。机体突然接触比体温低 5℃的液体时可导致心律失常，晕厥，进而导致继发性淹溺，称为浸渍综合征（immersion syndrome）。全球每年约 35 万人溺亡，老人和小孩发生的风险最大，以男孩居多。

（一）病因与发病机制

1. 病因

（1）意外事件：不会游泳者意外落水、酒后游泳、游泳意外事件（抽筋、低血糖、障碍物缠绕或撞击坚硬物体等）、水下作业时装备破损等导致昏厥、自然灾害事件等。

（2）自行投水。

2. 发病机制　缺氧是淹溺的最主要病理生理变化，可引起心搏、呼吸骤停，脑水肿；肺部吸入污水可引起肺部感染、肺损伤。随着病程演变将发生低氧血症、弥散性血管内凝血、急性肾损伤、多器官功能障碍综合征等，甚至死亡。如淹溺于粪坑、污水池和化学物质贮存池等处，还会伴有相应的皮肤、黏膜损伤和全身中毒症状。

（二）病情评估

1. 病史 根据淹溺的病史和临床表现，即可诊断。须鉴别继发于其他疾病的淹溺，主要通过详细了解既往史和检查资料判断。

2. 临床表现 根据溺水时间长短，淹溺可分为以下三种程度：

（1）轻度淹溺：落水片刻，吸入或吞入少量液体，有反射性呼吸暂停，意识清楚，血压升高，心率加快，肤色正常或稍苍白。

（2）中度淹溺：溺水 1～2 min，水可经呼吸道或消化道进入体内，由于反射依然存在，引起剧烈呛咳、呕吐，可出现意识模糊、烦躁不安，呼吸不规则或表浅，血压下降，心率减慢，反射减弱。

（3）重度淹溺：溺水 3～4 min，昏迷，面色青紫或苍白、肿胀，眼球突出，四肢厥冷，血压测不到，口腔及鼻腔充满血性泡沫。可有抽搐，呼吸、心搏微弱或停止，胃扩张，上腹膨隆。

3. 辅助检查 可出现白细胞总数和中性粒细胞增高，尿蛋白阳性。吸入淡水较多时，可出现低钠、低氯、低蛋白血症及溶血。吸入海水较多时，可出现短暂性血液浓缩，高钠血症或高氯血症。胸部 X 线、CT 检查呈多种征象并存，常见肺纹理增粗，可出现局限斑片状影，广泛棉絮状影，主要分布于两肺下叶，肺水肿及肺不张可同时存在。心电监护可见窦性心动过速、ST 段和 T 波改变、室性心律失常、心脏阻滞等表现。动脉血气分析可呈现混合性酸中毒，以及不同程度的低氧血症。

（三）救治和护理

淹溺的急救原则是尽快脱离淹溺环境，畅通呼吸道，纠正低氧血症，及时给予心肺脑复苏，防治并发症。2015 年欧洲复苏协会的《特殊场合的心肺复苏指南》提出了淹溺生存链的概念，它共包含五个关键环节：预防、识别、提供漂浮物、脱离水面和现场急救（图 15-1）。基于淹溺生存链的淹溺急救流程见图 15-2。

1. 水中急救

（1）自救：落水后需立即屏住呼吸，保持头脑清醒冷静，去除身上重物，放松全身，保存体力。上浮时采取仰面位，保持口鼻能够露出水面，双臂掌心向下，从身体两侧顺势向下划水，同时双足交替向下蹬水。呼吸时采用深吸气、浅呼气的方式，使身体浮于水面上方。尽量避免手臂举出水面或过分挣扎等易使人下沉的动作。若因小腿肌肉痉挛出现淹溺，则应立即呼救，并将全身抱成团，浮向水面，尽量保持足背伸，使足与小腿夹角小于 90°，直至痉挛消失。

（2）互救：施救者首先需保证自身安全，最好借助专用浮力救援设备或船只等接近淹溺者，并尽可能脱去衣物鞋袜。切忌一头扎进水里，以免损伤脊柱和影响施救者的视野。入水后迅速

预防
Be safe in & around water
识别
Ask someone to call for help
提供漂浮物
To prevent submersion
脱离水面
Only if safe to do so
现场急救
Seek medical attention

图 15-1 淹溺生存链

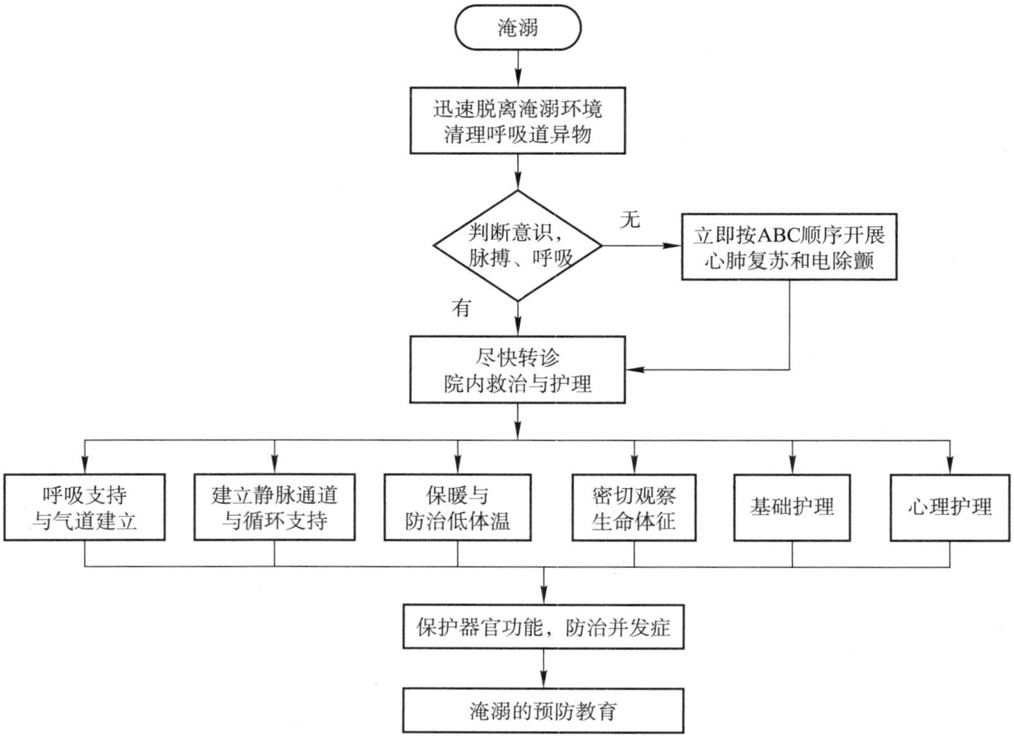

淹溺

迅速脱离淹溺环境
清理呼吸道异物

判断意识，
脉搏、呼吸

无

立即按ABC顺序开展
心肺复苏和电除颤

有

尽快转诊
院内救治与护理

呼吸支持
与气道建立

建立静脉通道
与循环支持

保暖与
防治低体温

密切观察
生命体征

基础护理

心理护理

保护器官功能，防治并发症

淹溺的预防教育

图 15-2　淹溺急救流程图

游至淹溺者 3～5 m 距离，从背后进行施救，一只手划水，一只手抱住淹溺者头颈部，将面部拖至水面之上，迅速游向岸边。

拓展阅读 15-1
淹溺性心搏骤停中期 CPR 的多元化

2. 现场急救　决定淹溺预后最重要的因素是缺氧持续时间和程度，因此最重要的现场紧急治疗措施是迅速使病人脱离淹溺环境，立即进行通气和供氧，包括清除口鼻内水、泥沙污物及分泌物，恢复呼吸道通畅，对心搏骤停或无呼吸者立即行心肺复苏（CPR）。

3. 院内救治　经现场抢救的淹溺者应及时送至医院给予进一步评估和监护，采取综合措施进行治疗，特别是保护循环、呼吸和神经等功能。

（1）机械通气：对意识不清、呼吸急促、全身发绀、咳粉红色泡沫痰、血压下降及血氧饱和度 < 85% 的病人，应进行气管插管及机械通气。原则是维持合适氧供及尽可能低的气道压。当病人意识清楚、呼吸恢复、循环稳定、血气分析正常、胸部 X 线好转可撤机。

（2）补充血容量，维持水、电解质和酸碱平衡：淡水淹溺时，因血液稀释，应适当限制入水量，并适当补充氯化钠溶液、血浆和白蛋白；海水淹溺时，由于大量体液渗入肺组织，血容量偏低，需及时补充液体，可用葡萄糖溶液、低分子右旋糖酐、血浆，严格控制氯化钠溶液；注意纠正高钾血症及酸中毒。

（3）防治急性肺损伤：早期、短程、足量应用糖皮质激素，防治淹溺后的急性肺损伤或急性呼吸窘迫综合征。

（4）防治脑缺氧损伤、控制抽搐：应用甘露醇、甘油果糖、白蛋白、呋塞米、地塞米松或氢化可的松等治疗来减轻脑水肿、降低颅内压，根据病情给予亚低温治疗，保护中枢神经系统，以改善病人预后。

（5）防治低体温：溺水后体温一般低于 30℃，需要给淹溺者复温。为减少脑及肺再灌注损伤，建议初始复温到 34℃，观察 24 h 后再恢复到正常体温。

（6）对症治疗：对血红蛋白尿、少尿或无尿病人，应积极防治急性肾功能不全；溶血者及时碱化尿液，激素治疗，适当输血；防治多器官功能障碍及感染等。

4. 护理措施

（1）体位与环境：迅速脱去病人湿衣物，擦干水分；维持环境温度 22～24℃，注意保暖。冷水淹溺者根据中心温度按冻僵病人处理（具体见本章第五节）。排除颈椎损伤者予半卧位，以利于呼吸，减少静脉回流，减轻心脏负担。

（2）呼吸道管理：及时清除口鼻腔内分泌物，保持呼吸道通畅；给予高流量吸氧，根据情况配合气管插管，做好机械通气准备。建立人工气道后，妥善固定，定时检查插管位置，防止管道滑脱；有条件可配合医生进行纤维支气管镜行气道内吸引术。必要时胃肠减压，减少胃内容物反流，降低误吸的发生率。严格落实各项无菌操作，做好口腔护理，定时翻身拍背，预防肺部感染。

（3）循环支持：立即建立两条以上有效静脉通路，外周血管塌陷者可考虑行中心静脉置管或骨髓腔穿刺。输液过程需严格控制输液量和速度，避免加重肺水肿。

（4）密切观察病情变化

1）注意观察心率、心律、血压和血氧饱和度变化，有条件者行中心静脉压、有创动脉压监测。

2）观察有无咳嗽、咳痰，痰液的性状、颜色、量及气味。

3）及时留置尿管，观察尿液的颜色、性状和量的变化。

4）定时监测血气，进行酸碱平衡分析，结合电解质检验，指导治疗方案。

（5）神经功能监测及保护：严密观察病人的神志和瞳孔变化；疑有脑水肿者给予冰帽头部降温，降低脑耗氧量，保护脑功能；有条件者行高压氧治疗，以促进脑功能恢复。

（6）心理护理：经历淹溺者多伴有恐惧情绪，缺乏安全感，需关注病人的心理动态，耐心倾听病人的诉说，稳定情绪，鼓励病人，增强其信心。对于因自杀导致淹溺的病人应多巡视、多沟通，做好人文关怀，避免再次发生意外事故。

（7）健康宣教

1）加强相关场所监管：对于人烟稀少、无人管理的野外水域，加强监管，增加安全防护措施，设立醒目的警示标识。对于村镇的各种开放水域，应指派专人定时巡视，加强监督。如遇恶劣天气，应重点值守低洼区域，并设立临时障碍物，防止意外落水。对于公共游泳场所，严格贯彻执行国家规定，完善硬件设施建设，保证救生人员的数量，加强其培训和管理，相关部门做好督查工作。

2）做好淹溺预防知识的宣传：尤其要做好青少年的警示教育，禁止在野外游泳，禁止单独水下活动或独自前往深水区。在游泳中如遇身体不适，立即上岸休息或求助他人。

3）指导淹溺的自救方法和互救技巧，备好救生器材。

第三节 中暑的救护

情景导入

男性，46 岁，建筑工人，高温天气下在建筑工地持续工作数小时后感到大汗淋漓、头昏乏力，随后昏倒在地。急诊以“高热、意识障碍”收入院。工友代诉平素体健，无慢性疾病。查体：T 41℃，P 126 次 / 分，R 29 次 / 分，BP 95/60 mmHg。意识昏迷，双侧瞳孔等大等圆，直径 2 mm，对光反射迟钝，皮肤干燥，阵发四肢抽搐，小便失禁。

请思考：

1. 该病人发生了什么情况？
2. 针对该病人应给予的急救措施有哪些？
3. 此类疾病的常见类型有哪些，应当如何预防？

中暑（heat illness）是指在高温、湿度大和无风的环境下，由于热平衡和（或）水电解质代谢紊乱、有效循环血量减少而引起的以体温升高、中枢神经系统功能和心血管系统功能障碍为主要表现的急性全身性疾病。根据我国《职业性中暑诊断标准》(GBZ41-2019)，中暑根据症状的轻重、发病机制和临床表现可以分为中暑先兆、热痉挛（heat cramp）、热衰竭（heat exhaustion）和热射病（heat shock）。

（一）病因与发病机制

1. 病因　中暑的致病因素包括：高温环境作业，或在室温 > 32℃、湿度 > 60%、通风不良的环境中长时间或强体力劳动。若存在机体适应高温环境的能力下降的情况，如年老、体弱、产妇、肥胖、甲状腺功能亢进和应用某些药物（如苯丙胺、阿托品）、汗腺功能障碍（如硬皮病、先天性汗腺缺乏症、广泛皮肤烧伤后瘢痕形成）等，则更容易发生中暑。

2. 发病机制　正常人体由下丘脑体温调节中枢控制体内的产热和散热，使之达到动态平衡，维持体温在 37℃左右。当机体的产热大于散热，或出现散热功能障碍时，会导致体内热量蓄积。随着体温的升高，出汗增加以促进蒸发散热，同时大量出汗会造成体内水分、钠和钾的丢失，如果得不到及时补充，就会出现脱水和电解质紊乱。机体还会增加外周血液循环促进散热，致使心率增快、每搏输出量和心排出量增加，肾脏通过重吸收，代偿蒸发丢失的体液。在正常情况下，机体在热适应的作用下，通过代偿机制可将体温维持在正常水平。若代偿机制失衡，则会造成组织和器官损伤，发生中暑。

（二）病情评估

1. 病史　在高温、高湿环境下进行重体力作业或剧烈运动过程中或之后出现相应的临床表现。对肌痉挛伴虚脱、昏迷伴有高热的病人应考虑重度中暑。须注意鉴别由流行性乙型脑炎、细菌性脑膜炎、中毒性细菌性痢疾、脑型疟疾、脑血管意外、脓毒症、甲状腺危象、伤寒、抗胆碱能药物中毒等原因引起的高温综合征。

2. 临床表现　根据临床表现的轻重程度分为以下三种：

（1）先兆中暑：口渴、乏力、多汗、头晕、目眩、耳鸣、头痛、恶心、胸闷、心悸、注意力不集中等表现，体温可正常或略高，不超过38℃。

（2）轻症中暑：早期循环功能紊乱，包括面色潮红、苍白、烦躁不安、表情淡漠、恶心呕吐、大汗淋漓、皮肤湿冷、脉搏细速、血压偏低、心率加快、体温轻度升高。

（3）重症中暑：痉挛、惊厥、昏迷等神经系统表现，或高热，或休克等；分以下三型：

1）热痉挛（heat cramp）：可以是热射病的早期表现，常发生于高温环境下强体力作业或运动时。出汗后水和盐分大量丢失，仅补充水或低张液，形成低钠、低氯血症，出现四肢、腹部、背部的肌肉痉挛和疼痛，常发生于腓肠肌，呈对称性和阵发性，也可出现肠痉挛性剧痛。病人意识清楚，体温一般正常。其中横纹肌溶解症是一种罕见的并发症，多由长时间的肌肉痉挛引起。

2）热衰竭（heat exhaustion）：由于高热引起脱水、电解质紊乱、外周血管扩张，周围循环容量不足等休克征象，表现为头晕、头痛、恶心、呕吐、脸色苍白、皮肤湿冷、大汗淋漓、呼吸增快、脉搏细速、心律失常、晕厥、肌痉挛、血压下降等。体温正常或略高，一般不超过40℃。若中枢神经系统损害不明显，病情轻而短暂者称为热晕厥（heat syncope），可发展为热射病。常见于老年人、儿童和慢性疾病病人。

3）热射病（heat stroke）：是中暑最严重的类型，也称中暑高热。在高温、高湿或强烈的太阳照射环境中作业或运动数小时（劳力性热射病，exertional heat stroke），或老年、体弱、有慢性疾病的病人在高温和通风不良环境中维持数日（非劳力性 / 经典型热射病 classic heat stroke），热应激机制失代偿，使中心体温骤升，导致中枢神经系统和循环系统功能障碍。病人出现高热、无汗、意识障碍，体温超过40.5℃。可出现皮肤干燥、灼热、谵妄、昏迷、抽搐、呼吸急促、心动过速、瞳孔缩小、脑膜刺激征等表现，严重者出现休克、心力衰竭、脑水肿、ARDS、急性肾损伤、DIC、多器官功能衰竭（MOF）甚至死亡。

拓展阅读 15-2
热射病的鉴别诊断

3. 辅助检查　白细胞总数增加，中性粒细胞增高，血小板减少，凝血功能异常，尿常规异常，转氨酶、肌酐和尿素、血乳酸脱氢酶（LDH）和肌酸激酶（CK）升高，血液浓缩，电解质紊乱、呼吸性和代谢性酸中毒，心电图改变多样。疑颅内出血时，可作CT、MRI或脑脊液检查。

（三）救治与护理

急救原则是迅速脱离高温环境，快速降温，补充水和电解质，保护重要脏器功能。中暑急救流程如图15-3所示。

1. 现场急救

（1）脱离高温环境：将病人转移到阴凉通风处或16～20℃的室内，平卧休息，协助病人松解或脱去衣物。

（2）降温处理：迅速给病人降温，冷水擦拭全身，将冰袋或湿毛巾敷于颈部、腋窝或腹股沟处，或使用电风扇或空调协助降温，有条件者可浸泡在冷水中，或进行冷水淋浴。热痉挛病人降温同时可进行局部按摩。

（3）保持呼吸道通畅：若中暑病人发生痉挛，应避免在嘴里放置任何物品；若发生呕吐，应将病人的头偏向一侧或使其侧卧位，保持呼吸道通畅。

（4）及时补充水和电解质：口服含盐清凉饮料或淡盐水；不能饮水者，静脉滴注生理盐水或林格氏液。

中暑先兆的病人经现场急救后一般均可恢复，对疑似中暑的病人应立即转送医院。转运过

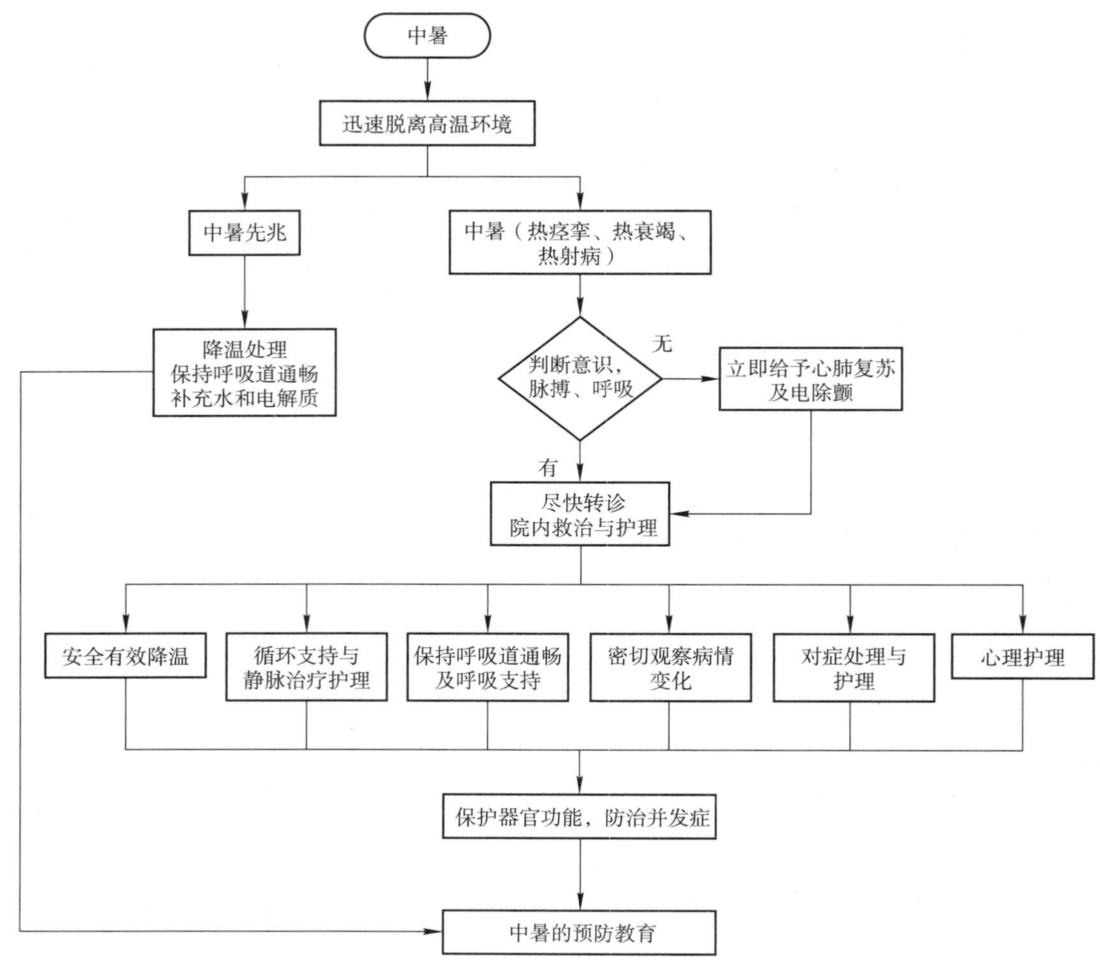

图 15-3　中暑急救流程图

程中，遵循“边降温边转运”原则，保持呼吸道通畅、生命体征平稳。

2. 院内救治

（1）降温处理：快速降温是治疗的首要措施，如果降温延迟，死亡率明显增加。当病人脱离高温环境后立即开始降温，并持续监测体温。降温目标：使核心体温在 10～40 min 内快速降至 39℃以下，2 h 降至 38.5℃以下，但达到正常体温时应停止降温，避免体温过低。

1）物理降温

环境降温：维持室内温度 16～20℃，增加辐射散热。

体表降温：头部降温可采用冰帽、电子冰帽，或冰袋紧贴两侧颈动脉处及双侧腹股沟区。全身降温可使用冰毯，或用冰水擦拭皮肤。

体内降温：用 4 ℃盐水 200 mL 胃灌洗或直肠灌洗；或 4 ℃的 5% 葡萄糖盐水 1 000～2 000 mL 静脉滴注，开始时滴速控制在 30～40 滴 / 分。有条件时可使用低温透析液进行血液透析，或冷生理盐水腹膜内灌洗降温等。

2）药物降温：常与物理降温同时使用，防止肌肉震颤，减少产热，扩张周围血管，增加散热。常使用的药物是人工冬眠合剂，使用时需注意观察呼吸、心率等生命体征，并做好器官功能支持。

（2）液体治疗：根据出入量酌情补液，维持水和电解质平衡，纠正酸中毒。

（3）对症治疗预防并发症：密切观察病情，采取有效措施预防重要脏器功能损伤，防治急性肾衰竭、心力衰竭、脑水肿等并发症。对低血压者可使用升压药物；对心衰者可使用西地兰等强心剂；对有脑水肿者可使用甘露醇、地塞米松或白蛋白；当早期急性肾衰、高钾血症及尿毒症发生时可使用利尿剂、行腹膜透析或血液透析；抽搐者可给予镇静剂。

3. 护理措施

（1）保持呼吸道通畅：保持气道通畅，及时清除气道分泌物，充分给氧；对于昏迷病人，必要时建立人工气道行机械辅助通气治疗。

（2）密切观察病情变化：密切监测中心温度变化，每 15 ~ 30 min 测量一次，并根据体温及时调整降温措施。注意观察末梢循环情况，评估降温效果，若病人持续高热而四肢末梢发冷发绀，提示病情加重。观察病人意识、尿量及皮肤出汗情况，预防脑水肿和肾衰竭等并发症。

（3）保持安全有效降温：遵医嘱给予有效降温措施，保证各项措施的安全实施。①使用冰袋降温时，准确放置冰袋位置，不可直接接触皮肤，并定期检查皮肤，避免长时间放置同一位置。②冷水 / 酒精擦浴时，可在大动脉处适当延长停留时间，提高降温效果，禁止擦拭胸口、腹部和阴囊处。③老年人、体弱、昏迷、休克和心力衰竭病人禁用 4℃冰浴，必要时可使用 15℃冷水浴或淋浴。④静脉滴注冰生理盐水时，开始滴注时速度应稍慢，待病人适应低温后再加快输液速度，预防急性肺水肿的发生。

（4）对症护理

1）高热惊厥护理：病人躁动时需使用床栏保护，避免坠床，必要时床边备开口器和舌钳，预防舌咬伤。

2）用药护理：使用药物降温时需密切观察生命体征和意识状态的变化，并做好记录，异常时及时通知医生处理。

3）口腔护理：高热者口腔黏膜易充血，应加强口腔护理，防止感染或黏膜破溃。

4）皮肤护理：降温过程中伴有多汗者应及时更换衣物，昏迷病人保持床单元干燥整洁，按时翻身，预防压力性损伤和潮湿环境相关性皮肤损伤。

5）饮食护理：鼓励病人进食高蛋白、高维生素、清淡的食物，可多食新鲜水果蔬菜，忌辛辣刺激的食物，并鼓励病人多饮水。

（5）心理护理：向病人讲解目前采取的降温措施，缓解焦虑和恐惧的心理状态。鼓励病人及其家属和医护人员沟通，建立战胜疾病的信心。

（6）健康教育

1）做好极端高温警报和安全提示：气象部门加强与媒体、通信等单位的联动，及时进行极端天气预告和安全警示。

2）关注高危人群：婴幼儿、65 岁及以上老年人、超重者、罹患基础疾病（少汗症、严重皮肤疾病）和服用影响体温调节的药物者（抗胆碱类药物、抗组胺类药物、抗精神病类药物、β 受体阻滞剂、利尿剂等），需给予更多关注。户外工作者，应根据天气情况选择暂停或推迟工作计划，避免发生中暑；在高温环境工作时，及时发现和处理中暑先兆症状。

3）提高个人防护能力：高温环境下，尽量选择轻薄、宽松及浅色的服装；尽量将户外活动安排在较为凉爽的早上或夜间；注意防晒降温，可以打遮阳伞、佩戴宽帽檐的遮阳帽和太阳镜等。及时补充水分、盐和矿物质，尽量清淡饮食。

4）锻炼热适应能力：长时间在室内或空调环境下生活和工作者，应适当接触一些高温环境，如关闭一段时间的空调，清晨或傍晚到户外活动，有利于提高热适应能力。

5）加强健康教育：宣传防暑知识和健康教育，一旦出现中暑先兆症状，能脱离高温环境，采取有效措施自我救助。

第四节 电击伤的救护

情景导入

病人，男性，33岁，因“左胸部、左下肢高压电击伤后5 h”急诊收入院。查体：意识清楚，气管右偏，左胸有约10%烧伤，创伤基底苍白，可见3处电击伤口，其中一处随呼吸运动有气体进出。左肺叩诊呈鼓音，左下肺呼吸音消失。左下肢烧伤面积约6%，创面基底红白相间。T 37℃，P 90次/分，R 22次/分，BP 99/60 mmHg。

请思考：

1. 该病人最可能发生了什么情况？
2. 针对该病人应给予的急救措施有哪些？
3. 该病人住院期间可能出现哪些并发症？

电击伤（electrical injury）又称电烧伤或触电，指一定量的电流或电能量（静电）通过人体，导致全身或局部性的组织损伤或器官功能障碍，严重时可发生呼吸停止和心搏骤停。当电流流经心脏、脑、延髓、脊髓等重要组织器官时，常造成致命性损伤。

（一）病因与发病机制

1. 病因　引起电击伤的原因主要是缺乏安全用电知识；违规安装和维修电器、电线；电线上吊挂衣物；意外事故中电线折断落到人体；雷雨时树下躲雨或用铁柄伞而被闪电击中。

2. 发病机制　电击损伤程度与电流强度、电流种类、电压高低、通电时间、人体电阻、电流途径有关。身体各组织单独对电流的阻力按自小而大顺序排列为血管、神经、肌肉、皮肤、脂肪、肌腱、骨组织。电流通过心脏易导致心搏骤停，通过脑干使中枢神经麻痹、呼吸暂停。

（二）病情评估

1. 病史　评估触电病史及现场情况。了解有无从高处坠落或被电击抛开的情节。注意颈髓损伤、骨折和内脏损伤的可能性。少数病人触电后，心跳和呼吸极其微弱，甚至暂时停止，处于“假死状态”，要认真鉴别，不可轻易放弃对触电者的抢救。

2. 临床表现

（1）全身表现：轻者仅出现痛性肌肉收缩、惊恐、面色苍白、头痛、头晕、心悸等。重者可导致意识丧失、休克、心跳呼吸骤停。电击后常出现严重室性心律失常、肺水肿、胃肠道出血、凝血功能障碍、急性肾损伤等。有些严重电击病人当时症状虽不重，1 h后却可突然恶化。应特别重视多重损伤并存的可能性，如强直性肌肉损伤、内脏器官损伤和体内外烧伤。幸存者可能有心脏和神经后遗症。

（2）局部表现

1）低电压电击伤：烧伤常见于电流进入点与流出点，创面小，直径 0.5 ~ 2 cm，呈椭圆形或圆形，焦黄或灰白色，干燥，边缘整齐，与健康皮肤分界清晰，一般不伤及内脏，致残率低。

2）高压电击伤：电流造成的烧伤面积和深度均比较严重。烧伤面积不大，但可深达肌肉、血管、神经和骨骼，有“口小底大，外浅内深”的特点。通常有一处进口和多处出口，烧伤组织碳化或坏死成洞，呈干性创面，组织结构清晰可见，可有水疱。高压电流损伤肢体时，可使肌肉组织水肿、坏死，肢体筋膜下组织压力增加，出现神经和血管受压体征，脉搏微弱，感觉及痛觉消失，发生间隙综合征（compartment syndrome）。

3）口腔电击伤：通常发生于儿童意外咀嚼或吸吮电线，可出现迟发性出血，甚至发生在损伤后 5 天或更长时间。

4）超高压电或雷击伤：皮肤上可出现微红的树枝样或细条状条纹，这是电流沿着或穿过皮肤所致的Ⅰ度或Ⅱ度烧伤；佩戴指环、手表、项链或腰带处可有较深的烧伤。大约半数电击者有单侧或双侧鼓膜破裂、视力障碍、单侧或双侧白内障。

（3）并发症

1）短期并发症：电击后 24 ~ 48 h 出现神经源性肺水肿、胃肠道出血、弥散性血管内凝血、局部组织坏死并继发感染。病人可有单侧或双侧鼓膜破裂。电击时肌肉的剧烈收缩可导致四肢的关节脱位和骨折，脊椎旁肌肉群强直性收缩可能导致脊椎压缩性骨折，若合并脊髓损伤可导致肢体偏瘫。腹部电热灼伤会导致肠麻痹、肠穿孔、胆囊坏死、肝肾损伤等。

2）远期并发症：电击后数天或数月可出现中枢神经系统病变，枕叶和颞叶的永久性损伤可导致永久性失明或失聪。部分病人会出现精神异常、性格改变等。

3. 辅助检查

（1）实验室检查：血生化检查可有血钾升高，尿素氮和肌酐升高；心肌酶谱可出现肌酸磷酸激酶、磷酸肌酸激酶同工酶、乳酸脱氢酶、谷丙转氨酶的活性增高；尿常规可见血红蛋白尿或肌红蛋白尿。

（2）动脉血气分析：可提示低氧血症和代谢性酸中毒。

（3）心电图检查：可见心动过缓、心动过速、传导阻滞、房性或室性期前收缩、心肌缺血、急性心肌梗死样变化；重症者可见心室颤动、心搏骤停。

（4）X 线检查：提示是否存在骨折可能。

（5）超声检查：可提示是否存在脏器出血、水肿等。

（三）救治与护理

急救原则是迅速脱离电源，立即实施有效的心肺复苏，伤情评估，对症处理。电击伤的急救流程见图 15–4。

1. 现场急救

（1）脱离电源：首先强调确保现场救助者自身的安全。在第一时间切断电源，或用绝缘物使触电者与电源分离，或采取保护措施将伤者搬离危险区。

（2）心肺复苏：对心脏、呼吸骤停者立即行心肺复苏。发生心室颤动者先注射肾上腺素 1 mg，心室颤动波粗大，即行电除颤，有利于恢复窦性节律。

2. 院内救治

（1）补液：对低血容量性休克和组织严重电烧伤病人，应迅速静脉补液，补液量较同等面

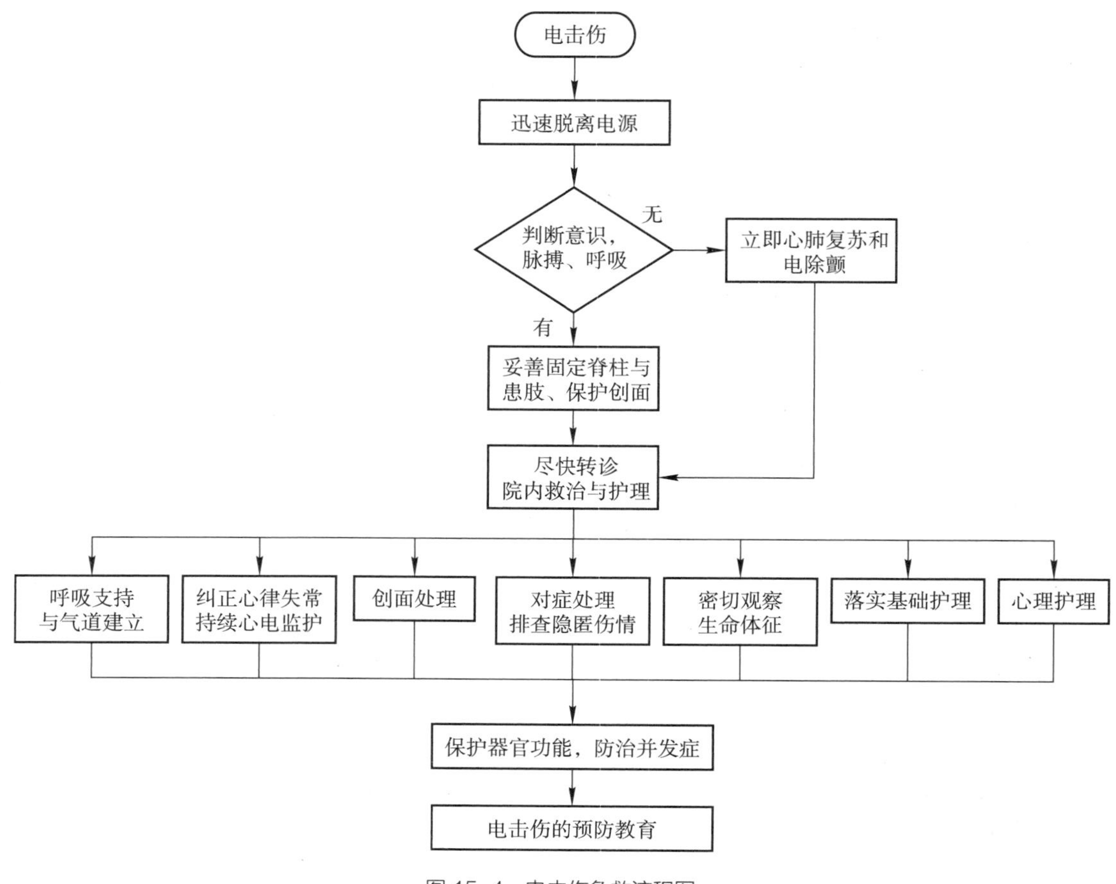

图 15-4 电击伤急救流程图

积烧伤者要多。输液量应依据病人的输液治疗效果来决定，包括每小时尿量、周围循环情况及中心静脉压监测。

（2）对症治疗：监测和防治高钾血症，纠正心功能不全，防治脑水肿，治疗急性肾功能不全，维持酸碱平衡等。

（3）创面和烧伤综合处理：清除创面坏死组织；应用抗生素，预防创面感染，减少继续释放肌红蛋白的来源。因深部组织的损伤、坏死，伤口采取开放治疗。对于广泛组织烧伤、器官创伤和骨折者，应由有经验的专业医师及时给予相应处置。包括对坏死的皮肤、组织进行清创；对间隙综合征按需行筋膜切开减压术；对需要截肢者，须严格掌握手术指征；对深部组织损伤情况不明者应进一步检查；早期注射破伤风免疫球蛋白。

3. 护理措施

（1）严密观察病情变化：密切观察意识水平、瞳孔和生命体征的变化。重点关注心率和呼吸的频率和节律，评估有无呼吸抑制和心律失常发生。观察尿液的颜色、性状和量的变化，使用脱水剂者，需准确记录出入水量。

（2）呼吸道管理：昏迷病人做好气道管理，无颈椎损伤者抬高床头 30°，保持呼吸道通畅，按需吸痰，清理气道分泌物，预防坠积性肺炎。

（3）创面护理：每次换药时评估记录伤口的大小、深度，伤口渗液、感染情况等，选择适宜的清创方式和敷料，保持敷料清洁干燥，并酌情给予抗感染治疗。

（4）加强基础护理：重症病人需做好口腔护理、皮肤护理和饮食护理，预防口腔炎、压力性损伤等并发症。

（5）康复锻炼指导：通过康复评定判断病人神经、运动功能障碍情况，制定功能训练计划，指导病人及家属进行肌力和耐力训练、关节的主被动活动、良肢位摆放、呼吸功能训练等；结合改良 Barthel 指数评分协助病人完成日常生活活动，促进病人早日回归家庭、社会。

（6）心理护理：电击伤病人清醒后，因受到突发的重大刺激，往往会出现惊恐、焦虑等心理症状。医护人员需重点关注病人的心理状态，做好心理评估，积极指导病人进行康复锻炼，消除病人及其家属的负面情绪，增加其战胜疾病、回归家庭和社会的信心。

（7）健康宣教

1）安全教育：大力宣传安全用电，加强自我保护与相互保护意识，熟知预防措施和安全抢救方法。

2）严格执行电业安全工作流程：严格遵守安全生产的组织与技术措施。电器的安装和使用必须符合标准，定期检查和维修。推广使用触电保护器。严禁私拉电线和在电线旁晒衣被。火警时应先切断电源。

3）防止跨步电压电击伤：当电线落地时，人与落地点保持室内 4 m、室外 8 m 以上安全距离，若小于上述距离，应单脚跳跃或双脚并小步迅速离开不安全区域。进入不安全区域应穿绝缘鞋。

4）防止雷电击伤：雷雨时不能在高压电线附近作业，不得靠近避雷器，不要在树下避雨，不撑铁柄伞，避免停留在高地，应平躺，家中切断外接天线。

5）防止医源性电击伤：使用心导管、心电监护、起搏器时，注意防止使用除颤仪电击时伤害到他人。

第五节　冻僵的救护

情景导入

某日，张某与友人相约于某山林景区进行户外活动，当日天气预报报道零下 15℃，午时有雨夹雪。张某因熟悉路线，提前 1 h 到达山中约定地点，拟等待友人到来后共同返回营地。待友人到达后，发现张某呼之不应，倒于雪地上。

请思考：

1. 为什么张某会呼之不应？
2. 如果你是张某的朋友，应怎样展开现场救治？
3. 为了防止此类事件的发生，应该如何做？

冻僵又称意外低体温（accidental hypothermia），是因寒冷环境引起体温过低导致的以神经系统和心血管系统损伤为主的严重全身性疾病，是寒冷季节或从事低温下作业人员的常见急症。冻伤是寒冷引起的局部组织损伤，多见于四肢及面部损伤。冻僵是全身性的严重的冻伤，中心温度持续过低，可进一步引起组织新陈代谢和功能抑制，严重者难以复苏，出现冻亡。

（一）病因与发病机制

1. 病因

（1）外界因素

1）温度：冻僵多发生在寒冷环境中，滞留时间过长而保暖措施不足，或由于发生意外事故而陷埋入积雪、浸没于冰水中。冻僵的直接病因是低温，其损伤程度与低温持续时间成正比。

2）风速：气流能加速热的对流，风力每增加一级，体感温度降低 2℃左右。

3）湿度：水是良好的导热体，其导热速度是普通衣物的 25～30 倍，潮湿的空气可加速热的传导，使体表的散热加快，因此身体易潮湿的区域，例如手、脚等，比干燥区域皮肤更容易发生冻伤。

（2）机体因素：人体抵抗力低下时可削弱对外界温度变化的适应能力，可诱发冻僵或冻伤，如创伤、营养不良、过度疲劳、酗酒等。局部肢体出现血液循环障碍或组织灌注不足时可促进冻伤的发生，如长时间站立、长时间静止状态、鞋靴过紧等。

2. 发病机制 寒冷环境中，中枢温度感受器感受到低温，刺激交感神经兴奋，使体表血管收缩，减少皮肤血流和散热，降低体表温度；同时通过运动神经增加肌肉张力和抖动来产生热量。当体温下降至 35℃以下时，低温诱发血液再分配至大循环，持续增加耗氧量和心搏输出量，大脑和心脏负担加重，出现大脑思维活动、反应能力下降，糖代谢抑制等；当体温降至 26～33℃时，低温直接导致心肌收缩力减弱，出现心率降低和各类心律失常表现；当体温持续下降至 17～26℃时，血红蛋白与氧分子结合能力增强，氧释放减少，导致组织缺氧；体温 12℃时，细胞膜钠通道阻滞，神经肌肉纤维无法产生应激反应，出现感觉和运动神经麻痹、周围血管扩张，导致散热增加，体温进一步下降。若低温持续时间较短，神经肌肉的功能恢复具有可逆性；若低温持续时间长达数小时，血管内皮细胞受损，在复温后易形成血栓，引起组织缺血坏死，且神经和肌肉发生退行性改变，功能难以恢复。

（二）病情评估

拓展阅读 15-3
冻伤的分类

1. 病史 根据受冻、受湿冷史、保暖情况、局部组织或全身低温的症状及体征评估受冻情况，有受冻史及中心体温测量小于 35℃即可判断为冻僵。

2. 临床表现

（1）神经系统：体温在 34℃时可出现健忘症，低于 32℃时触觉、痛觉丧失，而后意识丧失，瞳孔扩大或缩小。体温低于 33.5℃，脑电波开始变化，19～20℃时，脑电波消失。

（2）循环系统：体温下降后，血液内水分由血管内移至组织间隙，血液浓缩，黏度增加，20℃时半数以上的外围小血管血流停止，肺循环及外周阻力加大；19℃时冠状动脉血流量为正常的 25%，心输出量减少，心率减慢，出现传导阻滞，可发生心室颤动。

（3）呼吸系统：呼吸中枢受抑制，呼吸变浅、变慢，29℃时呼吸比正常次数减少 50%，呼吸抑制后进一步加重缺氧、酸中毒及循环衰竭。

（4）肾功能：单纯的寒冷刺激促进排尿，低体温抑制肾血流。体温 27℃时，肾血流量减少一半以上，随后排出大量低渗尿液，称“冷利尿”。如果持续时间过久，导致代谢性酸中毒、氮质血症及急性肾损伤。

3. 辅助检查

（1）实验室检查：通常存在血液浓缩、血小板减少，血生化血淀粉酶增高及凝血功能等指标异常，需检查血糖以排除是否并发低血糖。

（2）动脉血气分析：通常存在低氧血症，伴有代谢性酸中毒和高碳酸血症。

（3）心电图检查：可表现为心动过缓和传导阻滞，PR、QRS 和 QT 间期延长，T 波倒置等改变。

（4）脑电图检查：可出现脑电图非特异性改变。

（5）超声检查：可在复温后对局部肢体进行组织、血管检查，判断肢体坏死情况。

（三）救治与护理

1. 现场急救　现场急救的原则是迅速脱离寒冷环境，防止体温进一步降低；尽快复温，改善局部微循环；抗休克、抗感染和保暖；尽量减少伤残，最大程度地保留有存活能力的肢体功能。冻僵急救流程如图 15–5 所示。

（1）迅速脱离寒冷环境：将病人转移至温暖处，此时病人极为脆弱，搬动时注意动作轻柔，尽量平移，避免发生骨折等情况；并将病人置于睡垫上以减缓热量传导，避免直接躺在湿冷的地面，防止热量继续流失。有心博骤停者立即进行心肺复苏。

（2）减少热量散失：脱去所有湿冷衣物，切忌生拉硬拽衣物，以防造成皮肤撕脱伤，可使用温水湿润后分离衣物和皮肤，并用干燥织物擦干身体。

（3）迅速恢复中心体温：将冻伤者移入温暖环境，脱掉衣服、鞋袜，采取全身保暖措施。如盖毛毯，用热水袋（注意不要直接放在皮肤上，以防烫伤）放腋下及腹股沟，电毯包裹躯体，采用红外和短波透热等。也可将冻僵者浸入 37 ~ 39℃温水浴，至肛温升至 34℃并有规则的呼吸和心跳。

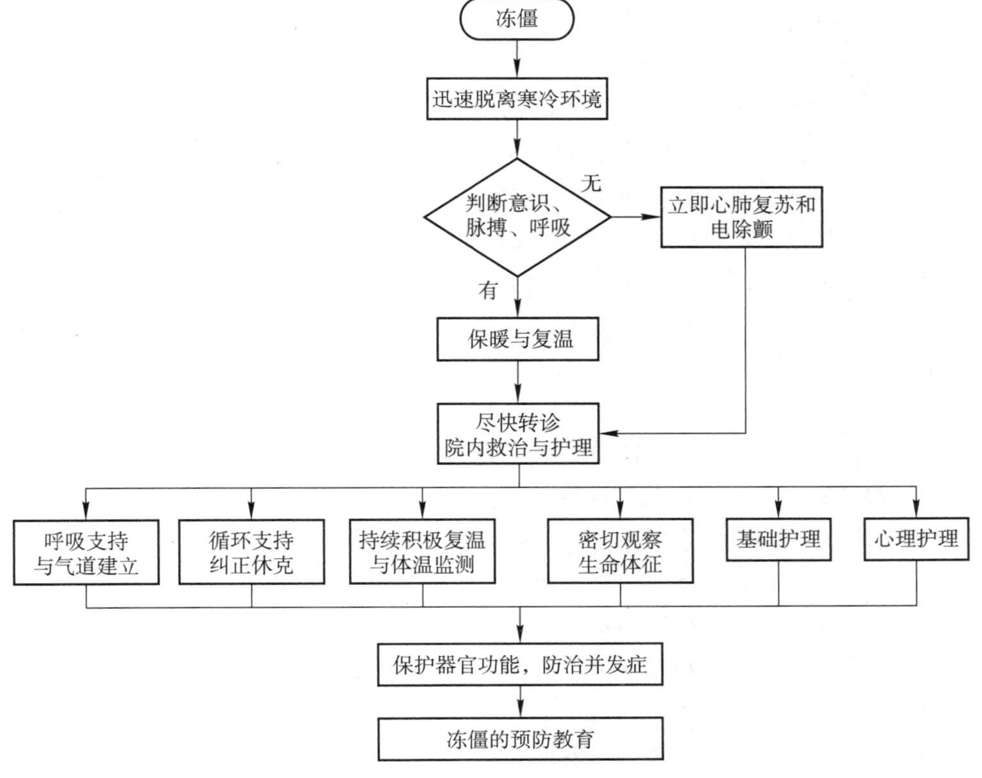

图 15–5　冻僵急救流程图

2. 院内救治

（1）保持呼吸道通畅：对于意识状态改变的冻僵病人，可根据病人情况立即给予经口气管插管保持气道通畅。行胃肠减压以预防误吸的发生。

（2）呼吸支持：体温过低的冻僵病人给予机械通气以提高血红蛋白携氧量，提高氧分压，纠正低氧血症，确保组织供氧。

（3）纠正休克：复温早期静脉滴注等渗液体进行扩容，纠正酸碱失衡、水电解质紊乱，保护脏器功能；必要时给予静脉营养。

（4）持续复温

1）轻度冻僵者被动复温即可，院内可通过提高室内温度、使用毛毯等复温方法，以病人内在的产热机制保持正常的中心温度。

2）中重度冻僵者还可使用主动复温法，例如静脉输注加温的液体，吸入加温加湿的氧气；使用热盐水灌洗胃、结肠、膀胱及进行胸膜腔、腹膜腔灌注等。

3）严重冻僵者在心肺复苏后可开展连续肾脏替代疗法或心肺旁路体外循环复温。

（5）冻僵肢体处理：根据肢体坏死情况，待分界清楚后对坏死端进行切除或截肢。

（6）对症治疗：应用抗生素预防感染，严重冻僵病人应给予破伤风抗毒素预防治疗。根据冻僵严重情况，给予抗凝、扩血管、改善微循环等对症支持治疗。

3. 护理措施

（1）体温监测：准确测量与记录体温的变化，动态跟踪复温的效果。测量工具选择时注意测量下限和精度。可使用温度测量范围广、精度较高的电子体温计进行持续性体温监测。同时在多个部位测量，以保证测量的准确性。

（2）气道管理：及时清理气道分泌物；留置人工气道者每 6～8 h 监测气囊压力，防止漏气和误吸；做好气道的温化和湿化，防止热量经呼吸道丢失、降低痰液黏稠度；定时进行声门下吸引，预防呼吸机相关性肺炎的发生。

（3）呼吸功能监测与护理：定时动脉血气分析监测，准确判断血液 pH 和二氧化碳分压，为判断病人病情和调节机械通气参数提供参考依据。

（4）循环支持管理：有条件者可使用加温输注装置进行液体加温，以 40～42℃最佳。对积极扩容的病人动态监测中心静脉压、有创动脉压和每小时尿量变化。必要时遵医嘱输血。

（5）饮食护理：早期给予高蛋白、高维生素饮食；不能经口进食者，经鼻胃管注入 38～40℃高能量流质食物，有助于恢复身体产热。禁止饮酒，以免造成血管扩张，加速血液循环，增加热量散失。

（6）创面护理

1）局部用药：复温后局部立即涂敷冻伤外用药膏，可适当涂厚，指（趾）间均需涂敷，无菌敷料包扎，每日换药 1～2 次，注意保暖。

2）水疱处理：无菌条件下抽出水疱液；如水疱较大，可低位切口引流。

3）感染创面处理：感染创面应及时引流，防止痂下积脓。

4）及时清除坏死痂皮：肉芽创面新鲜后尽早植皮，消灭创面。对冻伤后截肢应取慎重态度，一般让其自行分离脱落，尽量保留有活力的组织，必要时可进行动脉造影，以了解肢端血液循环情况。

5）预防感染：严重冻伤应口服或注射抗生素，常规预防性注射破伤风。

（7）疼痛管理：在复温过程中，冻僵肢体可能会出现剧烈疼痛，可采取超前镇痛和多模式镇痛，遵医嘱给予病人口服或静脉输注镇痛药物，定时进行疼痛评估，观察镇痛药物的效果和不良反应，做好记录。

（8）心理护理：关注冻僵病人的心理变化，做好沟通交流和人文关怀。

（9）健康宣教

1）做好极端天气预警：极端天气时应提示公众做好防寒防冻准备；野外景区等做好林区围栏和警示，拒绝游人入内；取消大型赛事活动等。

2）加强防寒知识宣传：入冬或极端天气时加强宣传，提高防寒防冻知识科普宣传。

3）做好防寒准备：在寒冷环境中做好保暖措施。进行户外运动时注意做好防寒避风、防汗防湿准备，如备御寒防风衣服、装备，避免长时间静止不动等。若在寒冷环境中出现冻僵早期反应时，首先脱离转移出寒冷环境，积极采取复温措施，避免进一步冻僵。

课程思政案例 15-1
缅怀英烈祭忠魂，抚今追昔思奋进

（汤曼力）

数字课程学习

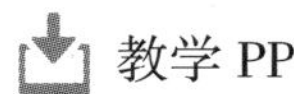 教学 PPT

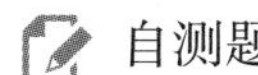 自测题

第十六章

常见急救技术与配合

【学习目标】

知识：

1. 掌握检伤分类的基本原则及各种分类标识的含义。
2. 掌握止血、包扎、固定的适应证及方法。
3. 掌握电除颤的适应证及使用方法。
4. 掌握洗胃术的适应证、禁忌证及方法。
5. 掌握动脉和深静脉穿刺置管术、骨髓腔内穿刺技术的适应证、禁忌证及置管后护理要点。
6. 掌握球囊－面罩通气技术及气道异物清除技术的适应证及观察要点。
7. 掌握气管插管术、气管切开术的适应证、禁忌证、操作方法及注意事项。
8. 熟悉中心静脉压、有创动脉血压监测护理要点。
9. 熟悉血液透析、血液灌流、连续肾脏替代治疗的概念及异同点。
10. 了解机械通气应用技术、临时心脏起搏器、主动脉球囊反搏技术及体外膜肺氧合技术常用模式、参数及护理要点。

技能：

1. 正确运用所学知识对批量伤员进行检伤分类。
2. 正确实施口咽通气管置入术、鼻咽通气管置入术等。
3. 能配合医生进行气管内插管术、气管切开术。
4. 正确运用所学知识为病人进行球囊－面罩辅助通气、清除呼吸道异物、有创血压监测及中心静脉压的监测。
5. 正确、及时处理呼吸机报警。
6. 熟悉 PiCCO 监测技术、临时心脏起搏技术、主动脉球囊反搏技术及体外膜肺氧合技术，能协助医生完成置管及监测。
7. 能正确判断实施连续性血液净化治疗病人的护理并能处理常见并发症。

素质：

1. 有独立思考和处理各种外伤的能力。
2. 对救治措施遵循原则，听从指挥。
3. 现场抢救沉着冷静，具有高度责任感和使命感，积极配合治疗与护理。
4. 积极主动，准确地将所学知识技能运用于临床实践。

情景导入

国庆节假期返程高峰，高速路某路段两辆旅游巴士发生碰撞，导致数十人伤亡，伤情严重不一，现场混乱。路人立即拨打“120”等待救援。

急危重症病人的救治不仅要求护理人员具备扎实的理论基础、丰富的临床经验，还需要具备熟练的急救操作技能，配合医生实施各种急救技术，从而为急症病人提供及时有效的生命支持和救护，使病人顺利度过危险阶段。

第一节 检伤分类

情境一：

接到报警后“120”救援人员迅速到达事故现场，并快速对现场伤员进行伤情评估判断及初步处理。

请思考：

1. 现场检伤分类的原则是什么？
2. 如果您是现场的救援人员，将如何对现场的伤员进行检伤分类？

当一场灾难事故发生时，会造成现场成百甚至上千人的伤亡，但现场的医疗救援力量及资源往往十分有限，面对众多伤员，我们该如何有效施救呢？检伤分类作为灾难事故现场医疗急救的首要环节，急救人员必须在短时间内对大批伤员做出伤情判断，尽可能使重伤员尽快得到优先救治，及时有效地实施急救措施，挽救伤员的生命。检伤分类可以对有限的资源进行合理分配和使用。

一、检伤分类的目的及原则

（一）检伤分类的目的

检伤分类的目的是合理利用事件现场有限的医疗救援人力、物力，对大量伤病者进行及时有效的检查、处置，挽救尽可能多的生命，最大限度减轻伤残程度，以及安全、迅速将全部病人转运到有条件进一步治疗的医院。

（二）检伤分类的原则

1. 简单快速　分类时每名伤病员时间不要过长。
2. 分类分级　灵活掌握分类标准，优先救治病情危重且有存活希望的伤员。
3. 救命优先　救援现场检伤分类一般不包括伤病员的治疗，只做简单可稳定伤情的急救措施，如开放气道、止血等不过多消耗人力的急救处理。
4. 自主决策　检伤人员有权根据现场伤情需要和可利用资源等情况，自主决定伤员的后送流向。

5. 动态评估 救治过程中要动态评估伤情且再分类。

6. 公平有效 为尽可能挽救更多的伤病员，兼顾公平性和有效性是现场检伤分类的基本伦理原则。

二、常用的检伤分类种类及方法

（一）检伤分类的种类

1. 收容分类 是接收伤病员的第一步，目的是快速识别需挽救的伤病员，同时帮助其脱离危险环境，安排到相应区域接受进一步检查和治疗。

2. 救治分类 是决定救治实施顺序的分类。

3. 后送分类 是确定伤病员尽快转运到确定性医疗机构顺序的分类。

（二）检伤分类的方法

目前，国内外紧急情况和灾难中使用的检伤分类方法很多，包括 START 分类法、MASS 分类法、Sieve 分类法、SALT 分类法、模糊定性法、修正创伤评分法、CRAMS 法、Jump START 分类法等。本章主要学习 START 分类法、Jump START 分类法、SALT 分类法。

1. 简明检伤分类法（START 分类法） 是目前各国最常用的检伤分类方法，适用于特重大灾难事故现场的分类。汶川地震、印尼海啸使用的就是此方法。具有效度高、信度高、分类简单快捷的特点。具体操作流程见图 16-1。

2. Jump START 分类法 适用于 8 岁以下受伤儿童检伤分类。主要是基于成人和儿童的三个主要生理差异即：儿童不同于成人的呼吸频率，儿童呼吸衰竭的概率比成人高，幼儿无法听从口令，在 START 法基础上进行修改。因此，在这个分类法中，使用 A 警觉（alert）、V 语言

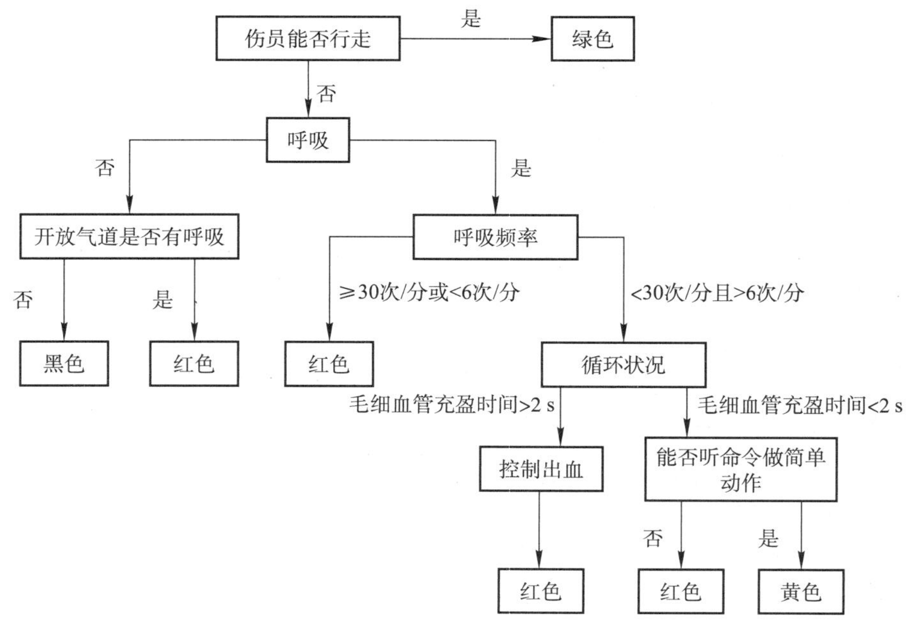

图 16-1 START 分类法

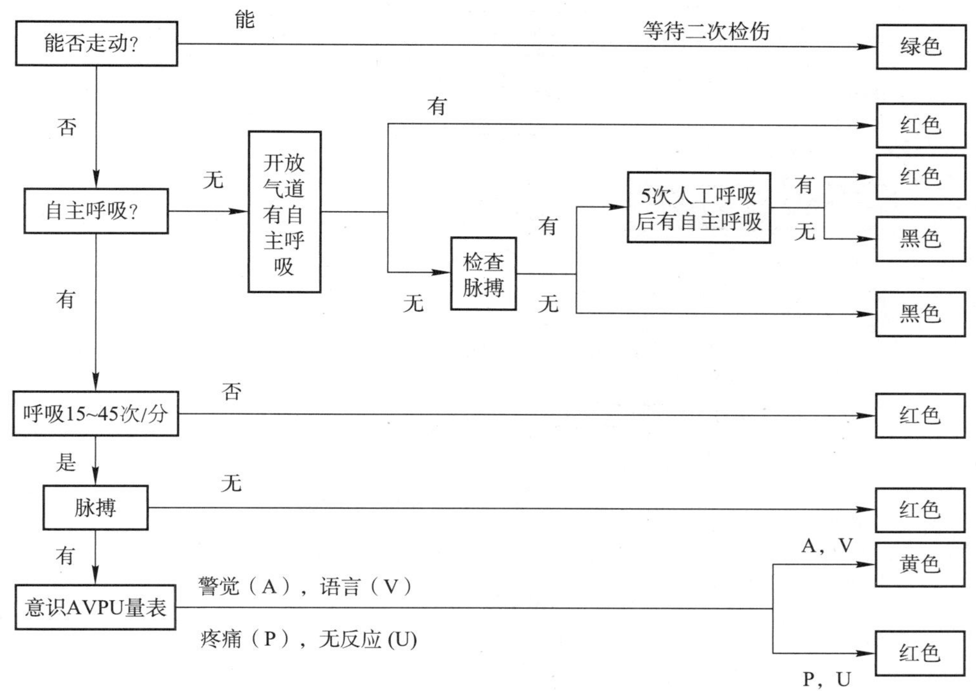

图 16-2 Jump START 分类法

（verbal）、P 疼痛（pain）、U 无反应（unresponsive）的 AVPU 量表来判断儿童的意识状态，指导分组。具体操作流程见图 16–2。

3. SALT 分类法 适用于大规模伤亡事件的分类系统，简单易用。包括分类（sort）、评估（assessment）、挽救生命（life-saving intervention）及处置 / 转送（treatment/transport）。通过简单的指令对伤亡人员先进行整体分类，随后单独评估每一分类内的伤员（个体评估），同时采取必要的救援措施和 / 或转运，完全符合大规模人员伤亡事件分诊的核心要求，被美国确定为大规模人员伤亡事件的检伤分类标准。具体操作流程见图 16–3。

病人存在无法自行行走至指定地点、无法挥手示意或有明显的生命威胁情况时，需要进行快速急救干预：①开放气道，包括仰头抬颌法（如不考虑外伤）、限制颈部运动的托颌法（如考虑有外伤）或气道辅助通气（非高级气道管理，如气管插管）。②如果儿童病人无自主呼吸，可给予两次人工呼吸，最好使用气囊面罩人工通气。③如考虑为张力性气胸，进行穿刺减压。④采用加压包扎或止血带控制动脉大出血。⑤对疑似化学危险品暴露的病人给予解毒剂。经过适当的急救干预后应按检伤分类原则进行分类、治疗或转运。

三、检伤分类的等级含义和标识

在灾难事故现场通常以颜色醒目的卡片、胶带或中国一卡通急救腕带表示伤病员的等级和分类，通常采用国际公认的红、黄、绿、黑四色系统。挂在伤员身体的明显部位。

拓展阅读 16-1
急救一卡通智能腕带的发明与应用

1. 红色代表危重伤，第一优先 伤情非常紧急，危及生命，生命体征不稳定，需立即给予基本生命支持，并在 1 h 内转运到确定性医疗单位救治。

2. 黄色代表中重伤，第二优先 生命体征平稳的严重损伤，有潜在危险。此类伤病员应急救后优先运送，在 4 ~ 6 h 内得到有效治疗。

3. 绿色代表轻伤，第三优先 不紧急，能行走的伤病员，较小的损伤，可能不需要立即入

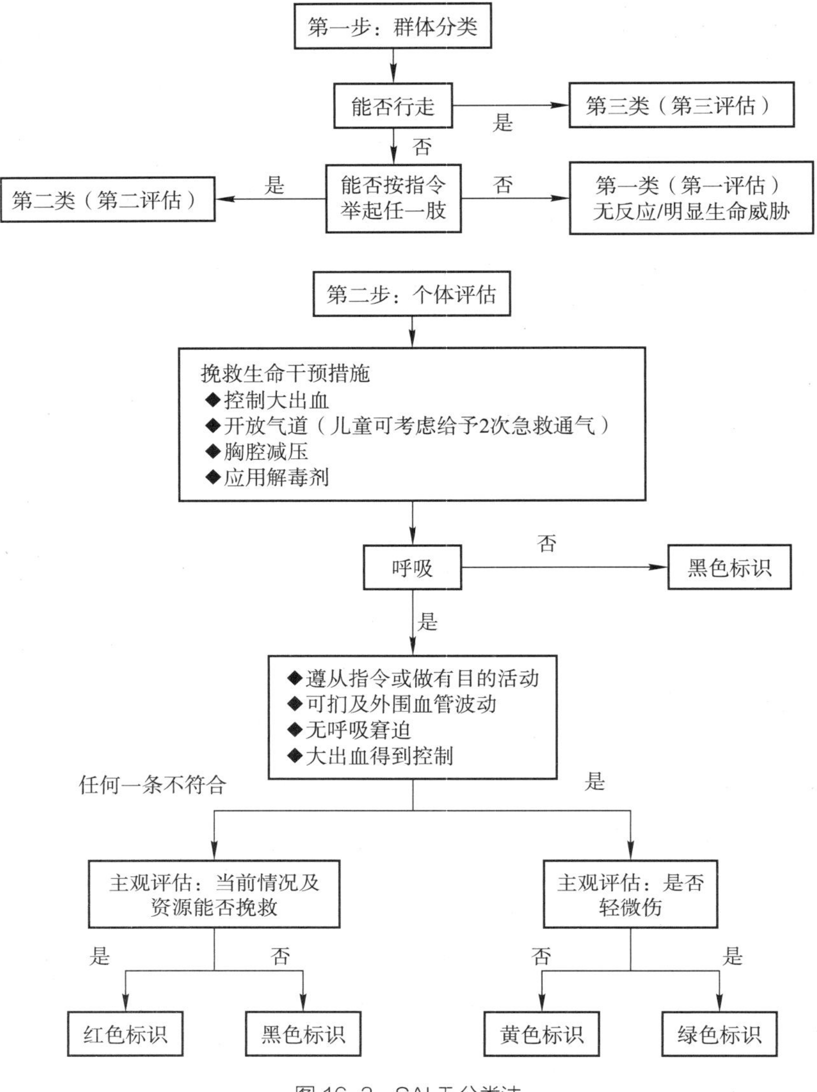

图 16-3 SALT 分类法

院治疗。

4. 黑色代表致命伤 指已死亡、没有生还可能性、治疗为时已晚的伤病员。但在资源条件允许的情况下也要积极救治。

第二节 外伤止血、包扎、固定、搬运技术

情境二：

车内受伤人员均已转移至安全地带，其中一名男性昏迷病人，面色苍白，右下肢畸形，伤口处涌出鲜红色血液。

请思考：

1. 作为现场急救人员对此病人首先要处理的问题是什么？
2. 你将如何处理？

一、止血术

（一）概述

止血术（hemostasis）是急救中非常重要的技术，止血目的包括控制出血、保持有效循环血量、防止休克发生和挽救生命。适用于周围血管创伤性出血和其他部位的创伤性出血的病人。

（二）操作方法

1. 操作前准备

（1）评估并解释

1）解释：向清醒病人解释止血的方法并取得配合。

2）病人评估：评估病人出血类型、出血量及出血部位。

3）环境评估：操作环境安全。

（2）用物准备：无菌敷料、各种止血带、三角巾、绷带等。

2. 止血方法

（1）指压止血法：是用手指、手掌或拳头压迫伤口近心端动脉，以阻断动脉血运，能有效达到快速止血的目的。

1）直接指压止血：条件允许时，使用无菌敷料；紧急状态时，可用清洁的敷料盖在出血部位上，直接用手指压迫止血。

2）间接压迫止血：用手指压迫伤口近心端的动脉，阻断动脉血运，能有效达到快速止血的目的。

常见部位压迫止血方法如下：①面部出血：用拇指压迫下颌角与额结节之间的面动脉；②前头部出血：压迫耳前下颌关节上方的颞动脉；③后头部出血：压迫耳后突起下面稍外侧的耳后动脉；④腋窝和肩部出血：在锁骨上凹，胸锁乳突肌外缘向下内后方，对准第一肋骨，压迫锁骨下动脉；⑤前臂出血：在上臂肱二头肌内侧沟处，施以压力，将肱动脉压于肱骨上；⑥手掌和手背出血，在腕关节处，即通常按脉搏的地方，按压桡动脉；⑦手指出血：用健侧的手指，使劲捏住伤手的手指根部，即可止血；⑧大腿出血：屈起其大腿，使肌肉放松，用大拇指压住股动脉之压点（在大腿根部的腹股沟中点），用力向后压，为增强压力，另一手的拇指可重叠加压；⑨足部出血：在踝关节下侧，足背动脉搏动的地方，用手指紧紧压住。

（2）加压包扎止血法：将无菌敷料或衬垫覆盖伤口上，覆盖面积要超过伤口周边至少 3 cm 并施加一定压力，从而达到止血目的。适用于：体表及四肢的小动脉或静脉出血，头皮下出血，同时抬高出血部位肢体可提高止血效果。伤口内有碎骨片时，禁用此法。

（3）填塞止血法：用消毒的纱布等敷料填塞在伤口内，再用加压包扎法包扎。适用于：广泛而深的软组织创伤、腹股沟和腋窝等部位出血，及内脏实质性脏器破裂出血。躯干部出血禁用此法。

（4）止血带止血法：用止血带在出血部位的近心端，将肢体用力绑扎，以阻断血流，达到止血的目的。适用于：四肢较大血管损伤或伤口大、出血量多，采用加压包扎等其他方法仍不能有效止血时。伤肢远端明显缺血或有严重挤压伤时禁用此种方法止血。

1）用物：宽布带、止血带。如果没有止血带可以用宽的布条、毛巾、绷带等代替。

2）上止血带部位：上臂上 1/3 处（约距腋窝一横掌处）及大腿上中 1/3 处。

3）操作方法：①抬高患肢，使静脉血回流一部分；②在上止血带的部位以布巾或纱布衬垫，使压力均匀分布并减少对软组织的损害；③绑扎止血带。

4）止血带止血法护理要点：①时间：尽量缩短，以 1 h 为宜，最长不超过 4 h，间断放松止血带，禁止在同一部位反复绑扎。上止血带部位要有衬垫。②标记：病人佩戴止血带卡，注明开始时间、部位、放松时间，便于照护者或在转运时了解情况。③保暖：因肢体阻断血流后，抗寒能力低下，易发生冻伤。④观察：严密观察病人转运途中伤情及患肢情况，如止血带是否脱落，患肢如有剧痛、发紫、坏死，说明止血带绑扎过紧，使用充气止血带，上肢压力设置高于收缩压 70 mmHg，下肢压力设置高于收缩压 100 mmHg，使用时应动态反复评估效果，予以调整。⑤放松：使用过程中应每隔 30 min 放松一次，每次 1 ~ 2 min，放松后如出血严重可先用手指压迫出血动脉，继以止血带止血；如已不出血，则不需继续使用，应维持松开状态，继续观察，确定不出血后或经过进一步止血处理后方可取掉。⑥停用：停用止血带时应缓慢松开，防止肢体突然增加血流，伤及毛细血管及影响全身血液的重新分布，甚至使血压下降。

二、包扎术

（一）概述

包扎术是创伤后急救技术中最常用的方法之一。它有保护创面、压迫止血、固定敷料和夹板以及扶托住受伤的肢体减轻伤员的痛苦等作用。

（二）操作方法

1. 操作前准备

（1）评估并解释

1）解释：向病人解释包扎的方法，取得配合。

2）病人评估：评估病人损伤部位、包扎方法。

3）环境评估：操作环境安全。

（2）用物准备：最常用的包扎材料是绷带、三角巾和四头巾，也可就地使用毛巾、手绢、被单、布块或衣服等物品。

2. 包扎方法

（1）绷带包扎法

1）环形法：是最基本的绷带包扎法，将绷带作环形重叠缠绕，但第一圈的环绕应稍作斜状，第 2 ~ 3 圈作环形，并将第一圈斜出的一角压于环形圈内，最后用胶布将绷带尾部固定，也可将绷带尾部剪成两头并打结。

2）蛇形法：此法多用于夹板的固定。将绷带按环形法缠绕数圈后，以绷带的宽度作间隔斜向上缠或下缠。

3）螺旋形法：先将绷带按环形法缠绕数圈，随后上缠的每圈均盖住其前一圈的 1/3 或 2/3，即是螺旋形上缠。

4）螺旋反折法：先将绷带按环形缠绕数圈后，再作螺旋形缠绕，待缠绕到肢体较粗的部位，将每圈绷带反折盖住前圈的 1/3 或 2/3，依此由下而上地缠绕。

5）“8”字形法：此法用于关节部位。在伤处上下，将绷带自下而上、再自上而下，重复做“8”字形旋转缠绕，

（2）三角巾包扎法

1）头部普通包扎法：先将三角巾底边折叠约两横指宽，把底边的中部放在前额，两底角接到头的后方相互交叉，打平结，再绕至前额打结。

2）头部风帽式包扎法：在三角巾顶角和底边中央各打一结，形成风帽。把顶角结放在前额，底边结放在头部的后下方，包住头部，两底角往面部拉紧并折成 3 ~ 4 个横指宽后包绕下颌，交叉后拉至头部后方打结固定，或两底角直接在下颌处打结。

3）面部面具式包扎法：在三角巾的顶角打一结，结头下垂套住下颌，左、右两底角从面侧部提起，形成面具样。拉紧左、右底角并压住底边，两底角交叉后绕至前额打结。包扎完成后可根据需要在眼、口和鼻孔处剪一小洞。

4）下颌部包扎法：将三角巾折成约 4 横指宽的带状，留出顶角的带子，置于枕后，两端分别经耳下绕向前，一端托住下颌，至对侧耳前与另一端交叉后在耳前向上绕过头顶，另一端交叉后向下绕过下颌经耳后拉向头顶，然后两端和顶角的带子一起打结。此方法亦可用于下颌骨骨折的临时固定。

5）肩部：①单肩燕尾巾包扎法：将三角巾折叠成燕尾式，燕尾夹角约 80°，燕尾夹角朝上，大片在后压住小片，燕尾底边两角包绕上臂上部打结，拉紧燕尾两尾角，分别经胸、背部至对侧腋下打结。②双肩燕尾巾包扎法：将三角巾叠成两燕尾等大的燕尾巾，夹角约 100°，将夹角朝上对准颈后正中部，燕尾披在双肩上，两燕尾角分别经左右肩拉到腋下与燕尾底角打结。

6）胸部包扎法：把三角巾底边横放在胸部创伤部位的下方，顶角越过伤侧肩的上方转到背部，使三角巾中央部盖住伤侧的胸部。左右底角在背部打结，顶角和左右底角打的结会合在一起并打结。

7）背部包扎法：与胸部包扎法基本相同，所不同在于三角巾的大部分放在病人的背部，而打结是在胸部。

8）腹部包扎法：把三角巾中底边横放在腹部受伤部位的上方，顶角向下。两底角向后绕到腰部打结。顶角由两腿间拉向后与左右两底角打结。此法也可用于包扎臀部，所不同的是顶角和左右底角在腹部打结。

9）四肢包扎法：将三角巾折叠成适当宽度的带状，环绕包扎伤口所在部位的肢体。打结部位应避开伤口。

10）手部包扎法：将手放在三角巾的中部，手掌或手背向上，手指对向三角巾的顶角，手的腕部横放在底边上。将顶角折回，左右底角在手掌或手背上方交叉并绕腕部一周。在手的掌面或背面打结。

11）大腿根部包扎法：用两条三角巾。将其中一条三角巾的底边横放于下腹部，两底角一前一后拉到对侧髂骨上缘打结。将另一条三角巾的底边中部和顶角折叠起来，以折叠缘包扎大腿根部，在大腿的内侧打结。

12）膝部包扎法：根据伤情将三角巾折叠成适当宽度的带形，将带的中段斜放在伤部，其两端分别覆盖呈带形三角巾的上、下缘，包绕肢体一周后打结。

13）脚部包扎法：将脚平放在三角巾的中部，脚趾对向顶角，顶角折回盖住脚背，两底角

在脚背交叉并绕脚跟部一周，在脚背的上方打结。

14）踝部裤袋包扎法：剪下裤袋，并将裤袋剪开使其成为四头带状。足尖套入袋内后节，上、下交叉打结。

3. 护理要点

（1）包扎效果确切：包扎牢固松紧适宜，包扎部位准确、不遗漏伤口。

（2）包扎时做好防护：禁止用未戴手套的手直接触及伤口，避免用水冲洗伤口（有特殊处理要求的伤口除外），禁止将脱出体外的内脏还纳。

（3）包扎应利于血液循环：包扎方向应从远心端向近心端，以利于静脉血液回流。包扎四肢时，应将指（趾）端外露，以便于观察血液循环。

（4）打结位置恰当：绷带固定时的结应放在肢体外侧面，严禁在伤口、骨隆凸处和易于受压的部位打结。

三、固定术

（一）概述

固定主要用于骨折的伤员。骨折的临时固定，可减轻病人的疼痛，避免骨折断端刺伤神经、血管和皮肤，而且便于病人的转送。

（二）操作方法

1. 操作前准备

（1）评估并解释

1）解释：向病人解释固定的方法，取得配合。

2）病人评估：评估病人骨折部位、固定方法。

3）环境评估：操作环境安全。

（2）用物准备

1）固定用料：夹板或其代用品（如木板、竹棍、树皮等），亦可将骨折的肢体固定在对侧健康的肢体或躯干上。

2）敷料：在夹板与皮肤之间需用棉花、纱布、毛巾等软物衬垫，然后用三角巾、绷带或绳子绑缠夹板。

3）其他：可能需要用到锁骨固定带、颈托、脊柱板等。

2. 骨折临时固定方法

（1）大悬臂带：前臂骨折和前臂损伤时，将前臂屈曲，用三角巾悬吊于胸前，称大悬臂带。顶角对着伤臂的肘部，伤臂放在三角巾中部，三角巾的两底角按在颈后或侧方打结，将顶角折回，用别针固定。

（2）小悬臂带：适用于肩关节损伤及锁骨、肱骨骨折。将三角巾折叠成带状，悬吊于前臂前部（不要托住肘部），称小悬臂带。也可就便使用背包进行前臂包扎和悬吊。

3. 常用的固定方法

（1）头部骨折固定法：一般无需固定，但必须保持头部稳定，常用的方法是把头部稍垫高，并在头的两侧安放沙袋或枕头。

（2）肱骨骨折夹板固定法：将患侧上肢呈屈肘位，通常再用两块夹板，分别放在上臂的内侧和外侧（如只有1块夹板，应放在上臂的外侧），无论双块或单块夹板，均需用绷带固定，并用三角巾悬吊患肢。

（3）前臂骨折夹板固定法：将患侧呈屈肘位后，再用两块夹板固定。夹板的上端应在肘关节的上方，下端应过手心。两块夹板应分别放在前臂的前方（腹侧）和后方（背侧）。绷带缠绕固定后，用三角巾悬吊伤肢。

（4）大腿骨折夹板固定法：将患腿呈伸直位后，用两块夹板，其中放在大腿外侧的夹板，上端应达腋窝，下端过足跟。放在大腿内侧的夹板，上端应达大腿根部，下端应过足跟，再用绷带或三角巾缠绕固定两夹板。

（5）小腿骨折夹板固定法：将伤侧下肢呈伸直位后，两夹板的上端均应置于膝关节的上方，下端均应过足跟。同时，两夹板应分别放在伤侧小腿的内侧和外侧，再用绷带或三角巾缠绕固定。

（6）脊柱骨折固定法：为了避免骨折断端对神经的损伤，甚至伤及脊髓而导致截瘫和死亡，因此对脊柱骨折的病人，应在保证脊柱稳定的情况下，平稳地将病人俯伏移至硬板的担架上（严禁仰卧抬起，因这种姿势搬动易致伤员截瘫），再用绷带或三角巾固定后争取及早转送。严禁乱加搬动，或扶持伤员走动，或让病人躺在软担架上。颈椎骨折伤员必须加颈托，以防发生高位截瘫。

（7）骨盆骨折固定：伤员仰卧位，在双侧膝下放置软垫，膝部屈曲以减轻骨盆骨折引起的疼痛，用三角巾或宽布带从臀后向前绕骨盆，捆扎紧，在下腹部打结固定，双膝间放置衬垫，用绷带捆扎固定。也可就地取材如围巾、床单等。

4. 护理要点

（1）如有伤口和出血，应先止血和包扎，再行骨折固定术。

（2）对开放性骨折伴骨折断端明显外露的病人，应尽可能把伤肢摆成正常位置，让骨折断端自然回缩（严禁人为地将断端送回组织内），随后再行包扎和固定。

（3）上、下肢和脊柱骨折的病人应就地固定，固定时不应过多地移动伤肢和躯干，以免增加病人的疼痛和神经、血管的损伤。原则上凡未经复位固定的骨折病人，不得予以转送。

（4）为使骨折处能稳妥、牢靠地固定，应同时固定骨折部位的上方和下方两个关节。

（5）在夹板或就地器材与皮肤之间，应填隔棉花、碎布或毛巾等软衬垫，从而使固定更加牢靠，并可减少皮肤损伤。

（6）绷带束缚的松紧要适度，为了便于检查，必须裸露被固定肢体的手指或足趾末端，如发现苍白、青紫、冰冷和麻木等现象，说明束缚得太紧，应解开重新固定。

（7）四肢骨折固定时，应先捆绑骨折断端的上端，随后捆绑其下端。若捆绑顺序颠倒，可导致断端的再度错位。

（8）上肢固定时，应呈屈肘位；下肢固定时，肢体要伸（拉）直。

四、搬运术

（一）概述

创伤急救术中的搬运是指将伤员从事发现场移动到担架、救护车等过程。危、重伤病员经现场急救后，要迅速而安全地运送到医院或急救中心，以接受更完善的诊治。由于每位伤员受伤部位、性质、病情不同，因此应明确搬运的要求，选用相应的搬运方法，以免因搬运不当给伤病员增添痛苦，甚至造成终身残疾乃至死亡。

（二）操作方法

1. 操作前准备

（1）评估并解释

1）解释：向病人解释搬运的方法，取得配合。

2）病人评估：评估病人伤情，活动程度。

3）环境评估：操作环境安全。

（2）用物准备

1）担架：目前常用的担架有：折叠楼梯担架、铲式担架、脊柱固定板、帆布担架等。

2）紧急情况下可以使用徒手搬运法，或用临时制作的替代工具，如毛毯、绳索、门板等自制简易担架用于搬运。

2. 常用搬运方法

（1）单人徒手搬运：适用于转运路程较近、现场无担架、病情较轻的伤员。使用扶持法、抱持法、爬行法、侧身匍匐法、牵拖法和背负法等。

（2）双人搬运法：有椅托式搬运法、拉车式搬运法、平抬（平抱）搬运法、轿杠式和坐桥式搬运法等。

（3）三人或多人搬运法：三人可并排将伤员平抬起，齐步向前。第四人可负责固定头部。多于四人时可面对面，将伤员平抱进行搬运。

（4）担架搬运：是最常用的搬运方法，适用于病情较重、转移路途较远的伤员。担架搬运一般由 3～4 人合成一组，病人头部向后，足部向前，这样后面抬担架的人可以随时观察病人的变化。抬担架人脚步、行动要一致，平稳前进。向高处抬时，前面的人要放低，后面的人要抬高，以使病人保持在水平状态；下台阶时相反。

3. 护理要点

（1）搬运过程中，动作要轻巧、敏捷、协调一致。

（2）受伤部位应向上，头部和肩部不得着地。

（3）搬运过程避免震动，以免增加伤病员痛苦。

（4）颈椎、腰椎损伤病人必须三人以上同时搬运，切忌一人抱胸一人搬腿的双人搬运，否则可能造成继发脊髓伤。①颈椎骨折的搬运：颈椎损伤应由专人牵引伤员头部，颈下须垫一小软垫，使头部与身体成一水平位置，颈部两侧用沙袋固定或使用颈托，肩部略垫高，防止头部左右扭转和前屈、后伸。②胸、腰椎骨折的搬运：急救人员分别托扶伤员头、肩、臀和下肢，动作一致把伤员抬到或翻到担架上，使伤员取俯卧位，胸上部稍垫高，注意取出伤员衣袋内的硬物品，将伤员固定在担架上。③开放性气胸搬运：首先用敷料严密地堵塞伤口，搬运时伤员应采取半卧位并斜向伤侧。④颅脑损伤搬运：保持呼吸道通畅，头部两侧应用沙袋或其他物品固定，防止摇动。⑤颌面伤搬运：伤员应采取健侧卧位或俯卧位，便于口内血液和分泌液向外流，保持呼吸道通畅，防止窒息。

（5）严密观察伤者生命体征，维持呼吸通畅，防止窒息，注意保暖。

第三节　动、静脉穿刺置管术

情境三：

伤员张某，男性，45 岁，呕吐鲜红色胃内容物，伴头晕、心慌，测量生命体征示：T 37.8℃，P 122 次 / 分，R 28 次 / 分，SpO_2 95%，BP 92/63 mmHg。

请思考：

1. 病人此时出现什么问题？
2. 如果你是值班护士，此时你应该怎么做？

在急危重症病人的抢救过程中，静脉穿刺置管术可建立静脉通路，给予病人输血输液及用药等治疗，动脉穿刺置管术则可持续进行动脉有创压力监测，掌握病人的生命体征及病情变化，动、静脉穿刺置管术在急危重症病人的抢救过程中十分重要。

一、深静脉穿刺置管术

（一）概述

深静脉穿刺置管术是危重病抢救的一项基本技术，也是各种化疗、介入等治疗的基础，被广泛应用于临床，其并发症与操作及维护有关。深静脉穿刺置管根据置管形式的不同分为：中心静脉导管（central venous catheter，CVC）置入术、经外周静脉穿刺置入中心静脉导管（peripherally inserted central catheters，PICC）和完全植入式静脉输液港（totally implantable venous access port，TIVAP）。

中心静脉导管置入术（CVC）指经锁骨下静脉、颈内静脉、股静脉穿刺置管，导管尖端位于上腔静脉或下腔静脉腔内，首选锁骨下静脉穿刺置管。经外周静脉穿刺置入中心静脉导管（PICC）指经上臂贵要静脉、肱静脉、头静脉（新生儿还可通过下肢大隐静脉等）穿刺置管，导管尖端位于上腔静脉或下腔静脉的一种方法，首选贵要静脉入路。

1. 适应证

（1）监测中心静脉压的病人（PICC 非耐高压导管除外）。

（2）药物治疗（刺激性、高渗性或强酸、强碱药物）。

（3）胃肠外营养支持的病人。

（4）外周静脉穿刺困难者。

（5）需长期、反复静脉输液、输血者。

（6）行特殊检查、监测或治疗者。

2. 禁忌证

（1）凝血功能障碍或有腔静脉系统血栓形成史的病人。

（2）穿刺部位有感染、放射治疗史、血管外科手术史的病人。

（3）乳腺癌根治术后的患侧肢体不能置入 PICC 导管。

（4）上腔静脉压迫综合征病人。

（二）操作方法

1. 操作前准备

（1）解释并评估

1）解释：向家属及清醒病人解释深静脉穿刺置管的目的、方法、操作时注意事项及配合要点。

2）病人评估：年龄、病情、意识、配合程度，了解穿刺部位皮肤及血管情况，正确选择穿刺血管。查看血常规及凝血功能结果，确认已签署置管知情同意书，指导病人配合。协助病人完成排尿、排便。

3）环境评估：环境安静、整洁，光线明亮、室温适宜，注意保暖，保护病人隐私。

（2）用物准备：治疗车，肝素盐水或生理盐水，利多卡因。深静脉穿刺包或PICC穿刺包，静脉导管套件（内含穿刺套管针，扩张管、导丝、静脉导管），10 mL注射器、1 mL注射器、肝素帽（正压接头或无针接头）1～2个。其他与操作目的相关的用物。

2. 操作步骤　见表16–1。

表16–1　深静脉穿刺置管术操作步骤

操作步骤	要点与说明
1. 核对、解释　备齐用物，携至病人床旁，解释操作目的、方法和注意事项，洗手	确认病人，取得理解和配合
2. 体位　锁骨下静脉穿刺尽量取头低15°的仰卧位，头转向穿刺对侧；颈内静脉穿刺取头低15°～30°的仰卧位，头转向穿刺对侧；股静脉穿刺取仰卧位，穿刺侧大腿放平，稍外旋外展；PICC置管取仰卧位，测量置管侧肘横纹上10 cm的上臂围周长和预置管长度（从预穿刺点沿血管走行至右胸锁关节再延长4～5 cm）	便于消毒、铺无菌巾和穿刺
3. 穿刺部位准备　选择穿刺静脉，定位穿刺点	按照不同目标血管定位穿刺点
4. 消毒铺巾　以穿刺点为中心消毒皮肤，直径≥20 cm	遵守最大无菌屏障原则
5. 置管 （1）CVC导管：先予1 mL注射器抽吸利多卡因行穿刺点局部浸润麻醉；再取抽吸有0.9%生理盐水的10 mL注射器，连接穿刺针，穿刺进针，入皮下后边缓慢进针边抽吸，至有落空感并吸出暗红色血液，提示已进入静脉。置入导管：①置入导丝：从穿刺针尾端置入导丝。②拔出穿刺针，沿导丝进扩皮器。③置导管：沿导丝置入导管，一般置入深度为12～15 cm。④拔出导丝 （2）PICC导管：在穿刺点上方扎止血带，按需要行穿刺点局部麻醉，实施静脉穿刺，见回血后降低角度再进针少许，固定针芯，送入导丝，引导置入导针鞘，撤出导丝和针芯，将导管匀速缓慢送入至预测长度	置管前检查导管完整性 置入导丝时用力得当，无阻力可以借助于超声，实现血管可视化
6. 检查、固定　抽回血，确认导管位于静脉内，予无菌敷料固定；使用无创固定装置固定导管、无菌透明敷料覆盖	行脉冲式冲管、正压封管
7. 置管后处理　贴标签，整理用物，垃圾分类处理	PICC置管者需确定导管尖端位置

3. 护理要点

（1）严格无菌操作，避免同一部位反复穿刺，以免形成血肿或血栓，预防感染。

（2）根据穿刺部位，选择穿刺静脉，定位穿刺点。

1）锁骨下静脉：首选右锁骨下静脉，分锁骨下和锁骨上两种进路穿刺。①锁骨下进路：取锁骨中内 1/3 交界处，锁骨下方 1 cm 处穿刺。②锁骨上进路：取胸锁乳突肌锁骨头外侧缘，锁骨上方 1 cm 穿刺。

2）颈内静脉：首选右颈内静脉。分胸锁乳突肌三角的顶端（距锁骨上缘 2～3 横指）处穿刺的中路进路；胸锁乳突肌前缘中点（距中线约 3 cm）穿刺的前路进路；取胸锁乳突肌外缘中、下 1/3 交界处穿刺的后路进路。

3）股静脉：先触及腹股沟韧带和股动脉搏动处，在腹股沟韧带中、内 1/3 交界的外下方二横指（约 3 cm）处，股动脉搏动点内侧 1 cm 处穿刺。

（3）治疗间歇期应进行导管维护，无菌透明敷料至少每 7 天更换一次，无菌纱布敷料至少每 2 天更换一次；敷料受潮湿或有污染时，应立即更换。

（4）观察有无并发症发生，如血肿、血栓与栓塞、感染、堵管、局部皮肤过敏、管道折断、血气胸等，一旦发现及时处理。

（5）加强对病人的健康教育，告知病人勿擅自撕下贴膜，洗澡时避免浸湿敷料，避免高强度的手臂活动，防止管道滑出。

（6）每天评估留置导管的必要性。病人有发热时，应评估是否有导管相关性血流感染，必要时行相关检查。

二、动脉穿刺置管术

（一）概述

动脉穿刺置管术（arterial puncture tube insertion）指经皮穿刺动脉并留置导管在动脉（如桡动脉、肱动脉、股动脉）腔内，经此通路进行治疗或监测的方法。

1. 适应证

（1）危重病人需行有创血流动力学监测者，如有创动脉血压监测和脉搏指示持续心排血量监测（PiCCO）等。

（2）需反复采集动脉血进行血气分析监测者。

（3）经动脉施行某些检查或治疗，如选择性动脉造影、心血管疾病的介入治疗及经动脉行区域性化疗等。

2. 禁忌证

（1）凝血功能障碍，有出血倾向者。

（2）穿刺部位感染者。

（3）穿刺处血管闭塞或严重病变者。

（4）脉管炎病人。

（5）Allen 试验阳性。

（二）操作方法

1. 操作前准备

（1）解释并评估

1）解释：查对病人，向其解释操作目的、方法、注意事项及配合要点。

2）病人评估：了解病人病情、意识、心理状态及合作情况，询问有无此操作经历，了解穿刺部位局部及血管情况（如果穿刺桡动脉，需执行 Allen 试验），指导病人配合。协助病人完成排尿、排便。

3）环境评估：环境安静、整洁，光线明亮，室温适宜。

（2）用物准备：治疗车、肝素盐水、利多卡因、无菌孔巾、无菌手套（当选择肺动脉、股动脉或腋动脉穿刺置管时，需准备无菌手术衣、无菌治疗巾、洞巾等最大无菌屏障用物）、1 mL 注射器 1 支。动脉套管针 1 根，肝素帽或无针接头 1 个，动脉压检测仪及导管。其他与操作目的相关的用物。

2. 操作步骤 见表 16–2。

表 16–2 动脉穿刺置管术操作步骤

操作步骤	要点与说明
1. 核对、解释 核对医嘱及病人身份，了解病情；着装规范，备齐用物，携至病人床旁，解释操作目的、方法和注意事项，洗手	确认病人，取得理解和配合
2. 选择动脉 选择穿刺动脉，触摸动脉搏动最明显处。桡动脉穿刺点位于肱桡肌腱和桡侧腕屈肌腱之间，从腕部到远端桡骨头 2 cm 处。股动脉穿刺点定位由髂前上棘至耻骨联合连一直线，在腹股沟韧带水平的中点稍下方可触及股动脉的搏动最明显处	首选桡动脉（选择桡动脉需做 Allen 实验） 可考虑使用可视化技术辅助动脉的辨认和选择
3. 皮肤消毒 以穿刺点为中心消毒皮肤，直径≥20 cm；戴无菌手套、铺洞巾	当进行外周动脉导管置管时，应使用无菌手套、无菌孔巾 当选择肺动脉、股动脉或腋动脉置管时，应遵守最大无菌屏障原则
4. 穿刺动脉 穿刺者手持动脉插管套针，将穿刺针与皮肤呈 15°～30° 穿刺，沿动脉走向进针，见鲜红血液喷出后将穿刺针尾压低至 10°，向前推动穿刺针 1～2 mm，使穿刺针针尖完全进入动脉管腔，然后将套管送入动脉，抽出针芯，接上测压连接管	置管前检查导管完整性 必要时可在穿刺前行穿刺点局部麻醉 对婴幼儿、危重症、高龄等特殊病人，可采用超声引导下进行动脉穿刺
5. 检查、固定 确认导管位于动脉内，予无菌敷料固定、无菌透明敷料覆盖，并做好记录和标识	固定时预防器械相关压力性损伤
6. 拔管 治疗完毕拔针后，立即用无菌纱布压迫穿刺处至少 5 min 以上，防止出血	

3. 护理要点

（1）严格无菌操作原则，预防感染。

（2）桡动脉穿刺前执行 Allen 试验，以检查桡动脉和尺动脉之间侧支循环是否通畅。方法：术者用双手同时按压病人尺动脉和桡动脉，嘱病人反复用力握拳和放松 5～7 次至手掌变白，松开对尺动脉的压迫，继续压迫桡动脉，观察手掌颜色变化。结果判断：若手掌颜色 10 s 之内迅速变红或恢复正常，表明尺动脉和桡动脉间存在良好的侧支循环，即 Allen 试验阴性，可以经桡动脉进行穿刺；相反，若 10 s 手掌颜色仍为苍白，即 Allen 试验阳性，表明手掌侧支循环不良，不应选择桡动脉行穿刺。

（3）留置期间使用加压输液袋予生理盐水持续冲洗，冲洗速度为 2～3 mL/h，以保证导管通畅。

（4）穿刺后妥善压迫，防止局部血肿或血栓形成。

（5）严密观察术侧远端手指或足趾的颜色、温度，评估有无远端肢体缺血。

（6）严格掌握适应证，每天评估导管留置的必要性，预防导管相关性血流感染。

（7）保证测压管道系统无菌，各个接头连接紧密，每次测压及抽取血标本后应立即用肝素盐水进行冲洗。

（8）测压管道各连接部不宜使用其他输液管道替代，以确保测量结果的准确。

（9）测压前应行“零点”校正。

拓展阅读 16-2
静脉中等长度导管在静脉输液治疗中的临床应用

第四节 骨髓腔内输液技术

情境四：

伤员张某大汗淋漓，面色苍白，脉搏细速，血压进行性下降。测量生命体征示：T 37.8℃，P 128 次 / 分，R 32 次 / 分，SpO_2 93%，BP 76/43 mmHg。遵医嘱给予病人输血补液及应用升压药，但由于病人出现失血性休克导致静脉塌陷，多次行静脉穿刺均未成功，无法及时有效建立静脉通路。

请思考：

1. 在这种情况下应该采取何种措施及时有效建立输液通路？
2. 通路建立后的护理要点有哪些？

（一）概述

骨髓腔内输液是一种能够快速、安全、有效的建立血管通道的方法。1986 年，美国心脏协会（AHA）正式批准将骨髓腔内输液技术列入儿科的急救复苏程序当中，在我国骨髓腔内输液技术起步较晚。与外周静脉通路及中心静脉通路相比，骨髓腔内通路具有操作成功率高、耗时短、易掌握的优势（图 16-4）。因此，危重症病人救治中，外周静脉穿刺困难时，推荐先建立骨髓腔内通路，待病情稳定后建立中心静脉通路。

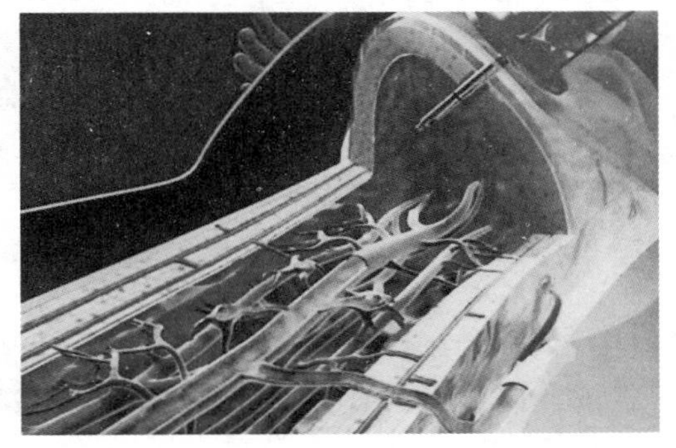

图 16-4 骨髓腔内血管结构

1. 适应证

（1）需要立即或紧急建立血管通路。

（2）建立外周静脉通路已失败或会延误治疗。

2. 禁忌证

（1）绝对禁忌证：穿刺部位骨折、穿刺部位感染、假肢等。

（2）相对禁忌证：成骨不全、严重骨质疏松、缺少足够解剖标志、穿刺点 48 h 之内接受过骨髓腔输液等。

（二）操作方法

1. 操作前准备

（1）评估并解释

1）解释：向病人及家属解释操作目的、方法以及并发症等风险，签署知情同意书。

2）病人评估：评估病人病情、意识状态和合作程度，穿刺部位局部皮肤及骨的完整性、解剖学标志、血供及回流和其他骨髓腔通路使用的适应证和禁忌证。选择合适型号的穿刺针。

3）环境评估：环境安静、整洁，光线明亮，室温适宜。

（2）用物准备：治疗车，肝素盐水或生理盐水，利多卡因。骨内输液枪、骨内针套件，10 mL 预充式导管冲洗器 2 个，固定用敷贴 1 个，输液加压袋等。

2. 操作步骤　见表 16–3。

表 16–3　骨髓腔内穿刺技术操作步骤

操作步骤	要点与说明
1. 核对、解释　核对医嘱及病人身份，了解病情；着装规范，备齐用物，携至病人床旁，解释操作目的、方法和注意事项，洗手	确认病人，取得理解和配合
2. 体位　根据所选穿刺部位，协助病人取合适体位	便于操作
3. 定位穿刺点： 1）肱骨近端：穿刺点位于肱骨大结节最突出的部位，即外科颈上方 1～2 cm。外科颈定位方法：将病人手放在腹部，肘部内收，将一只手的尺侧垂直于腋窝放置，另一只手的尺侧在上臂侧面沿中线放置，将双手拇指放于病人肩部，沿距双手尺侧中线由下至上深触诊定位外科颈 2）胫骨近端：伸直下肢外展，穿刺点位于胫骨粗隆（髌骨下缘约 3 cm 处）内侧 2 cm 处的胫骨平坦处（图 16–5） 3）胫骨远端：内踝最突出部位近端 3 cm 处胫骨平坦部位	建议首选胫骨近端为穿刺点对于需要更高流速或胫骨近端穿刺点不可用的情况下，可选择胸骨或肱骨近端为穿刺点
4. 预充、消毒　使用 10 mL 预充式导管冲洗器预充连接管，消毒穿刺部位局部皮肤两遍，直径大于 8 cm	紧急情况下，可按照外周静脉穿刺消毒原则消毒；常规穿刺时，遵循与中心静脉穿刺相同的消毒原则
5. 连接穿刺针和电钻，进针　按照肱骨与人体解剖学平面呈 45°、胫骨与骨平面呈 90° 进针，针尖穿过皮肤接触骨骼后，确认距针座 5 mm 的黑线 Mark 清晰可见，轻扣扳机，套针穿入骨髓腔后松开扳机，固定针柄将电钻拔下	套针穿入骨髓腔时有落空感
6. 固定　固定针柄，拔下驱动钻，旋转套针针芯，取下针芯，将固定器固定于套针上，将预充好的延长管与针柄连接，旋转固定；将固定器粘于皮肤上，回抽，抽出血液或骨髓液	将取下的针芯放入锐器盒内 使用注射器回抽可见血液骨髓液，以确认置入骨髓腔内
7. 冲管、输液　生理盐水冲管，连接输液器，加压输液	成人冲管液 5～10 mL，婴儿及儿童 2～5 mL
8. 拔除套针　移除延长管和固定器，单手固定套针，把鲁尔锁注射器与针柄连接固定后，保持轴向对齐并一起拔除，轻压穿刺点后，用敷料覆盖	建议 24 h 移除骨髓腔通路

3. 护理要点

（1）穿刺时应垂直于骨面进针，避免穿刺针穿入骨骺而损伤骺板，或者误入关节腔。

（2）骨髓腔输液通路使用过程中必须加强对穿刺点的监测，应持续关注输液是否通畅，穿刺部位及肢体有无肿胀、皮肤变色，运动感觉及远端血供情况，及时对早期液体外渗进行识别并正确处理，避免严重并发症的发生。一旦发现有液体外渗应立即停止给药，拔出穿刺针。

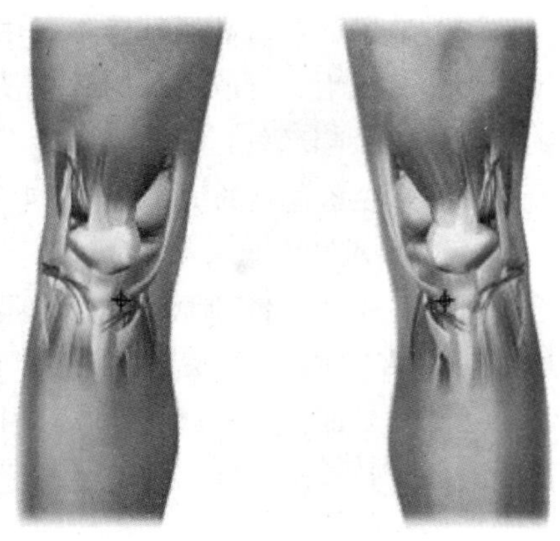

图 16-5　胫骨近端穿刺点定位

3. 骨髓腔内通路置入后可能引发局部脓肿、骨髓炎等感染；其他少见的并发症包括误入关节内、穿刺针断裂、骨折、脂肪栓塞等，应严格遵循无菌操作，严密监测穿刺部位，严格控制留置时间，一旦病人周围循环改善，则改用其他方式输液。

第五节　人工气道建立

情境五：

护士给予病人成功建立静脉通路，遵医嘱给予输血补液后约 3 min，病人再次呕吐鲜血，伴呼吸困难，神情恐慌，面色口唇青紫，心电监护示 SpO_2 88%。护士立即清除病人口腔呕吐物，行俯卧拍背、体位引流等方法效果不佳，心电监护示血氧饱和度仍进行性下降。

请思考：

1. 此时病人出现了什么问题？
2. 解除气道梗阻，确保呼吸道通畅的方法有哪些？

人工气道（artificial airway）是指运用各种辅助设备及特殊技术在生理气道与空气或其他气源之间建立的有效连接，以保证气道通畅，维持有效通气。紧急人工气道技术大致可分为确定性和非确定性。所谓确定性人工气道是指能保证可靠的、有效的通气并适宜长时间使用，而非确定性人工气道则相反，但其具有操作简便，易于掌握的优点，常常在急救早期应用。

一、口咽 / 鼻咽通气管置入术

（一）概述

口咽 / 鼻咽通气管置入术（oropharyngeal/nasopharyngeal airway insertion）是指将口咽 / 鼻咽通气管插入口咽 / 鼻咽部，使其维持气道通畅的技术。

1. 口咽通气管置入术

（1）适应证：可用于有自主呼吸的昏迷病人；舌后坠致呼吸道梗阻、气道分泌物多需吸引、抽搐时防舌咬伤；同时有气管插管时，取代牙垫作用。

（2）禁忌证：口咽通气管不可用于清醒病人，因其可引起恶心、呕吐、呛咳、喉痉挛和支气管痉挛等反射，导管移位时还会使气道梗阻。当病人有下列情况时应慎用：①口腔及上、下颌骨创伤。②咽部气道占位性病变。③喉头水肿、气管内异物、哮喘、咽反射亢进病人。④门齿有折断或脱落危险的病人。⑤呕吐频繁者。

2. 鼻咽通气管置入术

（1）适应证：各种原因引起的不完全呼吸道梗阻；不能使用或耐受口咽通气管或使用口咽通气管效果不佳者；牙关紧闭，不能经口吸痰，防止反复经鼻腔吸痰引起鼻腔黏膜损伤者。

（2）禁忌证：鼻咽通气管不可用于颅底骨折、脑脊液耳鼻漏者，鼻腔各种疾患（如鼻息肉、鼻腔畸形、鼻外伤、鼻腔炎症等），鼻腔出血或有出血倾向者。

（二）操作方法

1. 操作前准备

（1）评估并解释

1）解释：向病人及家属解释操作目的、方法及并发症等风险。

2）病人评估：评估病人病情、意识状态和合作程度，根据病人体型选择适当型号的口咽/鼻咽通气管。

3）环境评估：环境安静、整洁，光线明亮，室温适宜。

（2）用物准备：选择合适的口咽/鼻咽通气管。

1）口咽通气管，长度为口角至耳垂或下颌角的距离。选择的原则是宁长勿短、宁大勿小，因为口咽通气管太短不能经过舌根而达不到开放气道的目的。

2）鼻咽通气管，选择尽可能大又易于通过鼻腔的导管，长度为鼻尖到耳垂的距离。

2. 操作步骤 见表16-4。

表16-4 口咽/鼻咽通气管置入术操作步骤

操作步骤	要点与说明
1. 核对、解释 核对医嘱及病人信息，了解病情；着装规范，备齐用物，携至床旁，解释操作目的、方法，洗手	确认病人，取得理解和配合
2. 体位 协助病人取平卧位，头后仰，使口、咽、喉三轴线尽量重叠	昏迷病人放平床头 清除口腔及咽部分泌物，保持呼吸道通畅
3. 置管： （1）口咽通气管置管方法 1）反向插入法：把口咽通气管的咽弯曲部分向腭部插入口腔，当其内口接近口咽后壁时，即将其旋转180°，顺势向下推送，弯曲部分下面压住舌根，上面抵住口咽后壁 2）横向插入法：将口咽通气管咽弯曲凹面部分朝向一侧的脸颊内部插入，然后在插入过程中朝着咽后壁旋转90°向下翻转口咽通气管，使口咽通气管弯曲部分凹面向下压住舌根进入 （2）鼻咽通气管置管方法：选择通畅的一侧鼻孔置入，将鼻咽通气管弯度向下、弧度朝上、内缘口向下，沿垂直鼻面部方向缓缓插入鼻腔，直至通气管的尾部抵住鼻腔外口，插入深度13～15 cm	合适的口咽通气管位置应使其末端位于病人的上咽部，将舌根与口咽后壁分开，使下咽部到声门的气道通畅 鼻咽通气管插入动作应轻柔、缓慢，遇有阻力不应强行插入，可回撤1 cm左右，稍稍旋转导管直至无阻力感再继续插入，插入前可在鼻腔内滴入适量血管收缩药物，以减少鼻腔出血的风险，通气管表面涂以含局部麻醉药的医用润滑剂

续表

操作步骤	要点与说明
4. 检测人工气道是否通畅 （1）口咽通气管：以手掌放于口咽通气管外口，感觉有无气流，或以少许棉絮放于外口，观察有无随病人呼吸的运动 （2）鼻咽通气管：以解除舌后坠、鼾声消失、呼吸通畅为标准，再次评估气道是否通畅	口咽通气管应观察胸壁运动幅度和听诊双肺呼吸音，应检查口腔，以防止舌或唇夹置于牙和口咽通气管之间
5. 固定　置管成功后，妥善固定，以免脱出	

3. 护理要点

（1）保持管道通畅：及时清理呼吸道分泌物，防止误吸，甚至窒息。注意密切观察有无导管脱出而致阻塞气道的现象。

（2）加强呼吸道湿化：口咽通气管外口可盖一层生理盐水纱布，既湿化气道又防止吸入异物和灰尘。鼻咽通气管需要每日做好鼻腔护理，防鼻黏膜干燥出血，同时鼻孔与鼻咽通气管间涂油，及时清除鼻腔分泌物。

（3）监测生命体征：严密观察病情变化，随时记录，并备好各种抢救物品和器械，必要时配合医生行气管内插管术。

二、喉罩置入技术

（一）概述

喉罩置入技术（laryngeal mask airway insertion）是指将喉罩经口插入，使其勺状套囊口覆盖于喉的入口，可以行短时机械通气的技术。喉罩是介于面罩和气管插管之间的一种维持呼吸道通畅的新型装置，多由硅胶或塑料制成。

1. 适应证

（1）短时的外科手术。

（2）困难气道估计难以气管内插管的病人。

（3）颈椎活动度差等原因引起气道异常，不宜用喉镜和气管内插管的病人。

（4）紧急情况下人工气道的建立和维持。

2. 禁忌证

（1）张口度 < 2.5 cm。

（2）咽部病变，如血管瘤、组织损伤等。

（3）喉部或喉以下气道梗阻者。

（4）肺顺应性下降或气道阻力增高者。

（5）存在增加胃内容物反流和呼吸道误吸危险者，如未禁食、饱胃、肥胖、怀孕超过14周、多处或大的创伤、急性胸腹部外伤、禁食前使用过阿片类药物、肠梗阻、食管裂孔疝等。

（二）操作方法

1. 操作前准备

（1）评估并解释

1）解释：向病人及家属解释操作目的、方法及并发症等风险。

2）病人评估：评估病人病情、意识状态和合作程度，操作前病人禁食，清除口腔、气道分泌物，保持气道通畅。

3）环境评估：环境安静、整洁，光线明亮，室温适宜。

（2）用物准备：根据年龄和体型选择合适的喉罩、行漏气检查，在喉罩勺状套囊的背面作适度润滑备用。另备注射器、固定用胶布、吸引装置等。

2. 操作步骤　见表 16–5。

表 16–5　喉罩置入技术操作步骤

操作步骤	要点与说明
1. 核对、解释　核对医嘱及病人信息，了解病情；着装规范，备齐用物，携至床旁，解释操作目的、方法，洗手	确认病人，取得理解和配合
2. 体位　协助病人取平卧位或侧卧位	昏迷病人放平床头 清除口腔及咽部分泌物，保持呼吸道通畅
3. 放入喉罩　左手推病人下颌或下唇使其张口，右手持喉罩，罩口朝向病人下颌方向，将喉罩顶向病人硬腭方向置入口腔。用食指保持对喉罩头侧的压力，送入喉罩至下咽基底部直至感到有明显阻力。用另一手固定导管外端，退出食指	充气使喉罩自行密闭，可见导管自行向外退出约 1.5 cm
4. 位置判断　会厌位于喉罩的勺状凹陷内，罩内的通气口正对声门为喉罩的最佳位置。通过连接简易呼吸器行正压通气进行初步判断，如胸廓起伏良好，听诊咽喉部无明显的漏气，多提示喉罩位置良好	

3. 护理要点

（1）使用喉罩前禁食。

（2）喉罩不能防止胃内容物误吸，使用过程中应及时清除气道内分泌物。

（3）喉罩不适用于长期机械通气者。

（4）注意观察喉罩使用后病人呼吸改善情况，听诊双肺呼吸音。

（5）拔出喉罩前尽量避免咽部刺激。

三、环甲膜穿刺术

（一）概述

环甲膜穿刺术（cricothyroid membrane puncture）是在确切的气道建立之前，迅速提供临时路径进行有效气体交换的一项急救技术，是施救者通过用刀、穿刺针或其他任何锐器，从环甲膜处刺入，建立新的呼吸通道，快速解除气道阻塞和（或）窒息的急救方法。当气管插管不成功或面罩通气不充分时，环甲膜穿刺是急诊非手术方式提供通气支持的紧急治疗措施。

1. 适应证

（1）急性上呼吸道完全或不完全阻塞，尤其是声门区阻塞，严重呼吸困难不能及时气管切开建立人工气道者。

（2）牙关紧闭经鼻插管失败，为喉、气管内其他操作准备。

（3）气管内给药。

2. 禁忌证　有出血倾向的病人。

（二）操作方法

1. 操作前准备

（1）评估并解释

1）解释：向病人及家属解释操作目的、方法以及并发症等风险。

2）病人评估：评估病人病情、意识状态和合作程度。

3）环境评估：环境安静、整洁，光线明亮，室温适宜。

（2）用物准备：环甲膜穿刺针或粗针头，T 形管、吸氧装置。

2. 操作步骤　见表 16–6。

表 16–6　环甲膜穿刺术操作步骤

操作步骤	要点与说明
1. 核对、解释　核对医嘱及病人信息，了解病情；着装规范，备齐用物，携至床旁，解释操作目的、方法，洗手	确认病人，取得病人理解和配合
2. 体位　协助病人取平卧或斜坡卧位	头部保持正中，尽可能使颈部后仰，无需局麻
3. 消毒　消毒环甲膜区域皮肤	
4. 确定穿刺位置　环状软骨与甲状软骨之间正中可触及一凹陷，此即环甲膜	
5. 穿刺　左手食指和拇指固定穿刺处皮肤，右手持针在环甲膜上垂直下刺，通过皮肤、筋膜及环甲膜，有落空感时，挤压双侧胸部，自针头处有气体逸出或抽吸易抽出气体，病人出现咳嗽，固定针头于垂直位。以 T 形管的上臂与针头连接，下臂连接氧气，也可以左手固定穿刺针头，以右手食指间歇地堵塞 T 形管上臂的另一端开口处而行人工呼吸	可根据穿刺目的进行其他操作，如注入药物等
6. 术后处理　整理用物，医疗废物分类处置，并作详细穿刺记录	

3. 护理要点

（1）环甲膜穿刺仅是呼吸复苏的一种急救措施，不能作为确定性处理。因此，在初期复苏成功、呼吸困难缓解、危急情况好转后，应改作气管切开或立即做消除病因的处理（如清除异物等）。

（2）进针不宜过深，避免损伤气管后壁黏膜。

（3）环甲膜穿刺针头与 T 形管接口连接时，必须连接紧密不漏气。

（4）穿刺部位若有明显出血应及时止血，以免血液流入气管内。

（5）作为一种应急措施，穿刺针留置时间不宜超过 24 h。

（6）如遇血凝块或分泌物阻塞穿刺针头，可用注射器注入空气，或用少许生理盐水冲洗，以保证其通畅。

四、气管内插管术

（一）概述

气管内插管术（tracheal intubation）是指将一特制的导管经口或经鼻通过声门直接插入气管内的技术。其目的是清除呼吸道分泌物或异物，解除上呼吸道阻塞，进行有效人工呼吸，增加肺泡有效通气量，减少气道阻力及无效腔，为气道雾化或湿化提供条件。根据插管时是否用喉镜显露声门，分为明视插管和盲探插管。临床急救中最常用的是经口明视插管术。

1. 适应证

（1）呼吸、心搏骤停行心肺脑复苏者。

（2）呼吸功能衰竭需有创机械通气者。

（3）呼吸道分泌物不能自行咳出而需直接清除或吸出气管内痰液者。

（4）误吸病人插管吸引，必要时作肺泡冲洗术者。

2. 禁忌证　无绝对的禁忌证。当病人有下列情况时操作应慎重：①喉头水肿或黏膜下血肿、急性喉炎、插管创伤引起的严重出血等。②颈椎骨折或脱位。③肿瘤压迫或侵犯气管壁，插管可导致肿瘤破裂者。④面部骨折。⑤会厌炎。

（二）操作方法

1. 操作前准备

（1）评估并解释

1）解释：向清醒病人及家属解释操作目的、方法及并发症等风险，签署知情同意书。

2）病人评估：评估病人病情、意识状态、生命体征，及病人头颈活动度、张口度、牙齿及鼻腔通畅情况，了解有无气管狭窄、移位等，决定能否插管及插管的途径、方法等。

3）环境评估：环境安静、整洁，光线明亮，室温适宜，适合气管插管。

（2）用物准备：备气管插管盘，内有喉镜（成人、儿童、幼儿三种规格，镜片有直、弯两种类型）、气管导管（根据病人的性别、体重、身高等因素确定导管内径标号）、导丝、牙垫、注射器、吸痰管、纱布 2 块，吸引器，呼吸面罩及呼吸气囊等。打开的生理盐水瓶注明打开时间及用途，喷雾器（注明局麻药名称和浓度）、寸带或胶布、无菌手套、简易呼吸器（含加压面罩）、吸引器、氧气装置、听诊器，物品放置有序。

2. 操作步骤　见表 16-7。

表 16-7　气管内插管术操作步骤

操作步骤	要点与说明
1. 核对、解释　核对医嘱及病人信息，了解病情；着装规范，备齐用物，携至床旁，解释操作目的、方法，洗手	确认病人，取得理解和配合
2. 体位　术者站于病人头端，清除口鼻腔分泌物，有义齿者取下义齿。病人平卧，垫薄枕将肩部抬高 10 cm，头后仰，使口、咽、喉三轴线基本重叠于一条轴线	对呼吸困难或呼吸停止病人，插管前使用简易呼吸器给予病人 100% 的氧气进行充分通气，以免因插管费时而加重缺氧
3. 选择导管、置入管芯	确保管芯短于气管导管前端开口 1 cm 处

续表

操作步骤	要点与说明
4. 置入喉镜　操作者右手提颏张口并拨开上下唇，左手持喉镜自右口角进入口内。镜片抵咽喉部后转至正中位，将舌体推向左侧，此时可见到悬雍垂（此为声门暴露的第一个标志），然后顺舌背将喉镜片稍作深入至舌根，稍稍上提喉镜，即可看到会厌的边缘（此为声门暴露的第二个标志）。看到会厌边缘后，弯喉镜片置于舌根与会厌之间并将喉镜向前上方提起，显露声门	喉镜常用为弯形片，因其在暴露声门时不必挑起会厌，可减少对迷走神经的刺激 必要时可对舌根部、喉头、声门喷洒局麻药 切忌以上切牙为杠杆支点，将喉镜柄向后旋而损伤上切牙
5. 暴露视野　充分吸引视野处分泌物	助手可以帮助轻轻拉开右嘴唇，以免遮挡术者视线，可用手指轻柔地向下或侧方压迫甲状软骨，会使声门暴露更明显
6. 插管　右手以持笔式持气管导管，沿病人的右口角置入，在明视声门的情况下将导管插入声门后，迅速拔除管芯。继续置管，直到气管导管的套囊进入声带下 3 ~ 4 cm 的位置	置管的深度，自门齿起计算，男性 22 ~ 24 cm，女性 20 ~ 22 cm。气管导管顶端距气管隆嵴大约 2 cm。小儿可参照公式：插管深度（cm）= 年龄 ÷ 2 + 12
7. 气囊注气　注射器向气管导管的气囊内注气 5 ~ 10 mL，以套囊与气管壁之间不漏气为准	测量气囊压力不超过 25 ~ 30 cmH_2O
8. 确认导管在气管内　①直视下导管进入声门；②挤压胸壁，听导管口有气流声；③将简易呼吸囊与导管连接，听双肺呼吸音存在且对称；④如用透明导管时，吸气时管壁清亮，呼气时管壁可见“白雾”样变化；⑤病人如有自主呼吸，术者面部靠近导管外端，感觉有气流流出。安置牙垫，拔出喉镜	
9. 固定　用寸带或长胶布妥善固定导管和牙垫，连接人工通气装置	连接呼吸机前，将呼吸囊再次与导管连接，予辅助通气，听诊呼吸音是否对称，再次确认导管插入是否正确
10. 术后处理　脱手套，手消毒，整理用物，医疗废物分类处置，并作详细插管记录	

3. 护理要点

（1）插管尽量使喉部充分暴露，视野清楚，动作轻柔、准确，以防造成损伤。

（2）动作迅速，勿使缺氧时间过长而致心搏骤停。

（3）操作者熟练掌握插管技术，尽量减少胃扩张引起的误吸，30 s 内插管未成功应先给予 100% 氧气吸入后再重新尝试。

（4）导管插入深度合适，太浅易脱出，太深易插入右总支气管，造成仅单侧肺通气，影响通气效果。妥善固定导管，每班记录导管置入深度。

（5）评估病人是否存在非计划性拔管的危险因素，例如插入深度、导管的固定情况、气囊压力、吸痰管的选择、气道湿化、呼吸机管路支架的固定、病人躁动、心理状况等，及时制定防范计划，并做好交接班。

拓展阅读 16-3
视频喉镜

五、气管切开术

（一）概述

气管切开术（tracheostomy）是指切开颈段气管前壁，插入气管套管，建立新的通道进行呼吸的一种技术，也称之为外科气道。它可以维持气道通畅，减少气道阻力，有利于减少呼吸道解剖无效腔，保证有效通气量。但其操作比较复杂、费时，在紧急状况下不宜使用。气管切开术可分为常规气管切开术和经皮气管切开术。

1. 适应证

（1）喉阻塞：由喉部炎症、肿瘤、外伤、异物或瘢痕性狭窄引起严重的呼吸困难，而病因又不能很快解除者。

（2）下呼吸道分泌物潴留：重度颅脑损伤、呼吸道烧伤、肿瘤、昏迷、神经系统病变等病人，自身无法有效清除呼吸道分泌物，随时有呼吸道梗阻的危险。

（3）预防性气管切开：对于某些口腔、鼻咽、颌面、咽、喉部大手术，为了进行全麻，防止血液流入下呼吸道，保持术后呼吸道通畅，可施行气管切开。破伤风容易发生喉痉挛，施行预防性气管切开，以防发生窒息。

2. 禁忌证

（1）严重出血性疾病。

（2）下呼吸道占位而致的呼吸困难。

（3）颈部恶性肿瘤。

（二）操作方法

1. 操作前准备

（1）评估并解释

1）解释：向清醒病人及家属解释操作目的、方法及并发症等风险，签署知情同意书。

2）病人评估：评估病人病情、意识状态、生命体征等。

3）环境评估：环境安静、整洁，光线明亮，室温适宜。

（2）用物准备：气管切开手术包，不同型号气管套管，其他：如吸引器、吸痰管、吸氧装置以及必备的抢救药品等。

2. 操作步骤 见表 16–8。

表 16–8 气管切开术操作步骤

操作步骤	要点与说明
1. 核对、解释 核对医嘱及病人信息，了解病情；着装规范，备齐用物，携至床旁，解释操作目的、方法，洗手	确认病人，取得理解和配合
2. 体位 取仰卧位，肩部垫高，头后仰并固定于正中位，使下颌、喉结、胸骨切迹在同一直线上	气管向前突出，气管上提并与皮肤接近，使手术时充分暴露气管
3. 消毒、铺巾、物品检查 下颌骨下缘至上胸部皮肤常规消毒，操作者戴无菌手套，铺无菌巾	检查气管切开包内器械及气管套管气囊是否漏气
4. 局部麻醉 以 1%～2% 利多卡因作切口处局部浸润麻醉	

续表

操作步骤	要点与说明
5. 暴露气管　操作者用左手拇指和示指固定喉部，自甲状软骨下缘至胸骨上窝处，沿颈前正中线切开皮肤和皮下组织（切口长度约 4～5 cm），用止血钳自白线处分离两侧胸骨舌骨肌及胸骨甲状肌，并用拉钩将分离的肌肉牵向两侧，暴露气管前壁	在分离过程中，切口两侧拉钩的力量应均匀，并经常用手指触摸环状软骨和气管环，以便手术始终沿气管前中线进行
6. 气管切口　用刀尖挑开第 2、3 或 3、4 气管环，不得低于第 5 气管环	撑开气管切口，吸出气管内分泌物及血液
7. 置入气管套管　插入大小合适、带有管芯的气管套管外管，立即取出管芯，放入内管	
8. 固定套管　用手固定气管套管，避免用力咳嗽使套管脱出。最后，用一块剪口纱布垫入伤口和套管之间，再用一块单层的无菌湿纱布盖在气管套管口外	气管套管插入后，将系带固定于颈部，松紧以放入一指为宜，以防脱出
9. 术后处理　整理用物，医疗废物分类处置，并作详细手术记录	

3. 护理要点

（1）术前：①术前不要过量使用镇静剂，以免加重呼吸抑制。②床边应备氧气、吸引器、急救药品、气管切开包及同型号气管套管等，以备紧急气管套管堵塞或脱出时急用。

（2）术中：①皮肤切口要沿正中线进行，不得高于第 2 气管环或低于第 5 气管环。以免损伤颈部两侧大血管及甲状腺，引起大出血。②气管套管要固定牢靠，松紧适宜。

（3）术后：①防脱管窒息：套管一旦脱出，应立即将病人置于气管切开术的体位，用事先备妥的止血钳等器械在良好照明下分开气管切口，将套管重新置入。②保持气管套管通畅：术后观察切口出血情况，随时清除套管内、气管内及口腔内分泌物。③维持下呼吸道通畅：室内应保持适当的温度（22℃左右）和湿度（相对湿度 90% 以上）。可以采用主动湿化（呼吸机湿化罐或雾化器）和被动气道湿化（人工鼻），防止分泌物干结堵管。④防止伤口感染：每日定期更换消毒剪口纱布和消毒伤口。并检查伤口周围皮肤有无感染或湿疹。

（4）防止意外拔管：经气管切开术后不能发声，可采用书面、示意图或肢体语言交流，应及时调整固定系带松紧度，必要时行保护性约束。

（5）拔管：拔管前先试堵管 1～3 天，从半堵到全堵管口，如无呼吸困难即可拔管。拔管后用蝶形胶布拉紧伤口两侧皮肤，使其封闭。外敷纱布，每日或隔日换药一次，1 周左右即可痊愈。如不愈合，可考虑缝合。拔管后床边仍需备气管切开包，以便病情反复时急救处理。

第六节　球囊－面罩通气

情境六：

急救人员到达现场后进行病情评估，评估结果如下：病人男性，65 岁，自主呼吸微弱，胸廓无起伏，心率 57 次 / 分，SpO_2 76%，意识丧失，呼之不应，有慢性疼痛病史，服用阿片类镇痛药。

请思考：

1. 您认为病人自主呼吸微弱的原因是什么？
2. 如果您是现场急救护士，需要开展哪些工作？

球囊－面罩是最简单的借助器械加压的人工呼吸装置，在各种原因导致的呼吸停止的抢救中，护士简洁、快速地判断和及时、有效地使用通气技术，可以提高抢救成功率。

（一）概述

球囊－面罩又称简易呼吸器，由一个有弹性的球体、减压阀、鸭嘴阀、储氧袋和面罩组成，在球囊后面空气入口处有单向活门，确保球囊舒张时空气能单向流入。其侧方有氧气入口，连接氧气后，使用储氧袋，可提高给氧浓度（图 16–6）。

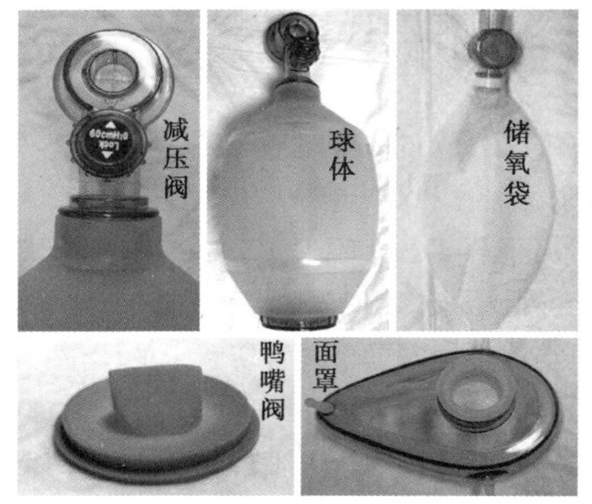

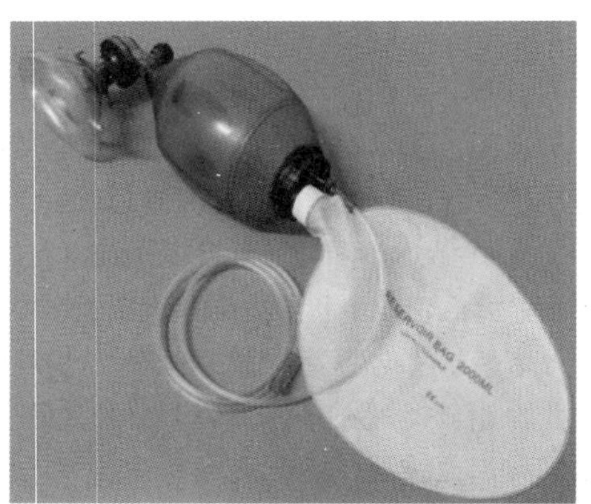

图 16–6 球囊－面罩的构造

1. 适应证

（1）心肺复苏。

（2）需行人工呼吸急救的病人。

（3）危重病人转运及使用呼吸机时的过渡性人工通气。

（4）插管前的球囊－面罩人工呼吸支持。

2. 相对禁忌证

（1）未经减压及引流的张力性气胸，纵隔气肿。

（2）中等量以上的咯血。

（3）重度肺囊肿或肺大泡。

（4）大量胸腔积液。

（5）急性心肌梗死。

（6）严重误吸引起的严重呼吸衰竭。

（二）操作方法

1. 操作前准备

（1）评估并解释

1）解释：向病人解释操作的目的及重要性，取得病人及家属的理解和配合。

2）病人评估：评估病人的意识、年龄、气道通畅性、口腔是否有异物、活动性义齿、面部大小及是否有颈椎损伤。

3）环境评估：环境安全，整洁，配有氧源、气源。

（2）物品准备：面罩、简易呼吸器、纱布、必要时准备口咽 / 鼻咽通气道。

2. 操作步骤　球囊－面罩通气术分为单人操作法和双人操作法，双人操作通气术优于单人法（表 16–9）。通气术必须在呼吸道通畅的情况下进行。

表 16–9　简易呼吸器技术操作步骤

操作步骤	要点与说明
1. 核对、解释　核对医嘱及病人信息，了解病情；着装规范，备齐用物（检查呼吸囊性能良好），携至床旁，解释操作目的、方法，洗手	确认病人，取得理解和配合
2. 连接氧源	氧流量 8 ~ 10 L/min 及以上，快速充盈储氧袋
3. 病人准备　评估有无禁忌证。予病人去枕平卧，取下活动性义齿，清除上呼吸道分泌物和呕吐物，解开衣领、暴露心前区、松解腰带	
4. 开放气道，将面罩扣在病人口鼻上	托下颌法：双手托起病人下颌，使病人头后仰，下颌耳垂连线与病人身体纵轴垂直
5. 操作方法 （1）单人操作法（单人 EC 手法）：操作者左手拇指、食指呈“C”形固定面罩，中指、无名指及小指放在下颌下缘，呈“E”，上提下颌角（图 16–7）。右手挤捏球囊 （2）双人操作法（双人 EC 手法）：一名操作者站于病人头侧，双手采用“EC 手法”固定面罩（图 16–8），第二名操作者站于病人一侧挤压球囊	
6. 效果评价　观察单向阀是否工作正常，观察面罩内有无雾气，病人胸廓是否有起伏，观察病人的面色，有监护的情况下观察病人末梢 SPO_2	
7. 洗手记录	
8. 终末处理	

3. 护理要点

（1）连接氧源，调节氧气流量：有氧源时，使用储氧袋，氧流量 > 8 L/min。储氧袋充盈情况下，可使吸入氧浓度达到 99%。无氧源时，应取下储氧袋及氧气连接管，氧浓度为大气氧浓度为 21%。

（2）正确使用安全阀：安全阀开放状态下，送气压力可维持于 40 ~ 60 cmH_2O，若压力 > 60 cmH_2O 即可自动排出。对人工气道建立前或气道高压病人，必要时可予关闭安全阀，提高通气效果。

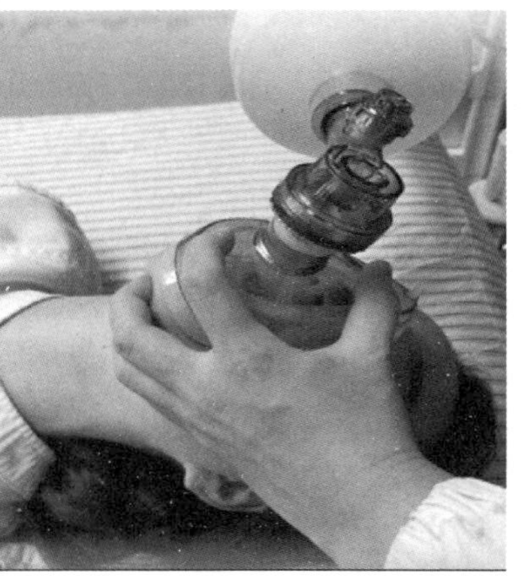
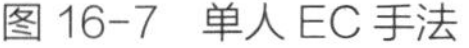

图 16-7 单人 EC 手法

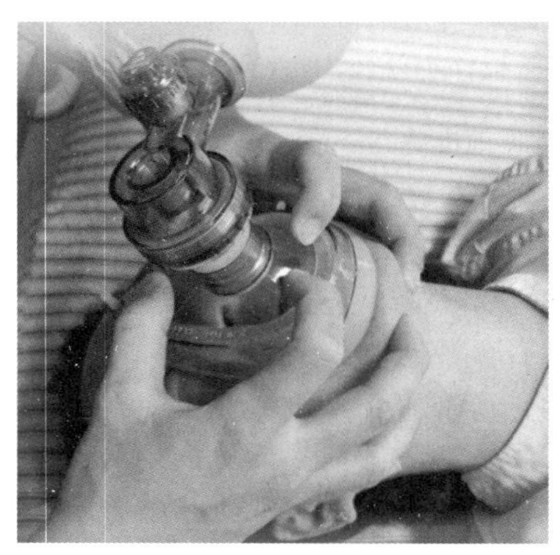

图 16-8 双人 EC 手法

拓展阅读 16-4
简易呼吸器的检测与维护

（3）规律挤压球囊：每次送气时间 1 s，吸呼比为 1 :（1.5 ~ 2）；挤压气囊的 1/3 ~ 2/3 为宜。

（4）观察并发症：抢救过程中注意观察病人胃部是否胀气，避免过多气体挤压到胃部影响通气效果或造成呕吐及误吸。

（5）常见故障分析及处理见表 16-10。

表 16-10 常见故障分析及处理

常见故障	原因分析	处理措施
挤压气囊有阻力	检查呼出阀（鸭嘴阀、出气阀）安装是否正确	正确安装
	病人气道未打开或分泌物多	充分打开气道或清理气道分泌物
	压力安全阀未打开	向上提打开压力安全阀
储氧袋不充盈	未正确使用	使用前先将储氧袋充满氧气
	储氧袋破损	更换储氧袋
	与球囊处连接不紧	正确连接
	氧气导管未连接、氧流量未打开	正确连接、调节氧流量
挤压球囊时面罩漏气	面罩充气不足或破损	用注射器重新注气或更换面罩
	面罩大小不合适	更换合适面罩
	面罩与病人面部接触不紧密	正确固定
潮气量达不到	球囊破损漏气	更换球囊
	挤压球囊手法不正确	正确挤压

第七节　气道异物清除

情景导入

一名女士与她8岁的儿子在餐厅就餐，孩子吃了一口牛肉后，突然呼吸困难，面色青紫，无法出声，双手抓住喉咙，表情痛苦。

请思考：

1. 您认为病人发生了什么？

2. 如果您是现场急救护士，需要开展哪些工作？

（一）概述

气道异物阻塞是导致窒息的紧急情况，如不紧急处理，往往危及生命。海姆立克手法是一种简便有效的抢救食物、异物卡喉所致窒息的急救方法。通过给膈肌下软组织以突然向上的压力，驱使肺内残留的空气形成气流快速进入气管，去除堵在气道内的食物或异物。

1. 异物阻塞呼吸道的判断

（1）特殊表现：异物吸入气道时，病人常常感到极度不适，常常不由自主地以一手呈“V”形紧贴于颈前喉部，苦不堪言（图16–9）。

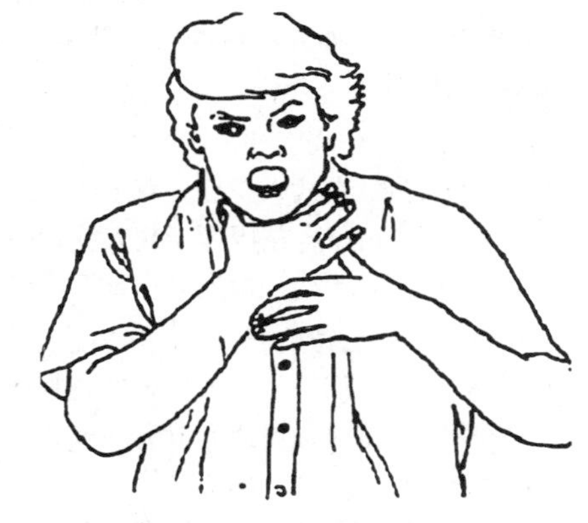

图16–9　异物梗阻表现

（2）气道不完全梗阻：病人可以有咳嗽、喘气或咳嗽微弱无力，呼吸困难，病人张口呼吸时，可闻及异物冲击性的高啼声，面色青紫，皮肤、甲床和口腔黏膜发绀。

（3）气道完全梗阻：较大异物堵住喉部、气道处，病人面色晦暗、青紫、不能说话、不能咳嗽、不能呼吸、昏迷倒地，窒息，很快呼吸停止。

2. 适应证　适用于异物完全或不完全堵塞气道的病人。

3. 禁忌证　无绝对禁忌证。

（二）操作方法

1. 操作前准备

（1）评估并解释

1）解释：向清醒病人解释操作的目的、配合要领，争取病人配合，缓解紧张情绪。

2）病人评估：评估病人神志、体型、配合程度、呼吸及临床体征，判断梗阻程度。

3）环境评估：环境安全，光线充足，适宜抢救。

（2）用物准备：有条件备简易呼吸器、急救药品、除颤仪等器材。

2. 操作步骤　见表16–11。

表 16–11 气道异物清除技术操作步骤

操作步骤	要点与说明
1. 解释取得配合	用于互救时
2. 根据评估结果选择合适救治方法	
（1）自救 1）病人自行弯腰靠于已固定水平物体的边缘（如椅背、扶手、栏杆等） 2）快速向上冲击式压迫上腹部，直到异物排出（图 16–10）	适用于病人意识清醒，不完全气道梗阻，具有一定救护知识、技能，且当时又无他人在场相助，打电话困难，不能说话报告情况等
（2）互救：立位腹部冲击法（图 16–11） 1）救护人员站在病人身后，双手环绕病人腰部，使病人弯腰，头部前倾 2）施救者一手握拳，另一手紧握此拳，快速用力向后上方挤压病人腹部每秒挤压一次 3）指导病人配合，低头张口，直至异物排出	适用于清醒病人，不完全或完全气道梗阻者 施救者握拳的拇指顶住病人腹部正中线，肚脐与剑突连线中点处
（3）互救：仰卧位腹部冲击法（图 16–12） 1）将病人置于仰卧位，救护人员骑跨在病人髋部 2）一只手掌根置于病人腹部正中线、脐上两横指处，不要触及剑突 3）另一手直接放在第一只手背上，两手掌跟重叠，双手合力快速向内、向上有节奏冲击病人的腹部，连续 5 次 4）检查口腔，如异物被冲出，迅速用手将异物取出，检查呼吸、心跳，如无立即 CPR	适用于不清醒病人，不完全或完全气道梗阻病人
（4）互救：立位胸部冲击法 1）救护人员站在病人身后，双手环绕病人胸部 2）一手握空心拳，拳眼置于病人胸骨中部，避开肋骨缘及剑突 3）重复操作若干次，检查异物是否排出	清醒病人，且不宜采用腹部冲击法者，如肥胖者、孕妇等
（5）互救：仰卧位胸部冲击法 1）将病人置于仰卧位，救护人员骑跨在病人髋部 2）两手掌根重叠，快速有节奏冲击 5 次 3）检查呼吸、心跳，如心跳停止，立即 CPR 4）重复操作若干次，检查异物是否排出	意识不清且不宜采用腹部冲击法的，如肥胖者、孕妇等，胸部冲击部位与胸外心脏按压部位相同
（6）儿童救治法：儿童救治操作方法与成人相同，如呼吸心搏停止，立即 CPR	检查口腔，如有异物排出，迅速用手取出异物；若阻塞物未能排出，重复操作 1 ~ 3 次
（7）婴儿救治法：背部叩击法（图 16–13） 1）救护人员将婴儿身体置于一侧的前臂上，同时手掌将后头颈部固定，头部低于躯干 2）用另一手固定婴儿下颌角，并使婴儿头部轻度后仰，打开气道 3）两前臂将婴儿固定，反转呈俯卧位 4）用手掌根向内、向上叩击婴儿背部两肩胛骨之间 5 次 5）两手及前臂将婴儿固定，翻转为仰卧位 6）在婴儿胸骨下半段，用食指及中指压胸 5 次 7）检查口腔，如有异物排出，迅速用手取出 8）若异物未能排出，重复进行背部叩击和胸部冲击	适用于不完全或完全气道梗阻的婴儿，对于能有效咳嗽的儿童，提示气道未完全阻塞，应鼓励其咳出堵塞物

续表

操作步骤	要点与说明
3. 评价 病人气道通畅性、生命体征	
4. 洗手记录	
5. 终末处理	

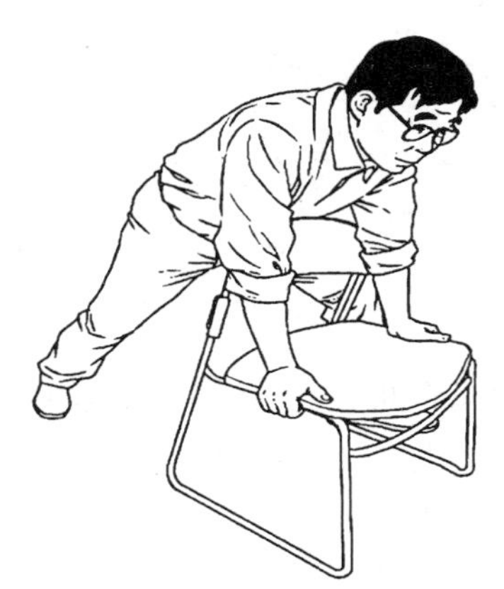

图 16-10 异物梗阻自救

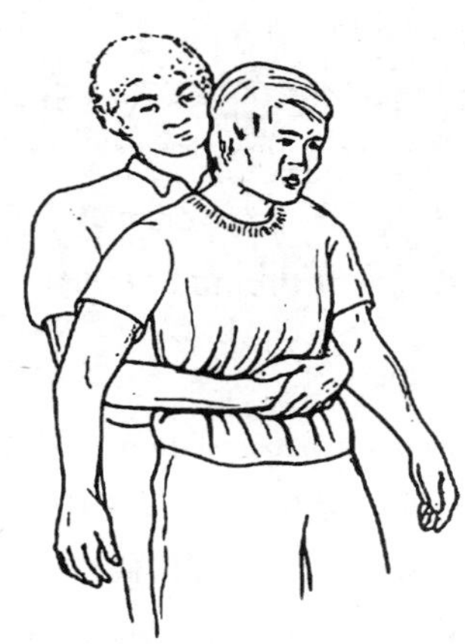

图 16-11 立位腹部冲击法

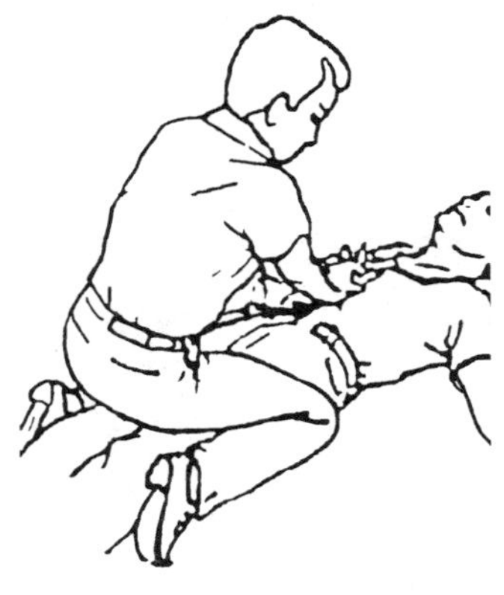

图 16-12 仰卧腹部冲击法

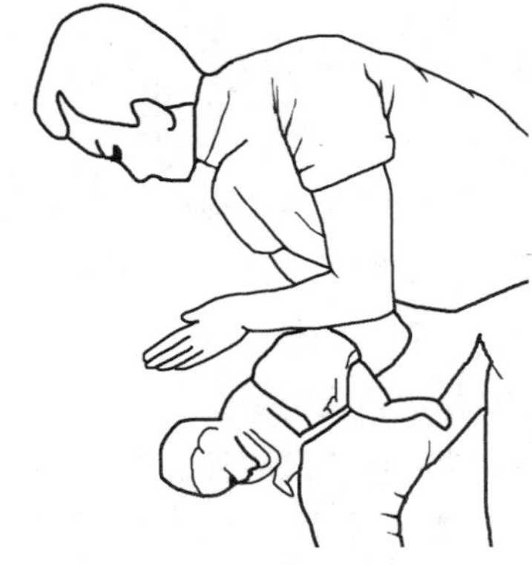

图 16-13 婴儿异物梗阻背部叩击法

3. 护理要点

（1）尽快识别是否出现气道异物梗阻 操作者需根据病人临床表现，结合实际情况尽快识别病人情况。

（2）动态评估病人心跳、呼吸情况 施救过程中动态评估病人是否出现心跳呼吸骤停，必要时需海姆立克法联合 CPR 共同实施救治。

（3）防止胃内容物反流致误吸 实施腹部冲击时，定位要准确，不要把手放在胸骨剑突上或肋缘下，同时注意观察是否出现胃反流导致病人误吸。

（4）及时评估并发症 操作时要有爱伤观念，避免二次损伤，如气胸、胃破裂、肝脾破裂、空肠破裂、主动脉夹层、主动动脉瓣破裂、颈内动脉夹层等。使用本法成功抢救病人后应检查病人有无并发症的发生。

拓展阅读 16-5
海姆立克急救法的由来

第八节 呼吸机的临床应用

情景导入

李某，男，36岁，已婚，机场地勤人员，入院诊断：重症肺炎。病人3天前无明显诱因出现发热，体温最高39.6℃，咳嗽，咳黄黏痰，伴有轻度胸闷、气促，呼吸38次/分，指端发绀，血氧饱和度87%，血气分析示氧分压58 mmHg，立即气管插管行机械通气治疗。

请思考：

1. 如何做好机械通气期间的护理？
2. 如何做好并发症的预防及护理？

机械通气（mechanical ventilation，MV）是借助呼吸机建立气道口与肺泡间的压力差，给呼吸功能不全的病人以呼吸支持，即利用机械装置来代替、控制或改变自主呼吸运动的一种通气方式。机械通气作为目前急危重症病人常见的器官功能支持手段，已普遍应用于麻醉、各种原因所致的呼吸衰竭及大手术后的呼吸支持与治疗中。其作用可有效改善肺通气及换气功能，纠正低氧血症，改善通气/血流比例，防止肺不张，同时还可减少呼吸肌做功，达到缓解呼吸肌疲劳的目的。

（一）概述

1. 适应证

（1）通气异常：呼吸肌功能障碍/衰竭、通气驱动降低、气道阻塞/阻力增加。

（2）氧合异常：急性呼吸窘迫综合征、呼吸明显异常。

（3）需要行深镇静/肌松。

（4）需要肺复张，防止肺不张。

（5）需要降低全身或心肌氧耗。

2. 禁忌证　一般机械通气无绝对禁忌证。但一些特殊情况行机械通气时会有相对禁忌证，应积极处理原发病（如尽快行胸腔闭式引流，积极补充血容量等），同时不失时机地应用机械通气：①气胸及纵隔气肿未行引流。②肺大疱和肺囊肿。③低血容量性休克未补充血容量。④严重肺出血。⑤气管食管瘘等。

（二）操作方法

1. 操作前准备

（1）评估并解释

1）解释：向病人及家属解释呼吸机应用的目的、不适并取得配合。

2）病人评估：评估病人性别、年龄、体重、病情、意识状态、生命体征、血气分析结果、人工气道的情况。

3）环境评估：环境安全、整洁，有氧源、空气源、电源。

（2）用物准备：呼吸机、呼吸机管路、膜肺、灭菌注射用水、气囊测压表、听诊器、吸痰装置、简易呼吸器、必要时遵医嘱准备相应的急救或镇静药物。

2. 操作步骤　见表 16–12。

表 16–12　呼吸机应用技术操作步骤

操作步骤	要点与说明
1. 核对、解释　核对医嘱及病人信息，了解病情；着装规范，备齐用物，携至床旁，解释操作目的、方法，洗手	确认病人，清醒病人取得病人理解和配合，并予适当镇静
2. 机械通气前准备	
（1）选择合适的呼吸机，连接氧气、空气、电源	结合病情选择呼吸机种类和型号
（2）安装呼吸机管道	主动湿化时，湿化罐内添加适量灭菌注射用水
（3）呼吸机连接膜肺，开机自检	检查呼吸机性能
3. 设置呼吸机参数	
（1）机械通气的常见模式：辅助 – 控制通气（assist–control ventilation，A–C），同步间歇指令通气（synchronized intermittent mandatory ventilation，SIMV），压力支持通气（pressure support ventilation，PSV），持续气道正压（continuous positive airway pressure，CPAP）	常规临床常用的呼吸机模式：SIMV，它是自主呼吸与控制通气相结合的模式，指令呼吸是以预设容量（V–SIMV）或预设压力（P–SIMV）的形式送气
（2）机械通气的常见参数调节	据病情及血气分析综合设定
1）吸入氧浓度（fractional concentration of inspired O_2，FiO_2）通气初始阶段，可给予高浓度氧气，迅速纠正缺氧	后期根据病情及血气分析结果调整
2）潮气量（tidal volume，VT）根据体重设定 8 ~ 12 mL/kg	避免气道平台压超过 30 ~ 35 cmH_2O
3）呼吸频率的设定（respiratory rate，RR）成人通常设定为 8 ~ 20 次 / 分	根据分钟通气量、目标 $PaCO_2$ 水平进行设定
4）PEEP 的设定（positive end–expiratory pressure，PEEP）常规设置 4 ~ 6 cmH_2O	一般采用 PEEP 滴定法、低位转折点法、PEEPi 指导方式设置
5）流速设定（flow rate）成人常用流速设置：40 ~ 60 L/min	根据 MV 和呼吸系统阻力及肺的顺应性进行调整
6）触发灵敏度（trigger sensitivity）压力触发为 –0.5 ~ –1.5 cmH_2O，流速触发为 2 ~ 5 L/min	
7）吸气时间设置（Tinsp）吸气时间 0.8 ~ 1.2 s 或吸呼比 1 :（1.5 ~ 2）	
4. 试机　呼吸机设置后常规试运行 30 min	
5. 连接　呼吸机连接人工气道	观察病人胸廓起伏，听诊两肺呼吸音及呼吸机运行参数机械通气 30 min 后，留取动脉血气分析
6. 调整呼吸机报警限	根据呼吸机监测参数调整
7. 固定　妥善固定呼吸机管道	避免呼吸机管道牵拉
8. 体位　床头抬高至少 30°	排除有抬高床头禁忌证
9. 洗手记录	
10. 终末处理	

3. 护理要点

（1）病情观察：观察病人神志、生命体征、呼吸频率、节律及氧合改善情况，复查血气分析结果，动态调整呼吸机的模式及运行参数，保证有效通气。

（2）报警的识别与处理

1）高压报警：①病人气道内分泌物过多；②病人烦躁呛咳；③呼吸机管路内积水过多；④管路打折或不畅；⑤高压报警线设置过低。

处理方法：及时清理呼吸道；加强病人镇静镇痛管理；倾倒呼吸机冷凝水；检查呼吸机管路，保持通畅；合理设置呼吸机报警线。

2）低压报警：①气囊充气不足或漏气；②管道脱落或破损。

处理方法：检查气囊压力，维持气囊压力 25 ~ 30 cmH_2O；检查管道连接及密闭性，管道脱落及时连接管道，管道破损予以更换管道。

3）人机不同步：①病人烦躁、咳嗽、疼痛、自主呼吸过强；②通气不足或通气过度；③呼吸机故障等。

处理方法：加强镇静镇痛，使病人安静；调整呼吸机参数；定期检查维护呼吸机，排除故障。

4）窒息报警：常见原因有参数设置不当，机器故障，导管堵塞。

处理方法：调整呼吸机模式及参数；更换呼吸机；判断导管通畅性，更换导管。

（3）人工气道的护理

1）妥善固定导管：每班查看导管刻度，听诊两肺呼吸音是否对称。躁动病人遵医嘱给予镇痛镇静药物，避免病人自行拔除人工气道。

2）气道吸引：根据病情选择开放式或密闭式的吸痰技术，按需吸痰，吸痰负压为 −80 ~ −150 mmHg（1 mmHg = 0.133 kPa）。

3）气囊压力监测：每隔 6 ~ 8 h 监测气囊压力，维持压力 25 ~ 30 cmH_2O。

4）气道湿化：根据痰液黏稠度，采用主动湿化或被动湿化方式。

5）预防呼吸机相关性肺炎：严格执行手卫生，无菌操作，加强气道管理、口腔护理；无禁忌证病人抬高床头≥30°，开展早期活动，促进病人早日脱离呼吸机。

（4）机械通气并发症的观察与护理：常见的并发症包括气压伤、过度通气、通气不足、呼吸机相关性肺炎、上呼吸道堵塞、肺不张、氧中毒、低血压等。

（5）撤机的护理：临床常用自主呼吸试验（SBT）进行撤机前的评估，包括 T 管法、低水平 CPAP、低水平 PSV。

1）撤机前：行 3 min SBT 试验，成功后评估病人咳痰能力及上呼吸道通畅情况。吸净气道及口鼻腔内分泌物，准备好吸氧装置。

2）撤机时：配合医生拔管，清理气道分泌物，预防呕吐及误吸的发生。观察生命体征的同时指导病人深呼吸、咳嗽。

3）撤机后：口腔护理，促进病人舒适。复查血气分析判断氧合，呼吸机终末处理。

第九节 临时心脏起搏和主动脉内球囊反搏技术

情景导入

病人，男性，83 岁，因活动后出现晕厥、黑蒙现象就医，入院后心电图示：心率 39 次 / 分，三度房室传导阻滞，平车推入病区后，病人突发神志不清，呼之不应，大动脉搏动消失，立即予胸外心脏按压并置入临时起搏器辅助治疗后病人神志清楚，心率为起搏心率 70 次 / 分，NBP 110/65 mmHg。

请思考：

1. 该病人临时心脏起搏器置入后早期护理观察重点是什么？
2. 在危重病人救治中，护士应具备哪些素质？

一、临时心脏起搏技术

（一）概述

临时心脏起搏（temporary cardiac pacing）是指应用体外脉冲发生器发放电脉冲，通过临时起搏导线、胸壁电极板、食管电极等暂时刺激心脏促进心脏收缩。心脏临时起搏系统的组成包括起搏电极导线和临时起搏脉冲发生器。临时心脏起搏包括以下几种：经静脉心内膜起搏、心外膜起搏、经食管心脏起搏和经胸心脏起搏。临时起搏方式的选择通常取决于病人当时的情况。绝大多数的临时心脏起搏采用经静脉心内膜起搏模式。

1. 适应证

（1）心脏传导阻滞导致心脏骤停、晕厥或阿 – 斯综合征。

（2）外科手术，部分病人心率特别慢，植入临时起搏器，保证手术期间安全。

（3）病人出现病态窦房结综合征或高度房室传导阻滞，植入临时起搏器作为过渡治疗。

2. 禁忌证　经静脉心脏起搏没有绝对禁忌证。以下情况需谨慎穿刺：严重血管损伤、严重的糖尿病、严重的感染及严重的多器官衰竭等。

（二）操作方法

1. 操作前准备

（1）评估并解释

1）解释：核对医嘱及病人身份，了解病人病情，向病人及其家属解释操作目的、操作方法、可能出现的风险及注意事项。

2）病人评估：评估病人年龄、意识状态、穿刺部位皮肤情况及病人术前的血常规、凝血常规、心电图。

3）环境评估：周围环境安静、整洁适宜无菌操作。

（2）用物准备：临时起搏器、起搏电极、穿刺导管套包、碘附、洗手液等。

2. 操作步骤　见表 16–13。

表 16-13 临时心脏起搏技术操作步骤

操作步骤	要点与说明
1. 核对、解释 核对医嘱及病人信息，了解病情；着装规范，备齐用物，携至床旁，解释操作目的、方法，洗手	确认病人，取得理解和配合
2. 评估 有无穿刺禁忌证	
3. 消毒、铺无菌治疗巾 严格执行无菌操作，消毒穿刺区域，铺置无菌治疗巾	设置最大化无菌区域
4. 穿刺置管、放置起搏导线	
（1）协助医生行深静脉穿刺置管术	首选右颈内静脉 / 左锁骨下静脉
（2）置入起搏导线	气囊漂浮电极不需要 X 线透视
（3）连接起搏电极及起搏器	通过心电监护示良好起搏右心室即确定电极位置
（4）固定静脉置管及起搏导线	穿刺部位及导管护理同“深静脉置管护理”
5. 起搏器参数调节：	
（1）起搏模式	最常用的起搏方式为 VVI 型起搏，右心室梗死者选用 VDD 模式
（2）起搏频率	通常以选用较慢频率为宜，60 ~ 80 次 / 分为基本频率
（3）起搏电压或电流	通常为 3 ~ 5 V，电流为 3 ~ 5 mA
（4）感知灵敏度：为起搏感知 P 波或 R 波能力	一般感知灵敏度为 2 ~ 3 mV
6. 洗手记录	
7. 终末处理	

3. 护理要点

（1）持续心电监护：观察心率、心律、血压和心电图的变化，观察临时起搏器的起搏和感知功能。

（2）体位护理：装临时起搏器后病人常规取平卧位或左侧卧位。股静脉置管者，穿刺侧肢体需适当制动，避免导管移位、脱落，下肢被动活动，防止深静脉血栓的形成。

（3）观察临时起搏器的性能：临时起搏器及电极妥善固定，每班检查置入深度或外露刻度，防止滑脱。必要时行 X 线片检查，确认起搏器电极位置。通过电池信号，观察电池有无耗竭。如病人心率变慢低于起搏器设置的频率或心电图上在 QRS 波前没有起搏信号，应立即汇报医生，及时处理。

（4）严格无菌操作，预防感染：观察穿刺置管处的情况，防止出血、感染，定时更换敷料。

（5）并发症的观察与护理

1）导管移位：表现为病人心率慢、有头晕、黑蒙、晕厥表现，心电图表现无起搏心率，此时需要重新调整起搏器位置。

2）心律失常：以室性心律失常为主。一旦发生，应立即调整导线，根据情况应用利多卡因或电复律进行纠正。

3）心脏穿孔：常见于股静脉途径、导管质地较硬的情况。病人表现为起搏失灵、胸痛、胸闷、X 线可见导线顶端位于心影之外。此时撤回导线入心腔多数可以自行闭合，但需要警惕心包压塞现象。

4）血栓栓塞：需拔除导管、重新置管。

5）其他：血气胸、感染、起搏器失灵等。

二、主动脉内球囊反搏技术

情景导入

病人，女，71 岁，因“冠心病、三支病变”收治入院。既往高血压病史 10 年，入院后完成相关检查后行“冠状动脉搭桥术”，术后入 ICU 治疗，入室时窦性心律，HR 125 次 / 分，ABP 80/40 mmHg，CVP 15 mmHg，超声心动图检查提示左室收缩功能降低，EF 30%。目前给予肾上腺素 0.05 μg/（kg · min），多巴胺用量 10 μg/（kg · min）。

请思考：

1. 该病人发生了什么？临床还能采取哪些手段纠正病人的情况？
2. 作为护士，如何实施护理？

主动脉内球囊反搏（intra–aortic balloon counterpulsation therapy，IABP）是目前应用最广泛的机械循环辅助装置，可以帮助病人恢复心肌氧供需平衡，增加心排血量，降低心脏后负荷，因而成为抢救心源性休克、心脏手术后低心排等危重病人的有效治疗手段。

（一）概述

主动脉内球囊反搏是经股动脉将球囊导管置入病人主动脉系统内，其尖端位于左锁骨下动脉开口下 1 ~ 2 cm 处，球囊位于降主动脉近心端，球囊下端位于肾动脉开口以上，导管置入后将球囊与体外的气源及反搏控制装置相连。在心脏舒张期气囊充气（图 16–14），使主动脉舒张压增高、心排血量和舒张期冠状动脉灌注压增高；在心脏的收缩期球囊放气（图 16–15），减轻左心室后负荷压力，降低左心室排血阻力，减少心脏做功，降低心肌耗氧量，从而起到辅助心脏的作用。

1. 适应证

（1）高危心脏病人手术前的预防性应用。

（2）心脏术后体外循环撤离困难或心脏术后难以控制的低心排综合征。

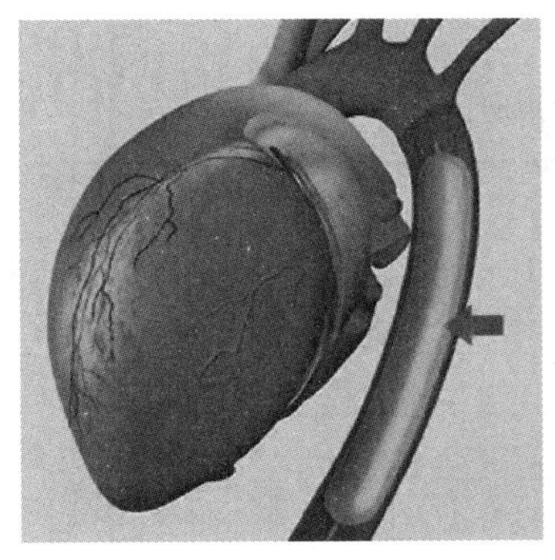

图 16–14 心脏舒张期气囊充气

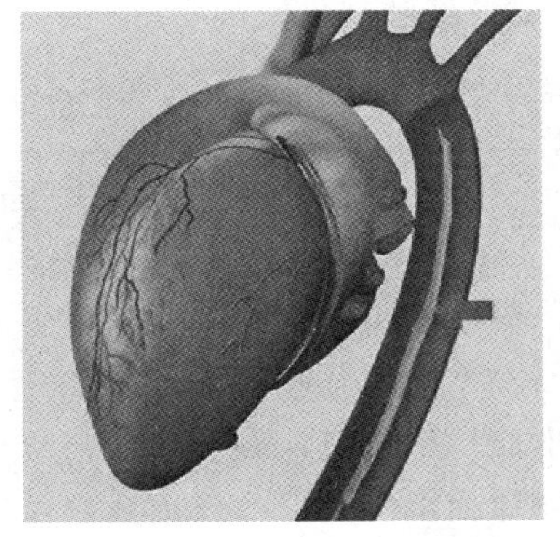

图 16–15 心脏收缩期球囊放气

（3）不稳定性心绞痛。

（4）顽固性心律失常。

（5）各种原因导致的心源性休克。

（6）心导管操作期间或操作后的循环支持。

（7）心脏移植或心室机械辅助装置置入前后的辅助。

（8）心搏骤停的复苏。

2. 禁忌证

（1）绝对禁忌证：①严重主动脉瓣膜关闭不全；②主动脉夹层主动脉瘤、主动脉外伤；③严重的主动脉粥样硬化等。

（2）相对禁忌证：①终末期心脏病；②严重出血倾向；③不可逆的脑损伤；④主动脉、髂动脉严重病变或感染；⑤转移性恶性肿瘤。

3. 临床应用指征　出现下列情况经积极治疗，尽早用 IABP 辅助治疗。

（1）多巴胺用量 > 10 μg/min，同时用两种药物的情况下血压进行性下降。

（2）心排血量 < 2 L/（m^2·min）。

（3）左房压 > 20 mmHg。

（4）中心静脉压 > 15 mmHg。

（5）尿量 < 0.5 mL/（kg·h）。

（6）末梢循环差，手足凉。

（7）精神萎靡，组织氧供不足，乳酸持续上升，动脉血氧饱和度下降明显。

（二）操作方法

1. 操作前准备

（1）评估并解释

1）解释：核对医嘱及病人身份，了解病人病情，向病人及其家属解释操作目的、操作方法、可能出现的风险及注意事项。取得病人配合。

2）病人评估：评估病人年龄、意识状态、穿刺部位皮肤情况、血管情况及病人术前的血常规、凝血常规。

3）环境评估：周围环境安静、整洁适宜无菌操作。

（2）用物准备：IABP 穿刺用套包、碘附、IABP 机器、换能器、加压袋、2.5 U/mL 肝素钠生理盐水 250 mL、5% 利多卡因 5 mL、必要时准备除颤仪及急救药物。

2. 操作步骤　见表 16–14。

表 16–14　主动脉内球囊反搏技术操作步骤

操作步骤	要点与说明
1. 核对、解释　核对医嘱及病人信息，了解病情；着装规范，备齐用物，携至床旁，解释操作目的、方法，洗手	确认病人，清醒病人取得病人理解和配合，并予适当镇静
2. 仪器及测压装置准备	
（1）开机检查性能、检查氦气总量	
（2）2.5 U/mL 肝素钠生理盐水，放入加压袋内，加压至 300 mmHg，排尽空气后连接测压导线；校零	零点位置：腋中线第 4 肋间

续表

操作步骤	要点与说明
（3）将 IABP 外部心电图信号线连接监护仪以获取病人心电信息	
3. 消毒、铺无菌治疗巾　严格执行无菌操作，消毒穿刺区域，铺置无菌治疗巾	设置最大化无菌区域
4. 穿刺置管、置入 IABP 球囊导管	
（1）行动脉穿刺置管术，置入外鞘管	穿刺部位及导管护理同“深静脉置管护理”
（2）经外鞘管，置入 IABP 球囊导管	导管深度：一般为股动脉至胸骨角
（3）通过胸部 X 线判断导管位置	球囊导管尖端在左锁骨下动脉开口远端 2 cm 处，即不超过第 4 胸椎水平
（4）连接、冲洗管路，监测股动脉血压	将换能器连接至 IABP 导管测压腔，冲洗管路，观察动脉血压波形
（5）氦气导管一端连接球囊导管，一端连接 IABP 仪器充气端	
（6）缝合固定穿刺鞘、缝合固定氦气管	
5. 启动 IABP 机器，设置参数	初次使用需手动充气 2 ~ 3 s 后启动
（1）选择触发方式：①心电图触发；②起搏触发；③压力触发；④机内触发	首选心电图触发，选择 R 波高尖的最佳导联，确保 QRS 波群 > 0.5 mV
（2）调整反搏比例：1 : 1、1 : 2、1 : 3	
（3）调整反搏时相：球囊充气在主动脉瓣关闭时，放气应在主动脉瓣即将开放前	心电图上，球囊充气于 T 波降支，放气常于 R 波或 R 波稍前
（4）调整反搏强度：与反搏压有关	最低不能小于最大反搏的 50%
6. 洗手记录	
7. 终末处理	

3. 护理要点

（1）病人体位：平卧位或床头抬高≤30°，穿刺侧下肢伸直，轴线翻身。

（2）妥善固定，维持导管在位通畅：每 30 min 冲洗测压管路，防止测压管路阻塞和血栓形成；通过拍摄胸片确定导管位置。

（3）监测心率、心律及反搏压：①心律失常会干扰 IABP 球囊的触发、充气和放气，及时发现、早期处理。②反搏压应高于收缩压，保持在 100 ~ 110 mmHg。

（4）穿刺侧肢体护理：严密观察置入 IABP 肢体的动脉搏动、皮肤温度、颜色以及腿围大小等，并与对侧进行比较。发现异常积极处理。也可用 IABP 自带的血管超声评价动脉的血流频谱。

（5）观察病人尿量：每小时观察病人尿量，如尿量突然锐减则需要评估是否为导管移位所致。

（6）正确执行抗凝治疗：植入 IABP 后给予普通肝素抗凝，维持活化部分凝血活酶时间（APTT）在 50 ~ 70 s，活化凝血时间（ACT）在 150 ~ 180 s。密切观察穿刺处有无出血或血肿，口鼻腔及皮肤黏膜有无出血，同时监测血小板、血红蛋白、红细胞压积。

（7）预防感染：严格执行无菌操作，注意伤口有无红、肿、热、痛和分泌物。

（8）并发症的观察：动脉损伤或形成夹层、肢体缺血、动脉栓塞、气囊破裂、出血、感染等。

（9）反搏泵撤离的护理：①逐渐减少反搏频率至 1∶2、1∶3，并减少气囊充气的容量，保持气囊在主动脉内搏动，反搏比 1∶3 不超过 1 h，气囊停止反搏后，在主动脉内留置时间不能超过 30 min，避免血栓形成。②拔出气囊导管时按压穿刺点上方，排出小血栓，然后移向穿刺点，压迫 30 min 直至出血完全停止。再用纱布、弹力绷带包扎，将 1 kg 沙袋置于穿刺点上压迫 6 h，置管肢体制动 24 h，注意观察远端动脉的搏动情况。

第十节 血流动力学监测技术

情境七：

伤员李某，女，45 岁，因车祸致多发肋骨骨折、骨盆骨折、失血性休克，由“120”医护人员进行现场救护后，转入 ICU 监护治疗，入室时病人神志淡漠，四肢末梢凉，HR 147 次 / 分，NBP 78/45 mmHg，SpO_2 93%，R 32 次 / 分。入室后置入右锁骨下静脉导管，给予 1 000 mL 生理盐水静脉输液。

请思考：

1. 您认为该病人常规的血压监测方法能满足临床救治的需求吗？
2. 如果你是接诊护士，该病人容量评估方面还需要哪些监测指标？
3. 针对有创导管置入后，你如何实施护理？

血流动力学监测（hemodynamics monitoring）是根据物理学的定律，结合生理学和病理学的概念，对循环系统中血液运动的规律性进行测量和分析，从而准确、客观反映病人的血流动力学状态，协助确定治疗目标或治疗基础的重要手段，临床上通常运用对血流动力学指标的监测来揭示机体生理或病理的改变，了解病情的进展变化。

一、中心静脉压监测

（一）概述

中心静脉压（central venous pressure，CVP）是指引流入右心房的胸腔内大静脉的压力。连续、动态地监测中心静脉压是评估和判断血管容量、右心功能和外周血管阻力的重要指标。

中心静脉压（CVP）正常值为 5 ~ 12 cmH_2O（0.49 ~ 1.18 kPa）。当 CVP $<$ 5 cmH_2O（0.49 kPa）时，表示病人可能存在血容量不足，应快速补充血容量；CVP 在 15 ~ 20 cmH_2O（1.47 ~ 1.96 kPa）时，病人可能存在右心功能不全、心包压塞、三尖瓣关闭不全或容量过负荷，应暂时停止补液给予对症处理。

1. 适应证

（1）各种重症休克、严重创伤及急性循环衰竭的病人。

（2）长期静脉输液，大量、快速输液及大量输血的病人。

（3）各类心血管手术及其他大手术。

2. 禁忌证　血管内血栓形成或穿刺静脉周围皮肤局部感染，病人自身凝血功能障碍等，但无绝对禁忌证。

（二）操作方法

1. 操作前准备

（1）评估病人并解释

1）解释：解释操作的目的及方法，取得合作。

2）病人评估：病人年龄、意识状态、中心静脉导管的通畅性、穿刺部位皮肤。

3）环境评估周围环境安静整洁，适宜无菌操作。

（2）用物准备：心电监护仪、压力模块及电缆线、一次性压力传感器、加压袋、软袋生理盐水 250 mL、碘附棉签。

2. 操作步骤　见表 16–15。

表 16–15　中心静脉压监测技术操作步骤

操作步骤	要点与说明
1. 核对、解释　核对医嘱及病人信息，了解病情；着装规范，备齐用物，携至床旁，解释操作目的、方法，洗手	确认病人，取得理解和配合
2. 连接测压系统	
（1）压力传感器连接生理盐水后装入加压袋中，加压袋加压至 300 mmHg，排尽空气	管道内无气泡
（2）安装压力模块，连接测压缆线，压力传感器与测压缆线连接	
（3）压力传感器连接中心静脉导管测压端口（图 16–16）	严格无菌操作，预防感染
4. 体位　调整病人予平卧位	
5. 校零　调整换能器三通，使换能器与大气相通，在监护仪器上点击“CVP 校零”	换能器位置：右心房水平（腋中线第 4 肋间）
6. 测压　待监护仪上显示“校零完成”，调整三通位置使换能器与病人相通，读取数值	CVP 波形稳定
7. 调整病人舒适体位	
8. 洗手记录	
9. 终末处理	

3. 护理要点

（1）每班观察导管刻度，保证管道连接紧密，避免气体进入，加压袋压力 300 mmHg，维持 3 mL/h 生理盐水冲洗管路，避免导管内形成血栓。

（2）每班至少校零一次，测压时取平卧位，换能器位置为右心房水平（腋中线第 4 肋间），体位及换能器位置改变时应重新校零，校零前行方波试验。

（3）单腔导管监测过程中暂停输液，病人保持安静，如遇病人躁动，呛咳，呕吐，应安静 15 min 后重新测量。

（4）操作时严格执行无菌操作，避免三通处有血渍残留，观察穿刺点是否有发红、瘙痒、

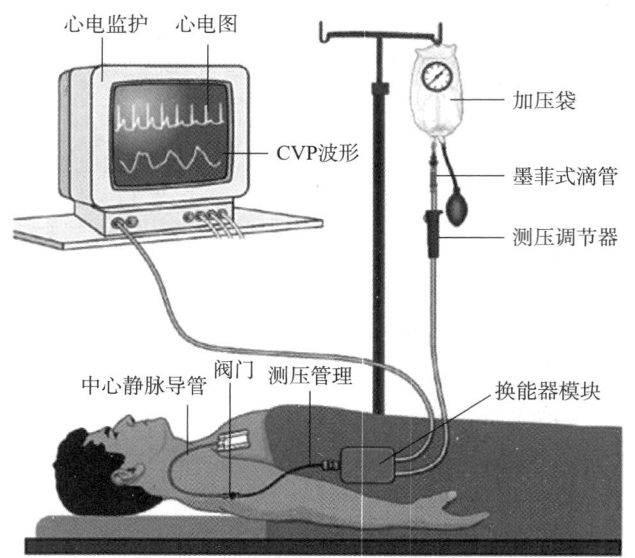

图 16-16 中心静脉导管连接示意图

脓性分泌物等。无菌纱布敷料 48 h 更换，无菌敷料 5 ~ 7 天更换，输液附件 96 h 更换。

（5）CVP 监测不可与血管活性药物共用同一通道。

二、脉搏指示持续心排血量监测

（一）概述

脉搏指示持续心排血量监测（pulse indicator continuous cardiac output，PiCCO）作为一种新型血流动力学监测技术，是结合经肺热稀释法（图 16-17）和动脉脉搏轮廓分析法（图 16-18）的监测技术，可连续监测心排血量、胸腔内血容量（intrathoracic blood volume，ITBV）、血管外肺水（extravascular lung water，EVLW），实现对病人血流动力学、心功能和血管外肺水等指标的全面监护管理的技术。

PiCCO 监测的参数几乎涵盖了血流动力学指标及容量指标，可对心肺功能进行有效的评价。

1. 适应证 适用于临床上各种原因导致的休克、心力衰竭、严重感染、重症胰腺炎、严重烧伤、急性呼吸窘迫综合征及围术期大手术病人。

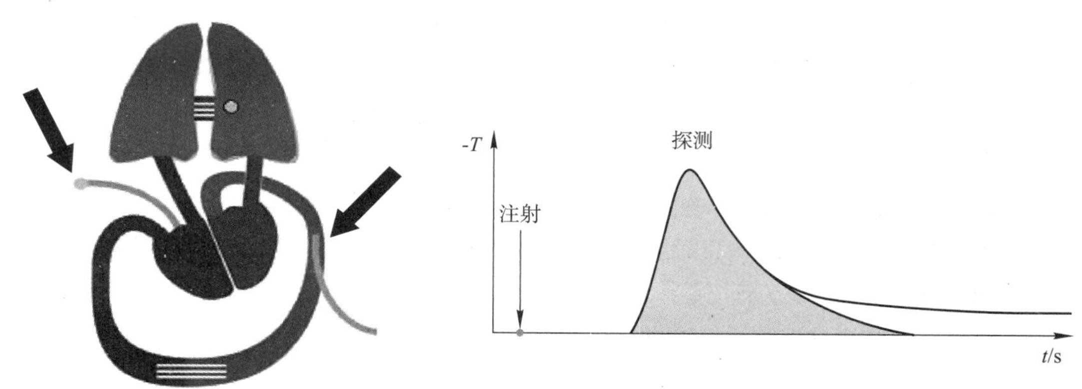

图 16-17 经肺热稀释法测定示意图

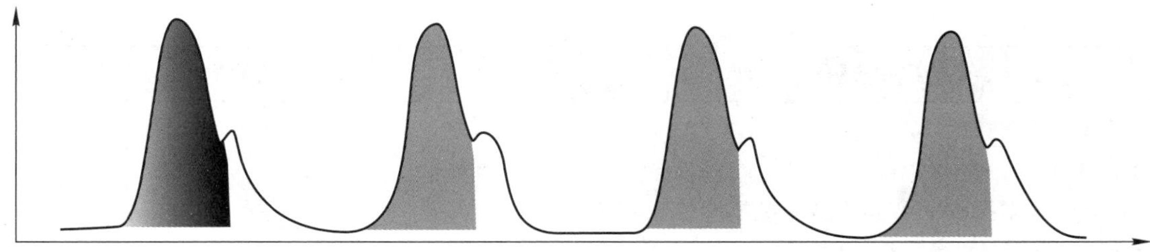

图 16-18 动脉脉搏轮廓分析

2. 禁忌证 无绝对禁忌证，下列情况者慎用：穿刺部位的感染，严重全身出血性疾病，肝素过敏，严重心律失常，肺栓塞、肺叶切除。

（二）操作方法

1. 操作前准备

（1）评估病人并解释

1）解释：解释操作的目的及方法，取得合作。

2）病人评估：病人年龄、意识状态、中心静脉导管及股动脉导管置管部位皮肤及固定情况。

3）环境评估：整洁、安全。

（2）用物准备：心电监护仪、PiCCO 压力模块及缆线、热稀释缆线、PiCCO 压力传感器套装、加压袋、软袋生理盐水 250 mL、0～8℃冰生理盐水、注射器 20 mL、0.5% 碘附。

2. 操作步骤 见表 16-16。

表 16-16 脉搏指示持续心排血量监测技术操作步骤

操作步骤	要点与说明
1. 核对、解释 核对医嘱及病人信息，了解病情；着装规范，备齐用物，携至床旁，解释操作目的、方法，洗手	确认病人，取得理解和配合
2. 连接测压系统	
（1）压力传感器连接 2.5 U/mL 肝素钠生理盐水后装入加压袋中，加压袋加压至 300 mmHg，排尽空气	管道内无气泡
（2）将 PiCCO 压力模块安装入监护仪，正确连接测压缆线及热稀释缆线（图 16-19）	动脉压力测压缆线连接至 PiCCO 模块压力接口；热稀释缆线连接至 CCO 接口
3. 消毒、铺无菌治疗巾 严格执行无菌操作，消毒穿刺区域，铺置无菌治疗巾	设置最大化无菌区域
4. 穿刺置管 协助医生行 PiCCO 导管置管	常规行股动脉置管
5. 固定、护理	护理同“深静脉置管护理”
6. 监测动脉血压	
（1）压力传感器连接至动脉置管测压腔	严格无菌操作，预防感染
（2）校零：予病人平卧位，调整换能器三通，使换能器与大气相通	换能器位置：右心房水平（腋中线第 4 肋间）
（3）测压：调整三通位置使换能器与病人相通，读取数值	观察动脉压力波形典型、稳定

续表

操作步骤	要点与说明
7. 连接热稀释管路	
（1）“温度感知探头”排气后与中心静脉导管腔连接；将“水温探头固定仓（热稀释电缆线一腔）”连接在“温度感知探头上”	严格无菌操作，预防感染
（2）将“热稀释电缆线”另一腔与股动脉温度输入端连接	
8. 定标、校准心排血量 7 s 内匀速注入 10～20 mL 的 0～8℃生理盐水，重复进行 3 次热稀释测量，取平均值	校准时需基线稳定
9. 监测连续心排血量	调整连续心排血量数据来源于动脉压力
10. 调整病人舒适体位	
11. 洗手记录	
12. 终末处理	

3. 护理要点

（1）一般每 6～8 h 进行一次连续心排血量校准，监测时一般血液温度不低于 30℃。

（2）监测动脉压力，确保动脉压力波形显示良好，获取准确连续数据，接受主动脉气囊反搏治疗的病人，测量 PiCCO 时应该暂停反搏。

（3）热稀释法校准时严格执行无菌操作，防止血流感染，病人病情恢复尽早拔除置管。

（4）正确分析判读获取的各参数，及时发现病情变化，判断治疗效果。

拓展阅读 16-6
漂浮导管的介绍说明

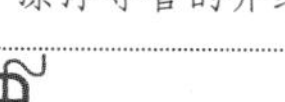

（5）并发症观察与护理：穿刺侧肢体保持伸直，定时活动。每班严密观察穿刺侧肢体足背动脉搏动，皮肤温度及颜色，警惕肢体局部缺血和栓塞的发生。

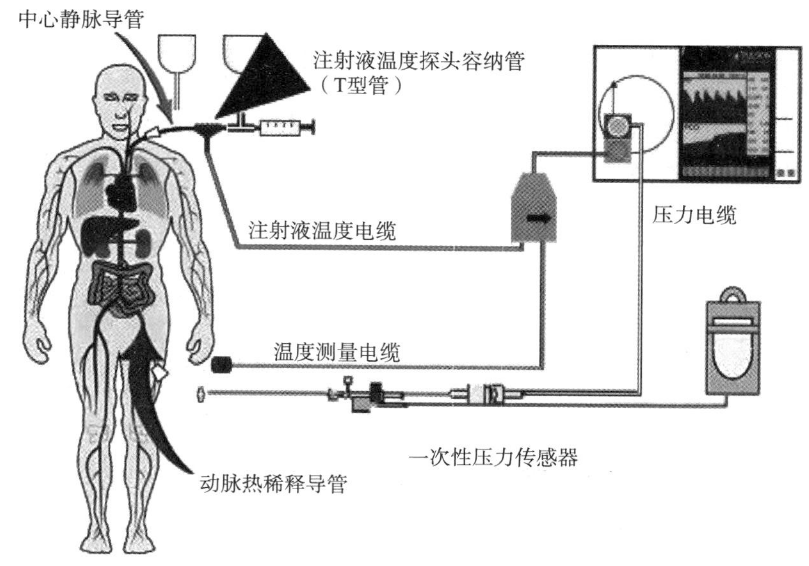

图 16-19 PiCCO 连接及测量示意图

三、有创血压监测技术

（一）概述

有创血压监测（invasive arterial blood pressure monitoring）是危重病人血流动力学监测的重要手段。将导管置入动脉内，通过压力监测系统实时监测病人动脉血压。它能够准确地反映每个心动周期动脉收缩压、舒张压及平均动脉压的变化数值与波形。

1. 适应证　适用于所有血流动力学不稳定或存在血流动力学不稳定因素的病人。

（1）严重创伤、低血压等需要反复测量血压的病人。

（2）各种休克导致血流动力学不稳定的病人。

（3）接受复杂、重大手术，需要持续监测血压变化的病人。

（4）需要反复采集动脉血气等检查或采血困难的病人。

（5）心搏呼吸骤停、心力衰竭、多脏器功能衰竭的病人。

（6）需要指导心血管活性药物使用及持续血药浓度监测的病人。

2. 禁忌证

（1）局部皮肤破溃，感染等不适应穿刺者应更换置管部位。

（2）Allen 试验阳性者禁止同侧桡动脉置管穿刺。

（二）操作方法

1. 操作前准备

（1）评估并解释

1）解释：解释操作的目的及方法，取得合作。

2）病人评估：病人病情、年龄、意识状态、动脉置管部位、NBP。

3）环境评估：整洁、安全。

（2）用物准备：心电监护仪、压力模块、测压缆线、一次性压力传感器、加压袋、软袋生理盐水 250 mL、碘附棉签。

2. 操作步骤　见表 16–17。

表 16–17　有创血压监测技术操作步骤

操作步骤	要点与说明
1. 核对、解释　核对医嘱及病人信息，了解病情；着装规范，备齐用物，携至床旁，解释操作目的、方法，洗手	确认病人，取得理解和配合
2. 连接测压系统	
（1）压力传感器连接 2.5 U/mL 肝素钠生理盐水后装入加压袋中，加压袋加压至 300 mmHg，排尽空气	管道内无气泡
（2）安装压力模块，连接测压缆线，压力传感器与测压缆线连接	
（3）压力传感器连接动脉置管（图 16–20）	严格无菌操作，预防感染
4. 体位　调整病人于平卧位	
5. 校零　调整换能器三通，使换能器与大气相通	换能器位置：右心房水平（腋中线第 4 肋间）

续表

操作步骤	要点与说明
6. 测压 调整三通位置使换能器与病人相通，读取数值	观察 ABP 波形（图 16-21）
7. 调整病人舒适体位	
8. 洗手记录	
9. 终末处理	

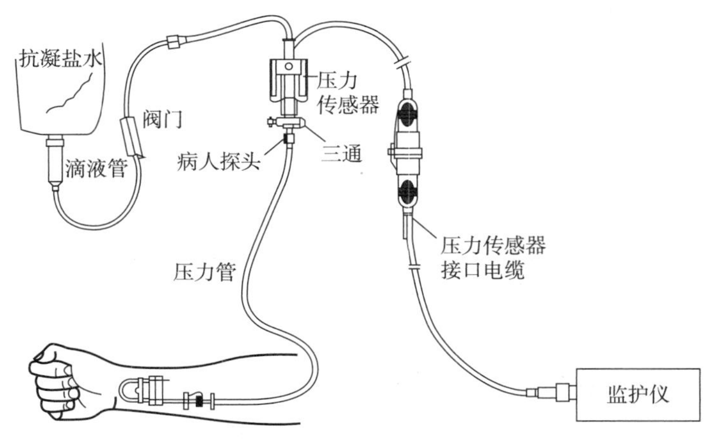

图 16-20 有创血压监测示意图

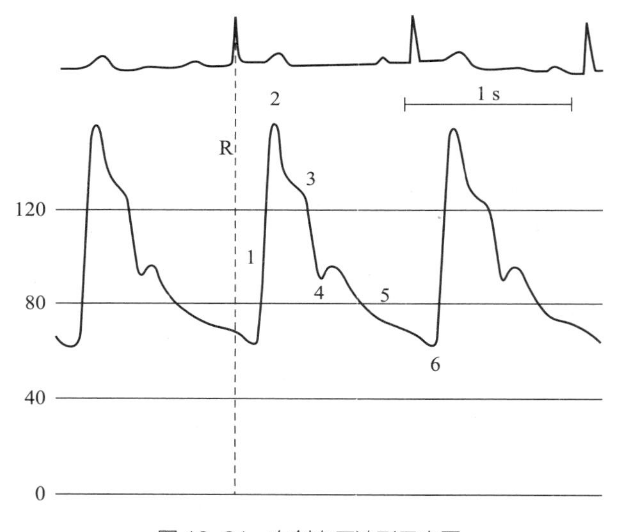

图 16-21 有创血压波形示意图

3. 护理要点

（1）妥善固定导管，每班观察导管位置，保证管道连接紧密。加压袋压力 300 mmHg，动脉内抽血后立即用肝素生理盐水冲管，避免管道堵塞或导管内血栓形成。

（2）准确获取有创动脉血压：①使用专用测压管道，防止压力衰减。②换能器位置准确，排除体位、机械通气、躁动等因素导致测量误差。③每班校零至少一次，体位及换能器改变位置后应重新校零，校零前行“方波试验”。

（3）异常波形识别及处理：动态监测动脉血压波形变化，波形异常时查找原因，如管道打折、管道内有血栓、管道内有气泡等，必要时与无创血压对比。

（4）严密观察穿刺部位皮肤颜色、感觉、末梢血运情况，发现异常积极处理。

（5）严格执行无菌操作，做好导管维护及消毒。

第十一节　体外膜肺氧合技术

情景导入

病人，男，23 岁，因“暴发性心肌炎”入 ICU 监护治疗。入 ICU 后予气管插管接呼吸机辅助呼吸，模式：P–SIMV，PI：20 cmH_2O，PEEP：12 cmH_2O，FIO_2：80%，R：12 次 / 分，病人心电监护示：窦性心律，HR：130～140 次 / 分，BP：80/40 mmHg，SpO_2：90%～92%，R：23 次 / 分，入室 1 h 后病人心电监护示“室颤心律”，立即启动床边心肺复苏，ECMO 团队在 CPR 的同时在床边行 V–A ECMO 治疗。

请思考：

1. 什么情况下需使用 ECMO 支持治疗？
2. ECMO 运行过程中护士需要做什么？

体外膜肺氧合（extracorporeal membrane oxygenation，ECMO）是一种对心脏功能或肺功能衰竭的病人，通过机械装置进行持续体外心肺功能支持的技术。对严重心肺功能衰竭及罹患危及心肺功能的创伤、中毒、感染等病人，ECMO 能较长时间地全部或部分替代心肺功能，维持全身脏器的灌注，使心、肺得到休息，为心、肺功能恢复和病变治愈争取时间。

（一）概述

ECMO 的原理是将静脉血引出体外，通过氧合器（即膜肺）进行气体交换转换为动脉血，再通过驱动泵提供动力，将动脉血回输体内。ECMO 的基本结构包括：血管内插管、连接管、动力泵、氧合器、供气系统和监测系统等。

ECMO 工作模式主要分为两种：静脉 – 静脉模式（VV–ECMO）和静脉 – 动脉模式（VA–ECMO）。将静脉血引出经膜肺氧合并排出二氧化碳后，从静脉回到体内者为 VV–ECMO（图 16–22），从动脉回到体内者为 VA–ECMO（图 16–23）。VV–ECMO 为心脏功能良好的病人提供呼吸支持，并不提供心脏功能支持；置管方式包括股静脉 – 颈内静脉和颈内静脉双腔管置管。VA–ECMO 能同时提供心脏功能支持和肺脏功能支持。

1. 适应证

（1）急性呼吸衰竭：如重度 ARDS、哮喘持续状态等病人机械通气条件下仍出现 $PaCO_2$ 进行性增加、pH < 7.1、肺移植后呼吸衰竭病人。

（2）急性心力衰竭：各种可逆性原因导致的心源性休克，心脏术后无法脱离体外循环或心肌顿抑导致顽固性低心排且药物治疗无法改善的病人。

（3）有效心肺复苏术后。

（4）成人进行心肺移植手术的围手术期。

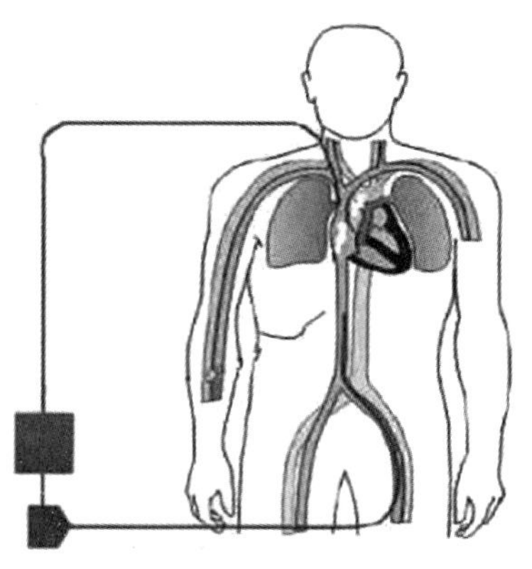

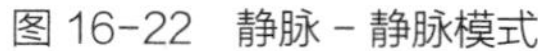

图 16-22 静脉 - 静脉模式

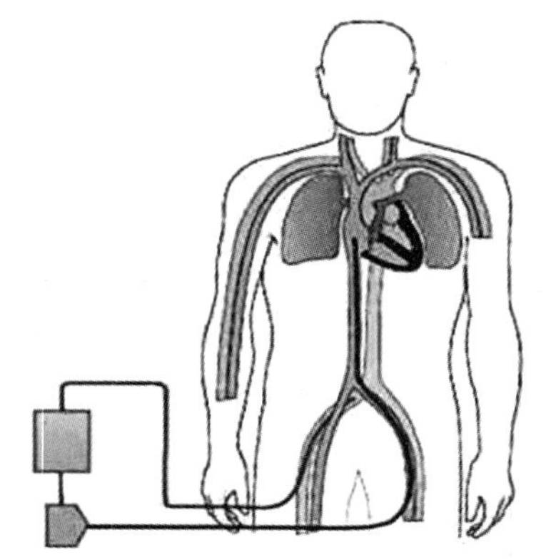

图 16-23 静脉 - 动脉模式

2. 禁忌证

（1）绝对禁忌证：大多数禁忌证为相对的，需要进行个体化评估。

1）不可逆性脑损伤。

2）恶性肿瘤。

3）严重的不可逆性多脏器损伤。

（2）相对禁忌证

1）严重出血。

2）严重心功能不全的孕妇。

3）心脏术后依然合并不能矫治的先天和后天疾病者。

4）CPR 时间超过 30 min 者。

5）不可恢复性心肺损伤。

（二）操作方法

1. 操作前准备

（1）评估并解释

1）解释：核对医嘱及病人身份，了解病人病情，向病人及其家属解释操作目的，操作方法、可能出现的风险、注意事项，取得病人及其家属的理解与配合。

2）病人评估：评估病人年龄、意识状态、生命体征、穿刺部位皮肤情况、血管情况及病人术前的血常规、凝血常规、动脉血气分析结果、肝肾功能及心功能等。

3）环境评估：ECMO 可在手术室或 ICU 进行，注意周围环境安静、整洁适宜无菌操作、有电源、氧源、气源。

（2）用物准备：ECMO 配套管道、ECMO 主机及耗材（主要包括膜式氧合器、血泵、管道、变温水箱）、ACT 检测仪、血气监测仪、预充液、肝素、5% 利多卡因、碘附、洗手液、皮管钳、捆扎带、扎带枪、耦合剂，必要时准备除颤仪及急救药物等。

2. 操作步骤 见表 16–18。

3. 护理要点

（1）严密监测病人生命体征的变化：需要严密监测病人心率、心律、中心静脉压、血压。ECMO 辅助初期维持 MAP 50 ~ 60 mmHg，中期维持 MAP 60 ~ 80 mmHg；维持水、电解质、酸碱

表 16–18 体外膜肺氧合技术操作步骤

操作步骤	要点与说明
1. 核对、解释 核对医嘱及病人信息，了解病情；着装规范，备齐用物，携至床旁，解释操作目的、方法，洗手	确认病人，清醒病人取得理解和配合，并予适当镇静
2. ECMO 系统准备	
（1）ECMO 管道预充，确认管道内、离心泵头内无气泡、管道接头处无漏液，调整转速 1 500 r/min 试运行	予 1 000 U/mL 肝素生理盐水 / 平衡盐，预充管道并排气
（2）连接变温水箱，开始水循环，观察氧合器是否有漏液	设置水温 36.0 ~ 37.0℃
（3）连接空气及氧气管路：设定 FiO_2（60% ~ 100%）和气体流量（根据实际流量按照 0.8 ∶ 1 ~ 1 ∶ 1 的通气血流比例进行调整）	
3. 体位 病人予平卧位	
4. 备皮、消毒、铺无菌治疗巾 穿刺周围的毛发予以剃除，消毒穿刺区域，铺置无菌治疗巾，严格执行无菌操作	设置最大化无菌区域
5. 置管 根据 ECMO 模式，建立血管通路。V–V 模式一般采用股静脉 – 颈内静脉通路；V–A 模式一般采用股静脉 – 股动脉通路	
6. 连接 连接 ECMO 管路与血管导管，皮管钳夹闭离心泵与膜氧合器之间的管路，调整转速为“0”	无菌方式将 ECMO 管路传递给手术者
7. 启动 ECMO 仪器	调整转速 1 500 r/min，松开皮管钳
8. 调节参数 根据病人病情调节 ECMO 辅助流量及氧浓度	按照辅助流量调整转速［50 ~ 80 mL/（kg · min）］
9. 确认置管位置 胸部 X 线 /B 超确认置管尖端位置	引血导管尖端位于下腔静脉进右心房入口处
10. 固定 缝合固定穿刺置管	
11. 洗手记录	
12. 终末处理	

平衡。ECMO 辅助期间根据病人的病情动态下调血管活性药物，使心肺得到充分休息。

（2）呼吸道护理：一般联合呼吸机进行辅助呼吸，采用肺保护性通气策略。4 ~ 6 h 监测血气分析，维持 PaO_2 维持在 80 ~ 120 mmHg，$PaCO_2$ 维持在 35 ~ 45 mmHg。按照呼吸机相关性肺炎预防措施实施气道护理。

（3）体温护理：一般根据病人的病情维持体温在 35 ~ 37℃。病人体温过高，机体氧耗增加；温度过低，容易发生凝血机制的紊乱。

（4）镇痛、镇静的护理：常规维持 RASS 评分在 0 ~ –3 分，NRS 评分 < 5 分 /CPOT 评分 < 3 分。尽量避免使用脂溶性镇静剂，如异丙酚，因其可能会造成膜肺的堵塞。

（5）抗凝的护理：肝素首剂（插管前）100 U/kg，开始后予 5 ~ 30 U/kg，保证 APTT 维持在 40 ~ 60 s，ACT 160 ~ 200 s。

（6）ECMO 管道及仪器的监测与护理（表 16–19）

1）妥善固定导管，每班检查缝线及管道的刻度，通过 B 超、胸部 X 线确定导管尖端位置。

2）观察转速与流量是否相匹配，如病人引血管路抖动、监测动力泵前压力 > –30 mmHg，即提示引血管路不畅，可能与血容量不足、血管路打折、阻塞等有关。

表 16–19 常见故障情况、原因及处理方法

故障情况	可能原因	处理
流量骤减	环路血栓	依次检查泵前后、膜肺前后、插管处压力
	管路打折、夹闭	完整检查 ECMO 环路，有无打折、夹闭
	容量不足	快速补液
	插管位置不佳	调整插管位置
流量无显示	流量探头检测失效	检查流量探头及连接线，设备运行情况，对症处理
气体报警	循环管道进气	上机前应严格检查排气是否彻底。检查是否有漏气部位，三通、接头等处应加强固定
		一旦管路中出现气体，应停止血泵，快速排气后再次启动
停泵	无供电电源	夹闭环路，手摇泵运转 ECMO，连接电源或更换机器
氧合不良	氧气供给问题	检查氧气供给管路，如氧气管损坏立即更换
	膜肺问题	检查膜肺前后血气，确定膜肺失效时应更换膜肺
环路破裂	意外事件	夹闭插管，停止 ECMO 运转，更换破裂环路
插管脱出	意外事件	夹闭环路，停泵，按压插管脱出处伤口，有效止血

注：* ECMO 期间出现特殊情况需紧急停止循环时应先钳夹动静脉管道，开放管路桥。** 氧合器出口发生渗漏提示氧合器可能出现故障，应报告医生准备立即更换氧合器。

3）每班观察膜式氧合器的性能，如出现膜前膜后压力增高时可能提示氧合器存在血栓的可能，当膜氧合器出现血浆渗漏、病人出现严重血红蛋白尿或因血栓出现气体交换不良时，需立即更换膜氧合器。

4）保证氧源、气源、电源连接紧密，避免脱落。

（7）并发症的护理

1）出血：出血是最常见的并发症。临床护理过程中加强临床观察，减少护理穿刺，同时，严密监测 ACT 及 APTT，血小板需维持在 50×10^9/L 以上，纤维蛋白原维持在 2～4 g/L。

2）血栓栓塞：ECMO 运行过程中抗凝不足易在系统中形成血栓，临床治疗过程中需要达到抗凝的目标值，同时加强病人神经系统的监测及时发现各种栓塞征象如病人神志瞳孔，四肢活动度、肌力等。必要时行 CT 检查进行确诊。

3）动脉插管远端肢体缺血：置管后密切观察插管侧肢体颜色、温度及足背动脉搏动情况，并与健侧对比；足背动脉未触及时可用多普勒超声探查血流，必要时可以在置管远端放置供血旁路，通常要求远端肢体血压 > 50 mmHg，流量 > 150 mL/min。

4）感染：护理操作严格执行无菌操作，病人尽量置于单间，保持病人皮肤、黏膜的清洁。

5）肾功能不全：护理需严密监测肾功能和尿量。

6）溶血：需监测病人是否出现黄疸、高胆红素血症和血红蛋白尿等。

（8）ECMO 撤离的护理　当低于病人心肺功能总体的 30% 时（2～2.5 L/min 辅助流量），即可考虑试验性脱机。

1）病人脱机成功后立刻拔出血管内导管。若病人是经皮置管，拔管后静脉压迫止血至少 30 min，动脉至少 60 min；若为切开血管后置管时，则需要外科医生拔管后进行外科缝合。

2）压迫止血后病人仍需平卧位 6 h，减少病人屈腿和翻身。

3）拔管后 2 h 内每 30 min 观察穿刺口是否出血，以后每小时观察 1 次，每小时观察足背动脉搏动情况。

第十二节　电 除 颤 术

情境八：

在两车相撞的事故中，经过初步检伤处理，救援人员将重伤员转运至最近医院急诊救治，在救治过程中发现一名病人的心电监测为室颤，医护人员立即进行 CPR，并在最快时间给予电除颤。

请思考：

1. 电除颤适用于哪些心律失常？

2. 如何正确使用电除颤？

（一）概述

心脏电复律（cardioversion）根据发放的脉冲是否与 R 波同步，分为同步电复律和非同步电复律。同步电复律用于转复室性心动过速、室上性心动过速（房颤、房扑等）的各类异位性快速心律失常。非同步电复律亦称除颤（defibrillation），是不启用同步触发装置，可在任何时间放电，主要用于转复心室颤动。根据电极板放置的位置，除颤还可分为体外和体内两种方式，后者常用于急症开胸抢救者。本节主要介绍体外电除颤。

除颤是利用高能量的脉冲电流，在瞬间通过心脏，使全部或大部分心肌细胞在短时间内同时除极，抑制异位兴奋性，使具有最高自律性的窦房结发放冲动恢复窦性心律。

1. 适应证

（1）心室颤动。

（2）无脉性室性心动过速。

2. 禁忌证　对除颤无效的其他心律失常。

（二）操作方法

1. 操作前准备

（1）评估并解释

1）解释：向家属解释除颤的目的。

2）病人评估：评估病人的心律是否是可除颤心律。

（2）用物准备：除颤仪（图 16–24）、导电糊或 4～6 层生理盐水纱布、简易呼吸器，吸氧装置、急救药品等抢救物品。

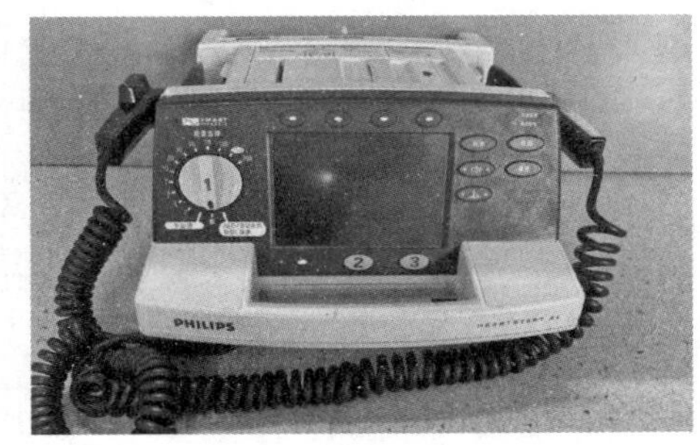

图 16–24　除颤仪

2. 操作步骤　见表 16–20。

3. 护理要点

（1）注意事项：除颤前要确定病人除颤部位无潮

表 16-20 体外电除颤的操作步骤

操作步骤	要点与说明
1. 评估 确定心电情况，分析病人心律，确认心室颤动或无 脉性室性心动过速	确定是可除颤心律
2. 开机 连接电源，开机，将旋钮调至“ON”位置，选择“非同步”模式	除颤仪一般开机默认的大都是“非同步”模式
3. 选择能量（select energy） 根据不同除颤仪选择合适能量	单向波除颤仪为 300～360 J，双向波除颤仪为 120～200 J 儿童每公斤体重 2 J，第二次可增加至每公斤体重 4 J
4. 准备电极板 将导电糊均匀涂抹于电极板上，或每个电极板垫以 4～6 层生理盐水湿纱布	导电糊分布均匀
5. 正确放置电极板 胸骨电极板放在胸骨右缘锁骨下 2～3 肋间（心底部），心尖电极板放在左乳头外下方或左腋前线第 5 肋间（心尖部）	两电极板充分接触皮肤并稍加压
6. 再次评估心电波形 确认是否存在心室颤动或无脉性室性心动过速	确保除颤的必要性
7. 充电 按下“充电”按钮，将除颤仪充电至所选择的能量	确定周围无医护人员直接或间接接触病人和病床
8. 除颤 操作者两手拇指同时按压电极板“放电”按钮进行电击除颤，同时借用身体重量使电极板与皮肤接触紧密	注意电极板不要立即离开胸壁，应稍停留片刻
9. 立即 CPR 除颤后，需立即给予 5 个循环的高质量胸外心脏按压	立即 CPR 增加组织灌注
10. 观察效果 观察心电示波是否恢复窦性心律	必要时再次准备除颤
11. 除颤后处理 （1）擦干导电糊或生理盐水，整理床单位 （2）关闭开关，断开电源，清洁电极板 （3）留存并标记除颤时自动描记的心电图纸 （4）洗手，记录	确保病人舒适 除颤仪充电备用 记录抢救过程 确保病人舒适。除颤仪充电备用，记录抢救过程

湿、无多毛、无敷料。若病人带有起搏器，电极板须距离起搏器至少 10 cm。涂抹导电糊切记两个电极板相互摩擦。操作者手上、电极板之间的胸壁上、电极板手柄上切勿粘有导电糊。

（2）电极板位置放置正确：左、右手切勿拿反，两电极板之间距离至少 10 cm，已充电的两电极板绝对不能对碰。

（3）保证电极板充分接触：消瘦且肋间隙明显凹陷而致电极板与皮肤接触不良者，宜用多层盐水纱布，改善皮肤与电极板的接触。两个电极板之间要保持干燥，避免因导电糊、盐水或汗水相连造成短路。

（4）有效除颤：除颤时电极板紧贴皮肤，施加 10～12 kg 的压力。操作者身体不能与病人及病床接触，更不能与金属物品接触，双手、脚下保持干燥。除颤时确定所有人员与病人、病床无直接或间接接触。

（5）抢救后清洁电极板，并使除颤仪处于完好备用状态。

拓展阅读 16-7
影响成功电除颤的因素研究进展

第十三节 洗 胃 术

情景导入

下午 13：40，由“120”送入急诊一名 30 岁女性，意识不清，呼吸浅而慢，护士立即给予吸氧、心电监测。据家属描述：两人早晨 8 点多因生活小事出现争吵后丈夫便去上班，病人回卧室吃了阿普唑仑片，数量不详，只看到 1 个空瓶。待中午丈夫午休回家发现后立即拨打了“120”。

请思考：

1. 病人此时是否符合洗胃条件？

2. 你认为病人应该选择哪种洗胃液？

（一）概述

洗胃术是利用向胃内灌注溶液的方法，反复注入和吸出溶液，以冲洗并排除胃内毒物或潴留食物，以达到减轻病人痛苦，避免毒物吸收，抢救病人生命的方法。目前临床上常见的洗胃术种类包括口服催吐法、鼻饲法、胃管虹吸法、插入胃管自动洗胃机洗胃法和剖腹洗胃等。本节主要学习自动洗胃机洗胃法。

1. 适应证

（1）口服毒物急性中毒（6 h 内最佳，无绝对时间限制）。

（2）瘢痕性幽门梗阻病人。

（3）胃肠道等手术或为检查做准备。

2. 禁忌证

（1）口服腐蚀性毒物急性中毒的病人。

（2）肝硬化伴食管胃底静脉曲张、上消化道出血的病人。

（3）食管或贲门狭窄、梗阻的病人。

（二）操作方法

1. 操作前准备

（1）评估并解释

1）解释：向病人及家属解释洗胃的目的、方法、注意事项及配合要点。

2）病人评估：年龄、病情、诊断、意识状态、生命体征、误服何种药物或毒物等；口鼻黏膜有无损伤，有无活动义齿；心理状态以及对洗胃的耐受力、合作程度等。

3）环境评估：保持病室安静，关闭门窗，调节室温，采取适当遮挡。

（2）用物准备：洗胃机 1 台、连接管、洗胃管、内盛洗胃液的进水桶、出水桶、液状石蜡、纱布、压舌板、开口器、血管钳、听诊器、手电筒、弯盘、治疗巾、一次性手套、注射器、胶布、水温计。

2. 操作步骤　见表 16–21。

表 16–21 洗胃术操作步骤

操作步骤	要点与说明
1. 核对、解释 携用物至病人床旁，核对床号姓名，再次解释洗胃的目的	确认病人，取得理解配合
2. 连接洗胃机 检查洗胃机性能完好，并安装各个连接管	各个管路连接正确
3. 取体位 摇高床头，协助病人取半卧位，中毒较重者取去枕平卧左侧卧位	保证胃底处在最低处，防呕吐物误吸
4. 插胃管 戴手套，测量胃管插入长度并做好标记，润滑胃管前端，左手托住胃管，右手持纱布包住胃管，从口腔或鼻腔缓慢插入	取下活动义齿；胃管深度以 55 ~ 60 cm 为宜，约前额发际至剑突水平
5. 留取标本 胶布固定胃管，引流出胃液，留取标本	确定胃管留置在胃内
6. 洗胃 接上电源线，打开电源开关	
（1）连接洗胃管：进液管的另一端放入有洗胃液水桶内，污水管的另一端放入空水桶内，胃管的另一端与已插好的病人胃管相连，调节洗胃流速	每次灌洗液量为 300 mL 左右
（2）吸出胃内容物：先按“手吸”键，吸出胃内容物；再按“自动”键，对胃进行自动冲洗	先吸后洗，直至洗出液澄清无味为止
（3）观察：洗胃过程中注意观察病人反应及面色、脉搏、呼吸和血压的变化；随时注意洗出液的性质、颜色、气味和液体进出状态及压力显示等	如病人有腹痛、休克、洗出液呈血性，应立即停止洗胃，采取相应的急救措施
7. 洗胃完毕	
（1）关闭电源开关	观察病情变化
（2）分离胃管与洗胃机，拔出胃管	
（3）妥善安置病人，协助取舒适体位	
（4）清洗与消毒洗胃机	按医疗废物规范处理，用消毒液擦拭洗胃机
8. 洗手、记录：护士脱手套，清理用物，洗手，书写护理记录	记录洗胃液量、颜色和性质及病人的病情

3. 护理要点

（1）根据毒物种类选择洗胃液：当中毒物质不明时，洗胃溶液可选用温开水或生理盐水。待毒物性质明确后，再采用对抗剂洗胃。

（2）掌握合适的洗胃液量：电动洗胃机洗胃每次灌洗液量为 300 mL 左右，不宜过多，以避免促使毒物进入肠道内或导致急性胃扩张。小儿可根据年龄决定入量，灌洗液量在 50 ~ 200 mL 为宜，且不宜使用洗胃机。

（3）洗胃的原则：为快速进出，先出后入，出入量基本相等，反复清洗，直至排出液与灌入液色泽相同为止。洗胃时应尽量减少洗胃液、排水管和病人之间的高度差，以减少液位压力差对压力检测系统的干扰。如出现血性洗出液，应立即停止洗胃，并给予胃黏膜保护剂。

（4）掌握洗胃禁忌证：强酸强碱中毒切忌洗胃，可给予牛奶、蛋清及植物油等保护剂，以保护黏膜，减少强酸强碱等毒物的腐蚀作用。

（5）留取标本做毒物鉴定：留取血、尿、洗胃液等标本，尽早做毒物鉴定，可为抢救治疗提供准确依据。

（6）洗胃后可以给予导泻处理。

（7）密切观察生命体征的变化并记录：包括意识状态、生命体征、瞳孔、尿量等。注意观察病人胃内毒物清除状况，中毒症状有无得到缓解或控制。详细记录出入量。

（8）保持呼吸道通畅：及时清除呼吸道分泌物，给予氧气吸入，必要时行气管插管、机械通气等。

（9）心理护理：向病人及家属介绍洗胃后的注意事项，注意病人的心理状态、合作程度，要耐心做针对性劝导，减轻其心理负担。

（10）按院感要求对洗胃机进行终末处理：每次洗胃后及时进行清洗工作，以免机内油污沉积，影响机器性能，同时防止交叉感染。

第十四节　血液净化技术

情景导入

病人，李某，男性，40 岁，1 天前病人进食冷饮后自觉上腹疼痛，为持续性疼痛，伴腹胀。实验室检查示：淀粉酶 812.3 U/L，脂肪酶 3 345.2 U/L，尿素 13.21 mmol/L，肌酐 336.2 mmol/L，血清谷草转氨酶 1 677.38 U/L，血清谷丙转氨酶 372.19 U/L，遂以“急性胰腺炎”收入院，入院后，医嘱给予行血液净化技术治疗。

请思考：

1. 病人适合采用哪种血液净化方式？

2. 护理要点有哪些？

血液净化（blood purification）是指各种连续或间断清除体内过多水分、溶质的总称，该技术是在肾脏替代治疗技术的基础上逐步发展而来。主要的血液净化方法有肾脏替代治疗（renal replacement therapy，RRT）、血浆置换（plasma exchange，PE）、血液灌流（hemoperfusion，HP）、腹膜透析（peritoneal dialysis，PD）等。其中将单次治疗时间＜24 h 的 RRT 称为间断性肾脏替代治疗（intermittent renal replacement therapy，IRRT）；而将治疗持续时间≥24 h 的 RRT 称为连续性肾脏替代治疗（continuous renal replacement therapy，CRRT），也称为连续性血液净化（continuous blood purification，CBP），即用净化装置通过体外循环方式，连续、缓慢清除体内代谢产物、异常血浆成分以及蓄积在体内的药物或毒物，以纠正机体内环境紊乱的一组治疗技术，其治疗时间≥24 h。

一、血液透析

（一）概述

血液透析（hemodialysis，HD）采用弥散和对流原理清除血液中代谢废物、有害物质和过多水分，是最常用的终末期肾脏病病人的肾脏替代治疗方法之一，也可用于治疗药物或毒物中毒等。

1. 适应证 急性肾衰竭、慢性肾衰竭、急性中毒，严重的水、电解质紊乱及酸碱失衡常规疗法难以纠正者；重症急性胰腺炎，肝性脑病，银屑病，高胆红素血症者等。

2. 禁忌证 无绝对禁忌证，但下列情况应慎用：

（1）颅内出血或颅内压增高。

（2）药物难以纠正的严重休克。

（3）严重心肌病变并有难治性心力衰竭。

（4）活动性出血。

（5）精神障碍不能配合血液透析治疗。

（二）操作方法

1. 操作前准备

（1）评估并解释

1）解释：向病人及家属解释操作目的、方法及注意事项，签署知情同意书。

2）病人评估：评估病人血压、心率、意识、心理状态及合作情况。判断病人动静脉内瘘或深静脉置管情况。协助病人称体重。

3）环境评估：环境安静、整洁、光线明亮，室温适宜。

（2）用物准备：血液透析器、血液透析管路、内瘘病人备穿刺针、无菌治疗巾、生理盐水、皮肤消毒剂和棉签等消毒物品、止血带、一次性使用手套、透析液等。

2. 操作步骤 见表 16–22。

表 16–22 血液透析操作步骤

操作步骤	要点与说明
1. 核对、解释 核对医嘱及病人信息，了解病情；着装规范，备齐用物至床旁，解释操作目的、方法，洗手、戴口罩	确认病人，取得病人理解和配合
2. 开机自检 检查电源线连接是否正常，打开机器电源总开关，按照机器要求完成全部自检程序	严禁简化或跳过自检步骤
3. 血液透析器和管路的安装 检查血液透析器及透析管路有无破损，外包装是否完好；查看有效日期、型号，安装管路	严格按照无菌原则进行操作 应按照体外循环的血流方向依次安装
4. 密闭式预冲（普通单人用血液透析机） （1）启动透析机血泵 80 ~ 100 mL/min，用生理盐水先排净透析管路和透析器皿室（膜内）气体 （2）将泵速调至 200 ~ 300 mL/min，连接透析液接头与透析器旁路，排净透析器透析液室（膜外）气体 （3）预冲生理盐水直接流入废液收集袋中，并且废液收集袋放于机器液体架上，不得低于操作者腰部以下 （4）冲洗完毕后根据医嘱设置治疗参数	生理盐水流向为动脉端→透析器→静脉端，不得逆向预冲 生理盐水预冲量应严格按照透析器说明书中的要求；若需要进行闭式循环或肝素生理盐水预冲，应在生理盐水预冲量达到后再进行 不建议预冲生理盐水直接流入开放式废液桶中
5. 建立体外循环（上机） （1）动静脉内瘘穿刺：选择穿刺点，消毒皮肤，根据血管的粗细和血流量要求等选择穿刺针，用阶梯式、扣眼式等方法，以合适的角度穿刺血管，固定穿刺针根据医嘱推注首剂量抗凝剂	动静脉内瘘：有无红肿，渗血，硬结；穿刺部位清洁度；并摸清血管走向和搏动，听诊瘘体杂音 先穿刺静脉，再穿刺动脉，动脉端穿刺

续表

操作步骤	要点与说明
（2）中心静脉留置导管连接：消毒，用注射器回抽导管内封管液，推注在纱布上检查是否有凝血块，回抽量为动、静脉管各约 2 mL，根据医嘱从导管静脉端推注首剂量抗凝剂，连接体外循环	点距动静脉内瘘口大于 3 cm、动静脉穿刺点的距离大于 5 cm 为宜 颈部静脉置管的病人头偏向对侧，打开静脉导管敷料和伤口敷料，观察导管情况
6. 透析治疗　设置血泵流速（50～100 mL/min），连接动脉端，打开血泵，连接静脉端，开始透析治疗	血液透析治疗过程中，至少每小时询问病人自我感觉，测量血压、脉搏，观察穿刺部位有无渗血、穿刺针有无脱出移位，并准确记录
7. 回血下机 （1）调整血液流量至 50～100 mL/min，打开动脉端预冲侧管，使用生理盐水将存留在动脉侧管内的血液回输 20～30 s （2）关闭血泵，靠重力将动脉侧管近心侧的血液回输入病人体内，夹闭动脉管路夹子和动脉穿刺针处夹子 （3）打开血泵，用生理盐水全程回血当生理盐水回输至静脉壶、安全夹自动关闭后，停止继续回血路 （4）夹闭静脉管路夹子和静脉穿刺针处夹子 （5）先拔出动脉内瘘穿刺针，再拔出静脉内瘘穿刺针压迫穿刺部位 2～3 min，用弹力绷带或胶布加压包扎动、静脉穿刺部位	回血过程中，可使用双手左右转动滤器，但不得用手挤压静脉端管路 回血过程中禁止管路从安全夹中强制取出
8. 透析机消毒　透析结束后，机器表面采用 500 mg/L 含氯消毒剂擦拭或中高效消毒剂擦拭	机器表面若有肉眼可见污染时应立即用可吸附的材料清除污染物（血液、透析废液等），再用 500 mg/L 含氯消毒剂擦拭机器表面或中高效消毒剂擦拭
9. 术后处理　整理用物，医疗废物分类处置	

3. 护理要点

（1）建立血液透析病历，记录病人原发病、并发症和合并症情况，并对每次透析中出现的不良反应、平时的药物及其他器械等治疗情况、病人的实验室和影像学检查结果进行记录。

（2）透析间期的病人管理

1）加强教育，选择良好的生活方式，纠正不良生活习惯，包括戒烟、戒酒、规律生活等。

2）饮食控制，控制水和钠盐摄入，保证病人每日蛋白质摄入量达到 1.0～1.2 g/kg，并保证足够的碳水化合物摄入，避免出现营养不良。

3）指导病人记录每日尿量、体重情况，保证大便通畅；有条件时每日测量血压并记录。

4）指导病人血管通路的自我维护，每日对内瘘进行检查，包括触诊检查有无震颤，也可听诊检查有无杂音，一旦发现异常应及时就诊。

（3）并发症护理：透析过程中，会发生低血压、肌肉痉挛、恶心呕吐、头痛、皮肤瘙痒、失衡综合征、透析器反应、心律失常、溶血、空气栓塞等并发症，因此在透析治疗前要全面评估病人生命体征及病情，一旦出现应首先寻找诱因，根据原因采取处理措施，并在以后的透析中采取措施，预防再次发作。

二、血液灌流

（一）概述

血液灌流（hemoperfusion，HP）是将病人血液从体内引到体外循环系统，通过灌流器中吸附剂（活性炭、树脂等材料）与体内待清除的代谢产物、毒性物质及药物间的吸附结合，达到清除这些物质的治疗方法。近年来随着新型灌流器的研发及技术进展，除药物或毒物中毒外，在重症感染、严重肝衰竭、终末期肾病（尿毒症）及各种自身免疫性疾病等多种临床严重疾病的抢救与治疗方面得到了更为广泛的应用。

1. 适应证

（1）急性药物或毒物中毒。

（2）终末期肾病（尿毒症），特别是合并顽固性瘙痒、难治性高血压、高 β_2 微球蛋白血症、继发性甲状旁腺功能亢进、周围神经病变等病人。

（3）重症肝炎，特别是暴发性肝衰竭导致的肝性脑病、高胆红素血症。

（4）系统性炎症反应综合征、脓毒症等重症感染。

（5）银屑病或其他自身免疫性疾病。

（6）其他疾病，如海洛因等药物成瘾、家族性高胆固醇血症、重症急性胰腺炎、甲状腺功能亢进危象等。

2. 禁忌证　对体外血路或灌流器等材料过敏者。

（二）操作方法

1. 操作前准备

（1）评估并解释

1）解释：向病人及家属解释操作目的、方法及注意事项，签署知情同意书。

2）病人评估：评估病人血压、心率、意识、心理状态及合作情况，正确判断病人血管通路情况。

3）环境评估：环境安静、整洁、光线明亮，室温适宜。

（2）用物准备：血液灌流器、管路、穿刺针、无菌治疗巾、生理盐水、碘附和棉签等消毒物品、止血带、一次性使用手套等及相关设备（血液灌流机、单纯血泵、血液透析机、血液透析滤过机或 CRRT）。

2. 操作步骤　见表 16–23。

表 16–23　血液灌流操作步骤

操作步骤	要点与说明
1. 核对、解释　核对医嘱及病人信息，了解病情；着装规范，备齐用物至床旁，解释操作目的、方法，洗手、戴口罩	确认病人，取得理解和配合
2. 开机自检　检查机器电源线连接是否正常，打开机器电源总开关，按照机器要求进行自检	严禁简化或跳过自检步骤
3. 血液灌流器和管路的安装　检查血液灌流器及管路有无破损，外包装是否完好；查看有效日期、型号，安装管路	严格按照无菌原则进行操作 按照体外循环的血流方向依次安装

续表

操作步骤	要点与说明
4. 血液灌流器与管路预充 （1）动脉端血路与生理盐水相连接并充满生理盐水，然后正确连接于灌流器的动脉端口上，同时静脉端血路连接于灌流器的静脉端口上 （2）启动血泵，速度以 200 ~ 300 mL/min，一般预冲盐水总量为 2 000 ~ 5 000 mL （3）预冲即将结束前，4%肝素生理盐水浸泡管路和滤器 30 min，在上机前给予不少于 500 mL 的生理盐水冲洗 （4）血液灌流器反转至动脉端向上、静脉端向下的固定方式，准备开始治疗	如果在预充过程中可以看到游离的吸附剂颗粒冲出，提示吸附剂包膜破损，必须更换血液灌流器
5. 建立体外循环 （1）中心静脉留置导管连接：消毒，用注射器回抽导管内封管液，推注在纱布上检查是否有凝血块，回抽量为动、静脉管各 2 mL 左右，根据医嘱从导管静脉端推注首剂量抗凝剂，连接体外循环 （2）动静脉内瘘穿刺：选择穿刺点，消毒皮肤，根据血管的粗细和血流量要求等选择穿刺针，用阶梯式、扣眼式等方法，以合适的角度穿刺血管，固定穿刺针，根据医嘱推注首剂量抗凝剂	同血液透析
6. 开动血泵　以 50 ~ 100 mL/min 为宜，逐渐增加血泵速度，当血液经过灌流器即将达到静脉端血路的末端出口时，与已经建立的灌流用血液通路正确牢固地连接	
7. 抗凝治疗　无活动性出血或出血风险、血液高凝状态的病人，一般使用普通肝素抗凝首剂量 0.5 ~ 1.0 mg/kg，追加剂量 10 ~ 20 mg/h，可间歇性静脉注射或持续性静脉输注（常用），预期结束前 30 min 停止追加	一般而言，血液灌流时肝素用量较常规透析剂要大 肝素剂量依据病人的凝血状态调整
8. 回血下机	参见“血液透析”部分
9. 术后处理　整理用物，医疗废物分类处置	

3. 护理要点

（1）对存在出凝血机制紊乱者，建议治疗中监测出凝血指标，并及时调整抗凝方案。

（2）并发症及处理

1）吸附剂生物不相容性：主要临床表现为灌流治疗开始后 0.5 ~ 1.0 h 病人出现寒战、发热、胸闷、呼吸困难、白细胞或血小板一过性下降（可低至灌流前的 30% ~ 40%）。

处理：一般不需要中止灌流治疗，可静脉推注地塞米松、吸氧等处理；如果经过上述处理症状不缓解并严重影响生命体征者，应及时中止灌流治疗。

2）吸附剂颗粒栓塞：治疗开始后病人出现进行性呼吸困难、胸闷、血压下降等，应考虑是否存在吸附剂颗粒栓塞现象。

处理：一旦出现必须停止治疗，进行吸氧或高压氧治疗，同时配合对症处理。

3）出凝血功能紊乱：活性炭进行灌流吸附治疗时很可能会吸附较多的凝血因子。

处理：治疗中应注意观察与处理。

4）空气栓塞：病人可表现为突发呼吸困难、胸闷气短、咳嗽，严重者表现为发绀、血压下降等。主要源于灌流治疗前体外循环体系中气体未完全排除干净、进行空气回血、治疗过程中血路连接处不牢固或出现破损而导致气体进入到体内。

三、连续肾脏替代治疗

（一）概述

连续性肾脏替代治疗（continuous renal replacement therapy，CRRT）是所有连续、缓慢清除水分和溶质治疗方式的总称。CRRT治疗目的不仅仅局限于替代功能受损的肾脏，近来更扩展到常见危重疾病的急救，成为各种危重病救治中最重要的支持治疗措施之一。

目前常见CRRT技术见表16-24。

表16-24 常见CRRT技术

中文	英文	缩写
连续性动静脉血液滤过	continuous arteriovenous hemofiltration	CAVH
连续性静脉–静脉血液滤过	continuous venovenous hemofiltration	CVVH
连续性动静脉血液透析	continuous arteriovenous hemodialysis	CAVHD
连续性静脉–静脉血液透析	continuous venovenous hemodialysis	CVVHD
连续性动静脉血液透析滤过	continuous arteriovenous hemodiafiltration	CAVHDF
连续性静脉–静脉血液透析滤过	continuous venovenous hemodiafiltration	CVVHDF
缓慢持续超滤	slow continuous ultrafiltration	SCUF
连续性高通量透析	continuous high flux dialysis	CHFD
高容量血液滤过	high volume hemofiltration	HVHF
连续性血浆滤过吸附	continuous plasma filtration adsorption	CPEA
日间连续肾脏治疗	day-time continuous renal replacement therapy	DCRRT

1. 适应证

（1）肾疾病：①重症急性肾损伤：伴血流动力学不稳定和需要持续清除过多水或毒性物质，如AKI合并严重电解质紊乱、酸碱代谢失衡、心力衰竭、肺水肿、脑水肿、急性呼吸窘迫综合征、外科术后、严重感染等。②慢性肾脏病并发症：合并急性肺水肿、尿毒症脑病、心力衰竭、血流动力学不稳定等。

（2）非肾疾病：包括多器官功能障碍综合征、脓毒血症或感染性休克、急性呼吸窘迫综合征、挤压综合征、乳酸酸中毒、急性重症胰腺炎、心肺体外循环手术、慢性心力衰竭、肝性脑病、药物或毒物中毒、严重容量负荷、严重的电解质和酸碱代谢紊乱、肿瘤溶解综合征、热射病等。

2. 禁忌证　CRRT无绝对禁忌证，但存在以下情况时应慎用：

（1）无法建立合适的血管通路。

（2）难以纠正的低血压。

（3）恶病质，如恶性肿瘤伴全身转移。

（二）操作方法

1. 操作前准备

（1）评估并解释

1）解释：向病人及家属解释操作目的、方法及注意事项，签署知情同意书。

2）病人评估：评估适应证和禁忌证，以保证 CRRT 的有效性及安全性。

3）环境评估：环境安静、整洁、光线明亮，室温适宜。

（2）用物准备：血液滤过器、体外循环管路、置换液、生理盐水、透析液、抗凝药物，以及穿刺针、注射器、无菌治疗巾、无菌纱布、碘附和棉签等消毒物品、止血带、无菌手套等。

2. 操作步骤　见表 16–25。

表 16–25　连续肾脏替代治疗操作步骤

操作步骤	要点与说明
1. 核对、解释　核对医嘱及病人信息，了解病情；着装规范，备齐用物至床旁，解释操作目的、方法，洗手、戴口罩	确认病人，取得理解和配合
2. 开机自检　检查并连接电源，打开机器电源总开关，按照机器要求进行自检	严禁简化或跳过自检步骤
3. 完成机器自动预冲及自检	
4. 治疗开始 （1）按照医嘱设置血流量、置换液流速、透析液流速、超滤液流速等参数 （2）检查血管通路周围皮肤情况 （3）先消毒导管皮肤入口周围皮肤，再分别消毒导管和导管夹子 （4）检查导管夹子处于夹闭状态，取下导管肝素帽 （5）回抽导管内封管液，推注在纱布上检查是否有凝血块，回抽量为动、静脉管各 2 mL 左右 （6）连接体外循环，打开管路动脉夹及静脉夹，按治疗键 （7）固定好管路，治疗巾遮盖好留置导管连接处 （8）逐步调整血流量等参数至目标治疗量，查看机器各监测系统处于监测状态，整理用物	导管回抽血液不畅时，认真查找原因，严禁使用注射器用力推注导管腔
5. 治疗过程中的监护 （1）专人床旁监测，观察各项生命征监测参数、管路凝血情况，以及机器是否处于正常状态；每小时记录治疗参数及治疗量，核实是否与医嘱一致 （2）根据机器提示，及时更换置换液、倒空废液袋，必要时更换管路及透析器 （3）发生报警时，迅速根据机器提示进行操作，解除报警；如报警无法解除且血泵停止运转，则立即停止治疗，手动回血，并速请维修人员到场处理	机器开始治疗后，立即测量血压、脉搏，询问病人的自我感觉，详细记录治疗单 按照体外循环管路走向的顺序，依次查体外循环管路系统各连接处和管路开口处，未使用的管路开口应处于加帽密封和夹闭管夹的双保险状态
6. 治疗结束 （1）按结束治疗键，停血泵，关闭管路及留置导管动脉夹 （2）分离管路动脉端与留置导管动脉端	遵循无菌操作原则，消毒留置导管管口，生理盐水冲洗留置导管管腔

续表

操作步骤	要点与说明
（3）将管路动脉端与生理盐水连接，将血流速减至 100 mL/min 以下，开启血泵回血 （4）回血完毕停止血泵，关闭管路及留置导管静脉夹 （5）分离管路静脉端与留置导管静脉端 （6）按照医嘱注入封管液，包扎固定 （7）根据机器提示步骤，卸下透析器、管路及各液体袋，关闭电源	
7. 术后处理 整理用物，医疗废物分类处置	

3. 护理要点

（1）使用心电监护仪持续监测病人的血压、心率、呼吸、血氧饱和度，密切观察病人意识变化。在治疗过程中密切监测体温变化。

（2）每小时统计出入总量，根据病情及血流动力学监测指标及时调节各流速，达到良好的治疗效果。根据病人的心、肺、肾的功能和状态制定相应的计划，正确设置流量、每小时脱水量、置换液速率等。

（3）应严密监测病人的血生化、血气分析等指标。对于病情稍稳定的病人在开始 2 h 内必须检测一次，如果无明显异常，可适当延长检测时间。

（4）密切观察病人各种引流液、大便颜色、伤口渗血，术后肢体血运、皮肤温度、颜色等情况，及严密监测凝血指标，如活化凝血时间（ACT）或部分凝血活酶时间（APTT）等，及早发现出血并发症，调整抗凝剂的用量或改用其他抗凝方法，避免引起严重出血并发症。

（5）预防感染。管路、滤器的连接均是细菌入侵的部位，处理这些接口应严格无菌操作。加强留置导管的护理，每日更换导管出口处敷料，用 0.5% 碘附以导管出口处为中心环形消毒，直径 > 10 cm，当敷料潮湿或被污染时应及时更换。

（6）心理护理。疼痛焦虑、隔离和各种机器的噪声是危重病人每天面临的心理应激源，加之病人将较长时间地卧床接受治疗，所以护士应特别加强病人的心理护理。

（姜文彬 冯 萍 颜红霞）

数字课程学习

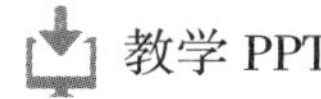

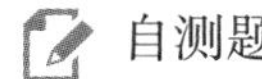

▶▶▶ 参考文献

［1］Drozd A，Wolska M，Szarpak L. Intraosseous vascular access in emergency and trauma settings：a comparison of the most universally used intraosseous devices［J］. Expert Review of Medical Devices，2021，18（9）：855–864.

［2］Gorski LA，Hadaway L，Hagle ME，et al. Infusion therapy standards of practice，8th ed［J］. J Infus Nurs，2021，44（1S Suppl 1）：S1–S224.

［3］Panchal AR，Bartos JA，Cabañas JG，et al. Part 3：adult basic and advanced life support：2020 American Heart Association guidelines for cardiopulmonary resuscitation and emergency cardiovascular care［J］. Circulation，2020，142（16_suppl_2）：S366–S468.

［4］Smith D，Bowden T. Using the ABCDE approach to assess the deteriorating patient［J］. Nurs Stand，2017，32（14）：51–63.

［5］Neumar RW，Shuster M，Callaway CW，et al. Part 1：executive summary：2015 American Heart Association guidelines update for cardiopulmonary resuscitation and emergency cardiovascular care［J］. Circulation，2015，132（Suppl 2）：S315–S367.

［6］Timm A，Maegele M，Lefering R，et al. Pre–hospital rescue times and actions in severe trauma. A comparison between two trauma systems：Germany and the Netherlands［J］. Injury，2014，45（Suppl 3）：S43–S52.

［7］Sherman S，Weber JW，Schindlbeck M，et al. Clinical emergency medicine［M］. New York：McGraw–Hill，2014.

［8］Lin YK，Lee WC，Kuo LC，et al. Building an ethical environment improves patient privacy and satisfaction in the crowded emergency department：a quasi–experimental study［J］. BMC Med Ethics，2013（14）：8.

［9］Moore L，Hanley JA，Turgeon AF，et al. Evaluation of the longterm trend in mortality from injury in a mature inclusive trauma system［J］. World J Surg，2010，34（9）：2069–2075.

［10］金静芬 . 急诊护理专科实践［M］. 北京：人民卫生出版社，2021.

［11］向定成，唐柚青 . 胸痛中心护理岗位职责与管理［M］. 北京：人民卫生出版社，2020.

［12］胡爱招，王明弘 . 急危重症护理学［M］. 北京：人民卫生出版社，2019.

［23］钟清玲，许虹 . 急危重症护理学（双语版）［M］. 2 版 . 北京：人民卫生出版社，2019.

［14］郝云霞，李庆印 . 急诊经皮冠状动脉介入治疗护理实践指南的构建［J］. 中华护理杂志，2019，54（01）：36–41.

[15] 中国老年保健协会第一目击者现场救护专业委员会，现场救护第一目击者行动专家共识组，石泽亚，等 . 现场救护第一目击者行动专家共识 [J] . 中华危重病急救医学，2019，31 (5)：15.
[16] 沈洪，刘中民 . 急诊与灾难医学 [M] . 3 版 . 北京：人民卫生出版社，2018.
[17] 汪芝碧 . 传染病护理 [M] . 北京：中国中医药出版社，2018.
[18] 王辰 . 呼吸支持技术 [M] . 北京：人民卫生出版社，2018.
[19] 侯世科，韩慧娟 . 灾难医学——护理篇 [M] . 北京：人民卫生出版社，2018.
[20] 黄金月，夏海鸥 . 高级护理实践 [M] . 北京：人民卫生出版社，2018.
[21] 姜保国 . 中国创伤救治教程 [M] . 北京：人民卫生出版社，2018.
[22] 陈孝平，汪建平，赵继宗，等 . 外科学 [M] . 9 版 . 北京：人民卫生出版社，2018.
[23] 葛俊波，徐永建，王辰 . 内科学 [M] . 9 版 . 北京：人民卫生出版社，2018.
[24] 中华医学会神经病学分会，中华医学会神经病学分会脑血管病学组 . 中国急性缺血性脑卒中诊治指南 2018 [J] . 中华神经科杂志，2018，51 (9)：666–682.
[25] 中国老年医学学会烧伤分会 . 脉搏轮廓心排血量监测技术在严重烧伤治疗中应用的全国专家共识 (2018 版) [J] . 中华创伤杂志，2018，34 (11)：977–982.
[26] 王亚，孙峰，付阳阳 . 成人院内心肺复苏质量控制临床实践专家共识 [J] . 中国急救医学，2018，8 (38)：649–653.
[27] 中国医学救援协会，中国心血管健康联盟，心血管健康（苏州工业园区）研究院 . 胸痛中心（标准版）建设与评估标准 [J] . 中国急救复苏与灾害医学杂志，2018，13 (10)：933–942.
[28] 张波，桂莉 . 急危重症护理学 [M] . 北京：人民卫生出版社，2017.
[29] 刘明华，赵晓东 . 创伤失血性休克诊治中国急诊专家共识 [J] . 中国急救医学，2017，37 (12)：1075–1082.
[30] 吴欣娟，史冬雷 . 急诊科护理工作指南 [M] . 北京：人民卫生出版社，2016.
[31] 丁炎明，王玉英 . ICU 护理评估工具实用手册 [M] . 北京：人民卫生出版社，2016.
[32] 中国胸痛中心认证工作委员会 . 中国胸痛中心认证标准 [J] . 中国介入心脏病学杂志，2016 (3)：121–130.
[33] 黎敏，李超乾，卢中秋 . 急性中毒诊断与治疗中国专家共识 [J] . 中华急诊医学杂志，2016 (11)：1361–1375.
[34] 李秀华 . 灾害护理学 [M] . 北京：人民卫生出版社，2015.

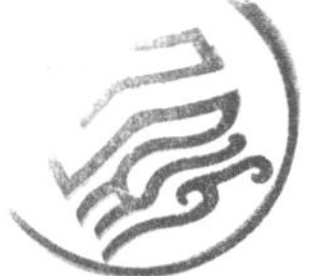